高等医学职业教育"十二五"重点教材

药 理 学

主 编　盛树东　王爱和

副主编　钱小妹　王　卉　于海英

编 者（以姓氏笔画为序）

　　　　刁爱芹　泰州职业技术学院

　　　　于海英　辽源职业技术学院

　　　　王　卉　泰州职业技术学院

　　　　王冬艳　扬州职业大学医学院

　　　　王爱和　泰州职业技术学院

　　　　孙　云　扬州大学医学院

　　　　许　逸　南京医科大学

　　　　李　萍　南京医科大学

　　　　李辉芹　辽源职业技术学院

　　　　苑洪梅　辽源职业技术学院

　　　　钱小妹　扬州职业大学医学院

　　　　盛树东　扬州职业大学医学院

　　　　梁丽丽　仙桃职业学院

U0273080

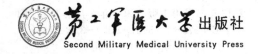

第二军医大学出版社
Second Military Medical University Press

内 容 提 要

本书以护理合理用药为切入点,介绍了护理过程中药物与病人之间产生各种反应的规律以及药物的基本理论、基本知识,并且结合实际的护理工作,重点介绍了各种药物的不良反应和用药监护等。另外,本书还配有 20 个实验内容,便于学生加深理论理解。

本书适合于医学高职高专护理及相关专业的学生使用,也可供临床实习医生护士工作时参考。

图书在版编目(CIP)数据

药理学/盛树东,王爱和主编. —上海:第二军医大学出版社,2012.12
高等医学职业教育"十二五"重点教材
ISBN 978 - 7 - 5481 - 0550 - 3

Ⅰ. ①药… Ⅱ. ①盛… ②王… Ⅲ. ①药理学—高等职业教育—教材 Ⅳ. ①R96

中国版本图书馆 CIP 数据核字(2012)第 294396 号

出 版 人　陆小新
责任编辑　陈　晓　高　标

药　理　学

主编　盛树东　王爱和
第二军医大学出版社出版发行
http://www.smmup.cn
上海市翔殷路 800 号　邮政编码:200433
发行科电话/传真:021 - 65493093
全国各地新华书店经销
江苏句容排印厂印刷
开本:787×1092　1/16　印张:21　字数:578 千字
2013 年 2 月第 1 版　2013 年 2 月第 1 次印刷
ISBN 978 - 7 - 5481 - 0550 - 3/R · 1334
定价:42.00 元

高等职业教育护理专业实用教材
丛书编委会

前　言

　　本课程是高等职业教育护理专业核心课程之一。本教材是以《中国护理事业发展规划纲要(2011—2015年)》为指针，以职业技能的培养为根本，以岗位需求为导向，坚持"以用为本"，紧紧围绕高职高专护理专业的培养目标，同时结合最新的全国执业考试要求，突出护理专业对药理知识和技能的特别要求，强调淡化学科、注重整体、贴近临床、满足社会的原则，注意教材的实用性与先进性，努力体现教改的创新性和思维的多向性，力求基础知识与临床知识、岗位实践的相互融合。全书有以下特点：

　　1. 全书以整体护理为基础，护理程序为主线，以护理合理用药为切入点，重点阐述在护理中药物与患者之间产生各种反应的规律和内容。

　　2. 理论部分以功能和结构分为8篇46章，图文并茂，除重点介绍药物的基本理论、基本知识外，还结合护理工作的实际，着重介绍药物的不良反应及用药监护等。实验项目共20个，着重使学生学会动物实验的基本方法和如何观察、记录和分析实验结果，以加深对理论内容的理解。

　　3. 每章开头列出学习目标和教学知识点，以知识链接的形式介绍药物或疾病的相关知识，以用药护理小结结束本章内容，并给出3～5个思考题及用药案例分析，培养学生分析问题和解决问题的能力。

　　4. 本书的药物主要遴选自国家食品药品监督管理局编写的《国家基本药物》及临床上疗效确切而又常用的新特药物，药物中、英文名称和制剂、剂量均以2010年版的《中华人民共和国药典》和人民卫生出版社出版的《新编药物学》(第16版)为依据。

　　本书可作为高职高专护理学专业的专用教材或参考书，也可作为医药卫生人员的培训教材。

　　在本书编写过程中，得到了编者所在单位的大力支持。限于编者对本教材编写指导思想的理解，教材中难免存在不足或不妥之处，恳请广大读者予以指正。

编　者

2013年1月

目 录

第一篇 总 论

第二篇 作用于外周神经系统的药物

第二军医大学出版社

第二军医大学出版社

第一篇　总　　论

第一章 绪 论

【学习目标】

1. 了解 药物与药理学的发展简史。
2. 掌握 药理学、药物的概念。熟悉护理药理学的学科任务。
3. 掌握 护士在执行给药医嘱时应注意的问题。

【知识点】

药物、药理学、药物治疗中的护理须知。

第一节 药理学的内容

药物(drug)是指能影响机体细胞的生理功能、生化过程或病理状态,并用以预防、治疗和诊断疾病的化学物质,包括避孕药及保健药。

药理学(pharmacology)是研究药物与机体(包括病原体)之间相互作用的规律和机制的学科。研究药物对机体的作用规律,称为药物效应动力学(pharmacodynamics),简称药效学;研究机体对药物的影响,称为药物代谢动力学(pharmacokinetics),简称药动学。

药理学与基础医学、临床医学有着广泛而密切的联系,是医学教育的一门重要课程。由于药理学的基本理论是以生理学、生物化学、病理学和微生物学的理论知识为基础,又为内科学、传染病学、儿科学、外科学和护理学等临床医学的药物治疗提供理论依据,故药理学又是医学教育中具有承前启后作用的桥梁课程。药理学的任务是阐明药物的作用、防治疾病、代谢过程、不良反应、配伍用药等方面的机制,不断改善药品质量、提高治疗效果、研究和开发新药。

> **知识链接**
>
> ### 药物和毒物
>
> 毒物(poison)是指在较小剂量即对机体产生毒性作用,损害人体健康的化学物质。原本用来防治疾病用的药物,由于用药过量或使用方式不当也可成为毒物,就算是人们赖以生存的氧和水,如果超过正常需要进入体内,如纯氧输入过多或输液过量、过快时,也会发生氧中毒或水中毒。而一些毒性很强的毒物,如砒霜、汞化物、氰化物、蛇毒、雷公藤等在严格掌握剂量的情况下也可以成为临床上常用的药物。瑞士医学家帕拉塞尔苏斯说过:"所有物质都是毒物,非毒物是不存在的,只是剂量大小区分是毒物还是药物。"

护士在临床第一线工作,是各种药物治疗的实施者,也在整个临床药疗过程中负有监护职责,在发挥药物最佳效应和减少毒副反应中起着重要作用。护理药理学是以整体护理为基础,以护理程序为主线,重点研究在用药护理过程中药物与患者之间产生各种反应的规律,阐述临床如何合理用药和护士在合理用药中的地位及作用,阐述药物的毒副反应及防治措施、禁忌证、药物相互作用和药疗监护须知等方面的内容。

Second Military Medical University Press

第二节 药物治疗中的护理须知

一、执行医嘱前评估

应了解患者疾病的诊断、当前的病情和药物的用途；所用药物的相关知识，包括药物有多种适应证、多种给药途径、药物之间的相互作用、给药过程的安全性和对可能发生不良反应的预知以及预防和抢救措施等。若对遗嘱有疑问时，应先与医生联系后再执行遗嘱。

二、执行医嘱时注意

护士执行医嘱时，要严格做到"三查七对"，即操作前、操作中、操作后检查和核对服药者的姓名、床号、药名、剂型、剂量（浓度和体积）、给药方法（途径和次数）、用药时间，并保证准确无误。

三、用药期间药效学评价

护士经常接触患者，处在药效学评价的最佳位置。要主动询问患者的相关症状，注意观察药物发生疗效的表现或客观指标和起作用的时间，及时掌握可能出现的不良反应并采取临时护理措施。通过药效学评价，决定治疗是否继续、停止或修改。

四、整个药疗过程用药宣教

护士有责任向患者或家属交代有关药物治疗的基本知识并寻求得到其积极配合，包括药物名称的辨析、给药剂量、给药次数、用药时间及用药方法的掌握、调整用量与遵医嘱服药的关系、如何进行药效自评和药物保存等。

总体来说，药理学与护理工作的关系非常密切，要做好一个称职的护士，必须具有丰富的药理学知识，才能提高医疗和护理水平，更好地为患者服务。

第三节 药理学的学习目的和方法

学习药理学的主要目的是要了解和掌握药物的体内过程、作用、不良反应、适应证、禁忌证、制剂及用法等，要理论联系实际，了解药物在发挥疗效过程中的因果关系。药理学内容繁杂、药物众多，行之有效的学习方法是学好药理学的关键。

1）要学会提纲挈领、触类旁通。要善于将厚厚的书中内容理出精髓，由厚读薄。药物的种类很多，如治疗溃疡的"拉唑"类、降血脂的"他汀"类、抗菌的"沙星"类等，要掌握每一类药的共同特点。一般每一类别的药物都会有一个代表药，只要掌握这些代表药物就基本掌握了这一类药。

2）要采取比较记忆的方法。我们要在掌握了同类药共同点的基础上，对比记忆它们之间的微细差别。例如，天然青霉素与半合成青霉素、镇痛药与解热镇痛药、东莨菪碱和山莨菪碱的异同点。

3）要善于横向归纳和总结。课本中的每一类药物，我们基本上都是按照作用机制、药理作用、临床应用、不良反应、禁忌证等顺序来学习的。但是，各类药物之间又有着千丝万缕的联系。不同的药物可能有相同的功能，治疗同一种疾病可能要用到多种药物，可以利用案例、口诀、多元表征来归纳和串连相关章节内容。因此，在学习的过程中，我们必须不断横向总结。

4）要努力创设框架问题来引领单元内容。框架问题由基本问题、单元问题和内容问题构成。基本问题是具有延展性、基础性、"大概念"的问题，能帮助聚焦几个不同的单元教学的问题。

3

单元问题是具体单元的开放性问题,它能够帮助学生理解基本问题。内容问题是支持性的、基于事实的问题,用于丰富学习内容,可帮助学生对更大问题的理解。总之,学生要在框架问题的解决中完成对知识点的掌握。

第四节　药物与药理学的发展史

药物的历史可追溯到五六千年以前,人们从生产、生活经验中认识到某些天然物质可以治疗疾病与伤痛,其中有不少流传至今,例如饮酒止痛、大黄导泻、柳皮退热等。早在公元一世纪前后著成的《神农本草经》是我国最早的一部药物学著作,全书收载药物 365 种,其中不少药物仍沿用至今。

唐代的《新修本草》是我国第一部也是世界上第一部由政府颁发的药典,收载药物 884 种。明朝大药物学家李时珍著的《本草纲目》是世界闻名的一部药物学旷世巨著,全书 52 卷,约 190 万字,共收载药物 1 892 种,药方 1 100 条,已译成英、日、朝、德、法、俄、拉丁语等 7 种文本,传播到世界各地,成为重要的药物学文献之一。在这一漫长的历史时期,对药物作用的研究是经验性的,还停留在整体的、粗浅的认识阶段。

药理学的建立和发展与现代科学技术的发展紧密相关。19 世纪初,随着化学(特别是有机化学)和实验生理学的发展,德国人 F. W. Serturner(1803 年)从阿片中提取吗啡,并在狗身上证明有镇痛作用;法国人 F. Magendie(1819 年)用青蛙做实验,确定了士的宁的作用部位是在中枢神经系统的脊髓部位。这些工作为后来研究药物作用部位的器官药理学奠定了基础。药理学作为独立的学科应从德国 R. Buchheim(1820—1879 年)算起,他建立了第一个药理学实验室,写出第一本药理学教科书,也是世界上第一位药理学教授。其学生 O. Schmiedeberg(1838—1921 年)继续发展了实验药理学,开始研究药物的作用部位,被称为器官药理学。英国人 H. W. Florey(1898—1968 年)在 A. Fleming 研究基础上提取了青霉素,使化学治疗进入了抗生素时代,沿用至今。有机化学和实验医学的发展又使药物的研究和开发进入了一个崭新的阶段。从具有治疗作用的植物中分离得到有效成分是这一阶段的突出成就。进入 20 世纪后,药学工作者利用人工合成的化合物及改造天然有效成分的分子结构作为新的药物来源,以发展新的、更有效的药物。20 世纪 30 年代是新药发展的黄金时代。现在临床上常用的药物,如磺胺类药物、抗生素、合成的抗疟药、抗组胺药、镇痛药、抗高血压药、抗精神失常药、抗癌药、激素类药物以及维生素类中许多药物均是在这一时期研制开发的。

随着自然科学技术及生理学、生物化学、细胞生物学、分子生物学等学科,特别是单克隆技术、基因重组技术及基因敲除技术等技术的发展,药理学与时俱进,已由过去的只与生理学有联系的单一学科发展成为与生物物理学、生物化学以及分子生物学等多学科密切联系的一门综合学科,因而促使药理学在纵横两方面出现了许多新的分支,如生化药理学、分子药理学、免疫药理学、遗传药理学、临床药理学、神经药理学、肿瘤药理学、数学药理学等。其中生化药理学和分子药理学的发展把药物作用机制的研究从宏观引入到微观,即从原来的系统、器官水平到分子水平。受体及其亚基的克隆、通道蛋白的克隆等加深了我们对生命本质的认识及药物分子与生物大分子之间相互作用规律的认识,推动了药理学及其他生命科学的发展。

思 考 题

1. 什么是药理学? 主要研究哪些内容?
2. 简述药物与毒物的相关性。

（盛树东）

第二章 药物代谢动力学

药物代谢动力学（简称药动学，pharmacokinetics）是研究药物的吸收、分布、转化和排泄等的体内过程，以及体内药物浓度随时间变化的规律，并利用这种规律科学地计算出药物剂量，以获得良好疗效，防止或减少不良反应的发生。

第一节 药物跨膜转运

药物从给药部位到达体内循环以及随血流分布至全身组织之前，必须通过细胞膜（一种脂质双分子层生物膜）的转运。这一过程称为药物跨膜转运（drug transport），主要经扩散和载体转运方式通过细胞膜。药物跨膜转运涉及药物的吸收、分布、生物转化和排泄等各个过程。

一、被动转运

被动转运（passive transport）是以药物的浓度梯度作为动力使药物通过细胞膜的一种转运方式，是大多数药物的主要转运机制。脂溶性药物溶于脂质从细胞膜高浓度侧向低浓度侧移动，称为脂溶扩散，又称简单扩散。这种扩散无需耗能，故称顺流转运或下山运动；当两侧浓度相当时，扩散即停止。药物大多以弱有机酸和弱有机碱的离子型或非离子型存在于溶液中，药物非离子型极性小，脂溶性大（油水分布系数大），容易通过细胞膜扩散。离子型药物则极性大，脂溶性低，不易通过细胞膜，而被限制在膜的一侧，称为离子障（ion trapping）。

多数药物是弱酸性或弱碱性化合物，受生理性 pH 值变化的影响。如弱酸性药物苯巴比妥在酸性尿中，非离子型药物增多，极易通过肾小管的细胞膜扩散而被再吸收。而在碱性尿中则相反，离子型药物增多，脂溶性降低，不易通过肾小管细胞膜的再吸收而迅速随终尿排泄。所以碱化尿液是治疗巴比妥类药物中毒的重要措施之一。

表 2-1 弱酸性和弱碱性药物在不同环境中的吸收排泄情况

药物	环境	解离	重吸收	排泄
弱酸性	酸性	少	多	少
弱酸性	碱性	多	少	多
弱碱性	酸性	多	少	多
弱碱性	碱性	少	多	少

第二军医大学出版社

易化扩散是指顺浓度差、不耗能的载体转运。如体内葡萄糖和一些离子(Na^+、K^+、Ca^{2+}等)的吸收便是采用这种转运方式,其转运的速度远比脂溶扩散要快得多。

二、主动转运

与易化扩散不同,主动转动(active transport)是一种能逆浓度梯度或逆电化学梯度进行的载体转运,需要耗能,有饱和性,载体对药物有选择性,存在竞争性抑制现象。儿茶酚胺通过胺泵进入囊泡、青霉素从肾小管的主动排泄等都属于这种转运类型。

第二节 药物的体内过程

药物由给药部位进入机体产生药理效应,然后从机体排出,其间经历吸收、分布、代谢和排泄等4个基本过程(ADME),这个过程称为药物的体内过程。其中吸收、分布、排泄属于转运,代谢属于转化,代谢和排泄合称消除。

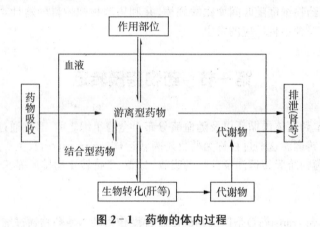

图 2-1 药物的体内过程

一、吸收

吸收(absorption)是指药物从给药部位进入体循环的过程,多数药物按跨膜扩散的方式进行吸收。临床上常用的给药途径有胃肠道给药和胃肠外给药两种。

1. **胃肠道给药** 口服是常用的给药途径,某些弱酸性药物虽在胃内即能吸收,但胃的吸收面积小,吸收量少。小肠的吸收面积大,药物在肠液内溶解度高,肠蠕动较快和血流量大,因而小肠是口服药物的主要吸收场所。但应特别注意,某些药物在通过胃肠壁和肝时可被酶代谢失活,使进入体循环的药量减少、药效降低,此称为首关消除(first pass elimination)。首关消除多的药物,生物利用度较低,如硝酸甘油口服后首关消除高达92%,其生物利用度仅为8%。舌下(sublingual, SL)和直肠(per rectum, PR)给药则可避免首过消除。

2. **胃肠道外给药**

(1)注射给药 静脉内给药(推注或滴注,intravenous, IV)使药物直接进入体循环,无吸收过程;肌内注射(intramuscular, IM)的吸收一般比皮下注射(subcutaneous, SC)迅速。为了发挥某些药物的局部疗效,减少不良反应,亦可采用动脉内注射法。

(2)吸入给药 由于肺泡表面积大(约200 m^2),又与血液只隔肺泡上皮及毛细血管内皮各一层,且毛细血管内血流量又大,所以到达肺泡的药物吸收迅速。微粒直径为 5 μm 左右的气雾剂(aerosol)可直达肺泡而迅速吸收;直径为 10 μm 的气雾剂可在小支气管内沉积,用于治疗支气管哮喘;较大微粒的喷雾剂可用于鼻咽部的局部治疗。

（3）经皮(transdermal)给药 不仅可发挥局部作用,亦可发挥全身作用。某些药物的贴皮剂(如硝苯地平、硝酸甘油、雌激素等)可获得持久的全身疗效,尤其是贴在皮肤较单薄部位(如耳后、臂内侧、胸前区、阴囊皮肤等)或有炎症等病理变化的皮肤。

3. 影响吸收的因素 药物本身的因素除脂溶性、pKa 值外,剂型如崩解、溶解过程较慢的片剂、油剂或混悬液注射剂的吸收往往较慢。吸收部位的血流量、胃肠运动、胃肠内容物、胃肠病理状态以及药物之间的相互作用等,也可明显地影响吸收。

二、分布

分布(distribution)是指药物从体循环向组织液和细胞内液转运的过程。药物的组织分布与药物的理化性质、血浆蛋白结合率、组织的血流量、药物与组织的亲和力以及一些特殊屏障有关。

1. 血浆蛋白结合率(BPCR) 吸收后进入体循环中的药物,部分与血浆蛋白结合。弱酸性药物常与清蛋白结合,弱碱性药物常与酸性糖蛋白结合,仅少数药物与球蛋白结合。与血浆蛋白结合后的药物分子变大,不能通过毛细血管而暂时储存于血液中,其药理活性亦暂时消失,但可驱动药物的吸收。游离型药物可通过细胞扩散,分布到组织中。

药物与血浆蛋白的结合是可逆的,不仅特异性低,而且结合位点有限。当两个药物同时应用时,可能竞争性地与同一血浆蛋白结合而发生置换现象。如华法林的血浆蛋白结合率高达 99%,当被甲苯磺丁脲置换时,其结合率下降 1%,游离型药物浓度在理论上将增加 1 倍,可大大增加其作用,并可能导致出血。

2. 组织血流量和药物与组织亲和力 血流量丰富的组织以及药物与组织蛋白亲和力较高的组织,药物分布较快、较多。吸收后的药物首先分布到血流量大的器官,然后向血流量小的组织转移,此即为药物的再多布(redistribution),如脂溶性很高的硫喷妥先分布到脑组织,很快产生麻醉效应。然后再向脂肪组织等转移,麻醉作用很快消失。因此,即使在药物分布平衡时,各组织中的药物浓度也不均匀。但临床上仍可测定血浆药物浓度来推测靶器官药物浓度的高低并决定药物效应的强弱。

3. 药物本身性质 药物的 pKa 值和体液的 pH 值亦是影响药物分布的重要因素。细胞内液和细胞外液 pH 值分别为 7.0 和 7.4,因而弱酸性药物在细胞外液中的浓度略高,而弱碱性药物在细胞内液中的浓度略高。

4. 特殊屏障

（1）血-脑屏障 包括血-脑、血-脑脊液和脑脊液-脑 3 种屏障。脑毛细管内皮细胞间的连接较紧密,基膜外还有一层星状细胞包围,血中药物不易通过细胞膜扩散到脑组织或脑脊液。治疗脑病可选用脂溶性大、血浆蛋白结合率低的药物。若要减少中枢神经系统的不良反应,可选用极性大、脂溶性低的药物(阿托品与甲基阿托品相比,后者不易通过血-脑屏障)。

（2）胎-盘屏障 是指胎盘绒毛膜与子宫底蜕膜血窦间的屏障。绝大部分临床用的药物都可通过胎盘屏障扩散到胎儿血循环,仅是药物到达较慢而已。因此,妊娠期间(特别是前 3 个月内)应禁用一切有可能影响胎儿发育的药物。

（3）血-眼屏障 吸收入血的药物在房水、晶状体和玻璃体等眼组织的浓度远较血液为低。因此,作用与眼的药物多以局部用药为好。

三、生物转化

药物的生物转化(biotransformation)主要在肝内进行。其目的主要是降低药物的脂溶性,提高水溶性,减少表观分布容积和肾小管的再吸收,加速排泄。这是机体的一种自我保护功能。少数无活性的药物(称为原药,prodrug)经转化后可转变为有活性的代谢产物,如可的松、泼尼松经转化后,分别生成有活性的氢化可的松和泼尼松龙。有时母体药物经转化后毒性增强,如3-甲基胆蒽和苯并芘本身并无致癌性,但经转化后可与DNA共价结合而引起基因突变。

药物转化包括"四式两相",即氧化、还原、水解(Ⅰ相反应)和结合(Ⅱ相反应)。Ⅰ相反应形成的代谢产物与葡萄糖醛酸、硫酸、乙酸或氨基酸等结合,使脂溶性进一步降低,分子极性和水溶性增加,更容易从肾中排泄。

肝微粒体的细胞色素P_{450}酶系统是促使药物生物转化的主要酶系统,称为肝药酶。肝药酶具有以下特性:①专一性低②个体差异大③酶活性有限,在药物间易发生竞争性抑制。凡能增强肝药酶活性,加速自身或其他药物代谢的药物称为肝药酶诱导剂,如苯巴比妥能使肝药酶活性增强,除与自身产生耐受性外,还可加速氯丙嗪、可的松、双香豆素等的转化。而抑制肝药酶的药物,称为肝药酶抑制剂。西咪替丁能抑制肝药酶活性,故可抑制地西泮、华法林等药物的转化。目前,已发现的200多种化学结构不同的肝药酶诱导剂,长期应用不仅可加速自身转化,产生耐受性,还可降低其他依赖于药酶转化的药物的药效。

四、排泄

药物排泄(excretion)是指药物及其代谢产物从排泄器官排出的过程。药物主要通过肾、胆汁等排泄。

1. 肾排泄 是最重要的排泄途径,包括肾小管直接排泄和近曲小管主动分泌两种方式。

(1)肾小管直接排泄 血中游离型药物可通过肾小球滤过,进入肾小管腔的非离子型药物可在远曲小管通过细胞膜扩散而被再吸收。离子型药物则不能被再吸收而迅速随尿排出。因此,弱酸性药物在碱性尿中离子型多、排泄快,故碱化尿液可加速弱酸性药物的排泄;而弱碱性药物在酸性尿液中离子型多、排泄快,故通过酸化尿液加速碱性药物的排泄。

(2)近曲小管的主动分泌 一些有机阳离子和阴离子可分别通过相应的载体转运系统于近曲小管处主动分泌,最终随尿排泄。与血浆蛋白结合的离子型药物虽不能通过肾小球滤过,但可通过主动分泌机制排泄。这是因为离子型药物与肾小管转运载体的亲和力大于与血浆蛋白的亲和力。利用载体转运的竞争性抑制原理,可用丙磺舒抑制青霉素的主动分泌,提高青霉素的血药浓度,延长其作用时间。肾功能不良时,主要经肾排泄的药物消除减慢,血浆半衰期延长,药物作用增强,甚至产生毒性反应。因此肾功能不良时,主要经肾消除的药物,剂量适当减少,以免产生蓄积中毒。

2. 胆汁排泄 口服未被吸收的药物可随粪便排泄。有些有机离子可经载体转运排入胆汁;有些药物在肝细胞内与葡萄糖醛酸结合后分泌入胆汁中,并随胆汁排入小肠,部分药物可被再吸收,称此为肝肠循环(hepatoenteral circulation)。

3. 其他排泄途径 乳汁pH略低于血浆,弱碱性药物(如吗啡、阿托品等)可随乳汁排泄,从而影响乳儿。某些非离子型药物亦可通过汗腺、唾液腺和泪腺排泄。某些挥发性药物如乙醇等可经肺排泄。因胃液的pH很低,某些生物碱(如吗啡)即使是注射给药,也可向胃液内扩散,故中毒时可通过洗胃加速其排泄。

知识链接

房室模型

房室模型仅是进行药动学分析的一种抽象概念,并不一定代表某一特定解剖部位。假设机体给药后,药物立即在全身各部位达到动态平衡,这时把整个机体视为一个房室,称为一室模型;假设药物进入机体后,瞬时就可在血液供应丰富的组织(如血液、肝、肾等)分布达到动态平衡,然后再在血液供应较少或血流较慢的组织(如脂肪、皮肤、骨骼等)分布达到动态平衡,此时可把这些组织分别称为中央室和周边室,即二室模型。

第三节　药动学的基本概念与参数

药动学是用动力学原理和方法研究药物的吸收、分布、转化和消除,阐明血浆药物浓度随时间变化的规律。药动学参数的测定对指导临床合理用药具有重要意义。

一、时量关系

(一)时量关系

时量关系(time concentration relationship)是指体内药量随时间变化的过程,是药动学研究的中心问题。图2-1分别表示药效和血药浓度随时间变化的时效关系和时量关系。血药浓度-时间曲线在药峰浓度(C_{max})时吸收与消除速度相等。从给药时至C_{max}的时间为药峰时间(T_{peak})曲线降段为药物消除过程。在最小有效浓度和最大耐受浓度所占的时间为有效期(effective peroid)。

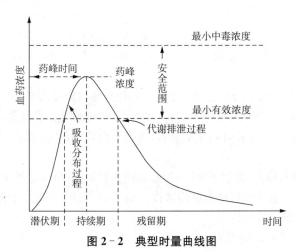

图2-2　典型时量曲线图

(二)时量曲线的意义

1. 时量曲线的形态　曲线升段反映药物吸收及分布的快慢,吸收快的药物曲线升段坡度陡。曲线的最高点为药峰浓度,此时药物的吸收速度和消除速度相等。当药物体内的消除速度大于吸收速度时曲线下降,故曲线降段反映药物消除的快慢,消除快的药物曲线下降快。

2. 时量曲线的时间段　①潜伏期是指给药后到开始呈现疗效或达到有效血药浓度的时间,

静脉给药一般无潜伏期;②显效时间是药物刚开始产生疗效或刚达到最小有效浓度的时间;③药峰时间是药物在体内达高峰浓度的时间;④持续期是药物维持最小有效血药浓度或基本疗效的持续时间;⑤残留期是指体内药物降至最小有效浓度以下,到自体内完全消除的时间。药物的后遗效应就发生在残留期。

二、消除动力学

体内药物浓度因不断消除而随时间不断变化,$dC/dt = -kC^n$,$n=1$ 时为一级动力学(恒比消除),$n=0$ 时为零级动力学消除(恒量消除)。

1. **恒比消除** 单位时间内体内药量以恒定比例消除,又称一级动力学消除。血中药物消除速率与血药浓度成正比,即血药浓度高,单位时间内消除的药量多;当血药浓度降低后,药物消除速率也成比例下降。机体消除功能正常,体内药量未能超过机体的最大消除能力时,如大多数药物在治疗量时的消除,呈恒比消除。

2. **恒量消除** 即单位时间内体内药量以恒量消除,又称零级动力学消除。血中药物消除速率与血药浓度无关。机体消除功能低下或用药剂量过大超过机体的最大消除能力时,机体消除达饱和,此时药物按恒量消除,属于非线性消除。

3. **米氏消除** 是指包括零级和一级动力学消除在内的混合型消除方式。如当药物剂量急剧增加或患者有某些疾病(如肝、肾功能不全)或与其他药物配伍使用等情况时,药物在体内达到一定浓度后,会出现饱和现象(肝药酶代谢药物的能力达到饱和),消除方式则可从一级动力学消除转变为零级动力学消除,苯妥英钠、普萘洛尔、阿司匹林、乙醇等少数药物的消除就可出现这种情况。如当乙醇在血液中浓度<0.05 mg/ml时,按一级动力学消除;但当>0.05 mg/ml时,则可转成按零级动力学消除。零级消除和米氏消除又合称非线性消除。

三、半衰期

半衰期(half-life time,$t_{1/2}$)通常指血浆半衰期,即血浆药物浓度下降一半所需要的时间。大多数药物的消除属于一级动力学消除,其 $t_{1/2}$ 是恒定值。$t_{1/2}$ 是药物消除速率的一个重要参数,其意义如下:

1)恒比消除的药物一次给药后经过 5 个 $t_{1/2}$,药物从体内消除约 97%,即基本消除。

2)恒比消除的药物,任何途径定时恒量反复多次给药或恒速静脉给药,经 5 个 $t_{1/2}$,药物在体内可达到稳态血药浓度(C_{ss})。肝肾功能不全者,绝大多数药物的 $t_{1/2}$ 延长,应调整用药剂量或给药间隔。

3)恒比消除的药物,以 $t_{1/2}$ 为给药间隔时间,首剂药量加倍(负荷量等于 2 倍维持量),以后用维持量,可在首次给药后迅速达到稳态血药浓度。给予负荷量是快速、有效的给药方法,但仅适用于安全范围大、起效较慢的药物。

4)根据 $t_{1/2}$ 来确定给药间隔时间。

表 2-1 药物的消除与半衰期

时间 (半衰期个数)	体内残留药量 (%)	被消除的药量 (%)
1	50	50
2	25	75
3	12.5	87.5

(续表)

时间 (半衰期个数)	体内残留药量 (%)	被消除的药量 (%)
4	6.25	93.5
5	3.12	96.88
6	1.56	98.44
7	0.78	99.22
8	0.39	99.61
9	0.20	99.80
10	0.10	99.90

四、表观分布容积

表观分布容积(apparent volume of distribution，V_d)是指静脉注射一定量(A)药物待分布平衡后，按测得的血浆浓度计算该药应占有的血浆容积。

$$V_d = \frac{A(体内药物总量)}{C_0(血药浓度)}$$

对于静注给药，C_0 是理论上给药剂量 A 在体内分布平衡时的血药浓度，是时量曲线的消除相延伸与 Y 轴的交点。人体体液量约占人体体重的 60%，即约 0.6 L/kg。体重 70 kg 正常男性的体液总量约 42 L。不同药物 V_d 值差异很大，如阿司匹林约 11 L，地高辛约 440 L。除少数不能透过血管的大分子药物外，多数药物的 V_d 值都大于血浆容积。V_d 值与药物本身性质，如 pKa 值以及血浆蛋白结合率、组织的亲和力等有关。因此根据表观分布容积的大小，可估计药物大致的分布范围，如脂溶性强的药物主要分布于肌肉和脂肪组织，血浆中药物含量低，V_d 远大于体液总量。而血浆蛋白结合率高、但与组织蛋白亲和力低的药物，药物大多停留在血内，V_d 通常很低。

五、稳态浓度

按一级动力学消除的药物，其体内药物总量随不断给药而逐步增多，经 5 个 $t_{1/2}$ 后，此时体内消除的药物量和进入体内的药物量相等，体内药物总量不再增加而达到稳定状态，此时的血浆药物浓度称为稳态浓度(steady state concentration，SSC)或称坪值(plateau)(图 2-4)。

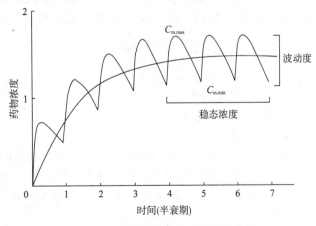

图 2-4 连续恒速给药时的时量曲线

11

以一级动力学消除的药物多次给药后药物达到稳态浓度的时间仅取决于药物的半衰期。增加或减少每次给药量或改变给药间隔，并不改变到达 C_{ss} 的时间，即不论何种给药途径，凡以恒定的间隔给予相同剂量的药物，血浆药物浓度均需经 5 个 $t_{1/2}$ 达到稳态浓度。

病情危重需要立即达到有效血药浓度时，可于开始给药时采用负荷剂量(loading dose)，在零级动力学药物中，体内药量超过机体最大消除能力。如果连续恒速给药，体内药量蓄积，血药浓度将无限增高。停药后消除时间也较长，超过 5 个 $t_{1/2}$。

六、生物利用度

生物利用度(bioavailability, BA)是指药物经过吸收并经首过消除后进入体循环的相对分量和速率，用 F 表示。这是反映药物吸收的重要参数。

$$F=\frac{A(\text{进入体循环的量})}{D(\text{口服剂量})}\times100\%$$

吸收入血的药物相对量　常用 AUC 表示。

$$\text{绝对生物利用度 } F=\frac{\text{口服等量药物后的 } AUC}{\text{静注等量药物后的 } AUC}\times100\%$$

$$\text{相对生物利用度 } F=\frac{\text{受试药物 } AUC}{\text{标准药物 } AUC}\times100\%$$

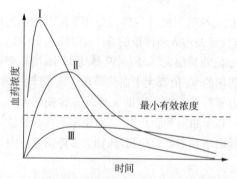

图 2 - 5　3 种不同制剂(Ⅰ、Ⅱ、Ⅲ)的药-时曲线比较

引自：王迎新. 药理学[M]. 北京：人民卫生出版社. 2003：19 图 1-11.

如图 2-5 所示，同一药物相同剂量的 3 种制剂，在口服后分别测得的 3 条药-时曲线(Ⅰ、Ⅱ、Ⅲ)，虽然 AUS 值均相等，但达峰时间及最大血药浓度不相等，制剂Ⅰ的最大血药浓度已超过最小中毒浓度，而制剂Ⅲ的最大血药浓度还在最小有效浓度以下，故一般认为制剂Ⅱ最好。

思　考　题

1. 药物的简单扩散有什么特点？影响因素有哪些？

2. 药物与血浆蛋白结合有何特点和意义？

3. 什么是肝药酶？肝药酶有哪些特点？

4. 何为血浆半衰期？有何临床意义？

5. 案例分析：患者，男性，42 岁，近期自觉尿道口有烧灼痛，尿意频繁，排尿更痛，尿道口有"白浊"现象，淋漓不尽，伴低热、头痛，诊断为"单纯性淋菌性尿道炎"。给予普鲁卡因青霉素每日一次 480 万 IU 肌注，同时顿服丙磺舒 1 g，连续 3 日。请分析两药合用理由。

（盛树东）

第三章 药物效应动力学

【学习目标】

1. **熟悉** 药物量-效关系、药物剂量与护理用药的关系。
2. **掌握** 药物的基本作用、作用类型及不良反应的基本类型。
3. **掌握** 药物与受体作用的基本概念。

【知识点】

药物的选择性、二重性,安全概念、强度概念,受体学说。

第一节 药物作用的基本规律

一、药物的基本作用

药物对机体(包括病原体)功能活动的影响,称为药物的基本作用。尽管药物的种类繁多,作用各异,但其作用均是在机体原有生理生化功能的基础上产生的。药物使机体原有功能活动增强者称为兴奋作用,如肌肉收缩、心率增快、酶的活性增强等。药物使机体原有功能活动减弱者称为抑制作用,如肌肉松弛、心率减慢、酶活性降低等。所以,兴奋和抑制是药物作用的基本表现。但兴奋和抑制在一定条件下可以相互转化,如中枢神经系统过度兴奋可导致惊厥,持续惊厥可转变为衰竭性抑制,甚至死亡。

二、药物作用的主要类型

1. **局部作用和吸收作用** 局部作用是指药物未被吸收入血之前,在用药局部所呈现的作用,如酒精、碘酒对皮肤黏膜表现的消毒作用,局麻药的局部麻醉作用,口服碳酸氢钠的中和胃酸作用。吸收作用是指药物进入血液循环后分布到组织器官所产生的作用,如硝酸甘油的抗心绞痛作用,阿司匹林的解热镇痛作用。

2. **选择作用和普遍细胞作用** 药物吸收入血分布于各组织器官,但并不是对所有的组织器官都能产生同样的作用,药物在治疗剂量时,常常只选择性地对某一个或几个组织器官产生明显作用,而对其他组织或器官不发生作用或作用不明显,此被称为选择作用。选择作用是由于药物对这些组织器官具有较强的亲和力,或是不同的组织器官对药物作用的敏感性不同所致。药物的选择性越高,其针对性越强,如强心苷增强心肌收缩力,缩宫素兴奋子宫平滑肌的作用等,选择性较低的药物,往往对多个组织器官产生作用,临床应用时毒副作用较多,如抗恶性肿瘤药等,也称普遍细胞作用。由于这类药物大多对细胞原生质产生损伤性毒害,故也称"原生质毒"或"细胞原浆毒",如酚对细菌和人体蛋白质,均可使其变性。

药物的选择性是相对的,与用药剂量大小有关,如治疗量的强心苷增强心肌的收缩力,随着

第二军医大学出版社

剂量的增加,对中枢神经系统等也会呈现毒性,表现为视觉障碍等。所以临床用药时,应严格控制剂量。由于大多数药物都具有各自的选择作用,所以均具有各自的适应证和不良反应,这就成为药物分类的依据和临床选择用药的基础。

3. 直接作用和间接作用　比如洋地黄增强心肌收缩力就是直接作用;而其产生的利尿、消肿是继发于心肌收缩力的增强作用,属于间接作用。

4. 防治作用与不良反应(见后)

三、药物作用的两重性

药物的作用具有两重性,既可呈现对机体有利的防治作用,又可产生对机体不利的不良反应。

(一) 防治作用

1. 预防作用　在疾病发生之前用药,以防止疾病或症状的发生,称为预防作用,如接种卡介苗预防结核病等。

2. 治疗作用　根据用药目的不同,治疗作用可分为对因治疗和对症治疗。

(1) 对因治疗　用药目的在于消除原发致病因子,彻底治愈疾病,称为对因治疗,如青霉素G治疗革兰阳性菌感染。

(2) 对症治疗　用药目的在于缓解或消除疾病的症状,称为对症治疗,如失眠患者服用催眠药,高血压患者服用降压药等。对症治疗虽不能消除病因,但在某些情况下也是非常重要的,如休克、高热、惊厥时,必须立即给予对症治疗,以防病情恶化,为对因治疗争得时间。

(二) 不良反应

1. 副作用　药物在治疗剂量下引起的与治疗目的无关的作用称为副作用(side effect)。副作用往往由于选择性低给患者带来不适或痛苦,但一般都较轻微,多为可以恢复的功能性变化,可以预知。当某一作用被用于治疗目的时,其他作用就成了副作用。例如,阿托品可通过解除平滑肌痉挛的作用而治疗胃肠痉挛性疼痛,但由于抑制腺体分泌的作用又具有引起口干的副作用,而当阿托品用于治疗严重盗汗和流涎症时,其抑制腺体分泌的作用就成了治疗作用,而松弛胃肠平滑肌的作用导致便秘成了副作用。

2. 毒性反应(toxic reaction)　是指用药剂量过大或时间过久而引起的机体机能或组织结构的病理改变。立即发生的称为急性毒性,多损害循环、呼吸和神经系统功能;长期应用体内蓄积后逐渐发生的称慢性毒性,多损害肝肾、骨髓、内分泌等功能。大多数药物超过一定剂量都会产生毒性反应,因此毒性反应和其治疗指数有关,药物治疗指数愈小,安全范围愈小,则毒性愈大,使用时对其剂量应十分慎重。致突变、致畸和致癌也属于慢性毒性,比如"反应停事件"。

知识链接

反应停事件

"反应停"(沙利度胺)于1956年首先在西德上市。因它能用于治疗妊娠反应,成为"孕妇的理想选择",迅速风行于欧洲、亚洲、澳洲、北美(不包括美国)17个国家。接着这些国家忽然发现许多上肢、下肢特别短,甚至没有臂部的"海豹肢畸形"新生婴儿。1961年,这种症状终于被证实是孕妇服用"反应停"所导致的。于是,该药被禁用,然而,受其影响的婴儿已多达1.2万名。"反应停事件"的发生,使得临床药理研究真正受到许多国家有关行政部门和医药科学界的重视,从而确立了它在新药研究中的重要位置。

3. 变态反应(allergic reaction) 是一类免疫反应也称过敏反应(hypersensitive reaction),出现于过敏体质患者,临床表现各药不同,各人也不同,反应性质与药物原有效应无关,用药理拮抗药解救无效,与药物剂量无关,也无法预知,反应严重程度差异很大,从轻微的皮疹、发热至造血系统抑制、肝肾功能损害、休克等。某些药物具有半抗原性,与人体内蛋结合形成抗原(如某些抗生素),从药物化学成分分析,具有苯核和嘧啶核的化合物,抗原性较强。致敏物质可能是药物本身,可能是其代谢物,也可能是药剂中的杂质。目前对青霉素引起的过敏反应了解得较多,可能与其水解产生的青霉噻唑酸和青霉素烯酸有关。高致敏性药物在使用前均应先做皮试,确证患者对药物不敏感后再予使用,但仍有少数假阳性或假阴性反应,因此,这是一类非常复杂的药物反应,皮试结果只供参考。

4. 特异质反应(idiosyncrasy) 是指少数特异体质的患者对某些药物反应特别敏感,反应严重程度与剂量有关。这种反应不是免疫反应,是一类药理遗传异常所致的反应,例如骨骼肌松弛药琥珀胆碱引起的特异质反应是由于先天性血浆胆碱酯酶缺乏;伯氨喹引起的溶血反应是由于先天性 6-磷酸葡萄糖脱氢酶缺乏。

5. 后遗效应(after effect) 是指停药后血浆药物已降至阈浓度以下残存的药理效应。后遗效应可能是短暂的,如服用巴比妥类镇静催眠药以及 H_1 受体阻断药引起的乏力、头晕、嗜睡等,亦有后遗效应作用持久,如服用肾上腺皮质激素停药后肾上腺皮质功能低下,数月内难以恢复。

6. 继发反应(secondary reaction) 指药物治疗作用所产生的不良后果,又称治疗矛盾,如长期应用广谱抗生素后,由于肠道内药物敏感的细菌被抑制,不敏感细菌大量繁殖,造成肠道内菌群失调,引起真菌或一些耐药菌继发感染。

7. 长期用药引起的机体反应性变化 见第四章第二节。

第二节 药物的量效关系

药物剂量-效应关系(dose-effect relationship)简称量效关系,是指在一定范围内同一药物的剂量(或浓度)增加或减少时,药物效应也相应增加或减少。在一定范围内,药物剂量大小与其血药浓度的高低成正比,亦与药效的强弱有关。量效关系,是定量地分析阐明药物的剂量(浓度)与效应之间的关系,有助于了解药物作用的性质,也可为临床用药提供参考。

一、剂量

药物所用的分量称为剂量。临床上剂量过小,不产生效应,这种剂量称为无效量。剂量增加致效应开始出现,此时的剂量称为阈值量或最小有效量,其血浓度称为阈浓度。剂量增加效应随之增强,达到疗效而不引起毒性的剂量称为治疗量。超过有效量并能引起毒性反应的剂量,称为中毒量。其中引起毒性反应的最小剂量,称为最小中毒量。随着剂量增加,导致中毒而死亡的剂量称为致死量。

凡药典收载的药物,其常用量都有规定。常用量比最小有效量大,但比最小中毒量小得多。药典中还规定毒药、剧毒药的极量(maximal dose)。极量是能引起最大效应又不至于中毒的剂量,是国家药典明确规定允许使用的最大治疗量,除非在必要的情况下,一般不用极量,更不该超过极量,否则可能引起医疗事故,医师对此应负法律责任。

二、剂量-效应曲线

药理效应与剂量在一定范围内成比例,这就是剂量-效应关系。由于药理效应与血药浓度的

第二军医大学出版社

关系较为密切,故在药理学研究中更常用浓度-效应关系。用效应强弱为纵坐标、药物浓度为横坐标作图得直方双曲线。如将药物浓度改用对数值作图则呈典型的对称 S 型曲线,这就是通常所讲的量效曲线(图 3-1)。药理效应强弱有的是连续增减的量变,称为量反应,例如血压的升降、平滑肌舒缩等,用具体数量或最大反应的百分比表示。有些药理效应只能用全或无,阳性或阴性表示称为质反应,如死亡与生存、抽搐与不抽搐等,必须用多个动物或多个实验标本以阳性率表示。用累加阳性率对数剂量(或浓度)作图也呈典型对称 S 型量效曲线(图 3-2、图 3-3)。

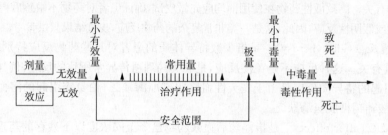

图 3-1 药物剂量与效应关系示意图

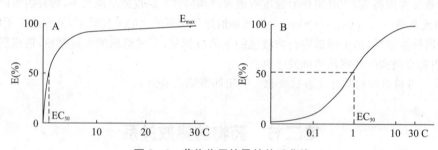

图 3-2 药物作用的量效关系曲线

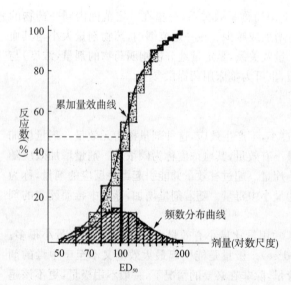

图 3-3 质反应型量效关系曲线

依据量效曲线可以得出以下概念。

1. 安全范围(margin of safety) 即最小有效量和最小中毒量之间的剂量范围。

2. 治疗指数(therapeutic index,TI) 能引起 50% 阳性反应(质反应)或 50% 最大效应(量反应)的剂量称为半数有效量(median effective dose,ED_{50})。如果效应指标为中毒或死亡则可改用半数致死量(median lethal dose,LD_{50})。一般将 LD_{50}/ED_{50} 的比值称为治疗指数,是衡量药物安全性的一个常用指标值,比值越大越安全。一般认为,一个比较安全的药物,其 TI 不应小于 3。用于化学治疗药物时,又称为化疗指数(CI)。安全范围和治疗指数为安全概念。

3. 效能(efficacy) 指随着剂量或浓度的增加,效应也在增加,继续增加浓度或剂量而效应量不再继续上升时所达到的最大效应,反映药物的内在活性。

4. 效应强度(potency) 指能引起等效反应(一般采用 50% 效应量)的相对浓度或剂量,反映药物与受体的亲和力,其值越小则强度越大。效能和效应强度属于强度概念。

药物的最大效能与效应强度含意完全不同,二者并不平行。例如,利尿药以每日排钠量为效应指标进行比较,氢氯噻嗪的效应强度大于呋塞米,而后者的最大效能大于前者(图3-4)。

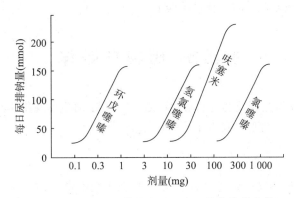

图 3-4　各种利尿药的作用强度及最大效能比较

药物的最大效能值有较大实际意义,不区分最大效能与效应强度,而只讲某药较其他药的效果强若干倍是易被误解的。量效曲线中段斜率较陡的提示药效较激烈,较平坦的提示药效较温和。但在质反应曲线,斜率较陡的曲线还提示实验个体差异较小。曲线上的每个具体数据常用标准差表示个体差异。

第三节　药物的作用机制

药物作用机制(mechanism of drug action)是研究药物的作用部位、产生何种效应和如何产生这些效应。一般来说,药理效应是指机体细胞功能改变而言。因此,研究药物作用机制,往往从对细胞的生理及生化过程的影响方面去探索。药物作用部位可在细胞外、细胞膜上或细胞内,而药物效应可通过以下两方面表现出来。

一、非特异性药物作用机制

这类药物通过简单的化学反应或物理作用产生药理效应。如用抗酸药中和胃酸以治疗溃疡病;静脉滴注甘露醇能够提高血浆渗透压而产生脱水,从而降低颅内压和眼内压。

二、特异性药物作用机制

1. 参与或干扰细胞代谢　有些药物是补充生命代谢物质,以治疗相应的缺乏症,如维生素、铁盐、胰岛素等。有些药物因化学结构与机体的正常代谢物质非常相似,掺入代谢过程却可阻断其正常代谢的进行,称为抗代谢药。

2. 影响生理物质转运　很多无机离子、代谢物、神经递质、激素在体内主动转运需要载体参与。若能干扰这一环节,可以产生明显的药理效应。例如,呋塞米利尿药能抑制肾小管 Na^+-Cl^- 共同转运载体,使 Na^+、Cl^- 再吸收受抑制而发挥排钠利尿作用。

3. 对酶的影响　酶是细胞生命活动的重要物质,也是药物作用的主要靶标。不少药物能抑制酶的活性,但有些药物则能提高酶的活性;有些药物本身就是酶,如胃蛋白酶。

4. 作用于细胞膜的离子通道　药物直接作用于细胞膜上的离子通道,控制 Na^+、Ca^{2+}、K^+、

第二军医大学出版社

Cl⁻等离子跨膜转运,从而影响细胞功能。

5. 影响核酸代谢　甲氨蝶呤、环磷酰胺及噻替派等抗癌药,是通过干扰癌细胞 DNA 或 RNA 代谢过程而发挥疗效。

6. 对受体的激动或拮抗作用　详见第四节。

第四节　药 物 与 受 体

药物作用的受体学说是药效学的基本理论之一。由此,对生命现象和药物作用机制的解释,已从器官或组织水平进入到亚细胞和分子水平。

一、受体概念

受体(receptor)是机体在进化过程中形成的,存在于细胞膜上、细胞质内或细胞内的能识别和传递信息、引起效应的大分子蛋白质。配体(ligand)是与受体相结合的内源性的神经递质、激素或自体活性物质,也可以是外源性药物。受体与配体有高度亲和力,受体-配体的结合,是生命活动中的一种耦联。

二、受体学说

Clark 于 1926 年,Gaddum 于 1937 年分别提出占领学说(occupation theory),该学说认为:受体只有与药物结合才能被激活而产生效应,其效应的强度与被占领的受体数目成正比。1954 年占领学说被修正,认为药物与受体结合后产生效应不仅需要药物具有亲和力(affininty),即药物和受体结合的能力,而且还需要有内在活性(intrinsic activity),它表示药物与受体结合后,激活受体产生效应的能力。仅有亲和力而没有内在活性的药物,虽可与受体结合但不能激动受体,故不产生效应。此外,当药物的亲和力相等时,其最大效应取决于内在活性的大小;当内在活性相等时,药物效应强度取决于亲和力。

三、受体激动药与受体拮抗药

根据药物与受体的亲和力及内在活性,可将药物分为以下三类。

1. 激动药　凡能激活受体的配体称为激动药(agonist),此类药对相应受体有较强的亲和力,也有较强的内在活性。内在活性常数 α=1,为完全激动药。它们能与受体结合,激动受体而产生药理效应。如肾上腺素可激动 β 受体,使心脏兴奋。

2. 拮抗药　能阻断受体活性的配体称为拮抗药(antagonist)。这类药物有较强的亲和力而无内在活性(α=0),对受体而言,称为阻断药(blocker)。此类药物又可分为:

(1) 竞争性拮抗药(competitive antagonist):能和激动药相互竞争与受体结合,这种结合是可逆的,其效应取决于二者浓度和亲和力,如图 3-4A 所示。当拮抗药浓度增大时,可使激动药量效曲线平行右移,最大效应不变。

(2) 非竞争性拮抗药(noncompetitive antagonist):不是与激动药竞争相同的受体,而是与其相应受体结合后非常牢固,分解很慢或不可逆的,使能与配体结合的受体数量减少;另一类非竞争性拮抗药可阻断受体后某一中介反应环节,而使受体-功能容量减少,二者都可使量效曲线高度下降。

3. 部分激动药　与受体虽有较强有力亲和力,但内在活性不强(α<1),因而与受体结合后

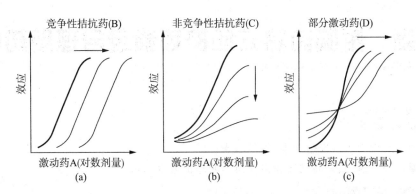

图 3-5　三类拮抗药对激动药(粗线)量效的影响

产生的效应可能不强。部分激动药(partial agonist)具有激动药与拮抗药两重特性。当部分激动药与激动药同时存在,其浓度尚未达到最大剂量(E_{max})时,其效应与激动药协同,超过这个剂量时,则因与激动药竞争受体而呈拮抗关系。

四、受体的调节

受体虽是遗传获得的固有蛋白,但并不是固定不变的,而经常代谢转换处于动态平衡状态,其数量、亲和力及效应力经常受到各种生理及药理因素的影响。连续用药后药效递减是常见的现象,一般称为耐受性、不应性、快速耐受性等。由于受体原因而产生的耐受性称为受体脱敏。N_2 受体在受激动药连续作用后若干秒内发生脱敏现象,这是由于受体蛋白构象改变,钠离子通道不再开放所致。β 受体脱敏时不能激活 AC 是因为受体与 G-蛋白亲和力降低,或由于 CAMP 上升后引起 PDE 负反馈增加所致。具有酪氨酸激酶活性的受体可被细胞内吞而数目减少,这一现象称为受体数目的向下调节。受体与不可逆拮抗药结合后其后果等于失去一部分受体,如银环蛇咬伤中毒时,N_2 受对激动药脱敏。与此相反,在连续应用拮抗药后受体会向上调节,反应敏化。例如,长期应用 β 受体拮抗药后,由于受体向上调节,突然停药时会出现反跳反应。

思 考 题

1. 药物有哪些基本作用?
2. 何谓药物的选择性和两重性?
3. 药物的副作用与毒性反应有何不同?
4. 什么是受体? 受体有哪些特点?
5. 药物的效能和效应强度有何区别?

（盛树东）

19

第四章 影响药物效应的因素及合理用药原则

【学习目标】

1. 熟悉 药物作用的药物因素、机体因素。
2. 掌握 给药途径、药物相互作用及用药护理的基本知识。

【知识点】

药物、机体、用药方法及途径对药物作用的影响。

同样剂量的某一药物在不同患者身上不一定都能达到相等的血药浓度,相等的血药浓度也不一定都能达到等同的药效。差异可能很大,甚至出现质的差异,即一般患者不会出现的异常危害性反应。这种因人而异的药物反应称为个体差异(individual variation)。产生个体差异的原因可以存在于药物产生效应的任何一个环节,包括药物剂型、药动学、药效学及临床病理等许多因素。如果不了解这些因素,不结合患者具体情况,不考虑如何加以调整,就难以达到最大疗效和最小反应的治疗目的。

知识链接

靶向给药系统(TDDS)

靶向给药系统(targeting drug delivery system)也称靶向制剂,为第四代药物剂型,且被认为是抗癌药的适宜剂型。这类制剂可以选择性地作用于靶器官、靶组织、靶细胞内,使药物在靶区浓集超出传统的数倍乃至数百倍。靶向制剂具有以下作用特点:使药物具有药理活性的专一性,增加药物对靶组织的指向性和滞留性,降低药物对正常细胞的毒性,减少剂量,提高药物制剂的生物利用度。按给药途径的不同可分为口腔、直肠、结肠、鼻腔、皮肤及眼用给药系统等。

第一节 药物方面的因素

一、药物剂型和给药途径

同一药物可有不同剂型适用于不同给药途径。不同给药途径药物的吸收速度不同,一般规律是静脉注射>(快于)吸入>肌内注射>皮下注射>口服>经肛>贴皮。不同药剂所含的药量虽然相等,即药剂当量相同,药效强度不尽相等。因此需要用生物当量,即药物不同制剂能达到相同血药浓度的剂量比值,作为比较标准。不同药物剂型,其中药物剂量不同,应用时亦应注意区分选择。硝酸甘油静脉注射 $5\sim10\ \mu g$,舌下含服 $0.2\sim0.4\ mg$,口服 $2.5\sim5\ mg$,贴皮 $10\ mg$,剂量相差更大。近年来生物药学随着药动学的发展,为临床用药提供了许多新的剂型。缓释制剂(slow release preparation)利用无药理活性的基质或包衣阻止药物迅速溶出以达到比较稳定而持久的疗效。口服缓释片剂或胶囊每日一次可维持有效血药浓度1天。肠外给药除一般油溶长效注射剂外还有控释制剂(controlled release preparation),可以控制药物按零级动力学恒速释放,恒速吸收。例如,硝酸甘油贴皮剂每日贴1次,匹鲁卡品眼片置结膜囊内每周1次,子宫内避孕剂每年放置1次。不仅保证长期疗效,也方便了患者。

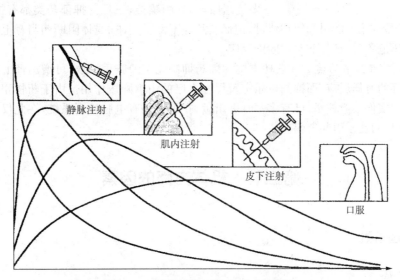

图 4-1 给药途径对药物效应的影响

二、联合用药及药物相互作用

临床常联合应用两种或两种以上药物,除达到多种治疗目的外,都是利用药物间的协同作用(synergism)以增加疗效或利用拮抗作用(antagonism)以减少不良反应。不恰当的联合用药往往由于药物间相互作用(interaction)而使疗效降低或出现意外的毒性反应。固定剂量比例的复方制剂虽然应用方便,但针对性不强,较难解决个体差异问题。

1. **配伍禁忌** 药物在体外配伍直接发生物理性的或化学性的相互作用而影响药物疗效或毒性反应称为配伍禁忌(incompatibility)。在静脉滴注时尤应注意配伍禁忌。

2. **影响药动学的相互作用**

(1)吸收 空腹服药吸收较快,饭后服药吸收较平稳。促进胃排空的药如甲氧氯普胺能加速药物吸收,抑制胃排空药如各种具有抗M胆碱作用药物能延缓药物吸收。对于吸收缓慢的灰黄霉素加快胃排空反而减少其吸收,而在胃中易被破坏的左旋多巴减慢胃排空反而使吸收减少。食物对药物吸收总的来说影响不大,因此基本上没有特异性禁忌。药物间相互作用影响吸收却不少见,如四环素与Fe^{2+}、Ca^{2+}等因络合互相影响吸收。

(2)血浆蛋白结合 对于那些与血浆蛋白结合率高的、分布容积小的、安全范围窄的及消除半衰期较长的药物易受其他药物置换与血浆蛋白结合而致作用加强,如香豆素类抗凝药及口服降血糖药,易受阿司匹林等解热止痛药置换,而分别产生出血及低血糖反应。

(3)肝脏生物转化 肝药酶诱导药如苯巴比妥、利福平、苯妥英及香烟、酒等能增加在肝转化药物的消除而使药效减弱。肝药酶抑制药如异烟肼、氯霉素、西米替丁等能减慢在肝转化药物的消除而使药效加强。

(4)肾排泄 利用离子障原理,碱化尿液可加速酸性药物自肾排泄,减慢碱性药物自肾排泄。反之,酸化尿液可加速碱性药物排泄,减慢酸性药物排泄已如前述(第3章第1节)。水杨酸

21

盐竞争性抑制甲氨蝶呤自肾小管排泄,而增加后者的毒性反应。

3. 影响药效学的相互作用

(1) 生理性拮抗或协同 服用催眠镇静药后饮酒或喝浓茶或咖啡会加重或减轻中枢抑制作用,影响疗效。抗凝血药华法林和抗血小板药阿司匹林合用可能导致出血反应。

(2) 受体水平的协同与拮抗 许多抗组胺药,酚噻嗪类,三环抗抑郁药类都有抗 M 胆碱作用,如与阿托品合用可能引起精神错乱,记忆紊乱等不良反应,β-受体阻断药与肾上腺素合用可能导致高血压危象等,都是非常危险的反应。

(3) 干扰神经递质的转运 三环类抗抑郁药抑制儿茶酚胺再摄取,可增加肾上腺素及其拟似药如酪胺等的升压反应,而抑制可乐定及甲基多巴的中枢降压作用。由于药物相互作用而影响药物效应的实例不胜枚举,已有多本专著出版,在国外还有电脑检索系统,在此仅举例说明相互作用机制,目的在于引起警惕。

第二节 机体方面的因素

一、生理因素

(一)年龄

1. 小儿 特别是新生儿与早产儿,各种生理功能,包括自身调节功能尚未充分发育,与成年人有巨大差别,对药物的反应一般比较敏感。新药批准上市不需要小儿临床治疗资料,缺少小儿的药动学数据,这是主要困难。新生儿体液占体重比例较大,水盐转换率较快;血浆蛋白总量较少,药物血浆蛋白结合率较低;肝肾功能尚未充分发育,药物清除率低,在半岁以内与成人相差很多;小儿的体力与智力都处于迅速发育阶段,易受药物影响等都应引起用药注意,予以充分考虑。例如,新生儿肝脏葡萄糖醛酸结合能力尚未发育,应用氯霉素或吗啡将分别导致灰婴综合征及呼吸抑制。新生儿肾功能只有成人的 20%,庆大霉素的血浆半衰期长达 18 小时,为成人(2 小时)的 9 倍。中枢兴奋药安非他明在小儿科却用于治疗学龄儿童多动症,作用性质也有所改变,儿童服用同化激素影响长骨发育,服用四环素可使牙齿变成灰褐色。

2. 老人 老人实际年龄与其生理年龄并不一致,即老人生理功能衰退的迟早快慢各人不同,因此没有按老人年龄计算用药剂量的公式,也没有绝对的年龄划分界线,在医学方面一般以 65 岁以上为老人。老人对药物的吸收变化不大。老人血浆蛋白量较低,体水较少、脂肪较多,故药物血浆蛋白结合率偏低,水溶性药物分布容积较小而脂溶性药物分布容积较大。肝肾功能随年龄增长而自然衰退,故药物清除率逐年下降,各种药物血浆半衰期都有程度不同的延长,例如,在肝灭活的地西泮可自常人的 20~24 小时延长 4 倍。又如自肾排泄的氨基甙类抗生素可延长 2 倍以上。在药效学方面,老人对许多药物反应特别敏感,例如,中枢神经药物易致精神错乱,心血管药易致血压下降及心律失常,非甾体抗炎药易致胃肠出血,抗 M 胆碱药易致尿潴留、大便秘结及青光眼发作等。

(二)性别

除少数药物外,如男性对醋氨酚及阿司匹林的清除率分别高于女性的 40% 及 60%,一般情况下,机体对药物反应的性别差异不大。应特别考虑女性"四期",即月经期(menstrual phase)、妊娠期(gestational period)、分娩期(labor stage)和哺乳期(lactation)。妇女月经期不宜服用酸泻药和抗凝血药以免盆腔充血、月经增多。孕妇本身对药物的反应也有其特殊情况需要注意，例如抗癫痫药物产前宜适当增量，产前还应禁用阿司匹林及影响子宫肌肉收缩的药物。研究妊娠、分娩、哺乳期药物与机体（母子）相互作用规律的药理学称为围生期药理学（perinatal pharmacology）。

（三）体重和体态

体重不同所用药物浓度不同，药效也可能不同。脂溶性药物在胖人群中分布容积大，而水溶性药物在瘦人群中分布容积大。

二、病理状况

疾病的严重度固然与药物疗效有关，同时存在的其他疾病也会影响药物的疗效。肝肾功能不足时分别影响在肝转化及自肾排泄药物的清除率，可以适当延长给药间隔和（或）减少剂量加以解决。神经功能抑制时，如巴比妥类中毒时能耐受较大剂量中枢兴奋药而不致惊厥，惊厥时却能耐受较大剂量苯巴比妥。此外要注意患者有无潜在性疾病影响药物疗效，例如，氯丙嗪诱发癫痫，非甾体抗炎药激活溃疡病，氢氯噻嗪加重糖尿病，抗 M 胆碱药诱发青光眼等。在抗菌治疗时，白细胞缺乏、未引流的脓疡、糖尿病等都会影响疗效。

三、心理因素

患者的精神状态与药物疗效关系密切，安慰剂是不具药理活性的剂型（如含乳糖或淀粉的片剂或含盐水的注射剂），对于头痛、心绞痛、手术后痛、感冒咳嗽、神经官能症等能获得 30％～50％的疗效就是通过心理因素取得的，称为安慰剂效应（placebo effect）。安慰剂对心理因素控制的自主神经系统功能影响较大，如血压、心率、胃分泌、呕吐、性功能等。它在患者信心不足时还会引起不良反应。安慰剂在新药临床研究时双盲对照中极其重要，可用以排除假阳性疗效或假阳性不良反应。安慰剂对任何患者都可能取得阳性效果，因此医生不可能单用安慰剂作出真病或假病（心理病）的鉴别诊断。医生的任何医疗活动，包括一言一行等服务态度都可能发挥安慰剂作用，要充分利用这一效应。但医生不应利用安慰剂去敷衍或欺骗患者，因为这样会延误疾病的诊治并可能破坏患者对医生的信心。对于情绪不佳的患者尤应多加注意，氯丙嗪、利舍平、肾上腺皮质激素及一些中枢抑制性药物在抑郁患者可能引发悲观和厌世倾向，用药时应慎重。

四、遗传异常

先天性遗传异常对药物效应的影响近年来日益受到重视，至少已有一百余种与药物效应有关遗传异常基因被发现。过去所谓的特异体质药物反应多数已从遗传异常表型获得解释，现在已形成一个独立的药理学分支——遗传药理学（genetic pharmacology）。遗传异常主要表现在对药物体内转化的异常，可分为快代谢型和慢代谢型。前者使药物快速灭活，后者使药物灭活速度较缓慢，因此影响药物血浆浓度及效应强弱久暂。又如 6-磷酸葡萄糖脱氢酶缺乏者对伯氨喹、磺胺药、砜类等药物易发生溶血反应，称为特异质反应（idiosyncrasy），属遗传缺陷。这两种遗传异常的人在我国都不鲜见，这些遗传异常只有在受到药物激发时方出现异常，故不是遗传性疾病。

五、长期用药引起的机体反应性变化

长期反复用药可引起生物机体（包括病原体）对药物反应发生变化，主要表现为耐受性、耐药性和依赖性。还可因长期用药突然停药后发生停药综合征。

1. 耐受性和耐药性　耐受性（tolerance）为机体在连续多次用药后反应性降低。增加剂量可恢复反应,停药后耐受性可消失,再次连续用药又可发生。易引起耐受性的药物有巴比妥类、亚硝酸类、麻黄碱、肼屈嗪等。有的药物仅在应用很少几个剂量后就可迅速产生耐受性,这种现象称为急性耐受性。交叉耐受性是对一种药物产生耐受性后,在应用同一类药物(即使是第一次使用)时也会产生耐受性。耐药性(tolerance)是指病原体或肿瘤细胞对反复应用的化学治疗药物的敏感性降低,也称抗药性。耐药性是因为长期反复应用抗菌药,特别是剂量不足时,病原体产生了使抗菌药物失活的酶、改变了膜通透性而阻止抗菌药物的进入,或改变了靶结构和代谢过程。滥用抗菌药物是病原体产生耐药性的重要原因。

2. 依赖性和停药症状　依赖性(dependence)是在长期应用某种药物后,机体对这种药物产生了生理性的或是精神性的依赖和需求,分躯体依赖性和精神依赖性两种。

(1) 躯体依赖性(physical dependence)　也称生理依赖性(physiological dependence),曾称成瘾性(addiction),指由于反复应用某些麻醉药品或精神药品所造成的一种适应状态,一旦停药,可出现强烈的戒断综合征,渴望再次用药。如镇痛药吗啡成瘾者中断用药,常出现流涎、流泪、出汗、哈欠、思睡、腹痛、腹泻、肢体疼痛,严重可致休克。

(2) 精神依赖性(psychological dependence)　也称心理依赖性(psychological dependence),曾称习惯性。指用药后产生愉快满足的感觉,使用者在精神上渴望周期性或连续用药,产生强迫性觅药行为,以便获得舒适感。但断药时一般不出现戒断症状。常易产生精神依赖性的药物有镇静催眠药、中枢抑制剂或兴奋剂等。

接受药物治疗的患者在长期反复用药后突然停药可发生停药症状,如高血压患者长期应用β受体阻断药后,如果突然停药,血压及心率可反跳性升高,这类患者停药时必须逐渐减量。对药物如吗啡产生了依赖性者在停药后会发生停药综合征,精神和躯体表现出一系列特有的症状。

耐受性、依赖性、停药综合征都是一种生物学现象,是药物应用的自然结果。可出现在动物试验,也可出现在患者反复用药后。它们不只是发生在药物滥用的个体,就是在应用正确的药物和剂量,也同样可以出现耐受性和依赖性,如果突然停药,而不是逐渐减量,也可出现停药症状。

第三节　合理用药原则

合理用药的原则是要求充分发挥药物的疗效,避免或减少不良反应。以下几点可供临床用药参考。

1) 要严格掌握适应证,因而对疾病的正确诊断是正确选药的基础。

2) 根据病理学和药理学特点选用药物,避免不必要的多种药物联用,以防漏用、误用或增加不良反应的发生率。

3) 根据患者具体情况设计给药方案,做到剂量个体化,并根据病情变化随时调整治疗方案。

4) 应重视对症支持疗法,以增强患者抵抗力,这对癌症和感染性疾患患者十分重要。

思　考　题

1. 简述合理用药的原则。

2. 简述影响药物效应的各种因素。

3. 影响药动学方面的药物相互作用有哪些?

4. 什么是精神依赖性和身体依赖性? 耐受性和耐药性有何区别?

(盛树东)

第二篇　作用于外周神经系统的药物

第五章 传出神经系统药理概论

【学习目标】

1. 熟悉 乙酰胆碱和去甲肾上腺素的生物合成、消除。
2. 熟悉 传出神经系统药物的分类和作用方式。
3. 掌握 传出神经系统递质的分类、受体的类型及其生理效应。

【知识点】

器官神经的双重支配和效应的相互拮抗,受体效应与药物作用。

神经生理学将神经系统分为传入神经、中枢神经系统和传出神经系统。其中传出神经系统在这一反射弧中的作用是将中枢传来的信息传递到外周效应器从而产生效应。作用于传出神经系统的药物主要影响神经信息在突触部位的传递过程,从而产生拟似或拮抗传出神经功能的效应。此类药物种类繁多,临床应用广泛。因此,为了学习和应用作用于传出神经系统的药物,首先必须熟悉传出神经系统的解剖和生理,尤其是在信息传递过程中起重要作用的递质和受体。

第一节 传出神经系统的递质和分类

一、传出神经的分类

1. 胆碱能神经 兴奋时,末梢释放乙酰胆碱,包括:①全部交感神经和副交感神经的节前纤维(包括支配肾上腺髓质的交感神经节前纤维);②全部副交感神经的节后纤维;③极少数交感神经的节后纤维,如支配汗腺的分泌神经和骨骼肌的血管舒张神经;④运动神经。

2. 去甲肾上腺素能神经 兴奋时,末梢释放去甲肾上腺素,绝大部分交感神经节后纤维属于此类。

此外,在某些器官中,尚存在多巴胺能神经,如支配肾和肠系膜血管的神经;嘌呤能神经,存在于胃肠道和泌尿生殖系统等;肽能神经存在于胃肠道。

二、传出神经系统的递质

神经系统的功能活动是由多个神经元共同完成的。神经元间衔接处称突触,神经元与效应器之间的连接点也可称为突触。突触是由突触前膜、突触后膜和突触间隙三部分构成,神经冲动在突触的传递是靠释放化学物质来实现的,这种物质称为递质(transmitter)。当神经冲动到达神经末梢时,突触前膜释放递质,经过突触间隙与突触后膜上受体结合而产生效应,从而完成神经冲动的传递过程。

1. 去甲肾上腺素 去甲肾上腺素(noradrenaline, NA)是去甲肾上腺素能神经释放的递质,其合成起始于细胞体,主要在末梢,以来自血液内的酪氨酸为主要原料,在酪氨酸羟化酶的催化下生成多巴(dopa),再经多巴脱羧酶脱羧后生成多巴胺(dopamine, DA),然后进入囊泡,经多巴胺 β-羟化酶的催化转变成 NA,并与 ATP、嗜铬颗粒蛋白结合储存于囊泡中(图 5-2)。肾上腺

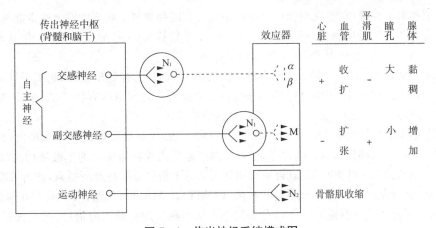

图 5-1 传出神经系统模式图
—— 胆碱能神经 ⋯⋯ 去甲肾上腺素能神经

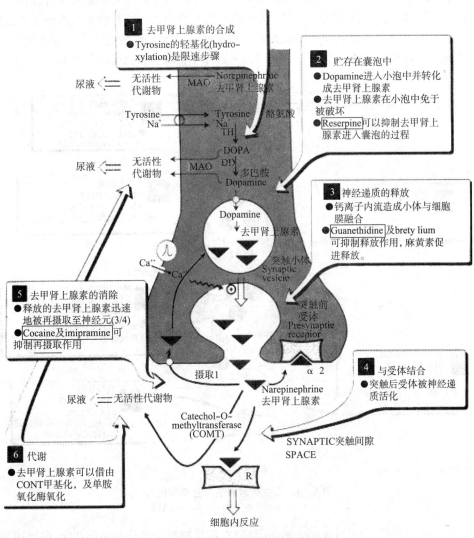

图 5-2 去甲肾上腺素的生物合成与代谢
注 TH：酪氨酸羟化酶，DD：多巴脱羧酶。

27

髓质和肾上腺素能神经(在哺乳动物中枢神经系统存在能释放肾上腺素的肾上腺素能神经)细胞中除具有合成 NA 所需的酶外,尚含有苯乙醇 N-甲基转移酶(去甲肾上腺素 N-甲基转移酶),此酶可促进 NA 的 N-位甲基化,从而形成肾上腺素。

NA 以一种特殊的方式从神经末梢释放,即当神经冲动到达神经末梢时,钙离子进入神经末梢,促进囊泡膜与突触前膜相融合,然后形成裂孔,通过裂孔将囊泡内容物(NA、ATP、嗜铬颗粒蛋白)一并排出至突触间隙,这种释放方式称为胞裂外排。

NA 的失活途径有 3 种:①释放后的 NA 有 75%～90%被摄取返回神经末梢内,此为摄取1,也称神经摄取。大部分入囊泡内储存,小部分被细胞质内线粒体所含的单胺氧化酶(MAO)代谢。②有一小部分 NA 可被心肌、血管平滑肌和胃肠道平滑肌等非神经所摄取,此为摄取2,也称非神经摄取,被细胞内儿茶酚氧位甲基转移酶(COMT)和 MAO 所代谢,故摄取 1 可称为储存型摄取,摄取 2 可称为代谢型摄取。③尚有少量 NA 从突触间隙扩散入血液中,最后被肝、肾等组织中 COMT 和 MAO 所代谢。

2. 乙酰胆碱 乙酰胆碱(acetylcholine,Ach)主要在胆碱能神经末梢胞液中合成,由胆碱和乙酰辅酶 A 经胆碱乙酰化酶催化而形成,然后转运到囊泡中,与 ATP 和蛋白多糖结合而储存。当神经冲动到达末梢时通过胞裂外排而释放。释放后 Ach 在数毫秒内之内即被乙酰胆碱酯酶(ChE)水解为胆碱和乙酸而失活,部分胆碱可被神经末梢摄取重新利用(图 5-3)。

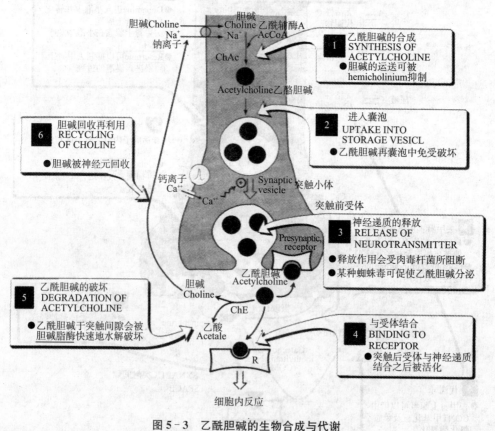

图 5-3 乙酰胆碱的生物合成与代谢
注 ChAc:胆碱乙酰化酶,ChE:胆碱酯酶。

3. 多巴胺 目前认为多巴胺(dopamin,DA)在传出神经中也具有递质功能,前已述及其生物合成,DA 主要从胞浆渗入突触间隙,也被 COMT 和 MAO 所灭活。

知识链接

肠 神 经 系 统

肠神经系统(enteric nervous system)是由胃肠道壁内神经成分组成,具有调节控制胃肠道功能的独立整合系统。它在结构和功能上不同于交感神经系统和副交感神经系统,而与中枢神经系统相类似,但仍属于自主神经系统的一个组成部分。根据各种神经所释放的递质及其功能的不同,可将肠神经分为胆碱能兴奋神经、非肾上腺素抑制神经和中间神经元三类。除了乙酰胆碱和去甲肾上腺素外,目前在肠神经系统已经发现的可能递质还有5-羟色胺(5-HT)、三磷酸腺苷(ATP)以及多种神经肽。

第二节　传出神经系统的受体与效应

传出神经系统的受体是主要位于突触后膜和突触前膜中的一种蛋白质,受体的命名是根据与之选择性相结合的递质或药物而定,如胆碱受体、肾上腺素受体和多巴胺受体等。

一、受体类型及分布

1. 胆碱受体　能选择性地与乙酰胆碱相结合而又被其所激动的受体称之为胆碱受体(cholinoceptor)。由于这类受体对某些药物的反应不同,又可分为以下两类:

(1) 毒蕈碱(muscarine)型胆碱受体(简称 M 受体)　对毒蕈碱较敏感(即亲和力高而又有内在活性)的受体,主要位于节后胆碱能神经纤维所支配的效应器细胞膜上。

(2) 烟碱(nicotine)型胆碱受体(简称 N 受体)　对烟碱较敏感的受体,主要位于神经节细胞膜和骨胳肌细胞膜上,前者称为 N_1 受体,后者称为 N_2 受体。

2. 肾上腺素受体　肾上腺素受体(adrenoceptor)是能选择性地与去甲肾上腺素或肾上腺素结合并被之激动的受体,位于去甲肾上腺素能神经(或肾上腺素能神经)的突触前膜和后膜上。根据对激动剂和阻断剂反应的不同,可分为以下两型。

(1) α 型肾上腺素受体(α 受体)　又分为 α_1 和 α_2 两种亚型,前者位于去甲肾上腺素能神经支配的效应器细胞膜上,后者位于突触前膜、脂肪细胞和一些内脏及血管平滑肌细胞膜上。

(2) β 型肾上腺素受体(β 受体)　又分为 β_1、β_2、β_3 三种亚型,β_1 受体位于心肌细胞膜上,β_2 受体主要存在于平滑肌细胞膜上,β_3 受体存在于脂肪细胞。

3. 多巴胺受体　能选择性地与多巴胺结合并被之激动的受体称为多巴胺受体(dopaminergic receptor,DA 受体),根据其药理学特征,又分为 DA_1(D_1)和 DA_2(D_2)受体,前者存在于中枢、肾和肠系膜血管等处,后者存在于脑和外周神经末梢处。

二、受体的生理效应

胆碱能神经和去甲肾上腺素能神经共同支配机体大多数器官,这种双重支配产生的生理效应是通过神经递质作用于效应器细胞膜上分布的相应受体而实现的。通常,去甲肾上腺素能神经和胆碱能神经在同一器官上双重支配,功能大多相互拮抗,但在中枢神经系统的协调下,它们的功能既是对立的,又是统一的,这种对立的统一,保证了内脏器官活动的协调性。简言之,去甲肾上腺素能神经兴奋时,释放 NA,激动相应受体,可见心肌兴奋、皮肤黏膜和内脏血管收缩、血压上升、支气管和胃肠平滑肌松弛、瞳孔扩大等。这些功能变化,有利于机体适应环境的急剧变化;胆碱能神经兴奋时,节后纤

29

维释放 Ach,作用于所支配器官细胞膜上的 M 受体,产生的效应基本上与去甲肾上腺素能神经兴奋时相反,有利于机体进行休整和积蓄能量;节前胆碱能神经兴奋时,释放 Ach,激动 N_1 受体,引起神经节兴奋和肾上腺髓质分泌增加;运动神经兴奋时,释放 Ach,激动 N_2 受体,导致骨骼肌收缩(表 5-1)。

表 5-1　传出神经的受体与效应

效应器		去甲肾上腺素能神经兴奋		胆碱能神经兴奋	
		受体	效应	效应	受体
心脏	心肌	α_1、β_1	收缩力加强*	M	收缩力减弱
	窦房结	β_1	心率加快	M	心率减慢*
	传导系统	β_1	传导加快	M	传导减慢*
血管	皮肤、黏膜	α_1	收缩*	M	舒张
	腹腔内脏	α、β_2	收缩*、舒张		舒张(交感)
	骨骼肌	α、β_2	收缩 舒张	M	
	冠状动脉	α、β_2	收缩 舒张		
内脏平滑肌	支气管	β_2	舒张	M	收缩*
	胃肠壁	β_2	舒张	M	收缩*
	括约肌	α_1	收缩	M	松弛
	胆囊与胆道	β_2	舒张	M	收缩*
	逼尿肌	β_2	舒张	M	收缩*
	括约肌	α_1	收缩	M	松弛
眼内肌	瞳孔括约肌	M	收缩(缩瞳)		
	瞳孔开大肌	α_1	瞳孔散大		
	睫状肌	β_2	舒张(远视)	M	收缩(近视)
腺体	汗腺	α_1	手掌心、脚底心分泌	M	全身分泌(交感)
	唾液腺	M	分泌*		
	胃肠及呼吸道	α	分泌	M	分泌
代谢	脂肪分解	β_1、β	增加		
	肝糖原分解	α、β_2	增加		
	交感神经节			N_1/M	兴奋
	肾上腺隋质			N_1	分泌
					(交感神经节前纤维)
	骨骼肌			N_2	收缩

注　*表示占优势。

第三节　传出神经系统药物的作用方式及分类

一、作用方式

1. 直接作用于受体　多数传出神经系统药物可直接与受体结合,激动或阻断之。若结合后产生与 Ach 或 NA 相似的作用,分别称为拟胆碱药或拟肾上腺素药,统称激动药(agonists)。如果结合后妨碍了递质或拟似药与受体结合,或产生与递质相反的作用,称为抗胆碱药或抗肾上腺素药,统称阻断药或拮抗药(antagonists)。

2. 影响递质

(1)影响合成　密胆碱抑制 Ach 合成,α-甲基酪氨酸抑制 NA 的合成,但两药并无临床实用价值,仅作为实验研究工具药。

（2）影响释放、转运和储存 有些药物促进递质的释放,如麻黄碱与间羟胺除直接激动受体外,还可促进 NA 释放,而发挥其拟肾上腺素作用;氨甲酰胆碱促进 Ach 释放而发挥拟胆碱作用。有些药物可抑制递质释放或影响递质的储存,如胍乙啶和溴苄胺能抑制 NA 释放而发挥抗去甲肾上腺素的作用;利舍平抑制去甲肾上腺素能神经末梢浪囊泡对 NA 的摄取,使囊泡内储存的 NA 减少以至耗竭,从而发挥其抗去甲肾上腺素神经的作用,故称为抗去甲肾上腺素能神经药。

（3）影响转化 抗胆碱酯酶药通过抑制胆碱酯酶的活性妨碍 Ach 水解,提高 Ach 在突触间隙的浓度,产生拟胆碱作用。

二、药物分类

常用的传出神经系统药物,按其作用性质（激动受体或阻断受体）、作用部位（不同类型的受体）和作用方式（如抑制胆碱酯酶、妨碍 NA 储存等）进行分类（表 5-2）。

表 5-2 常用传出神经药物的分类

拟 似 药	拮 抗 药
一、胆碱受体激动药	一、胆碱受体阻断药
1. M、N 受体激动药（氨甲酰胆碱）	1. M 受体阻断药
2. M 受体激动药（毛果芸香碱）	1）非选择性 M 受体阻断药（阿托品）
3. N 受体激动药（烟碱）	2）M_1 受体阻断药（哌仑西平）
二、抗胆碱酯酶药（新斯的明）	2. N 受体阻断药
三、肾上腺素受体激动药	1）N_1 受体阻断药（六甲双胺）
1. α 受体激动药	2）N_2 受体阻断药（琥珀胆碱）
1）$α_1$、$α_2$ 受体激动药（去甲肾上腺素）	二、胆碱酯酶复活药（碘解磷定）
2）$α_1$ 受体激动药（去氧肾上腺素）	三、肾上腺素受体阻断药
3）$α_2$ 受体激动药（可乐定）	1. α 受体阻断药
2. β 受体激动药	1）$α_1$、$α_2$ 受体阻断药
1）$β_1$、$β_2$ 受体激动药（异丙肾上腺素）	短效类（酚妥拉明）;长效类（酚苄明）
2）$β_1$ 受体激动药（多巴酚丁胺）	2）$α_1$ 受体阻断药（哌唑嗪）
3）$β_2$ 受体激动药（沙丁胺醇）	3）$α_2$ 受体阻断药（育亨宾）
3. α、β 受体激动药（肾上腺素）	2. β 受体阻断药
	1）$β_1$、$β_2$ 受体阻断药（普萘洛尔）
	2）$β_1$ 受体阻断药（阿替洛尔）
	3. α、β 受体阻断药（拉贝洛尔）
	四、抗去甲肾上腺素能神经药（利舍平）

思 考 题

1. 什么是递质? 传出神经是如何按递质分类的?
2. 简述递质乙酰胆碱和去甲肾上腺素的生物合成、储存、释放及灭活。
3. 各类受体兴奋时分别能产生哪些生理效应?
4. 简述胆碱能神经和去甲肾上腺素能神经对器官双重支配产生的生理效应。

（盛树东）

第二军医大学出版社

第六章 拟胆碱药

【学习目标】

1. **熟悉** 毛果芸香碱的药理作用、临床用途及用药监护。
2. **熟悉** 新斯的明的药理作用、临床用途及用药监护。
3. **掌握** 有机磷中毒症状、解救药阿托品、解磷定的作用,两药合用的依据。

【知识点】

对眼的三大作用与青光眼　骨骼肌兴奋药与肌松药　"酶老化"与 AChE 复活药。

药理作用与乙酰胆碱作用完全相似或部分相似的药物,统称为拟胆碱药(cholinomimetics)。按其作用机制不同,可分为直接作用于胆碱受体的拟胆碱药和抑制胆碱酯酶活性而间接产生作用的拟胆碱药(图 6-1)。

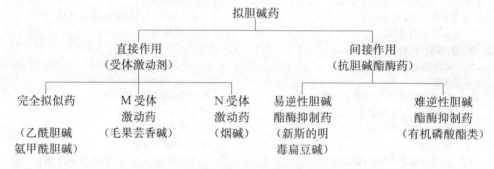

图 6-1　拟胆碱药分类

第一节　胆碱受体激动药

此类药物有兼能激动 M、N 受体的完全拟似药,如乙酰胆碱和氨甲酰胆碱;M 受体激动药,也称节后拟胆碱药,如毛果芸香碱;N 受体激动药,如烟碱。烟碱的作用非常复杂,无临床应用的价值。但烟碱是烟草制品所含毒物之一,在吸烟的毒理中具有重要意义。本节主要介绍前两类药物,即完全拟胆碱药和 M 受体激动药。

一、完全拟胆碱药

乙酰胆碱(acetylcholine, ACh)为胆碱能神经递质,已能人工合成。其化学性质不稳定,遇水易分解。由于本品药理作用十分广泛,且在体内被胆碱酯酶迅速水解失效,故无临床实用价值,仅作为生理学和药理学等研究用的工具药。

氨甲酰胆碱(carbachol)是乙酰胆碱的衍生物,属胆碱酯类。作用与乙酰胆碱相似。但它不易被胆碱酯酶水解,故作用较持久,口服亦有效。因其选择性差,副作用多,毒性大,且阿托品对其拮抗作用较弱,故仅用于治疗青光眼。一般用 0.5%～1.5% 溶液滴眼(或用眼膏),可缩小瞳孔,降低眼内压。

二、M 受体激动药

毛果芸香碱

毛果芸香碱(pilocarpine)又名匹鲁卡品,是从毛果芸香属植物中提出的生物碱,为叔胺类化合物,其水溶液稳定,易于保存,现已人工合成。

【药理作用】 本品直接激动 M 胆碱受体,产生 M 样作用,对眼和腺体作用最明显。

1) 全身给药后通过激动腺体 M 受体,可使汗腺及唾液腺的分泌大量增加。此外,也能使内脏平滑肌蠕动增加;抑制心血管系统,使血压下降;还可引起中枢兴奋。但上述这些吸收作用应用价值不大。

2) 以其溶液滴眼,可产生缩瞳、降低眼内压和调节痉挛作用:①缩瞳:毛果芸香碱激动瞳孔括约肌上 M 受体,引起括约肌收缩,故瞳孔缩小。②降低眼压:房水由睫状体上皮细胞分泌和后房血管渗出产生,经瞳孔流入前房,到达前房角间隙,经小梁网(滤帘)流入巩膜静脉窦,最后进入血液循环(图 6-2)。房水可使眼球内有一定压力,称为眼内压。正常恒定的眼内压是由房水的产生和回流之间动态平衡以维持。当房水回流障碍时,眼内压升高。毛果芸香碱通过缩瞳使虹膜根部变薄,前房角间隙扩大(图 6-3),房水易于通过小梁网及巩膜静脉窦而进入循环,从而降低眼内压。③调节痉挛:眼睛的调节是指使晶状体聚焦,适合于视物的过程,其主要取决于晶状体的曲度变化,晶状体又受睫状肌的控制。睫状肌由环状和辐射状两种平滑肌组成,分别受胆碱能神经和去甲肾上腺素能神经支配。毛果芸香碱激动睫状肌环状纤维上 M 受体,使之向眼球中心方向收缩,导致悬韧带松弛,晶状体因自身弹性而变凸,屈光度增加,从而使远距离物体不能成像于视网膜上,故视远物模糊不清,只能视近物,这种作用叫调节痉挛。

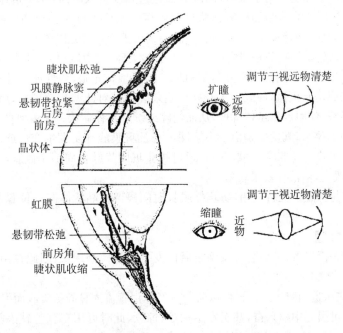

图 6-2 M 胆碱受体激动药和阻断药对眼的作用

注 上图:胆碱受体阻断药的作用;下图:胆碱受体激动药的作用;箭头表示房水流通及睫状肌收缩或松弛的方向。

33

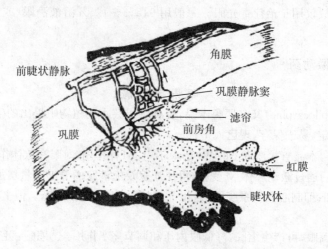

图6-3 房水出路(箭头示房水回流方向)

知识链接

治疗青光眼

青光眼的治疗方法是促使房水排出,降低或控制眼压。原发性开角型青光眼首选药物治疗,先用β受体阻滞剂抑制房水生成,如0.5%噻吗心安、0.25%倍他洛尔等;眼压控制不满意可并用毛果芸香碱、肾上腺素或服用碳酸酐酶抑制剂(如乙酰唑胺)等,增加房水排出。原发性闭角型青光眼首选手术治疗。急性发作期患者眼压高,应先用药物降眼压,首选20%甘露醇静滴,必要时可用1%匹罗卡品和噻吗心安点眼。

【临床应用】 本品主要用于眼科,滴眼后易透过角膜进入眼房,作用迅速而温和。一般滴10分钟后即出现作用,30分钟后达高峰,降低眼内压作用可维持4~8小时,调节痉挛作用在2小时左右消失。本品水溶液稳定,易于保存。滴眼剂用于治疗青光眼和虹膜炎。

1. 青光眼 该病主要特征是眼内压升高,可引起头痛、视力减退,严重者也可致失明。按病理改变不同,青光眼可分为闭角型和开角型两种。闭角型青光眼(急性或慢性充血性青光眼)患者前房角狭窄,妨碍房水回流,使眼内压升高。毛果芸香碱对此型疗效较好,用药后前房角间隙扩大,房水回流通畅,使眼内压迅速降低,从而消除或缓解各种症状。开角型青光眼(慢性单纯性青光眼)的前房角不狭窄,其发病是由于小梁网本身及巩膜静脉窦发生变性或硬化,致房水循环障碍,引起眼内压升高。毛果芸香碱可能是通过扩张巩膜静脉窦周围小血管,收缩睫状肌,引起小梁网结构发生改变,但治疗效果较差。

2. 虹膜炎 与扩瞳药交替应用,防止虹膜长时间停留在晶状体同一位置上,不致使虹膜与晶状体发生粘连。

【用药护理注意】

1) 用药前应告诉患者,毛果芸香碱滴眼后回发生视物模糊现象,因此在用药期间避免从事用眼的精细工作。

2) 滴眼时,应压迫内眦1~2分钟,以防药液经鼻泪管流入鼻腔被吸收而引起不良反应。

3) 过量中毒可引起中枢兴奋,甚至发生抽搐、惊厥,此时可用东莨菪碱解救,但不宜用阿托品,因为阿托品也可引起中枢兴奋,反使中毒症状加重。

第二节 胆碱酯酶抑制药

胆碱酯酶(colinesterase，ChE)分为两种：

1) 真性胆碱酯酶，亦称乙酰胆碱酯酶，通常称为胆碱酯酶(ChE)。主要存在于胆碱能神经元、神经突触等处，该酶是迅速水解内源性乙酰胆碱的必需酶。

2) 假性胆碱酯酶，亦称血清胆碱酯酶，主要存在于血浆、肝脏及神经胶质细胞等组织，在终止内源性乙酰胆碱的作用上，不起主要作用，其生理功能尚未完全清楚，琥珀胆碱、普鲁卡因和其他一些酯类药物依赖其催化作用而水解。

胆碱酯酶抑制药(anticholinesterase drugs)和乙酰胆碱一样，也能与胆碱酯酶结合，但结合较牢固，水解较慢，使酶暂时失去活性，致神经末梢释放的 Ach 大量蓄积，产生很强的 M 样和 N 样作用，从而间接发挥拟胆碱作用。

根据胆碱酯酶抑制药与胆碱酯酶结合后水解速度的快慢，可分为易逆性抗胆碱酯酶药(如新斯的明)和难逆性抗胆碱酯酶抑制药(如有机磷酸酯类)两类。

一、易逆性抗胆碱酯酶药

新 斯 的 明

新斯的明(neostigmine, prostigmine)是人工合成的二甲氨基甲酸酯类药物。

【药理作用】 新斯的明能够产生 M 样及 N 样效应，但在不同组织作用强度不同，显示出相对的选择性：

1) 对骨胳肌兴奋作用最强，因为它除通过抑制胆碱酯酶发挥间接拟胆碱作用外，还能直接激动骨胳肌运动终板上的 N_2 受体以及促进运动神经末梢释放 ACh。

2) 对胃肠道及膀胱平滑肌也有较强的兴奋作用。

3) 对腺体、支气管平滑肌、眼的作用较弱。

【作用机制】 新斯的明的拟胆碱作用主要是由于可逆性地抑制胆碱酯酶水解 ACh 的活性，致使胆碱能神经末梢释放的 ACh 在局部积聚，表现出 M 样和 N 样作用。

【临床应用】

1. 重症肌无力 这是一种自身免疫性疾病。患者血清中存在抗乙酰胆碱受体的抗体，与胆碱受体结合后，阻碍乙酰胆碱与胆碱受体结合，并能诱导受体解体，使受体数量减少 70%～90%，因此，发生神经肌肉传递功能障碍。重症肌无力的主要症状是骨胳肌进行性肌无力，表现为眼睑下垂，肢体无力，咀嚼和吞咽困难，严重者甚至发生呼吸困难。皮下或肌内注射新斯的明后，约 15 分钟即可使症状减轻，疗效维持 2～4 小时。除紧急情况外，一般采用口服给药，但需注意切勿过量，以免终板附近堆积过多的 ACh，导致持久除极化，加重神经肌肉传递功能障碍，引起"胆碱能危象(cholinergic crisis)"，此时肌无力症状加重。

2. 腹气胀和尿潴留 多发生于腹盆腔手术后，本品可兴奋胃肠道平滑肌及膀胱逼尿肌，促进排气、排尿。

3. 阵发性室上性心动过速 在压迫眼球或按摩颈动脉窦兴奋迷走神经措施无效后，可以试用本品。

4. 非除极化型肌松药过量中毒 如用于筒箭毒碱中毒的急救(见第 7 章)。但禁用于去极化型肌松药琥珀胆碱过量的解救。

第二军医大学出版社

【不良反应】　过量可产生恶心、呕吐、腹痛、腹泻,可用阿托品对抗,还可产生肌肉颤动、肌无力加重等。禁用于机械性肠梗阻,尿路梗阻和支气管哮喘患者。

毒 扁 豆 碱

毒扁豆碱(physistigmine,eserine,依色林)是从非洲出产的毒扁豆种子中提取的生物碱,现已人工合成。水溶液不稳定,滴眼剂应以 pH 值 4～5 的缓冲液配制。本品为叔胺类化合物,口服及注射都易吸收,也易于透过血脑屏障。

【药理作用】　本品具有与新斯的明相似的易逆性抑制胆碱酯酶的作用,吸收后出现外周拟胆碱作用。但其中枢神经系统作用较明显,小剂量兴奋,大剂量抑制,中毒时可致呼吸麻痹。现主要局部用于治疗青光眼,能缩小瞳孔,降低眼压。作用较毛果芸香碱强而持久。但刺激性较大,且易因睫状肌收缩较强而易引起头痛、眼痛和视物模糊等。本品缩瞳作用有赖于胆碱能神经支配的正常存在,通过它释放的递质而发挥其作用。

【用药护理注意】

1) 本品水溶液不稳定,易氧化成红色,疗效减弱,刺激性增加而不能使用,故应保存在棕色瓶内。

2) 其他注意事项见毛果芸香碱。

吡 啶 斯 的 明

吡啶斯的明(pyridostigmine)为人工合成,结构与新斯的明相似。作用同新斯的明但较弱,其抗箭毒作用与兴奋平滑肌作用约为新斯的明的 1/4,但持续时间较长,可达 5 小时左右。副作用较少。临床上主要用于治疗重症肌无力和拮抗非去极化型肌松药,也可用于治疗手术后腹气胀和尿潴留。禁忌证同新斯的明。

安 贝 氯 铵

安贝氯铵(ambenonium chloride,mytelase,酶抑宁)对乙酰胆碱酯酶有选择性抑制作用。其抗胆碱酯酶和兴奋骨胳肌作用较新斯的明强而持久,作用维持 7 小时左右。可以口服。主要用于治疗重症肌无力。其不良反应和注意事项与新斯的明相同。

加 兰 他 敏

加兰他敏(galanthamine)是从紫花石蒜或其他同科植物中提得的生物碱。是短暂的可逆性胆碱酯酶抑制剂,其体外抗胆碱酯酶效价约为毒扁豆碱的 1/10。可用于重症肌无力的治疗,但疗效较差。也可用于脊髓灰白质炎(小儿麻痹症)的治疗,以助瘫痪肢体的恢复。另外,可安全地应用于老年重度阿尔茨海默病(AD)患者。忌用于癫痫、支气管哮喘、心绞痛及心动过缓患者。

二、难逆性抗胆碱酯酶抑制药——有机磷酸酯类杀虫剂

有机磷酸酯类(organophosphate)为人工合成的难逆性胆碱酯酶抑制药,对昆虫和高等动物具有强烈的毒性,主要用作农业及环境卫生杀虫剂。

(一) 有机磷酸酯类杀虫剂毒理学

1. 分类　根据其毒性大小,一般可分为:

1) 剧毒类(LD_{50} 为 1～10 mg/kg),如内吸磷(1059)、对硫磷(1605)和甲拌磷(3911)。

2) 强毒类(LD_{50} 为 10～100 mg/kg),如敌敌畏。

3) 低毒类(LD_{50} 为 100～1 000 mg/kg),如美曲磷脂(敌百虫)、马拉硫磷和乐果等。

有些有机磷酸酯类如塔朋(tabun)、梭曼(soman)和沙林(sarin)等作为神经毒气(nerve gas)用作化学战争毒剂,属超毒类($LD50 < 1$ mg/kg)。

有机磷酸酯类能通过消化道、呼吸道、皮肤、黏膜等途径进入体内,引起的中毒在临床较常见,通常是由于在生产和使用过程中不当,自服或误服等所致。故在生产和使用过程中必须加强管理,注意防护。因此,掌握有机磷酸酯类的毒性、中毒症状和防治,对工农业生产和国防均有重要意义。

2. 中毒机制 有机磷酸酯类进入体内后,与胆碱酯酶的酯解部位形成共价键,生成磷酰化胆碱酯酶,从而失去水解乙酰胆碱的能力,作用十分持久,导致乙酰胆碱在体内堆积,产生一系列中毒症状。如经历一定时间,未经及时抢救使酶复活,则磷酰化胆碱酯酶的磷酰化基团上的一个烷基或烷氧基断裂,生成更加稳定的单烷基或单烷氧基磷酰化胆碱酯酶,此时即使应用胆碱酯酶复活药亦不能恢复酶的活性。这种现象称为"酶老化",故将此类药物称之为"难逆性胆碱酯酶抑制药"。一旦 ChE 出现老化,必须待新生 ChE 形成,才能恢复水解 ACh 的能力。这一恢复过程需15~30天。因此,一旦中毒,应迅速抢救,在中毒酶老化之前,可用胆碱酯酶复活药,以使胆碱酯酶复活。

3. 中毒表现

(1)急性中毒 症状复杂多样。轻度者以 M 样症状为主,中度者可同时出现 M 样和 N 样症状,严重者除 M 样和 N 样症状外,还会有显著的中枢神经系统症状。死亡原因主要由于呼吸中枢麻痹和循环衰竭(表6-1)。

表6-1 有机磷酸酯类杀虫剂急性中毒的临床表现

M 样症状	N 样症状	中枢症状
瞳孔缩小、视物模糊	肌肉震颤	躁动不安
出汗、流涎	心动过速	谵妄、抽搐
支气管痉挛、分泌增加	血压升高	昏迷
恶心、呕吐、小便失禁	乏力	呼吸抑制
心动过缓、血压下降	循环衰竭	

(2)慢性中毒 多发生在生产有机磷酸酯类的工人或长期接触的人员中。其突出表现为血中 ChE 活性持续下降,临床症状有头痛、头晕、视力模糊、思想不集中、记忆力减退、多汗、失眠、易倦、乏力等,类似于神经衰弱征候群。偶见肌束颤动和瞳孔缩小。虽然慢性中毒时,血中 ChE 活性显著而持久地下降,但与临床症状不平行,其原因可能是中毒症状的发生主要取决于神经突触(或接头)处 ChE 的受抑程度。小量有机磷酸酯类不断进入机体,虽能与血液、肝脏等处的 ChE 结合,但由于随时可被磷酸酯酶、酰胺酶所分解,进入神经组织的却不多,其中的 ChE 受抑较轻,因而症状不明显。在慢性中毒的基础上,一次稍大剂量的吸收,也可引起急性中毒。

(3)迟发性神经损害:部分严重有机磷酸酯类中毒患者,在急性中毒症状消失后数周乃至月余,又可出现进行性上肢或下肢麻痹。此种症状起因于神经轴突的脱髓鞘变性,据认为其发生机制与抗胆碱酯酶作用无关,可能是磷酸酯类抑制神经毒酯酶(neurotoxic esterase)活性的结果。

(二)中毒的解救方法

1. 急性中毒的解救

1)迅速消除毒物,防止继续吸收。要注意敌百虫口吸中毒者宜用1‰食盐水或1∶5 000高锰酸钾溶液反复洗胃,禁用碱性溶液洗胃,因敌百虫在碱性溶液中可转化为毒性更强(10倍)的敌敌畏;对硫磷中毒禁用高锰酸钾洗胃,否则可氧化成对氧磷而毒性更强。

2) 积极使用特效解毒剂是抢救成功的关键。因此,必须及早、足量、反复注射阿托品(详见第 7 章),还必须早期合用胆碱酯酶复活药,可以缓解症状,挽救患者生命。

3) 对症治疗不可忽视。如缺 O_2 时,给患者吸 O_2,输液以加速毒物排泄;纠正电解质紊乱;抗休克等。如呼吸停止,立即施行人工呼吸,此时应用呼吸兴奋药无多大价值。

2. 慢性中毒和神经损害治疗　对于有机磷酸酯类慢性中毒,尚缺乏有效治疗方法,使用阿托品和胆碱酯酶复活药疗效均不佳。如生产工人或长期接触者,发现胆碱酯酶活性下降至 50% 以下时,不待症状出现,即应脱离接触现场,以免中毒加深。对于有机磷酸酯类引起的迟发性神经损害,目前无特效疗法,只能做物理治疗等。部分患者可望于 1~2 年内逐渐恢复。

(三) 常用解毒药

1. M 受体阻断药

阿　托　品

【药理作用与应用】

1) 阿托品能迅速解除 M 样症状,表现为松弛多种平滑肌、抑制多种腺体分泌、加快心率和扩大瞳孔等,减轻或消除有机磷酸酯类中毒引起的恶心、呕吐、腹泻、大小便失禁、流涎、支气管分泌增多、出汗、瞳孔缩小、心率减慢和血压下降等。

2) 可通过血-脑屏障进入脑内,解除部分中枢神经系统中毒症状,对抗呼吸中枢抑制,使昏迷患者苏醒。但对 N_2 受体无阻断作用,故不能有效制止骨骼肌震颤。

使用原则为早期、足量、反复给药,开始时可用阿托品 2~4 mg 静脉注射(亦可肌内注射),如无效,可每隔 5~10 分钟肌内注射 2 mg,直至 M 胆碱受体兴奋症状消失或出现阿托品轻度中毒症状(阿托品化)。由于不能使已失活的 ChE 恢复活性,故对中度或重度患者,必须采用阿托品与 ChE 复活药合并应用的治疗措施。当 ChE 复活后,机体可恢复对阿托品的敏感性,易发生阿托品中毒。因此,两药合用时,应适当减少阿托品的剂量。

2. 胆碱酯酶复活药

碘　解　磷　定

碘解磷定(pyraloxine methoiodide, PAM)水溶性较低,水溶液不稳定,久置可释放碘,故以其结晶存放于安瓿中。

【药理作用】　碘解磷定在体内能与磷酰化胆碱酯酶的磷酰基结合,生成碘解磷定和磷酰化胆碱酯酶复合物,之后此复合物裂解成无毒的磷酰化碘解磷定和游离的胆碱酯酶,使胆碱酯酶恢复水解 ACh 的活性。碘解磷定对已老化的磷酰化胆碱酯酶复活效果差。此外,碘解磷定也能直接与血中游离的有机磷酸酯类结合,成为无毒的磷酰化碘解磷定,由肾脏排出,从而阻止游离的有机磷酸酯类继续抑制胆碱酯酶。

【临床应用】　本品主要用于中度和重度有机磷酸酯类中毒的治疗,可使胆碱酯酶复活,但对"老化酶"无效,故必须早期使用。由于它对体内积聚的 ACh 无直接对抗作用,故必须与阿托品合用,以便及时控制症状,提高疗效。

对不同的有机磷酸酯类中毒,碘解磷定复活胆碱酯酶的效果也不同。例如,对内吸磷、马拉硫磷和对硫磷中毒的疗效较好;对敌百虫、敌敌畏中毒的疗效稍差;对乐果中毒则无效。因乐果中毒时形成的磷酰化胆碱酯酶比较稳定,几乎是不可逆的。加之乐果乳剂含有苯,可能同时有苯中毒。

碘解磷定恢复胆碱酯酶活性作用在骨胳肌的神经肌肉接头处最明显,能迅速制止肌束颤动。对中枢神经系统的中毒症状(如昏迷)似也有疗效。

【不良反应】 静脉注射过快或用量超过 2 g 时,可产生轻度乏力、视力模糊、眩晕,有时出现恶心、呕吐、心动过速等。严重时,发生阵挛性抽搐,甚至抑制呼吸中枢。剂量过大,碘解磷定本身可抑制胆碱酯酶和引起神经肌肉传导阻滞。

氯 磷 定

氯磷定(pyraloxime methylchloride,PAM-Cl 氯磷定)的药理与碘解磷定相似,其特点是性质稳定,水溶性高,可作肌内或静脉注射,使用方便。作用极快,于肌内注射后 1~2 分钟即开始见效,效果并不亚于静脉注射。氯磷定尤其适用于农村基层使用。此药不良反应较少,少数患者可有轻度头昏、恶心及呕吐。静脉注射过快或用量过大,除恶心、呕吐、轻度乏力、视力模糊、复视、头痛外,可引起癫痫发作、抽搐、昏迷、呼吸抑制,甚至呼吸停止。如将氯磷定稀释后缓慢静脉注射,则上述不良反应不会发生。

双 复 磷

双复磷(obidoxime chloride,toxogonin,DMO4)药理作用及应用与碘解磷定相似,其主要特点是起效快,作用强而持久;兼有阿托品样作用;脂溶性高,易通过血脑屏障,对中枢神经系统中毒症状疗效较好。本品不良反应较多,尚未广泛使用。

【注意事项】
1)碘解磷定和氯磷定在碱性溶液中易生成有毒的氰化物,故忌与碱性药物配伍。
2)应用胆碱酯酶复活药时均应注意静脉推注速度要缓慢;并注意观察应药期间患者的情况,一旦出现严重不良反应,应及时通知药师及早处理。
3)应用阿托品期间,应注意判别阿托品中毒,阿托品化以及阿托品剂量不足。

(四)临床用药原则

1.联合用药 M 胆碱受体阻断药能迅速缓解 M 样中毒症状。胆碱酯酶复活药不但能恢复胆碱酯酶的活性,而且能直接与有机磷酸酯结合,迅速改善 N 样中毒症状,两者合用能取得较好的疗效。
2.早期用药 磷酰化胆碱酯酶易"老化",故给药越早疗效越好。
3.足量用药 给足药量以保证快速和高效。M 胆碱受体阻断药足量的指标是:用药后 M 样中毒症状迅速消失或出现阿托品化。但需注意避免阿托品中毒。胆碱酯酶复活药足量的指标是:用药后 N 样中毒症状消失,全血或红细胞中胆碱酯酶活性分别恢复到 50%~60% 或 30% 以上。
4.重复用药 中、重度中毒或毒物尚不能从吸收部位彻底清除时,应重复给药,以巩固疗效。

本章用药护理小结

1)毛果芸香碱、毒扁豆碱局部滴眼时,应压迫内眦 1~2 分钟,避免吸收产生不良反应。
2)若患者用新斯的明后症状不见好转反而加重,应考虑有"胆碱能危象"发生,及时通知医生并停止给药。
3)敌百虫口吸中毒者宜用 1% 食盐水反复洗胃,禁用碱性溶液洗胃;对硫磷中毒禁用高锰酸钾洗胃。
4)碘解磷定和氯磷定在碱性溶液中易生成有毒的氰化物,故忌与碱性药物配伍。

制 剂 及 用 法

硝酸毛果芸香碱 滴眼或眼膏:1%~2%,滴眼,次数按需要决定,晚上需要时涂眼膏。周效：毛果芸香碱眼用药膜,药膜投入眼结膜囊内后,以恒定的释药速度释放毛果芸香碱,每片药膜的作用达1周。

水杨酸毒扁豆碱 滴眼液或眼膏：滴眼,0.25%～0.5%溶液,每4～6小时1次,或按需要决定次数,溶液变红后不可用。睡前或需要时涂0.25%眼膏。

溴化新斯的明 片剂：15 mg/片。口服15 mg/次,3次/d。重症肌无力患者的用量视病情而定。极量：30 mg/次,100 mg/d。

甲基硫酸新斯的明 注射剂：0.5 mg/ml,1 mg/2 ml。肌内或皮下注射,0.25～0.5 mg/次,极量：1 mg/次。

溴吡斯的明 片剂：60 mg/片。口服60 mg/次,3次/d。肌内或皮下注射,1～2 mg/次。极量：口服120 mg/次,360 mg/d。

氢溴酸他兰加敏 注射剂：1 mg/ml,2.5 mg/ml,5 mg/ml。肌内或皮下注射,2.5～10 mg/次,1次/d。

安贝氯铵 片剂：5 mg/片。口服,5～25 mg/次,3次/d。

碘解磷定 注射剂：0.4 g/10 ml。0.4～1 g/次,缓慢静脉注射。重度中毒：1～1.2 g/次,溶于等渗盐水500 ml～1 000 ml中,静脉滴注。

氯磷定 注射剂：0.25 g/2 ml,0.5 g/2 ml。0.25～0.75 g/次,肌内注射。0.5～0.75 g/次,加于等渗盐水500 ml中,静脉滴注。

双复磷 肌注或静注：0.25～0.5 g/次。

思 考 题

1. 新斯的明为什么有强大的兴奋骨骼肌的作用?

2. 敌百虫口服中毒能否用2%碳酸氢钠溶液洗胃?有机磷酸酯类的中毒机制、中毒表现及解救原则是什么?

3. 案例分析：患者,女性,52岁。有糖尿病病史。数月前开始感到晚间出现视力下降和雾视,第二天早晨消失。看日光特别是看灯光时有红蓝绿彩环现象,右眼疼痛,伴轻度同侧头痛,但症状轻微,常自行缓解。2天前突然感觉右右前突然感觉左侧剧烈头痛、眼球胀痛,恶心呕吐,视力下降明显。在地方医院诊断为右眼急性闭角型青光眼。遂嘱用2%毛果芸香碱频点右眼,2小时后自觉头痛、眼胀减轻,视力有所恢复。但4小时后患者出现出汗、流涎、心悸、胃肠道不适而急诊求治。体格检查：左眼视力为1.0,右眼0.4。右眼睫状充血(++),瞳孔约2 mm,对光反射较弱。眼压：右眼30 mmHg,左眼16 mmHg。前房角镜检右窄Ⅲ,左眼基本正常。

请问：1) 该患者使用毛果芸香碱滴眼后症状为何能够缓解?

2) 4小时后患者出现出汗、流涎、心悸、胃肠道不适,原因是什么?

3) 使用毛果芸香碱滴眼时应注意哪些问题?

（孙 云）

第七章 抗胆碱药

【学习目标】

1. **熟悉** 山莨菪碱、东莨菪碱的作用特点和用途。
2. **掌握** 阿托品的药理作用、临床用途、不良反应、禁忌证。

【知识点】

阿托品、散瞳药、解痉药、抗缓慢心律失常药、新型非去极化肌松药。

胆碱受体阻断药(cholinoceptor blocking drugs)亦称抗胆碱药,它们能与胆碱受体结合,本身不产生或较少产生拟胆碱作用,却能妨碍乙酰胆碱(acetylcholine,ACh)或拟胆碱药与受体结合,因此表现为胆碱能神经功能被阻断的种种效应。根据它们对胆碱受体的选择性,可分为 M 胆碱受体阻断药和 N 胆碱受体阻断药,后者包括骨骼肌松弛药和神经节阻断药。

第一节 M 胆碱受体阻断药

此类生物碱包括阿托品、山莨菪碱、东莨菪碱和樟柳碱。阿托品与东莨菪碱均自茄科植物颠茄、曼陀罗或莨菪等提取得到,山莨菪碱与樟柳碱是我国学者分别于 1965 年、1970 年首先从茄科植物唐古特山莨菪中提取,进而人工合成的。

一、阿托品类生物碱

阿 托 品

阿托品(atropine)天然存在于植物中的原系不稳定的左旋物,称莨菪碱,但在提取过程中转变成稳定的消旋莨菪碱(dl-hyoscyamine),即阿托品,为含有等量的右旋及左旋莨菪碱的混合物。

【药理作用】 阿托品对 M 胆碱受体有亲和力,但无内在活性,故可阻断 ACh 和拟胆碱药与 M 受体结合,拮抗其对 M 受体的激动作用。大剂量时,亦可阻断 α_1 受体和神经节。因此,阿托品药理作用广泛,主要表现在心血管、平滑肌、眼和腺体等组织器官。此外,阿托品也可作用于中枢神经系统。现分述如下。

1. **抑制腺体分泌** 以唾液腺和汗腺对阿托品最敏感,治疗剂量(0.3～0.5 mg)就呈现明显的抑制分泌作用,引起口干和皮肤干燥。支气管腺体也较敏感,用后呼吸道分泌明显减少。较大剂量也可减少胃液的分泌,降低黏蛋白和酶的分泌浓度。但对胃酸的分泌影响较小,因胃酸的分泌尚受组胺、胃泌素等的调控。胰腺、胆汁和肠液等分泌主要受体液因素调节,阿托品对之影响甚小。

2. **眼** 眼内平滑肌,如虹膜括约肌和睫状肌受胆碱能神经(动眼神经)支配,阿托品与毛果芸香碱作用相反,可通过阻断这两种平滑肌上的 M 受体,使它们处于松弛状态,表现扩瞳、眼内

第二军医大学出版社

压升高和调节麻痹3种作用。无论局部滴眼或全身给药，均可出现。

（1）扩瞳　由于阿托品使瞳孔括约肌松弛，因此使去甲肾上腺素能神经支配的瞳孔开大功能占优势，从而使瞳孔扩大。

（2）升高眼内压　扩瞳后，虹膜退向四周边缘，前房角间隙变窄，房水流入巩膜静脉窦受阻，致使房水滞留而升高眼内压。

（3）调节麻痹　阿托品使睫状肌松弛而退向外缘，因而使悬韧带保持紧张，晶状体固定在扁平状态，凸度变小，屈光度降低，不能将近距离的物体清晰地成像于视网膜上，故视近物模糊不清，只适于远视，这一作用称为调节麻痹。

3. 心血管系统

（1）解除迷走神经对心脏的抑制　治疗剂量(0.5 mg)的阿托品最初可使部分患者的心率轻度短暂地减慢，这可能是阿托品阻断外周 M 胆碱之前兴奋迷走神经中枢的结果。较大剂量(1～2 mg)则使心率加速，其加速心率的程度取决于迷走神经对心脏控制张力的高低。在健康青壮年，迷走神经张力相当高，阿托品的影响最为显著。如肌内注射 2 mg 阿托品，心率每分钟可增加35～40 次，反之，对幼儿及老年人则影响很小。阿托品还能对抗迷走神经过度兴奋所致的心房和房室交界区的传导阻滞，促进心房及房室传导，显著缩短 ECG 的 P－R 间期。因心室肌很少受迷走神经的控制，治疗浓度的阿托品对其影响不大，而在中毒浓度时，可致室内传导阻滞，其机制未明。

（2）扩张血管改善微循环　治疗量的阿托品对血管和血压无显著影响，这可能与多数血管床缺乏胆碱能神经支配有关。较大剂量可引起皮肤血管扩张，表现为皮肤潮红、温热，以面颈部尤为显著。当微循环的小血管发生痉挛时，大剂量的阿托品有明显的解痉作用，改善微循环，增加重要脏器的血液供应。

4. 松弛内脏平滑肌　阿托品能松弛多种内脏平滑肌，尤其对过度活动或痉挛的内脏平滑肌，其松弛作用最明显。对胃肠运动功能有肯定而持久的抑制作用，表现为降低其蠕动收缩的幅度和频率；对膀胱、胆管、输尿管和支气管平滑肌的松弛作用依次减弱；对子宫平滑肌的作用极弱。阿托品对括约肌的作用似随其机能状态而定，如胃幽门括约肌痉挛时，阿托品有时能松弛之，但作用不显著且不恒定。

5. 中枢神经系统　阿托品可兴奋延髓和大脑。治疗量时，可轻度兴奋延髓迷走核；剂量增加时，可引起焦躁不安、精神亢奋甚至谵妄、呼吸兴奋；中毒剂量(10 mg 以上)常产生幻觉，定向障碍、共济失调、抽搐或惊厥。严重中毒时可由兴奋转入抑制，出现昏迷及延髓麻痹而死亡。

【体内过程】　阿托品为叔胺类生物碱，易通过生物膜。口服后由胃肠道迅速吸收，1 小时后达峰效，3～4 小时作用消失。$t_{1/2}$ 为 2.5 小时。肌内注射后 15～20 分钟血浓度达峰值。吸收后可分布于全身组织。排泄较快，约80%经尿排出，其中约 1/3 为原形。其余的为游离托品碱基和葡萄糖醛酸的结合物。因通过房水循环消除较慢，眼科局部应用时其作用可维持较久。

【临床应用】

1. 解除平滑肌痉挛　可用于各种内脏绞痛，对胃肠痉挛，常能使之迅速缓解；对胆绞痛及肾绞痛，宜加用镇痛药哌替啶，方能获得较好疗效；对尿频、尿急等膀胱刺激症状效果也好；因阿托品能松弛膀胱逼尿肌及增加括约肌张力，故还可用于治疗遗尿症。

2. 眼科局部应用　虹膜睫状体炎时，阿托品可使虹膜括约肌和睫状肌松弛，从而使发炎组织相对停止活动，有利于消炎和止痛，与缩瞳药交替使用可预防虹膜与晶状体相互粘连和发生瞳孔闭锁。验光配镜时，阿托品使睫状肌充分麻痹，晶状体固定，以便能比较准确地检测屈光度。检查眼底时，亦可利用其扩瞳作用以利检查。但缺点是阿托品扩瞳作用维持1～2周，调节麻痹作用也维持 2～3 天,致使视力恢复较慢。现常被合成的短效 M 受体阻断剂托吡卡胺或后马托品等替代。

3. **麻醉前给药** 用于全身麻醉前给药,以减少呼吸道和唾液的分泌,防止分泌物阻塞呼吸道和发生吸入性肺炎。还可用于严重盗汗和流涎症。

4. **抗心律失常** 阿托品可用于治疗迷走神经过度兴奋所致的窦性心动过缓、窦房阻滞、房室传导阻滞等缓慢型心律失常以及继发于窦房结功能低下而出现的异位节律。但对缺血性心脏病引起的心律失常,因其加速心率而加重心肌缺血,故应慎用或避免使用。

5. **抗休克** 主要用于严重感染所致的中毒性休克(如暴发型流行性脑脊髓膜炎、中毒性菌痢、中毒性肺炎等所致)。由于大剂量阿托品阻断 α_1 受体,可解除小动脉痉挛,改善微循环,增加或恢复重要器官血流灌注量,缓解组织缺氧状态,以及通过阻断 M 受体,拮抗 ACh 对血管的双相作用,调整血管舒缩状态,增加回心血量,从而使休克好转。因阿托品副作用较多,现多用山莨菪碱取代它。

6. **解救有机磷酸酯类中毒** 阿托品能迅速解除有机磷酸酯类中毒的 M 样症状,但对肌束颤动无效。阿托品不能使胆碱酯酶复活,故必须与胆碱酯酶复活药合用。

知识链接

缓慢型心律失常

缓慢型心律失常指窦性缓慢性心律失常、房室交界性心率、心室自主心律、传导阻滞等以心率减慢为特征的疾病。持续型缓慢型心律失常的根本治疗为置入人工心脏起搏器。而药物治疗主要针对一过性缓慢型心律失常(如急性心肌梗死、高血钾等所致),以及持续性缓慢型心律失常的临时治疗。一般选用增强心肌自律性和(或)加速传导的药物,如拟交感神经药(异丙肾上腺素等)、迷走神经抑制药物(阿托品)或碱化剂(克分子乳酸钠或碳酸氢钠)。

【**不良反应及其防治**】 不同剂量阿托品引起的不良反应见表 7-1。

表 7-1 阿托品的剂量依赖性副作用

剂 量(mg)	剂量依赖性副作用
0.5	轻度心率减慢、轻度口干、汗腺分泌减少
1.0	口干、口渴、心率加快、有时心率可先减慢、轻度扩瞳
2.0	心率明显加快、心悸、明显口干、扩瞳、调节麻痹
5.0	上述症状加重、说话和吞咽困难、不安、疲劳、头痛、皮肤干燥、发热、排尿困难、便秘(肠蠕动减少)
10	上述症状加重、脉细速、瞳孔极度扩大、极度视力模糊、皮肤涨红、热、干、运动失调、不安、激动、幻觉、谵妄和昏迷

一般情况下,阿托品的最小致死量成人为 80～130 mg,儿童约为 10 mg。

上述一般症状于停药后均可逐渐消失,故无需特殊处理。中毒症状的解救主要是对症处理,如口服不久可洗胃、导泻以排出消化道内残存药物;同时维持呼吸、循环功能,血压降低可用甲氧明等拟肾上腺素药纠正。中枢兴奋症状一般不主张用毒扁豆碱等拟胆碱药,以免两者中枢兴奋效应产生协同;可用安定或短效巴比妥类,但剂量不宜过大,以免加重兴奋后的抑制。

【**禁忌证**】 青光眼、幽门梗阻及前列腺肥大者禁用。

山 莨 菪 碱

山莨菪碱(anisodamine)为左旋品,简称 654。人工合成的为消旋品,称 654-2。

43

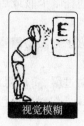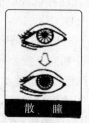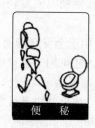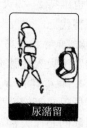

| 视觉模糊 | 混　乱 | 散　瞳 | 便　秘 | 尿潴留 |

图 7-1　使用 M 受体阻断剂后常见的副作用

山莨菪碱阻断 M 受体和 α 受体的作用比阿托品弱,其特点为:①平滑肌解痉作用的选择性相对较高,用于治疗内脏平滑肌绞痛;②大剂量时能解除血管痉挛,改善微循环,用于各种感染性休克;③抑制唾液分泌和扩瞳作用较弱;④不易通过血脑屏障,故极少引起中枢症状。因此,由于其高度的选择性,临床上山莨菪碱已广泛取代阿托品。

常见副作用有口干、视力模糊、心动过速等,禁用于青光眼。

东 莨 菪 碱

东莨菪碱(scopolamine)是洋金花的主要生物碱,对中枢神经系统作用以抑制为主,对呼吸中枢亦呈抑制效应,对心血管系统作用和平滑肌解痉作用较阿托品弱,但对腺体的抑制作用则较强。

【药理作用及用途】

1. 镇静催眠　小剂量东莨菪碱在出现外周抗胆碱作用时已有较明显的镇静作用,若加大剂量,可产生催眠作用,剂量更大则皮层抑制较明显而进入浅麻醉状态。因此,东莨菪碱适用于麻醉前给药,较阿托品为优越。中药麻醉为洋金花与其他中枢抑制药伍用所产生的全身麻醉,而东莨菪碱是洋金花的主要有效成分。

2. 防晕止吐　其作用机制可能与抑制大脑皮层、抑制前庭神经内耳功能以及减少胃肠蠕动有关。如与 H₁ 受体阻断剂苯海拉明合用,防晕效果更好。对妊娠性呕吐及放射性呕吐也有防治效果。

3. 抗震颤麻痹　可缓解流涎、震颤和肌肉僵直等症状,这与其阻断锥体外系 M 受体有关。

东莨菪碱可引起口干、心率加速等副作用,大剂量也可能引起个别患者不安、躁动、幻觉乃至谵妄等类似阿托品的兴奋症状。禁用于青光眼患者。

二、阿托品的合成代用品

阿托品作用广泛,用于解痉时,选择性差。用于眼科时,作用持久,影响正常视力的恢复。为克服这些缺点,对其结构进行改造,合成了一些副作用较少的代用品,主要有两类,即扩瞳药和解痉药。

(一)扩瞳药

后 马 托 品

后马托品(homatropine)属于短效 M 受体阻断药,其扩瞳和调节麻痹作用较阿托品快而短,扩瞳作用可持续 1～2 天,调节麻痹持续 24～36 小时,适用于散瞳、眼底检查和验光。由于其调节麻痹作用较阿托品弱,儿童验光仍应用阿托品。

托 吡 卡 胺

托吡卡胺(tropicamide)作用与后马托品相似,其特点是扩瞳和调节麻痹作用起效快而持续时间更短。

表7-2 几种扩瞳药滴眼作用的比较

药物	浓度(%)	扩瞳作用		麻痹调节作用	
		高峰(分钟)	消退(天)	高峰(小时)	消退(天)
硫酸阿托品	1.0	30~40	7~10	1~3	7~12
氢溴酸后马托品	1.0	40~60	1~2	0.5~1	1~2
托吡卡胺	0.5~1.0	20~40	1/4	1/2	<1/4

(二)解痉药

解痉药见表7-3。

表7-3 合成解痉药比较

类型	药物	作用特点	临床应用
季胺类	溴化丙胺太林（普鲁苯辛）(propantheline bromide probanthine)	解痉作用强而持久,也能减少胃液分泌。中枢副作用少,外周作用同阿托品,但较弱。	胃及十二指肠溃疡、胃肠痉挛、多汗症、妊娠呕吐等。
	溴化甲基阿托品（胃疡平）(atropine methobromide)	具有解痉、减少胃液分泌作用,副作用同溴化丙胺太林。	同溴化丙胺太林。
	格隆溴铵（胃长宁）(glycopyrrolate)	抑制胃酸分泌作用较为确实,解痉作用不甚肯定。	胃及十二指肠溃疡、胃酸分泌过多症。
叔胺类	盐酸贝那替嗪（胃复康）(benactyzine hydrochloride)	具有解痉、减少胃液分泌作用,尚有中枢安定和抗心律失常作用。	兼有焦虑症的溃疡病,胃酸过多,肠蠕动亢进或膀胱刺激征。
	胃胺（胃安）(aminopentamide sulfate)	具有解痉及抑制胃液分泌作用。特点是作用迅速,服药后5~15分钟起效,维持1~1.5小时。	溃疡病、急性胃炎、幽门痉挛。

第二节　N胆碱受体阻断药

一、N_1胆碱受体阻断药—神经节阻断药

常用的神经节阻断药(ganglionic blocking drugs)能选择地与神经节细胞膜上的N_1胆碱受体结合,从而使节前纤维末梢释放的ACh不能与N_1受体结合引起节细胞去极化反应,因而能够阻断神经节传递功能。由于神经节阻断药的作用过于广泛,副作用较多,且反复应用易产生耐受性,故临床上仅用于:

1)其他药无效的急进型高血压、高血压脑病以及高血压危象时的紧急降压。

2)用作外科麻醉辅助药以发挥控制性降压作用,从而适应外科手术的需要。如在脑外科和某些心血管手术时可防止过多的出血,有利于手术进行。

本类药物有季胺类,如六烃季胺,非季胺类,如美加明、潘必定、咪噻芬。

第二军医大学出版社

二、N_2 胆碱受体阻断药—骨骼肌松弛药

骨骼肌松弛药(skeletal muscular relaxants)简称肌松药。此类药物作用于运动终板膜上 NN_2 受体,阻碍或干扰神经肌肉间兴奋的正常传递而使骨骼肌松弛。临床上在合适的浅麻醉下辅以肌松药即能满足外科手术所需要的肌肉松弛程度,从而可避免深麻醉对人体的各种不良影响。因此,肌松药已成为现代麻醉不可缺少的辅助剂。

根据肌松药作用方式和特点,可将其分为去极化型和非去极化型肌松药。

(一)去极化型肌松药

去极化型肌松药(depolarizing muscular relaxants)能与运动终板膜上的 N_2 受体结合,产生与 ACh 相似的去极化作用,但其不像 ACh 那样迅速被胆碱酯酶水解,因而使终板膜及邻近肌细胞膜持久去极化,妨碍了复极化,以致不再对其后到达的动作电位发生反应,使神经肌肉的传递受阻,肌肉松弛。由于此类药物作用方式的特殊性,故往往在肌松作用发生之前有短暂而不协调的肌束颤动。

琥 珀 胆 碱

琥珀胆碱(succinylcholine)又名司可林(scoline),为人工合成的去极化型肌松药,易分解,宜置冰箱保存。

【体内过程】 琥珀胆碱进入血液后迅速为假性胆碱酯酶水解。由于代谢快速和体内分布均匀,仅约10%～15%的给药量抵达神经肌肉接头处。约 2%以原形从肾排出,余均以降解产物形式随尿排出。抗胆碱酯酶药新斯的明能抑制假性胆碱酯酶,故能加强和延长琥珀胆碱的肌松作用,增加其毒性,故过量时不能用新斯的明解救。

【作用和应用】 琥珀胆碱出现作用快,维持时间短,故易于控制。特点:①先有短暂的肌震颤,一次静脉注射 10～30 mg 后,20 秒钟出现肌震颤或不协调的肌束颤动;②易产生快速耐受性;③一次性给药维持时间短(<5 分钟);④无神经节阻断作用及抗组胺作用;⑤过量中毒不能用新斯的明对抗,反能加强;⑥肌松从颈部肌肉开始,逐渐波及肩胛、四肢及腹部。对呼吸肌作用最弱,对喉头及气管肌松弛作用强,非其他肌松药可比拟。故静脉注射适用于气管内插管、气管镜、食道镜等短时手术,静脉滴注可维持较长时间手术。

【不良反应及用药注意事项】

1)静脉注射本品可引起强烈窒息感,故对清醒患者禁用。一般应在静脉注射硫喷妥钠后给药。由于患者对本品反应的个体差异较大,因此应根据患者的反应情况控制剂量和静脉滴注速度。

2)由于肌松作用发生之前有短暂肌束震颤能损伤肌梭,可致肌肉酸痛,一般经过 3～5 天可自愈。预先应用非去极化型肌松药或安定,可减轻或消除疼痛反应。

3)本品过量引起呼吸肌麻痹,且新斯的明不能对抗,故应用时必须备有人工呼吸机。

4)本品使骨骼肌细胞持久去极化时,大量 K^+ 从细胞内释放入血引起离血钾,故广泛软组织损伤、烧伤、脑血管意外和肾功能不全伴有高血钾的患者禁用,以免引起高血钾性心搏骤停。

5)琥珀胆碱能使肌外肌短暂收缩,脉络膜血管扩张,导致眼内压升高,故青光眼和白内障晶状体摘除术患者禁用。

6)有遗传性血浆胆碱酯酶缺陷、严重肝功能不全、营养不良和电解质失衡患者均应慎用本品。

7)与氨基糖苷类抗生素(如链霉素、庆大霉素、卡那霉素)联合应用,可增强和延长本品的肌

松作用,甚至出现呼吸肌麻痹,应特别慎重。

(二)非去极化型肌松药

非去极化型肌松药(nondepolarizing muscular relaxants)又称竞争型肌松药,虽能与ACh竞争运动终板膜上的N_2受体,但与受体结合后并无体内活性,故不能激动受体产生去极化,因而使骨胳肌松弛。此类药物在肌松效应发生之前无肌束颤动现象。其肌松作用可被抗胆碱酯酶药如新斯的明等所拮抗(表10-1)。

筒 箭 毒 碱

箭毒(curare)是南美某些防己科和马钱子科植物制成的浸膏,涂于箭头,能使中毒动物四肢麻痹而不能动弹。筒箭毒碱(d-tubocurarine)系箭毒的有效成分,临床应用的系右旋品。

【体内过程】 口服难吸收,主要从静脉给药。大部分以原形随尿排出,5%～20%随胆汁排出,仅有少部分在体内代谢。肾功能不全者,药物作用时间延长,重复给药要注意蓄积中毒。

【作用和应用】 经静脉注射后,3～4分钟产生肌松作用,5分钟左右达高峰,维持20～40分钟。特点:①无肌震颤;②有神经节阻断作用及抗组胺作用;③一次性给药维持时间长过量;④中毒可用新斯的明对抗;⑤肌松作用首先从眼、头面部、颈部开始,然后波及四肢、躯干,继而因肋间肌松弛而出现复式呼吸;如剂量过大,可累及膈肌,患者可因呼吸肌麻痹而死亡。

【不良反应及用药注意事项】

1)本品有神经节阻断和促进组胺释放作用,可致心率减慢、血压降低,支气管痉挛和唾液分泌过多。故使用本品时应严密观察。心率和血压如出现明显变化时,应立即报告医师;重症肌无力、支气管哮喘和严重休克患者禁用。

2)手术中注意患者唾液分泌,防止吸入性肺炎,并备好新斯的明和人工呼吸机急救用。联合用药注意事项同琥珀胆碱。

泮 库 溴 铵 类

近年研制出几种较安全的新的非去极化型肌松药,总结如下:

泮库溴铵(pancuronium):肌松作用比筒箭毒碱强5～10倍,起效也快。静脉注射量为0.04～0.1 mg/kg,在体内约20%经肝代谢,余者经肾与胆汁排泄,不易透过胎盘屏障。

维库溴铵(vecuronium):肌松作用强,静脉注射0.08 mg/kg,经3～5分钟,血药浓度即达峰值,维持效应20～35分钟,介于琥珀胆碱与筒箭毒碱之间。在体内部分经胆汁排泄,部分被酯解(非胆碱酯酶所催化)。

阿曲库铵(atracurium):静脉注射0.4 mg/kg,起效迅速,维持20～35分钟,属于中等强度肌松药。在体内很少被排泄,大部分被酯解。

本章用药护理小结

1)用阿托品等抗胆碱药前应劝患者排尿排便,用药后多饮水及多食含纤维的食物,减少尿潴留及便秘的发生,青光眼及前列腺增生者禁用。

2)琥珀胆碱不宜与氨基糖苷类抗生素联合应用,可增强和延长琥珀胆碱的肌松作用,甚至出现呼吸肌麻痹。

3)新斯的明能抑制假性胆碱酯酶,故能加强和延长琥珀胆碱的肌松作用,增加其毒性,故过量时应禁用新斯的明解救。

制 剂 及 用 法

硫酸阿托品　片剂：0.3 mg/片，口服，0.3～0.6 mg/次，3 次/d。皮下、肌内或静脉注射，0.5 mg/次。滴眼，0.5%或1%。极量：口服 1 mg/次，3 mg/d；皮下或静脉注射，2 mg/次。

颠茄酊　由颠茄叶制成的酊剂，为棕绿色液体，主要成分是莨菪碱，含生物碱作为莨菪碱计算应为 0.03%，0.3～1.0 ml/次。极量：口服 1.5 ml/次，4.5 ml/d。

氢溴酸东莨菪碱　片剂：0.2 mg/片，口服，0.2～0.3 mg/次，3 次/d。皮下或肌内注射，0.2～0.5 mg/次。极量：口服 0.6 mg/次，2 mg/d；皮下注射，0.5 mg/次，1.5 mg/d。

氢溴酸山莨菪碱　口服，5～10 mg/次，3 次/d。肌肉或静脉注射，5～10 mg/次，1～2 次/d。

氢溴酸后马托品　滴眼，2%～5%，按需要而定。

复方托吡卡胺　复方托品酰胺滴眼液由 0.5%托品酰胺和 0.5%去氧肾上腺素配制而成。

溴化丙胺太林(普鲁本辛)　口服，15 mg/次，3 次/d。

溴化甲基阿托品(胃疡平)　口服，1～2 mg/次，3～4 次/d。

氯化琥珀胆碱　用量见上文。

氯化筒箭毒碱　注射剂：15 mg/1.5 ml。静脉注射：6～9 mg/次，重复时用量减半。

泮库溴铵　注射液：4 mg/2 ml，10 mg/5 ml，10 mg/10 ml。静脉注射：成人常用量 40～100 μg/kg；儿童常用量 60～100 μg/kg，与乙醚、氟烷合用时应酌减剂量。

思 考 题

1. 阿托品的药理作用及临床应用有哪些？

2. 东莨菪碱有哪些临床用途？

3. 琥珀胆碱过量中毒为什么不能用新斯的明解救？

4. 案例分析：患者，女性，48 岁。因阵发性腹痛伴呕吐，肛门停止排便、排气 5 天而入院。体检：体温 35.5℃，呼吸 30 次/分，心率 120 次/分，血压为零，脸色苍白，四肢厥冷。全腹肌紧张，脐周及右下腹有压痛，肠鸣音亢进。诊断为肠梗阻、肠坏死、感染性休克。入院后予以禁食，胃肠减压，吸氧，纠正酸中毒，并给予抗生素等无效，作静脉切开，快速扩容及静滴多巴胺、阿拉明各 140 mg，效果仍差，行剖腹探查。术中血压仍为零，改山莨菪碱(654-2)，每隔 10 分钟静注 30 mg，连续 6 次，血压开始回升，术后维持应用。推注 654-2 共计 2 750 mg，终使血压稳定。请对此病例山莨菪碱的作用进行分析。

(孙　云)

第八章 肾上腺素受体激动药

【学习目标】

1. **熟悉** 去甲肾上腺素、间羟胺、麻黄碱的作用特点、用途及用药注意事项。
2. **掌握** 肾上腺素、异丙肾上腺素、多巴胺的作用、用途、不良反应。

【知识点】

儿茶酚胺类、心脏"三正"、AD升压翻转、心脏复苏三联针、药漏坏死、"心肾休克"多巴胺。

按肾上腺素受体激动药对不同肾上腺素受体的选择性而分为三大类：①α受体激动药（α-adrenoceptor agonists）。②α、β受体激动药（α、β-adrenoceptor agonists）。③β受体激动药（β-adrenoceptor agonists）。从构效关系角度看，一般来说儿茶酚胺类药物氨基上甲基的数量多少，使药物对α、β受体选择性有所不同，甲基多则β型作用选择性强（如异丙肾上腺素），α型作用弱；甲基少或无则反之（如去甲肾上腺素）。

表 8-1 儿茶酚胺类药物的结构比较

药物	$\begin{smallmatrix}5&6\\4&1\\3&2\end{smallmatrix}$ 苯环 1-CH-CH-NH （β α）				
儿茶酚胺药					
肾上腺素	3-OH	4-OH	OH	H	CH$_3$
去甲肾上腺素	3-OH	4-OH	OH	H	H
异丙肾上腺素	3-OH	4-OH	OH	H	CH(CH$_3$)
多巴胺	3-OH	4-OH	H	H	
多巴酚丁胺	3-OH	4-OH	H		CH-(CH$_2$)$_2$-苯环-OH ; CH$_3$
非儿茶酚胺类					
间羟胺	3-OH	—	OH	CH$_3$	H
去甲肾上腺素	3-OH	—	OH	H	CH$_1$4
甲氧明	2-OCG$_3$	5-OCH$_3$	OH	CH$_1$	
麻黄碱	—	—	OH	CH$_1$	CH$_3$
沙丁胺醇	3-CH$_2$OH	4-OH	OH	H	C(CH$_3$)$_1$
特布胞系	3-OH	5-OH	OH	H	C(CH$_3$)$_1$

第一节 α受体激动药

去甲肾上腺素

去甲肾上腺素（noradrenaline，NA）是去甲肾上腺素能神经末梢释放的递质，也可由肾上腺髓

49

质少量分泌,药用为人工合成品。

【体内过程】 吸收在胃内因局部作用使胃黏膜血管收缩,在肠内易被碱性肠液破坏,余者又在肠黏膜和肝被代谢,故口服不能产生吸收作用。皮下注射时,因血管剧烈收缩,吸收很少,且易发生局部组织坏死,一般采用静脉滴注法给药。

【药理作用】 非选择性激动 α_1 和 α_2 受体,与肾上腺素比较在某些器官其 α 作用比肾上腺素略弱,对心脏 β_1 受体作用较弱,对 β_2 受体几乎无作用。

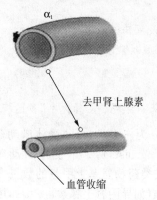

图 8-1 去甲肾上腺素血管收缩作用

1. 收缩血管　激动血管的 α_1 受体,使血管收缩,主要是使小动脉和小静脉收缩。皮肤黏膜血管收缩最明显,其次是对肾脏血管的收缩作用。此外脑、肝、肠系膜甚至骨骼肌的血管也都呈收缩反应。冠状血管舒张,这主要由于心脏兴奋,心肌的代谢产物(如腺苷)增加,从而舒张血管所致,同时因血压升高,提高了冠状血管的灌注压力,故冠脉流量增加。在一定情况下,也可激动血管壁的去甲肾上腺素能神经突触前 α_2 受体,抑制递质的释放。

2. 兴奋心脏　作用较肾上腺素为弱,激动心脏的 β_1 受体,使心肌收缩性加强,心率加快,传导加速,心搏出量增加。在整体情况下,心率可由于血压升高而反射性减慢。过大剂量,心脏自动节律性增加,也会出现心律失常,但较肾上腺素少见。

3. 升高血压　小剂量滴注时由于心脏兴奋,收缩压升高,此时血管收缩作用尚不十分剧烈,故舒张压升高不多而脉压加大。较大剂量时,因血管强烈收缩使外周阻力明显增高,故收缩压升高的同时舒张压也明显升高,脉压变小。

【临床应用】

1. 休克　目前去甲肾上腺素类血管收缩药在休克治疗中已不占主要地位,仅限于某些休克类型如早期经原性休克及药物中毒引起的低血压等,用去甲肾上腺素静脉滴注,使收缩压维持在 12 kPa 左右,以保证心、脑等重要器官的血液供应。休克的关键是微循环血液灌注不足和有效血容量下降,故其治疗关键应是改善微循环和补充血容量。去甲肾上腺素的应用仅是暂时措施,如长时间或大剂量应用反而加重微循环障碍。现也主张去甲肾上腺素与 α 受体阻断剂酚妥拉明合用以拮抗其缩血管作用,保留其 β 效应。

2. 上消化道出血　取本品 1~3 mg,适当稀释后口服,在食道或胃内因局部作用收缩黏膜血管,产生止血效果。

【不良反应】

1. 局部组织缺血坏死　静脉滴注时间过长、浓度过高或药液漏出血管,可引起局部缺血坏死,如发现外漏或注射部位皮肤苍白,应更换注射部位,进行热敷,并用普鲁卡因或 α 受体阻断药如酚妥拉明作局部浸润注射,以扩张血管。

2. 急性肾功能衰竭　滴注时间过长或剂量过大,可使肾脏血管剧烈收缩,产生少尿、无尿和肾实质损伤,故用药期间尿量至少保持在每小时 25 ml 以上。

【禁忌证】 高血压、动脉硬化症及器质性心脏病患者禁用。

间　羟　胺

间羟胺(metaraminol)又名阿拉明(aramine),性质较稳定,主要作用于 α 受体,对 β_1 受体作用较弱。间羟胺可被肾上腺素能神经末梢摄取、进入囊泡,通过置换作用促使囊泡中的去甲肾上腺素释放,间接地发挥作用。本品不易被单胺氧化酶破坏,故作用较持久。短时间内连续应用,可因囊泡内去甲肾上腺素减少,使效应逐渐减弱,产生快速耐受性。

间羟胺收缩血管,升高血压作用较去甲肾上腺素弱而持久,略增心肌收缩性,使休克患者的心排血量增加。对心率的影响不明显,有时血压升高反射地使心率减慢,很少引起心律失常,对肾脏血管的收缩作用也较弱,但仍能显著减少肾脏血流量。由于间羟胺升压作用可靠,维持时间较长,比去甲肾上腺素较少引起心悸和少尿等不良反应,还可肌内注射,故临床上作为去甲肾上腺素的良好代用品,用于各种休克早期、手术后或脊椎麻醉后的低血压状态。

去氧肾上腺素和甲氧明

去氧肾上腺素(苯肾上腺素,phenylephrine;新福林,neosynephrine)和甲氧明(methoxamine)都是人工合成品。主要激动 α_1 受体,作用与去甲肾上腺素相似而较弱,少具或不具 β 型作用,在产生与去甲肾上腺素相似的收缩血管升高血压的作用时,使肾血流的减少比去甲肾上腺素更为明显。作用维持时间较久,除可静脉滴注外也可肌内注射。用于抗休克,也可用于防治脊椎麻醉或全身麻醉的低血压。

甲氧明与去氧肾上腺素均能收缩血管,升高血压,通过迷走神经反射地使心率减慢,故也可用于阵发性室上性心动过速。去氧肾上腺素还能兴奋瞳孔扩大肌,一般不引起眼内压升高(老年人前房角狭窄者可能引起眼内压升高)和调节麻痹。用其 $1\% \sim 2.5\%$ 溶液滴眼,在眼底检查时作为快速短效的扩瞳药。

α_2 受体激动药可乐定将在抗高血压药物中介绍。

第二节　α、β 受体激动药

肾 上 腺 素

肾上腺素(adrenaline,AD)是肾上腺髓质嗜铬细胞分泌的主要激素,药用有家畜肾上腺提取或人工合成。本品性质不稳定,宜避光保存。

【体内过程】　口服后在碱性肠液及肠黏膜和肝内破坏,吸收很少,不能达到有效血药浓度。皮下注射因能收缩血管,故吸收缓慢。肌内注射的吸收远较皮下注射为快。肾上腺素在体内的摄取与代谢途径与去甲肾上腺素相似。肌内注射作用维持 $10 \sim 30$ 分钟,皮下注射作用维持 1 小时左右。

【药理作用】　肾上腺素能激动 α 和 β 两类受体,产生较强的 α 型和 β 型作用。

1. **兴奋心脏**　激动心肌、传导系统和窦房结的 β_1 受体,加强心肌收缩性,加速传导,加速心率。由于心肌收缩性增加,心率加快,故心排血量增加。肾上腺素又能舒张冠状血管,改善心肌的血液供应,且作用迅速,是一个强效的心脏兴奋药。其不利的一面是提高心肌代谢,使心肌氧耗量增加,加上心肌兴奋性提高,如剂量大或静脉注射快,可引起心律失常,出现期前收缩,甚至引起心室纤颤。

2. **舒缩血管**　肾上腺素主要作用于小动脉及毛细血管前括约肌,因为这些小血管壁的肾上腺素受体密度高;而静脉和大动脉的肾上腺素受体密度低,故作用较弱。此外,体内各部位血管的肾上腺素受体的种类和密度各不相同,所以肾上腺素对各部位血管的效应也不一致,皮肤、黏膜、内脏占优势,故呈收缩效应,皮肤、黏膜血管收缩最为强烈,肾血管次之,脑和肺血管收缩作用十分微弱,有时由于血压升高而被动地舒张;骨骼肌血管的 β_2 受体占优势,故呈舒张作用;也能舒张冠状血管。

3. **影响血压**　在皮下注射治疗量($0.5 \sim 1$ mg)或低浓度静脉滴注(每分钟滴入 $10\ \mu g$)时,由于心脏兴奋,心排血量增加,故收缩压升高;由于骨骼肌血管舒张作用对血压的影响,抵消或超过了皮肤黏膜血管收缩作用的影响,故舒张压不变或下降;此时身体各部位血液重新分配,使之更适合于紧急状态下机体能量供应的需要。较大剂量静脉注射时,收缩压和舒张压均升高。当静脉注射较大剂量时,可出现典型的双向血压变化。如先给予 α 受体阻断药,由于 α 受体被阻断,则使肾上腺素的缩血管作用减弱或取消,仅表现 β 受体激动的舒血管效应,故肾上腺素的升压作用被翻转为降压作用,这就是肾上腺素升压作用的翻转。

4. 扩张支气管 能激动支气管平滑肌的 β_2 受体,发挥强大舒张作用。并能抑制肥大细胞释放过敏性物质如组胺等,还可使支气管黏膜血管收缩,降低毛细血管的通透性,有利于消除支气管黏膜水肿。

5. 影响代谢 能提高机体代谢,由于 α 受体和 β_2 受体的激动都可能致肝糖原分解,而肾上腺素兼具 α、β 作用,故其升高血糖作用较去甲肾上腺素显著。此外,肾上腺素尚具降低外周组织对葡萄糖摄取的作用。肾上腺素还能激活甘油三酯酶加速脂肪分解,使血液中游离脂肪酸升高。

【临床应用】

1. 心脏骤停 用于溺水、麻醉和手术过程中的意外,药物中毒、传染病和心脏传导阻滞等所致的心脏骤停。对电击所致的心脏骤停也可用肾上腺素配合心脏除颤器或利多卡因等除颤,肾上腺素、利多卡因、阿托品合称心脏复苏三联针,一般心室内注射,同时必须进行有效的人工呼吸和心脏挤压等。

2. 过敏性休克 为抢救过敏性休克(如青霉素和破伤风抗毒素过敏性休克)的首选药。肾上腺素有兴奋心脏、收缩血管、舒张支气管、抑制组胺释放等作用,可迅速缓解过敏性休无所致的心跳微弱、血压下降、喉头水肿和支气管黏膜水肿以及支气管平滑肌痉挛引起的呼吸困难等症状。一般肌内或皮下注射给药,严重病例也可用 0.9% 氯化钠注射液稀释 10 倍后缓慢静脉注射。

3. 支气管哮喘 控制支气管哮喘的急性发作,皮下或肌内注射能于数分钟内奏效。

4. 与局麻药配伍及局部止血 肾上腺素加入局麻药注射液中,可延缓局麻药的吸收,减少吸收中毒的可能性,同时又可延长局麻药的麻醉时间。一般情况下局麻药中肾上腺素的浓度为 1：250 000,一次用量不要超过 0.3 mg。当鼻黏膜和齿龈出血可将浸有 0.1% 盐酸肾上腺素的纱布或棉花球填塞出血处。

知识链接

药物心肺复苏

近 50 年来,心脏骤停后的药物心肺复苏经历了 3 个发展阶段:①20 世纪 80 年代前期,人们应用"心三联",即肾上腺素、去甲肾上腺素和异丙基肾上腺素。②80 年代后期曾一度应用另一种配方"新三联",即肾上腺素、阿托品和利多卡因。③在 90 年代后,人们开始应用大剂量肾上腺素(2～5 mg/次)抢救心脏骤停患者,并发现肾上腺素与氨茶碱合用有协同作用。但到目前为止,可以说只有肾上腺素仍是首选药物。

【不良反应和禁忌证】 主要不良反应为心悸、烦躁、头痛和血压升高等,血压剧升有发生脑溢血的危险,故老年人慎用;也能引起心律失常,甚至心室纤颤,故应严格掌握剂量。禁用于高血压、器质性心脏病、糖尿病和甲状腺功能亢进症等。

多 巴 胺

多巴胺(dopamine)是去甲肾上腺素生物合成的前体,药用的是人工合成品。

【体内过程】 口服易在肠和肝中破坏而失效。一般用静脉滴注给药,在体内迅速经 MAO

和 COMT 的催化而代谢失效,故作用时间短暂。因多巴胺不易透过血脑屏障,故外源性多巴胺难以引起中枢作用。

【药理作用】

1. 兴奋心脏　主要激动心脏 β_1 受体,也具释放去甲肾上腺素作用,能使收缩性加强,心排血量增加。一般剂量对心率影响不明显。与异丙肾上腺素比较,多巴胺增加心排血量的作用较弱,对心率影响较少,并发心律失常者也较少。

2. 舒缩血管　治疗量可激动 DA 受体(D_1 受体),使肾、肠系膜和脑血管扩张;激动 α 受体,使皮肤黏膜及骨骼血管收缩,大剂量则以 α 受体的兴奋作用占优势,主要表现为血管收缩,且收缩压升高,舒张压升高不明显。

3. 升高血压　治疗量可增加收缩压和脉压,而对舒张压无作用或稍增加。大剂量给药则主要表现为血管收缩,引起外周阻力增加,血压上升。这一效应可被 α 受体阻断药所对抗,说明这一作用是激动 α_1 受体的结果。

4. 改善肾功能　本品是唯一可直接增加肾血流、改善肾功能的最常用拟肾上腺素药物,治疗量可激动肾多巴胺受体,舒张肾血管而使肾血流量增加,肾小球的滤过率也增加。有排钠利尿的作用,可能是多巴胺直接对肾小管多巴胺受体的作用。

【临床应用】

1. 抗休克　用于各种休克,特别对伴有心收缩性减弱及尿量减少而血容量已补足的休克患者疗效较好。

2. 急性肾功能衰竭　常与利尿药合并应用于急性肾功能衰竭,增加尿量。

【不良反应】　一般较轻,偶见恶心、呕吐。如剂量过大或滴注太快可出现心动过速、心律失常和肾血管收缩引致肾功能下降等,一旦发生,应减慢滴注速度或停药。

麻 黄 碱

麻黄碱(ephedrine)是从中药麻黄中提取的生物碱。2000 年前的《神农本草经》便已有麻黄能"止咳逆上气"的记载,麻黄碱现已人工合成,药用其左旋体或消旋体。

【体内过程】　口服易吸收,可通过血脑屏障进入脑脊液。小部分在体内经脱胺氧化而被代谢,大部分以原形自尿排出。代谢和排泄都缓慢,故作用较肾上腺素持久。

【药理作用】　麻黄碱兼具有直接和间接作用,它的直接作用在不同组织可表现为激动 α 和 β 受体,加上其释放 NA 而发挥的间接作用。与肾上腺素比较,麻黄碱具有下列特点:①性质稳定,口服有效;②拟肾上腺素作用弱而持久;③中枢兴奋作用较显著;④易产生快速耐受性。

【临床应用】

1. 防治某些低血压状态　如用于防治硬膜外和蛛网膜下隙麻醉所引起的低血压。

2. 鼻黏膜充血引起鼻塞　常用 $0.5\%\sim1\%$ 溶液滴鼻可消除黏膜肿胀。

3. 支气管哮喘　用于预防发作和轻症的治疗,但对于重症急性发作治疗效果较差。

【不良反应与禁忌证】　有时出现中枢兴奋所致的不安,失眠等,晚间服用宜加镇静催眠药以防止失眠。禁忌证同肾上腺素。

第三节　β受体激动药

异丙肾上腺素

异丙肾上腺素(isoprenaline)又名喘息定,系人工合成品。

【体内过程】 口服易在肠黏膜与硫酸结合而失效,气雾剂吸入或舌下含药,吸收较快。吸收后主要在肝及其他组织中被 COMT 所代谢。异丙肾上腺素较少被 MAO 代谢,也较少被去甲肾上腺素能神经所摄取,因此其作用维持时间较肾上腺素略长。

【药理作用】 对 β 受体有很强的激动作用,对 β_1 和 β_2 受体选择性很低。

1. 兴奋心脏 具典型的 β_1 受体激动作用,表现为正性肌力和正性缩率作用,缩短收缩期和舒张期。与肾上腺素比较,异丙肾上腺素加快心率、加速传导的作用较强,对窦房结有显著兴奋作用,也能引起心律失常,但较少产生心室颤动。

2. 舒张血管 对血管的 α 受体及多巴胺受体均无作用,而主要激动血管的 β_2 受体,可使骨骼肌等全身大部分血管均扩张,全身血液分配不合理,用药后心排血量虽增加而肾血流量并不增加,甚至可减少,故对肾功能不全的患者疗效差。另外,由于本药激动 β_1 受体,能使心肌耗氧量增加;且由于舒张压下降,使冠脉供血不足,造成心肌缺血,甚至引起心律失常。这些缺点对于治疗休克极为不利。

3. 扩张支气管 激动 β_2 受体,舒张支气管平滑肌比肾上腺素略强,也具有抑制组胺等过敏性物质释放的作用。但对支气管黏膜的血管无收缩作用,故消除黏膜水肿的作用不如肾上腺素。久用可产生耐受性。

4. 其他 能增加组织的耗氧量,与肾上腺素比较,其升高血中游离脂肪酸作用相似,而升高血糖作用较弱。不易透过血脑屏障,中枢兴奋作用微弱。

【临床应用】

1. 支气管哮喘 舌下含药或气雾剂吸入,用于控制支气管哮喘急性发作,疗效快而强。

2. 房室传导阻滞 治疗一、二度房室传导阻滞,采用舌下含药,或静脉滴注给药。

3. 心脏骤停 适用于心室自身节律缓慢,高度房室传导阻滞或窦房结功能衰竭而并发的心脏骤停,常与去甲肾上腺素或间羟胺合用作心室内注射。

【不良反应】 常见的是心悸、头晕。用药过程中应注意控制心率。在支气管哮喘患者,已具缺氧状态,加以用气雾剂剂量不易掌握,如剂量过大,可致心肌耗氧量增加,易引起心律失常,甚至产生危险的心动过速及心室颤动。禁用于冠心病、心肌炎和甲状腺功能亢进症等。

多巴酚丁胺

多巴酚丁胺(dobutamine)是含有右旋多巴酚丁胺和左旋多巴酚丁胺的消旋体。前者阻断 α_1 受体,后者激动 α_1 受体。两者都激动 β 受体,但前者激动 β 受体作用为后者的 10 倍,消旋多巴酚丁胺的作用是两者的综合表现。由于其对 β_1 受体激动作用强于 β_2 受体,故此药属于 β_1 受体激动药。与异丙肾上腺素比较,本品的正性肌力作用比正性频率作用显著。这可能是由于外周阻力变化不大和心脏 α_1 受体激动时正性肌力作用的参与。而外周阻力的稳定又可能是因为 α_1 受体介导的血管收缩作用与 β_2 受体介导的血管舒张作用相抵消所致。

静脉滴注短期治疗心脏手术后或心肌梗死并发心力衰竭,可增加心排血量。连续应用可产生快速耐受性。梗阻型肥厚性心肌病者禁用。

沙丁胺醇及克仑特罗

沙丁胺醇(sulbutamol,舒喘灵,)和克仑特罗(clenbuterol,氨哮素)对 β_2 受体的激动作用明显强于 β_1 受体,舒张支气管平滑肌,主要用于哮喘的治疗(见第 25 章)。

本章用药护理小结

1) 去甲肾上腺素静脉滴注时间过长、浓度过高或药液漏出血管,可引起局部缺血坏死,可进行热敷,用 α 受体阻断药如酚妥拉明作局部浸润注射。

2) 本类药物剂量过大或滴注太快可出现心动过速、心律失常。

3) 麻黄碱、间羟胺等短期内反复给药，作用可逐渐减弱，产生快速耐受性。

制 剂 及 用 法

重酒石酸对去甲肾上腺素　2 mg 相当于去甲肾上腺素 1 mg，一般以本品 2 mg 加于 5% 葡萄糖液 500 ml 中，静脉滴注，每分钟滴入 0.004～0.008 mg。

重酒石酸间羟胺　19 mg 相当于间羟胺 10 mg，肌内注射，间羟胺 10 mg/次；或 10～20 mg 以葡萄糖液 100 毫升稀释后静脉滴注。极量：静脉滴注 100 mg/次(0.2～0.4 mg/min)。

盐酸去氧肾上腺素　肌内注射，2～5 mg/次；或 10 mg 以葡萄糖液 100 ml 稀释后静脉滴注。极量肌内注射 10 mg/次，静脉滴注每分钟 0.18 mg。

盐酸甲氧明　肌内注射，10～20 mg/次，或缓慢静脉注射，5～10 mg/次；或 20 mg/次，用葡萄糖液稀释，缓慢静脉滴注。极量：肌内注射 20 mg/次，60 mg/d；静脉注射 10 mg/次。

盐酸肾上腺素　皮下或肌内注射 0.25～0.5 mg/次。必要时可心室内注射，0.25～0.5 mg/次，用生理盐水稀释 10 倍。极量：皮下注射 1 mg/次。

盐酸多巴胺　20 mg 加入 5% 葡萄糖液 200～500 ml 内，静脉滴注，75～100 μg/min。极量：静脉滴注 20 μg/(min·kg)。

盐酸麻黄碱　口服，25 mg/次，3 次/d。皮下或肌内注射，15～30 mg/次。极量：0.06 g/次，0.15 g/d，口服、皮下或肌内注射。

硫酸异丙肾上腺素　静脉滴注，以 0.1～0.2 mg 加于 5% 葡萄糖液 100～200 ml 中，每分钟滴入 0.5～2 ml，或按需要而定。

盐酸异丙肾上腺素　气雾剂：0.25% 气雾剂喷雾吸入，0.1～0.4 mg/次。舌下含，10 mg/次，3 次/d。极量：喷雾吸入，0.4 mg/次，2.4 mg/d。舌下含，20 mg/次，60 mg/d。

思 考 题

1. 过敏性休克为什么首选肾上腺素？

2. α 受体阻断药引起的低血压为什么不能选用肾上腺素？应选何药？

3. 伴有心功能不全及少尿的休克患者为什么可以选用多巴胺？

4. 案例分析：患者，女性，58 岁。患者于 4 月末经常出现胸闷、乏力、气短、头晕，活动后症状加重，进行 Holter(动态心电图)检查，结果显示：平均心率 42 次/分，最慢 40 次/分，最快 67 次/分。昨晚 8 点左右患者静卧状态下突然出现胸闷、头晕，伴有全身颤动，心电图诊断为Ⅲ度房室传导阻滞，心室率 36 次/分，当时给予阿托品 1 mg、异丙肾上腺素 1 mg 静脉滴注，心室率维持在 50～58 次/分。请问：为什么异丙肾上腺素和阿托品可用于治疗三度房室传导阻滞？

(孙　云)

第九章 肾上腺素受体阻断药

【学习目标】

1. **熟悉** 酚妥拉明作用特点、用途及用药注意事项。
2. **掌握** 普萘洛尔的作用、用途、不良反应。

【知识点】

酚妥拉明、雷诺病、普奈洛尔、膜稳定作用、反跳现象。

肾上腺素受体阻断药能阻断肾上腺素受体从而拮抗去甲肾上腺素能神经递质或肾上腺素受体激动药的作用。对于整体动物，它们的作用强度取决于机体的去甲肾上腺素能神经张力。这类药物按对 α 和 β 肾上腺素受体选择性的不同，分为 α 肾上腺素受体阻断药（简称 α 受体阻断药）和 β 肾上腺素受体阻断药（β 受体阻断药）两大类。

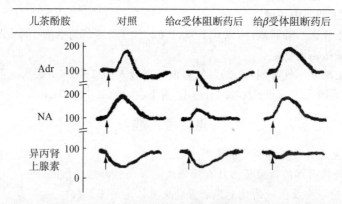

图 9-1 给肾上腺素受体阻断药后肾上腺素受体激动药对血压的影响

第一节 α 受体阻断药

一、α_1、α_2 肾上腺素受体阻断药

早期的 α 受体阻断药多属此类，其中，酚妥拉明和妥拉唑啉对 α_1 受体和 α_2 受体的选择性很低，酚苄明对 α_1 受体仅具中等程度的选择性。

酚 妥 拉 明

酚妥拉明（phentolamine）又名瑞支亭（regitine），属短效 α 受体阻断药。

【体内过程】 生物利用度低，口服效果仅为注射给药的 20%。口服后 30 分钟血药浓度达峰值，作用维持 3～6 小时；肌内注射作用维持 30～45 分钟。大多以无活性的代谢物从尿中排泄。

【药理作用】　选择性地阻断 α 受体,拮抗肾上腺素的 α 型作用,但作用较弱。

1. 舒张血管　静脉注射能使血管舒张,血压下降,肺动脉压和外周血管阻力降低。其机制主要是对血管的直接舒张作用,大剂量也出现阻断 α 受体的作用。

2. 兴奋心脏　能使心收缩力加强,心率加快,输出量增加。这种兴奋作用部分由血管舒张、血压下降,反射引起;部分是阻断神经末梢突触前膜 $α_2$ 受体,从而促进去甲肾上腺素释放的结果。偶可致心律失常。

3. 其他　有拟胆碱作用,使胃肠平滑肌兴奋。用组胺样作用,使胃酸分泌增加,皮肤潮红等。

【临床应用】

1. 外周血管痉挛性疾病　如肢端动脉痉挛性病(雷诺病)等。

2. 静滴去甲肾上腺素外漏　可用本品 5 mg 溶于 10～20 ml 生理盐水中,作皮下浸润注射,防止局部组织缺血坏死。

3. 肾上腺嗜铬细胞瘤　用于此病的鉴别诊断和手术前的准备,缓解此病大量分泌肾上腺素骤发的高血压危象。

4. 休克　能使心搏出量增加,血管舒张,外周阻力降低,从而改善休克状态时的内脏血液灌注,解除微循环障碍。并能降低肺循环阻力,防止肺水肿的发生,但给药前必须补足血容量。有人主张合用去甲肾上腺素,目的是对抗去甲肾上腺素的 α 型收缩血管的作用,保留其 β 型加强心肌收缩力的作用。

5. 难治性充血性心力衰竭　在心力衰竭时,因心排血量不足,交感张力增加,外周阻力增高,肺充血和肺动脉压力升高,易产生肺水肿。应用酚妥拉明扩张血管,降低外周阻力,使心脏后负荷明显降低,左室舒张末期压与肺动脉压下降,心搏出量增加,心力衰竭得以减轻。

【不良反应】　常见的反应有低血压,胃肠道平滑肌兴奋所致的腹痛、腹泻、呕吐和诱发溃疡病(可能与其胆碱受体激动作用有关。)静脉给药有时可引起严重的心率加速、心律失常和心绞痛,因此必须缓慢注射或滴注。胃炎,胃、十二指肠溃疡病及冠心病患者慎用。

知识链接

休克及抗休克药

休克是人体受到各种有害刺激强烈侵袭时引起的有效循环血量锐减的反应,是组织血液灌注不足所引起的代谢障碍和细胞受损的病理过程,是一种急性循环功能不全综合征。按病因可分为失血失液性休克、烧伤性休克、创伤性休克、感染性休克、过敏性休克、心源性休克和神经源性休克等 7 类。主要抗休克药物:①作用于自主神经系统的药物,包括扩血管药、缩血管药;②正性肌力药物,如糖皮质激素、胰高血糖素;③其他有关药物,如阿片受体阻断剂、磷酸二酯酶抑制剂、内毒素拮抗剂等。目前,仍以作用于自主神经系统的药物最为常用。

妥拉唑啉

妥拉唑啉(toalzoline,苄唑啉)对 α 受体阻断作用与酚妥拉明相似,但较弱,而组胺样作用和拟胆碱作用较强。口服和注射都易吸收,大部分以原形从肾小管排泄。口服吸收较慢,排泄较快,效果远不及注射给药。主要用于血管痉挛性疾病的治疗,局部浸润注射用以处理去甲肾上腺素静脉滴注时药液外漏。不良反应与酚妥拉明相同,但发生率较高。

酚 苄 明

酚苄明(phenoxybenzamine)又名史苯苄胺(dibenzyline),属长效 α 受体阻断药。

57

【体内过程】 口服有 20%~30%吸收。因刺激性强,不作肌内或皮下注射,仅作静脉注射。静脉注射 1 小时后可达最大效应。本品的脂溶性高,大剂量用药可积蓄于脂肪组织中,然后缓慢释放。12 小时排泄 50%,24 小时排泄 80%,1 周后尚有少量存留在体内。

【药理作用】 酚苄明进入体内后,其分子中的氯乙胺基须环化形成乙撑亚胺基,后者才能与 α 受体牢固结合,加之排泄缓慢,故阻断 α 受体作用起效慢,但作用强大而持久。一次用药,作用可维持 3~4 天。能舒张血管,降低外周阻力。对于静卧的正常人,缓慢静脉注射一般剂量(1 mg/kg),收缩压改变很少而舒张压下降。但当伴有代偿性交感性血管收缩,如血容量减少或直立时,就会引起显著的血压下降。由于血压下降所引起的反射作用,加上阻断突触前 α₂ 受体作用和对摄取 1,摄取 2 的抑制作用,可使心率加速。

【临床应用】 用于外周血管痉挛性疾病,也可用于休克和嗜铬细胞瘤的治疗。

【不良反应】 常见的有体位性低血压,心悸和鼻塞;口服可致恶心,呕吐及嗜睡,疲乏等。静脉注射或用于休克时必须缓慢、充分补液和密切监护。

二、α₁ 肾上腺素受体阻断药

哌唑嗪(prazosin)选择性地阻断 α₁ 受体而对 α₂ 受体的阻断极少,因此不促进去甲肾上腺素的释放,加快心率的副作用较轻。近年来已合成不少哌唑嗪的衍生物,成为一类新型抗高血压药(见第 21 章)。

三、α₂ 肾上腺素受体阻断药

育亨宾(yohimbine)能选择性地阻断 α₂ 受体,主要用作科研的工具药。

第二节 β 受体阻断药

β 受体阻断药能与去甲肾上腺素能神经递质或肾上腺素受体激动药竞争 β 受体,从而拮抗其 β 型拟肾上腺素的作用。它们与激动剂呈典型的竞争性拮抗。在整体动物,β 受体阻断药的作用也依赖于机体去甲肾上腺素能神经张力。例如,它对正常人休息时心脏的作用较弱,但当心脏交感神经张力增高时(如运动或病理情况),则对心脏的抑制作用明显。

【分类】 根据对 β₁ 受体的选择性和有无内在活性两种重要特性,β 受体阻断药可分为下列 5 类:

1A 类:无内在活性的 β₁、β₂ 受体阻断药,如普萘洛尔。

1B 类:有内在活性的 β₁、β₂ 受体阻断药,如吲哚洛尔。

2A 类:无内在活性的 β₁ 受体阻断药,如阿替洛尔。

2B 类:有内在活性的 β₁ 受体阻断药,如醋丁洛尔。

3 类:α、β 受体阻断药,如拉贝洛尔。

1A 类无内在活性的 β₁、β₂ 受体阻断药也称非选择性 β 受体阻断药,是应用较早而目前仍广泛使用的一类 β 受体阻断药。

【药理作用】

1. β 受体阻断作用

(1)心血管系统 对心脏的作用是这一类药物的重要作用。主要由于阻断心脏 β₁ 受体,可使心率减慢,心收缩力减弱,心排血量减少,心肌耗氧量下降,血压稍降低。β 受体阻断药还能延缓心房和房室结的传导,延长 ECG(心电图)的 P-R 间期(房室传导时间)。由于非选择性β受体阻断药如普萘洛尔对血管 β_2 受体也有阻断作用,加上心脏功能受到抑制,反射地兴奋交感神经引起血管收缩和外周阻力增加,肝、肾和骨骼肌等血流量减少;在犬和人(包括冠心病患者)都发现普萘洛尔能使冠状血管血流量降低。

(2)支气管平滑肌　支气管的 β_2 受体激动时使支气管平滑肌松弛,β受体阻断药则使之收缩而增加呼吸道阻力。但这种作用较弱,对正常人影响较小,只有在支气管哮喘的患者,有时可诱发或加重哮喘的急性发作。选择性 β_1 受体阻断药的这一作用较弱。

(3)代谢　一般认为人类脂肪的分解主要与 β_2 受体激动有关,而肝糖原的分解与α和 β_2 受体有关。因此β受体阻断药可抑制交感神经兴奋所引起的脂肪分解,当β受体阻断药与α受体阻断药合用时则可拮抗肾上腺素的升高血糖的作用。普萘洛尔并不影响正常人的血糖水平,也不影响胰岛素的降血糖作用,但能延缓用胰岛素后血糖水平的恢复。这可能是其抑制了低血糖引起儿茶酚胺释放所致的糖原分解。尚需注意的是,β受体阻断药往往会掩盖低血糖症状,如心悸等,从而延误了低血糖的及时察觉。

(4)肾素　β受体阻断药通过阻断肾小球旁器的 β_1 受体而抑制肾素的释放,这可能是其有降血压作用的原因之一。

2. 内在拟交感活性　有些β肾上腺素受体阻断药与β受体结合后除能阻断受体外尚对β受体具有部分激动作用,也称内在拟交感活性(intrinsic sympathomimetic activity, ISA)。ISA 较强的药物在临床应用时,其抑制心收缩力,减慢心率和收缩支气管作用,一般较不具内在 ISA 的药物为弱。

3. 膜稳定作用　有些β受体阻断药具有局部麻醉作用和奎尼丁样的作用;这两种作用都由其降低细胞膜对离子(Na^+ 或 Ca^{2+})的通透性所致,故称为膜稳定作用。对人离体心肌细胞的膜稳定作用仅在高于临床有效血浓度几十倍时才能发挥,因此认为这一作用在常用量时与其治疗作用的关系不大。

4. 其他作用　普萘洛尔有抗血小板聚集作用。β受体阻断药尚有降低眼内压作用,这可能由减少房水的形成所致。

【临床应用】

1. 心律失常　对多种原因引起的过速型心律失常有效,如窦性心动过速,全身麻醉药或拟肾上腺素药引起的心律失常等。

2. 心绞痛和心肌梗死　对心绞痛有良好的疗效。对心肌梗死,2 年以上的长期应用可降低复发率和猝死率,用量比抗心律失常的剂量要大。

3. 高血压　能使高血压患者的血压下降,伴有心律减慢。

4. 甲状腺功能亢进及甲状腺中毒危象　对控制激动不安,心动过速和心律失常等症状有效,并能降低基础代谢率。

5. 其他　可用于嗜铬细胞瘤和肥厚性心肌病,普萘洛尔并试用于偏头痛、肌震颤、肝硬化的止消化道出血等。噻吗洛尔常局部用药治疗青光眼,降低眼内压。

【不良反应】

1. 一般反应　消化道反应、皮疹、血小板减少等。

2. 心血管反应　①加重房室传导阻滞,心动过缓,与维拉帕米合用应注意。②雷诺氏现象。

3. 诱发或加剧支气管哮喘　对支气管哮喘应选择具有内在拟交感活性的药物。

4. 反跳现象　长期用后突然停药,可使原来病症加剧。长期应用,其机制与β受体上调有关。

5.其他 对糖尿病患者,本类药可加重和掩盖降糖药引起的低血糖反应(如心动过速、出汗等)。偶见眼-皮肤黏膜综合征、幻觉、失眠、抑郁症状等。

禁用于心功能不全、窦性心动过缓、重度房室传导阻滞和支气管哮喘等患者,慎用于心肌梗死患者。即使是 β_1 受体选择性阻断药,仍应慎用于支气管哮喘患者。主要由肝脏消除的 β 受体阻断药,当肝功能不良时应慎用。

本章用药护理小结

1)用 α 受体阻断药后应让患者卧床休息 30 分钟,起床时逐渐变换体位,以防发生体位性低血压。

2)普萘洛尔等无内在拟交感活性(ISA)的 β 受体阻断药长期用后突然停药,可使原来的病症加剧。

3)1A类、1B类由于对 β_2 受体的阻断作用,可增加呼吸道阻力,诱发支气管哮喘。

4)对糖尿病患者,使用 β 受体阻断药可掩盖胰岛素休克所产生的心动过速、脉搏加快、出汗等症状,应予以关注。

制 剂 及 用 法

甲磺酸酚妥拉明 肌内或静脉注射,5 mg/次。

盐酸妥拉唑林 口服,25 mg/次,3 次/d。肌内注射,25 mg/次。

盐酸酚苄明 口服,10~20 mg/次,2 次/d。抗休克,0.5~1 mg/kg,加入 5% 葡萄糖液200~500 ml 中静脉滴注,最快不得少于 2 小时滴完。

盐酸普萘洛尔 抗心绞痛及抗高血压,口服,10 mg/次,3 次/d,每 4~5 日增加 10 mg,直至每日 80~100 mg,或至症状明显减轻或消失。抗心律失常,口服,10~20 mg/次,3 次/d。静脉滴注 2.5~5 mg/次,以 5% 葡萄糖液 100 ml 稀释静滴,按需要调整滴速。

噻吗洛尔 滴眼,0.25% 滴眼剂,2 次/d。

阿替洛尔 口服,100 mg/次,1 次/d。

美托洛尔 口服,50~100 mg/次,2 次/d。急需时缓慢静脉注射,5 mg/次。

拉贝洛尔 口服,100 mg/次,2~3 次/d。

思 考 题

1. 普萘洛尔的药理作用有哪些?

2. β 受体阻断药在临床上有哪些用途?用药监护应注意哪些方面?

3. 案例分析:

1)患者,女性,14 岁。主诉常在受冷或情绪激动后,手指皮色突然变为苍白,继而发紫。发作常从指尖开始,以后扩展至整个手指,甚至掌部。经检查后诊断:雷诺病。患者应选用何药治疗?

2)一位嗜铬细胞瘤患者,血压 250/150 mmHg(33.3/20.0kPa),静脉注静酚妥拉明治疗,由于速度过快,患者血压降至 65/40 mmHg(8.7/5.3kPa)。请问:酚妥拉明降低血压的机制是什么?对于该患者,此时可给予什么药物升高血压?

(孙 云)

第十章 局部麻醉药

【学习目标】

1. **熟悉** 常用局麻药的特点及主要不良反应。
2. **熟悉** 常用的局麻方法及其特点。

【知识点】

吸收毒性、局麻方法、过敏反应、全能局麻药。

麻醉药是指具有麻醉作用,能使感觉特别是痛觉消失、用于麻醉的药物,与麻醉药品是两个完全不同的范畴(见第16章)。根据作用及给药方式的不同,麻醉药可分为局部麻醉药和全身麻醉药两大类。局部麻醉药(local anaesthetics)简称局麻药,是一类局部应用于神经末梢或神经干,能可逆地阻断神经冲动的产生和传导,在机体意识清醒的状态下,使局部痛觉暂时消失的药物。正确使用时,它们对各类组织都无损伤性影响。可卡因是最早的局麻药(1860年),当时主要用于眼科,但有很强的成瘾性,后来相继出现了普鲁卡因(1905年)、利多卡因(1943年)等。可分为酯类局麻药(普鲁卡因、丁卡因等)和酰胺类局麻药(利多卡因、布比卡因等)。

第一节 概　　述

【药理作用】

1. **局麻作用** 局麻药对与其接触的各种外周神经冲动的产生和传导都有阻断作用。使神经兴奋阈升高,动作电位幅度降低,传导减慢,直到完全丧失兴奋性和传导性。较细的无髓鞘神经纤维,如痛觉神经及交感神经,对其更敏感;而较粗的运动神经及有髓鞘包绕的神经干,敏感性则较差。用药后痛觉、温觉、触压觉依次消失,运动神经功能受阻较迟。恢复时则顺序相反。局麻药在高浓度时,也能抑制平滑肌和骨骼肌的活动。

目前公认的作用机制是局麻药阻断神经细胞膜上的电压门控性 Na^+ 通道,使传导阻滞,产生局麻作用。局麻药的作用具有频率和电压依赖性。

2. **吸收作用** 局麻药的局麻作用,是药物在用药局部发挥的局部作用。在施以局麻时,局麻药吸收入血或误注入血管产生的作用,是其毒性作用。主要表现在如下所述。

(1)中枢神经系统 有明显的兴奋和抑制双向作用。局麻药吸收后,在低浓度对中枢神经系统有抑制作用,表现为镇静、思睡和痛阈提高。局麻药中毒时,高浓度局麻药抑制中枢抑制性神经元,患者有兴奋不安、肌肉震颤,甚至惊厥等兴奋症状。中毒加深时,中枢的过度兴奋可转入抑制,出现昏迷、呼吸麻痹,甚至死亡。

(2)心血管系统 局麻药对心血管有直接抑制作用,可降低心肌兴奋性,使心肌收缩力减弱、传导减慢,出现传导阻滞,直到心搏停止。多数局麻药可不同程度地扩张外周血管,这可促使局麻药吸收入血,缩短局麻时间,增加吸收中毒的发生。临床上常合用微量缩血管药以预防之。

61

部分局麻药的吸收作用也有治疗意义,如普鲁卡因对中枢神经系统的抑制作用,可用于静脉普鲁卡因复合麻醉,利多卡因对心脏的作用,可用于抗室性心律失常。

【体内过程】

1. 吸收　局麻药自作用部位吸收后,进入血液循环的量和速度决定血药浓度。影响因素有:①药物剂量;②给药部位;③局麻药的性能;④血管收缩剂。

2. 分布　局麻药吸收入血后,首先分布到脑、肺、肝、肾等高灌流器官,然后以较慢速度分布到肌、肠、皮肤等血液灌流较差的部位。

3. 生物转化和消除　局麻药进入血液循环后,其代谢产物的水溶性更高,并从尿中排出,酯类局麻药主要由假性胆碱酯酶水解失活,如有先天性假性胆碱酯酶质量的异常,或因肝硬化、严重贫血、恶病质和晚期妊娠等引起量的减少者,酯类局麻药的用量都应减少。酰胺类药物的转化降解规律尚不完全清楚,主要在肝细胞内质网代谢转化,故肝功能不全的患者用量应酌减。

【麻醉方法】

1. 表面麻醉　也称黏膜麻醉,是将穿透性强的局麻药涂布于黏膜表面,使黏膜下的神经末梢麻醉。常用于眼、鼻、咽喉、气管、尿道等黏膜部位的浅表手术。

2. 浸润麻醉　是将局麻药溶液注入皮下或手术野附近组织,使局部神经末梢麻醉。常用于浅表的小手术。

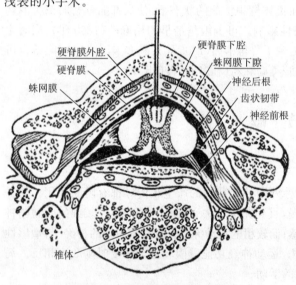

图10-1　局部麻醉药的给药方法

3. 传导麻醉　也称阻滞麻醉,是将局麻药溶液注射到外周神经干周围或神经丛附近,阻断神经冲动传导,使该神经支配区域的组织麻醉。常用于四肢、面部、口腔等外伤处理及小手术。

4. 蛛网膜下隙麻醉　也称脊髓麻醉或腰麻,是将局麻药溶液经腰椎间隙注入蛛网膜下隙,阻滞该部位的脊神经根,麻醉范围较广。常用于下腹部和下肢手术。药液比重、患者体位等因素可影响药液扩散及作用的范围。因该部位交感神经被阻滞,常引起血压下降,可取轻度头低位(10°~15°)或用麻黄碱预防。因硬脊膜被刺穿,脑脊液外漏,可致麻醉后头痛。

5. 硬膜外麻醉　是将局麻药溶液注入硬脊膜外腔,阻滞通过此腔穿出椎间孔的神经根,常可插入导管反复多次给药。可用于从颈部到下肢的手术,特别适用于腹部手术。硬脊膜外腔不与颅腔相通,药液不会扩散至脑。

第二节　常用局麻药

一、酯类局麻药

普鲁卡因

普鲁卡因(Procaine),又称奴佛卡因(Novocaine),本药对黏膜的穿透力弱,一般不作表面麻醉用。主要用于浸润麻醉、传导麻醉、腰麻和硬膜外麻醉。注射后在1~3分钟内开始起效,持续30~45分钟。溶液中加入少量肾上腺素,可使作用延长到1~2小时。本药被吸收入血后,迅速被血浆假性胆碱酯酶水解。避免与磺胺药物合并应用,因代谢物PABA能对抗磺胺药物的抗菌作用。可有变态反应,用药前应做皮试。

知识链接

自控镇痛泵(PCA泵)

镇痛泵是定期定量给止痛药的医疗器械。主要用于手术后镇痛、无痛分娩、慢性疼痛治疗、恶性肿瘤镇痛等。PCA泵主要用于术后镇痛,其内注有止痛或麻醉药物,局麻药如布比卡因、利多卡因等;阿片类药物如吗啡、芬太尼等;非甾体消炎药如氯诺昔康等;或阿片类药物与局麻药类药物混合使用。给药途径有静脉(PCIA)、硬膜外(PCIA)和皮下(PCHA)或经神经根(PCNA)3种。镇痛泵也会有一定的副作用,但因人而异。

丁 卡 因

丁卡因(tetracaine),又称地卡因(dicaine)。局麻作用和毒性都比普鲁卡因强10倍左右,对黏膜穿透力强,1~3分钟起效,持续2小时以上。最常用于表面麻醉,也用于传导麻醉、腰麻和硬膜外麻醉。因毒性强,一般不用于浸润麻醉。在血中被假性胆碱酯酶水解较慢,故作用较持久。

二、酰胺类局麻药

利 多 卡 因

利多卡因(lidocaine),又称昔罗卡因(xylocaine),作用较普鲁卡因强、快而持久,对黏膜穿透力也强。可用于各种局部麻醉,有全能局麻药之称。用于浸润麻醉时,毒性反应发生机会较普鲁卡因多,故应用不及普鲁卡因普遍;临床上主要用于传导麻醉和硬膜外麻醉。本药扩张血管作用不明显,加入肾上腺素也可延长作用时间。无过敏反应,对普鲁卡因过敏者可选用此药。

布 比 卡 因

布比卡因(bupivacaine),又称麻卡因(marcaine),为酰胺类局麻药。本药作用强,持续时间长,局麻作用比利多卡因强3~4倍,持续时间长1倍,用其0.5%溶液加肾上腺素作硬膜外阻滞麻醉,作用可维持5小时。但黏膜穿透力弱,不适用于表面麻醉,主要用于浸润麻醉、传导麻醉和硬膜外麻醉,因作用持久也可用于手术后镇痛,以减少镇痛剂使用量或推迟镇痛剂使用时间。

本药安全范围较利多卡因宽,但毒性较强,心脏毒性出现较早,易引起室性心律失常。循环虚脱和惊厥常同时发生。

表10-1 常用局麻药的比较

药名	维持时间(小时)	相对强度	相对毒性	穿透力	主要用途
普鲁卡因	0.5~1	1	1	弱	除表面麻醉外的各种局麻
利多卡因	1~2	2	2	强	各种局麻
丁卡因	2~3	10	10~12	强	除浸润麻醉外的各种局麻
布比卡因	5~10	10	6.5	弱	浸润、传导、硬膜外麻醉

第二军医大学出版社

本章用药护理小结

1) 在局麻时,局麻药吸收入血或误注入血管可产生中枢神经系统和心血管系统的毒性作用。

2) 因代普鲁卡因谢物 PABA 能对抗磺胺药的抗菌作用,应避免与磺胺药合并应用。

3) 普鲁卡因可产生变态反应,用药前应做皮试。

制剂及用法

盐酸普鲁卡因　注射液:25 mg/10 ml,50 mg/10 ml,100 mg/10 ml,40 mg/2 ml。注射剂:150 mg/瓶。浸润麻醉用 0.5%～1%溶液;传导麻醉、硬膜外麻醉用 0.5%～2%溶液,一次量不超过 1 000 mg。腰麻可用 2%～5%溶液,一次量不宜超过 200 mg。

盐酸利多卡因　注射液:200 mg/10 ml,400 mg/20 ml。表面麻醉用 2%～4%溶液;浸润麻醉用 0.25%～0.5%溶液;传导麻醉和硬膜外麻醉用 1%～2%溶液,一次极量 500 mg。腰麻时浓度不应超过 5%,剂量不应超过 100 mg。

盐酸丁卡因　注射液:50 mg/5 ml。眼科用 0.5%～1%溶液;鼻喉科用 1%～2%溶液;腰麻用 0.3%～0.5%溶液,可用其混合液(1%丁卡因 1 ml 与 10%葡萄糖注射液 1 ml 及 3%～5%盐酸麻黄碱 1 ml 混合),作用时间较长;硬膜外麻醉用 0.2%～0.3%溶液(0.33%丁卡因与等量的 2%利多卡因混合液)。

盐酸布比卡因　注射液:12.5 mg/5 ml,25 mg/5 ml,37.5 mg/5 ml。浸润麻醉用 0.25%溶液,传导麻醉用 0.25%～0.5%溶液,硬膜外麻醉用 0.5%～0.75%溶液。一次极量 200 mg。

思　考　题

1. 常用的局部麻醉方法有哪几种?

2. 应用普鲁卡因时应注意哪些问题?

3. 案例分析:患者,女性,30 岁。因转移性右下腹疼痛 7 小时入院,经体检及辅助检查,诊断为急性阑尾炎。采用硬膜外麻醉进行手术治疗。局麻药选用加入 1∶20 万肾上腺素的 2%利多卡因溶液。请问:利多卡因溶液中为何加入 1∶20 万肾上腺素?局部麻醉药的毒性反应有哪些?如何防治?

(孙　云)

第三篇 作用于中枢神经系统的药物

第十一章 全身麻醉药

1. 了解 复合麻醉的常用方法。
2. 熟悉 全麻药的分类和常用药物的特点。

【知识点】

中枢抑制、氯胺酮(K粉)、"牛奶"、分离麻醉、复合麻醉。

全身麻醉药(general anaesthetics)简称全麻药,是能暂时地、可逆地抑制中枢神经系统功能,达到意识、感觉消失,便于进行手术的药物。理想的全麻药还必须能松弛骨骼肌,抑制各种反射,麻醉诱导和恢复平稳、迅速而舒适,麻醉深度易于调节,不影响心、肺、肝、肾等内脏功能。临床上常用的全麻药有吸入麻醉药和静脉麻醉药。

第一节 吸入麻醉药

一、概述

凡经气道吸入而产生全身麻醉的药物,称为吸入麻醉药。采用吸入给药,与吸入麻醉易于控制有关。常用的吸入麻醉药有恩氟烷、异氟烷和氧化亚氮,偶尔也用氟烷,乙醚已较少使用。这些药物除氧化亚氮为气体外,其他都是挥发性液体。

【药理作用】 吸入一定量的全麻药后,患者意识消失,痛觉明显减轻或消失,并防止手术中一些异常的或有危害的应激反应出现,使手术得以顺利进行。中枢神经系统各部位对全麻药的敏感性不一样,脑干网状结构上行激活系统最先受影响,随着全麻药浓度升高,大脑皮层、皮层下中枢先后受抑制,中毒剂量时则使延脑受抑制。

【不良反应】 全麻药作用选择性不高,高浓度时几乎对所有神经肌肉组织都有麻痹作用,并能抑制内脏器官的功能。全麻药安全范围较窄,治疗指数介于2～4。

1. 抑制心血管系统 所有强效吸入麻醉药都可减弱心肌收缩力,扩张外周血管。若患者心功能不全,这种作用可明显反应出来。全麻时由于肾上腺素对心脏的影响,可诱发异位节律,这在应用氟烷时比用恩氟烷和异氟烷时更明显。

2. 抑制呼吸 所有强效吸入麻醉药都可引起呼吸抑制,这种抑制作用与药量有关。恩氟烷、异氟烷对呼吸的抑制比氟烷明显。

3. 升高颅内压 所有吸入麻醉药都可扩张脑血管,升高颅内压,尤其是在快速提高吸入麻醉药分压时。若先给巴比妥类药或其他静脉麻醉药,再逐渐增加吸入麻醉药的分压,则可减少对颅内压的影响。异氟烷较少引起颅内压升高,恩氟烷也较氟烷为好。

二、常用吸入麻醉药

氧 化 亚 氮

氧化亚氮（nitrous oxide）又名笑气，为无刺激性的气体麻醉剂，经加压成液态贮于钢瓶中备用。本药麻醉作用甚弱，骨骼肌松弛不完全，但麻醉诱导及苏醒很快。临床上常以氧化亚氮与氧按一定比例混合作诱导麻醉，或与其他全麻药配合使用。氧化亚氮在短时内使用，是毒性最小的吸入麻醉药。

恩 氟 烷 和 异 氟 烷

恩氟烷（enflurane）和异氟烷（isoflurane）是同分异构体。两药麻醉作用强，麻醉诱导快速，苏醒也迅速、平稳。两药均有肌肉松弛作用，也可加强非去极化型肌松药的作用。麻醉加深时，可因血管扩张使血压下降。麻醉过深时，对呼吸有抑制。恩氟烷用量过大可致惊厥，有癫痫病史者应避免使用。从多项指标看，异氟烷是目前最安全、理想的吸入麻醉药。

氟　　烷

氟烷（halothane）遇阳光、紫外线易变质，须贮于棕色瓶中。氟烷麻醉作用很强，MAC 只有0.77%。诱导和苏醒均较快，通常吸入 1%浓度的氟烷，半分钟内即可使患者神志消失。但本药镇痛效果欠佳，无明显肌松作用。氟烷安全范围较窄，麻醉稍深即出现血压下降，并可诱发心律失常。氟烷能抑制子宫平滑肌，故禁用于临产妇。反复应用可损害肝脏。

麻 醉 乙 醚

麻醉乙醚（anaesthetic ether）为极易挥发的液体，遇光、热、空气会分解；易燃易爆，使用时须远离火种；有强烈的刺激性气味，可使呼吸道分泌增加。乙醚麻醉作用较强，对骨骼肌的松弛作用较完全，但诱导期长，苏醒缓慢，现已少用。

常用吸入麻醉药的特性比较见表 10-1。

表 10-1　常用吸入麻醉药的特性比较

	氧化亚氮	恩氟烷	异氟烷	氟烷	乙醚
刺激性	无	无	小	小	强
燃烧、爆炸	能助燃	不	不	不	易燃、易爆
血/气分配系数	0.47	1.8	1.4	2.3	12.1
脑/血分配系数	1.1	1.4	2.6	2.9	1.1
MAC(%)	101.00	1.70	1.30	0.77	1.90
诱导用吸入气浓度(%)	80	2~4	1.5~3	1~3	8~10
维持用吸入气浓度(%)	50~70	0.5~2	0.5~1.5	0.5~2	1~2
诱导及苏醒速度	快	快	快	快	很慢
横纹肌松弛	很差	好	好	差	很好

第二节　静脉麻醉药

经静脉注入能产生全麻状态的药物，称为静脉麻醉药。与吸入麻醉药相比，静脉麻醉药作用迅速，对呼吸道无刺激。但用单一静脉麻醉药，镇痛强度不够，肌松较差，药物消除不如吸入麻醉药快，且无法人工排除。现今，静脉麻醉药主要用于诱导麻醉和静脉复合麻醉。单独用于麻醉的，仅限于时间短、镇痛要求不高的手术。

第二军医大学出版社

硫 喷 妥 钠

硫喷妥钠(thiopental sodium)是目前应用最广的超短效巴比妥类静脉麻醉药。本药脂溶性高,静脉注射后药物迅速进入脑组织,1分钟内患者可进入麻醉状态,无兴奋期。麻醉作用短暂,一般在10分钟内可清醒,这是因药物从脑组织向其他组织、特别是脂肪组织移行的结果。但本药镇痛作用差,肌肉松弛不完全。因抑制交感神经,使副交感神经作用占优势,浅麻醉时能引起喉或支气管痉挛。剂量加大,可明显抑制呼吸,并使心率加快,血压下降。临床上主要用于诱导麻醉、基础麻醉和一些短小手术。

氯 胺 酮

盐酸氯胺酮(ketamine)为白色结晶性粉末,所以俗称"K粉",是一种非巴比妥类静脉麻醉药,脂溶性是硫喷妥钠的5~10倍。按2 mg/kg静脉注射,起效时间不超过1分钟,维持10~25分钟。本药选择性阻断痛觉冲动向丘脑和大脑皮层传导,但对网状结构影响较小,结果使患者意识和感觉分离,因此称为"分离麻醉"。麻醉过程中,有的患者意识未完全消失,可睁眼,但对手术不感到疼痛。氯胺酮能兴奋交感神经中枢,导致心率加快、血压升高和颅内压升高,骨骼肌张力增加,麻醉期可见肢体运动,苏醒期可有恶梦、幻觉。临床上单独应用仅适用于无需肌松的小手术、烧伤换药,也可用作诱导麻醉、静脉复合麻醉,也可作为术前和小儿镇静用药。近年来可通过口服用于小儿麻醉前给药。氯胺酮具有一定的精神依赖性,属一类精神药品,长期使用或过量使用会对脑部造成永久损害。

依 托 咪 酯

依托咪酯(etomidate,乙咪酯)为人工合成的速效、短效、强效新型非巴比妥类静脉麻醉药。静脉注射后30秒患者便丧失意识,麻醉维持3~5分钟。麻醉强度为硫喷妥钠12倍。可用于麻醉诱导、短小手术和麻醉维持。依托咪酯对循环系统、呼吸系统抑制作用轻。但用其麻醉后,约有43%的患者诉有肌震颤和注射处静脉疼痛。若事先给予芬太尼,可减轻此副作用。

异 丙 酚

异丙酚,又叫丙泊酚(propofol),乳白色液体,俗称"牛奶",其临床特点是起效快,持续时间短,苏醒迅速而平稳,是较理想的催眠性静脉全身麻醉药。

知识链接

华佗与"麻沸散"

东汉末年医学家华佗曾用"麻沸散"使患者麻醉后施行剖腹手术,是世界医学史上应用全身麻醉进行手术治疗的最早记载。被后世尊之为"外科鼻祖",比欧美各国提前了1600多年,在世界医学史上倍受尊崇。传说华佗的儿子沸儿误食了曼陀罗的果实不幸身亡,华佗万分悲痛,在曼陀罗的基础上加入另外几味中草药研制出了世界上最早的麻醉药,为了纪念他的儿子,特将这种药命名为麻沸散。曼陀罗主要成分为山莨菪碱、阿托品及东莨菪碱(天仙子碱)等,可使肌肉松弛,汗腺分泌受抑制,因此古人将此花所制的麻醉药取名为"蒙汗药"。

临床常与脊髓麻醉和硬脊膜外麻醉同时应用,并和通常的麻醉前给药如神经肌肉阻滞药,吸入麻醉药以及镇痛药同用,主要用于麻醉诱导、维持与辅助麻醉。尤适用于门诊手术及腹腔镜检查,如无痛胃镜、肠镜、无痛人流等。不良反应少,对异丙酚过敏者禁用,慎用于严重循环功能不全者,建议不用于妊娠或哺乳妇女、3岁以下儿童及癫痫患者。

第三节　复 合 麻 醉

每种全麻药或麻醉方法都各有优缺点,临床上常联合应用多种药物或(和)多种方法进行麻醉,以取长补短,达到最佳麻醉效果和最小生理干扰,这就是复合麻醉(compound anaesthesia)。这是迄今为止最完善的麻醉方法。常用的复合麻醉方法和药物有如下所述。

1. 麻醉前给药　指在麻醉前一定时间,为使患者情绪安定、增强麻醉效果、防止麻醉药的不良反应等,选用一种或几种药物。常用的药物有苯二氮类及巴比妥类镇静催眠药,吗啡、哌替啶等镇痛药,东莨菪碱等抗胆碱药。

2. 基础麻醉　在患者进入手术室前,用硫喷妥钠、氯胺酮等,使其处于浅麻醉状态。在此基础上,再施行其他麻醉,以减少药量,并使麻醉平稳。基础麻醉主要用于小儿手术。

3. 诱导麻醉　选用快速作用的全麻药,使患者迅速进入外科麻醉期,称为诱导麻醉。各种静脉麻醉药,尤其是硫喷妥钠以及氧化亚氮,均可用于诱导麻醉。

4. 静脉普鲁卡因复合麻醉　典型的是用2.5%硫喷妥钠诱导麻醉,用琥珀酰胆碱协助气管内插管,再用1%普鲁卡因溶液(可加入镇痛药、肌松药)持续静脉滴注维持麻醉。本法简便、安全、并发症少、苏醒快,普鲁卡因还有一定的抗心律失常作用。用量过大会有心血管系统的抑制。

此外尚有神经安定镇痛麻醉,静脉阿片类药复合麻醉,吸入复合麻醉,静脉-吸入复合麻醉,全身-局部复合麻醉等。

本章用药护理小结

1) 在吸入麻醉前12小时需禁食、禁水,因为进食后往往更易发生恶心及呕吐,导致误吸。

2) 患者在麻醉苏醒期也可发生呕吐,为防止呕吐物进入呼吸道,可术前放置鼻胃管以便及时吸出胃内容物。

3) 氟烷能抑制子宫平滑肌,故禁用于临产妇;恩氟烷用量过大可致惊厥,有癫痫病史者应避免使用;氯胺酮具有一定的精神依赖性,长期使用或过量使用会对脑部造成永久损害。

制 剂 及 用 法

恩氟烷　250 ml/瓶。常用量(吸入气内浓度):诱导2%～4%,维持0.5%～2%。

异氟烷　100 ml/瓶。常用量(吸入气内浓度):诱导1.5%～3%,维持0.5%～1.5%。

氟烷　20 ml/瓶,250 ml/瓶,稳定剂为0.01%的麝香草酚。常用0.5%～3%,用量按需要定。

麻醉乙醚　含3%乙醚的棕色密封小瓶,100 ml/瓶,150 ml/瓶,250 ml/瓶。用量按需要定。

硫喷妥钠　注射剂:0.5 g/瓶,1 g/瓶。临用前用注射用水配成1.25%～2.5%溶液,供缓慢静脉注射。通常静脉注射一次量不超过0.5 g,一次手术中极量为1.0 g。

盐酸氯胺酮　注射液:10 mg/ml,50 mg/ml,1～2 mg/kg,缓慢静脉注射,全麻状态维持5～10分钟,以后隔7～10分钟追加半量,仅适宜于短小手术。极量:静脉注射,每分钟4 mg/kg;肌内注射,每次13 mg/kg。

依托咪酯　注射液:20 mg/10 ml。用量0.3 mg/kg,静脉注射。

异丙酚　注射剂:10 mg/ml 诱导麻醉:每10秒4 ml(40 mg)直至临床上产生麻醉作用。维持麻醉:因人而异,通常1～2 mg/kg,静推1分钟内眼睑反射消失,平均4.4分钟可睁眼,5.2分钟能回答简单问题。

思 考 题

1. 复合麻醉的方法有哪些?

2. 什么是"分离麻醉"?

(王 卉)

第十二章　镇静催眠药

【学习目标】

1. 熟悉　巴比妥类的分类、主要不良反应和中毒解救。
2. 掌握　地西泮的药理作用、临床应用、主要不良反应及用药监护。

【知识点】

量效关系、地西泮、快动眼睡眠(REM)、GABA、宿醉现象。

镇静催眠药是通过抑制中枢神经系统而达到缓解过度兴奋和引起近似生理性睡眠的药物。小剂量催眠药有镇静作用,可作为镇静药应用。许多镇静催眠药属于精神药品,而精神药品是指直接作用于中枢神经系统使之兴奋或抑制,长期应用能产生精神依赖性的药品,与主要用于治疗以兴奋症状为主的精神病的抗精神病药(见第 15 章)是两个截然不同的种类。早期的镇静催眠药有巴比妥类、水合氯醛,20 世纪 60 年代出现了苯二氮䓬类,因其在安全性和疗效方面的优势,逐渐取代了前两者,成为治疗失眠的一线药物。

第一节　苯二氮䓬类

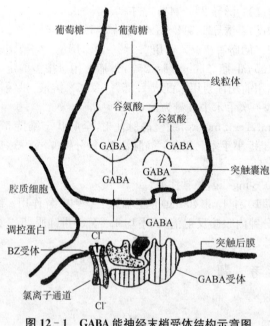

图 12 - 1　GABA 能神经末梢受体结构示意图

苯二氮䓬类(Benzodiazepines,BDZ)药是 1,4 -苯骈二氮在 R_1、R_2、R_3、R_7、R'_2 等位置代入不同基团得到的衍生物。临床上常用药有以咪达唑仑、三唑仑为代表的短半衰期药物、以艾司唑仑为代表的中半衰期药物及地西泮、氯硝西泮、氟西泮等长半衰期药物。地西泮为苯二氮䓬类代表药。

【药理作用和临床应用】　各药的药理作用相似,但作用的选择性、强度、作用时间有一定差异。

1. 抗焦虑作用　焦虑是一种情感障碍,患者对自身健康或客观情况作出过分严重的估计,或无由的内心不安、心悸、恐惧。低于镇静剂量的本类药即有抗焦虑作用,可解除患者紧张、恐惧、忧虑等症状。小于镇静的剂量即可产生明显的抗焦虑作用,是治疗焦虑症的首选药。

2. 镇静催眠作用　本类药能缩短睡眠诱导时间,延长总的睡眠时间。与巴比妥类催眠药比较,有以下优点:①对快动眼睡眠时相(rapid eye movement,REM)影响较小,不易产生停药后多梦,恶梦的反跳现象;②毒性小,安全范围大;③不引起麻醉;④对肝药酶诱导作用小;⑤耐受性、成瘾性较轻,因而已基本取代巴比妥类,成为应用最广的镇静催眠药,用于各类失眠及麻醉前给药。

用于催眠时,常选用作用快或强的三唑仑、艾司唑仑、氟西泮和硝西泮。用于镇静,常用地西泮、阿普唑仑和艾司唑仑。

3. 抗惊厥、抗癫痫作用 本类药都有抗惊厥作用,以地西泮、奥沙西泮、三唑仑较强。临床上多用于破伤风、子痫、小儿高热和药物中毒等引起的惊厥。静脉注射地西泮,是目前治疗癫痫持续状态的首选药。硝西泮、氯硝西泮对其他类型的癫痫疗效较好。

4. 中枢性肌肉松弛作用 地西泮、氟硝西泮等有较强的中枢性肌肉松弛作用,但不影响正常活动。通过抑制脊髓多突触反射,抑制中间神经元的传递,引起肌肉松弛。临床上可用于治疗中枢病变(脑血管意外、脊髓损伤等)引起的肌强直和腰肌劳损等所致的肌痉挛。

【作用机制】 研究表明,在中枢神经系统内存在着苯二氮䓬受体(BDZ受体)。这些受体在大脑皮层最密集,其次为边缘系统和中脑,脑干和脊髓中分布较少。这种分布与中枢神经系统中抑制性递质γ-氨基丁酸(GABA)受体的分布基本一致。BDZ受体与GABA受体都位于GABA能神经末梢的突触后膜上。它们在机能上相互作用,并与Cl^-通道紧密相连。

GABA是中枢经系统中最重要的抑制性递质,在GABA能神经末梢合成、储存、释放和消除。释放的GABA激动GABA受体,使与GABA受体偶联的Cl^-通道开放,Cl^-进入细胞内增加,使神经细胞超极化,产生抑制效应。一般情况下,GABA受体被GABA调控蛋白(modulin)掩盖,妨碍其与GABA结合。苯二氮䓬类药物与BDZ受体结合后,可以改变GABA调控蛋白的构象,解除GABA调控蛋白对GABA受体的掩盖,从而增强GABA的抑制作用,产生相应的药理效应。

【不良反应】 不良反应较轻,常见的副作用为嗜睡、乏力、头昏、头痛(个别患者可出现兴奋症状)。偶有皮疹、白细胞减少等过敏反应。

安全范围大,口服10倍治疗量药物仅引起嗜睡。大剂量偶致共济失调、肌无力、语言含混不清等。静脉注射宜慢,速度过快可抑制心血管,严重者可致心跳及呼吸停止,饮酒或同时应用其他中枢抑制药较易发生。特异性解救药为苯二氮䓬受体阻断药氟马西尼(Flumazenil)。

长期应用可产生耐受性、依赖性,本类许多药物属于二类精神药品(spirit drug)。久服突然停药可出现戒断症状,如焦虑、失眠、震颤、惊厥。与巴比妥类药相比,对本类药产生耐受性及依赖性的发生率较低、程度较轻。

【用药注意事项】

1) 治疗失眠,首先应去除病因。应用催眠药,仅为对症治疗。

2) 治疗惊厥、癫痫望快速显效时,应采用静脉注射。静脉注射速度宜慢。地西泮静脉注射每分钟不宜超过5 mg。地西泮注射时不可用注射用水、生理盐水或葡萄糖溶液稀释,以免药液混浊,但可加入大量输液中静脉滴注。

3) 为避免产生耐受性和依赖性,应严格掌握用药适应证,并采用小剂量、短期或间断给药。用药超过2~3周,停药时应逐渐减量。

4) 妊娠和哺乳期妇女,急性青光眼和重症肌无力患者,严重心、肝、肾损害者,对本类药过敏者,应禁用本类药。婴幼儿和年老体弱者,驾驶员和高空作业者,应慎用本类药。

5) 用药期间应禁酒,以免增加药物毒性。

71

知识链接

氟 马 西 尼

氟马西尼(flumazenil)又名安易醒,为苯二氮䓬类药物(BDZ)的选择性拮抗剂,可阻断BDZ受体逆转BDZ类及对中枢神经系统BDZ受体具亲和性的非BDZ类药物(如佐匹克隆、三唑并哒嗪类)的作用。用于苯二氮䓬类药物过量中毒的诊断和特异性治疗。还可用于改善酒精性肝硬化患者的记忆缺失等症状。有癫痫病史者可能诱发癫痫,长期应用BDZ类药物者应用氟马西尼可诱发戒断症状。

第二节 巴 比 妥 类

巴比妥类(barbiturates)药是巴比妥酸第5位碳原子(C_5)上的两个氢原子被其他基团取代得到的衍生物。临床上常用苯巴比妥、异戊巴比妥、司可巴比妥和硫喷妥。本类药为弱酸,难溶于水,其钠盐易溶于水。

【药理作用和临床应用】 巴比妥类药对中枢神经系统有选择性抑制作用,作用强度具有剂量依赖性,随着剂量增加,依次出现镇静、催眠、抗惊厥抗癫痫、麻醉、麻痹,过量则可麻痹延脑呼吸中枢而致死。显效时间和维持时间存在脂溶依赖性(表12-2)。

表12-1 苯二氮䓬类与巴比妥类的比较

	巴比妥类	苯二氮䓬类
缩短REM	+++	+
后遗作用	++	±
麻醉作用	有	无
安全范围	较小	大
依赖性	较大	较轻
诱导肝药酶	++	—

1. 镇静催眠 1/4～1/3催眠量的苯巴比妥,可用以缓解高血压、甲状腺功能亢进等患者的紧张、烦躁不安。中等剂量的本类药有催眠作用,可缩短入睡时间、延长睡眠时间。可用于各类失眠,包括对抗麻黄碱、氨茶碱等引起的中枢兴奋失眠。本类药可缩短REM睡眠,久用停药后REM可显著延长,伴有多梦,患者常不愿停药。另外,本类药用于催眠时,安全范围不及苯二氮䓬类大,对肝药酶有诱导作用,久用易产生耐受性和依赖性,现多被苯二氮䓬类药所取代。

2. 抗惊厥 较大剂量有良好的抗惊厥作用,可用于小儿高热、破伤风、脑炎、子痫及中枢兴奋药中毒等引起的惊厥。常用苯巴比妥钠肌内注射,对危急病例也可用异戊巴比妥钠缓慢静脉注射。

3. 抗癫痫 苯巴比妥常用于治疗癫痫强直-阵挛发作及癫痫持续状态。

4. 麻醉及麻醉前给药 超短效的硫喷妥钠可作诱导麻醉或静脉麻醉用。其他巴比妥类药因作用时间较长、不易调节,安全范围不大、易致呼吸抑制,不作麻醉用。苯巴比妥可作麻醉前给药,以消除患者的精神紧张。

表 12 - 2　常用巴比妥类药的比较

分类	药名	脂溶性	起效时间 （分）	作用维持 时间(小时)	消除方式	适应证
长效类	苯巴比妥	低	30～60	6～8	70％经肝代谢,其余经肾排泄	镇静、催眠、抗惊厥、抗癫痫
中效类	异戊巴比妥	中	15～30	3～6	主要经肝代谢	催眠、抗惊厥
短效类	司可巴比妥	中	10～15	2～3	主要经肝代谢	催眠、麻醉前给药
超短效类	硫喷妥	高	0.5	0.25	几乎全部被代谢	静脉麻醉、诱导麻醉

【不良反应】

1. 后遗效应（宿醉现象）　用催眠量的巴比妥类药后,次晨有头晕、困倦等症状。

2. 耐受性和依赖性　短期内反复用药可产生耐受性。这可能是因本类药诱导肝药酶,加速自身代谢,或因神经组织对药物逐渐适应所致。本类许多药物也属于二类精神药品,久用本类药可产生依赖性。突然停药,可出现戒断症状,表现为兴奋、焦虑、震颤,甚至惊厥。因此应控制使用。

3. 急性中毒　一次服用 5～10 倍催眠量药物可致中度急性中毒。表现为呼吸抑制、低血压、反射消失,甚至休克、昏迷。死亡原因为呼吸抑制或并发症。急性中毒的处理原则是排除毒物,支持疗法,对症治疗和预防并发症。可应用洗胃、补液、碱化尿液、透析,维持呼吸和循环功能,适量应用中枢兴奋药等措施急救。

4. 适用范围　呼吸系统疾患(如肺气肿、哮喘)者禁用,肝功能不全者慎用。

【药物相互作用】　苯巴比妥是肝药酶诱导剂,它能诱导肝药酶,除加速自身代谢外,还可加速苯妥英钠、氯丙嗪、肾上腺皮质激素、性激素、双香豆素、地高辛等的代谢。因此,长期应用巴比妥类药时,上述药物应加大剂量;停用巴比妥类药时,则应适当减量。

第三节　其他镇静催眠药

水 合 氯 醛

水合氯醛(chloral hydrate)为三氯乙醛的水合物。口服或直肠给药均易吸收。大部分在肝中还原成仍有活性的三氯乙醇,再与葡萄糖醛酸结合而失活,经肾排出。

口服催眠量后 15 分钟起效,可维持 6～8 小时,与中效巴比妥类相似。对 REM 睡眠影响较小,次晨较少发生后遗作用。大剂量有抗惊厥作用,但安全范围较巴比妥类小。主要用于催眠,大剂量可用于治疗破伤风、子痫等引起的惊厥。

主要不良反应是局部刺激性。口服或保留灌肠时,应用其稀释液。溃疡病患者禁用。过量可抑制心脏,对肝、肾也有损害,严重心、肝、肾疾病患者禁用。

丁 螺 环 酮

丁螺环酮(buspirone)是一种新的非苯二氮䓬类药,与地西泮有相当的抗焦虑作用,但没有镇静、肌松、乙醇增效等苯二氮䓬类药的不良反应。主要作用于脑内神经突触前膜多巴胺受体,对 GABA 无影响。

本品适用于急慢性焦虑状态,如焦虑性激动、内心不安和紧张状态。副作用小,可有头晕、头痛、胃肠功能紊乱等不良反应。孕妇、哺乳期妇女禁用。机体对其无明显依赖性为其优点。

73

唑　吡　坦

唑吡坦(zolpidem)是一种咪唑吡啶衍生物,国内商品名"思诺思",有很强的睡眠诱导作用,作用快,服药后 30 分钟起效。血中半衰期约为 2.5 小时,属于短效镇静催眠药,宜睡前服。能选择性地激动大脑边缘系统 ω1 -受体,影响慢波睡眠,对快波睡眠的作用较小,停药后睡眠紊乱轻微,俗称"舒睡晨爽"。

少数患者可能产生眩晕、嗜睡、恶心、头痛、肌痛等不适症状。极少产生耐受性和成瘾性。服药期间应禁酒。

本章用药护理小结

1. 地西泮服药剂量要个体化,有心肺疾病患者剂量宜小,否则会引起呼吸、循环抑制,尤应注意观察;用量过大,可出现运动失调,头晕等症状,护理人员应注意搀扶患者,避免摔倒。

2. 苯二氮䓬类和巴比妥类属于精神药品,长期应用可产生耐受性、依赖性,久服突然停药可出现戒断症状。

3. 镇静催眠药用于肺、心、肝、肾病患者、重症肌无力、胸部创伤或畸形,以及应有其他呼吸抑制剂者时,应备好氧气、吸痰器、呼吸机、气管插管等。

4. 在服用此类药物,除非特殊需要,尽量避免与下列食物或药物同服:①含酒精或咖啡因的食物或饮料;②抗过敏药物;③解痉药;④抗抑郁药物;⑤镇静剂或其他催眠药物等。

制 剂 及 用 法

地西泮　片剂:2.5 mg、5 mg。注射液:10 mg/2 ml。抗焦虑、镇静:2.5～5 mg/次,3 次/d。抗癫痫:5～10 mg/次,3 次/d。癫痫持续状态:5～20 mg/次,缓慢静脉注射。

硝西泮　片剂:5 mg。催眠:5～10 mg/次,睡前服。抗癫痫:5～30 mg/d,三次分服。

氟西泮　胶囊剂:15 mg、30 mg。催眠:15～30 mg/次,睡前服。

奥沙西泮　片剂:15 mg、30 mg。抗焦虑、镇静:15～30 mg/次,3 次/d。

劳拉西泮　片剂:1 mg、2 mg。抗焦虑:1～2 mg/次,2～3 次/d。催眠:2～4 mg/次,睡前服。

三唑仑　片剂:0.25 mg、0.5 mg。催眠:0.25～0.5 mg,睡前服。

艾司唑仑　片剂:1 mg、2 mg。镇静:1～2 mg/次,3 次/d。催眠:1～2 mg/次,睡前服。抗癫痫:2～4 mg/次,3 次/d。

阿普唑仑　片剂:0.25 mg、0.5 mg、1 mg。抗焦虑:0.25～0.5 mg/次,3 次/d。根据病情每日总剂量可增至 4 mg。

苯巴比妥　片剂:10 mg、15 mg、30 mg、100 mg。镇静:15～30 mg/次,2～3 次/d。催眠:60～100 mg/次,睡前服。抗癫痫大发作:从 15 mg/次开始,可逐渐增至 60 mg/次,3 次/d。

苯巴比妥钠　注射剂:0.1 g。抗惊厥:0.1～0.2 g/次,肌内注射。癫痫持续状态:0.1～0.2 g/次,缓慢静脉注射。极量:皮下、肌内或缓慢静脉注射,0.25 g/次,0.5 g/d。

异戊巴比妥　片剂:0.1 g。催眠 0.1～0.2 g/次,睡前服。极量:0.2 g/次,0.6 g/d。

异戊巴比妥钠　注射剂:0.1 g、0.25 g。抗惊厥:成人 0.1～0.25 g/次,肌内或缓慢静脉注射。极量:0.25 g/次,0.5 g/d。

司可巴比妥　胶囊剂:0.1 g。催眠:0.1～0.2 g/次,睡前服。麻醉前给药:0.2～0.3 g/次。

水合氯醛　溶液剂:10%溶液。催眠:5～10 ml/次,稀释后睡前服。抗惊厥:10～20 ml/次,稀释 1～2 倍后灌肠。极量:2 g/次,4 g/d。

丁螺环酮　片剂：5 mg、10 mg。抗焦虑：5～10 mg/次，3 次/d。极量：60 mg/d。

唑吡坦　片剂：5 mg。临睡前服用。成人推荐剂量每天 10 mg，老年人和体质虚弱者为次日 5 mg。

思 考 题

1. 苯二氮䓬类药物的主要不良反应有哪些？

2. 地西泮作为镇静催眠药，与巴比妥类相比较有哪些优点？

3. 什么是镇静催眠药的宿醉作用？

4. 案例分析：患者，女性，36 岁。因粘连性肠阻术后不能入睡，静注地西泮 15 mg，约 8 秒注完。当时患者口唇发绀，呼吸困难，30 秒后呼吸停止，心率正常。立即行人工呼吸，吸氧，肌注尼可刹米，约 3 分钟恢复正常呼吸。请对此用药案例进行分析。

（王　卉）

第十三章 抗癫痫药及抗惊厥药

【学习目标】

1. 熟悉 苯妥英钠的药理作用、临床应用、不良反应和用药注意事项。
2. 熟悉 苯巴比妥、卡马西平、乙琥胺、丙戊酸钠的药理特点及应用。
3. 熟悉 硫酸镁的作用、用途、给药途径、用药监护、中毒判断及其处理。

【知识点】

苯妥英钠 首选药 齿龈增生 癫痫持续状态 "殊途异效"硫酸镁。

第一节 抗 癫 痫 药

一、概述

癫痫是一组反复发作的神经元异常高频放电并向周围扩散,导致中枢神经系统功能暂时失常的慢性疾病。功能失常可表现为运动、感觉、意识、行为、自主神经等功能障碍。以往曾将癫痫分为大发作、小发作、精神运动性发作和局限性发作。目前,国际上按脑功能障碍起始部位及其扩展情况,将癫痫作以下分类。新的分类可说明疾病的定位,优于过去的分类。

1. 部分性发作 (局部起始的发作)

(1) 单纯部分性发作(局源性发作) 仅表现为局部肢体运动或感觉障碍,一般不影响意识。

(2) 复杂部分性发作(精神运动性发作) 表现多样,特点为意识障碍伴精神症状及自动症,事后不能回忆。

(3) 自主神经性发作(间脑性发作) 常有头痛型、腹痛型、肢痛型、心血管型发作。

2. 全身性发作 (两侧对称性发作,起始时无局部症状)

1) 失神发作(小发作):多见于儿童,表现为突发短暂的意识中断,脑电图上有 3 次/秒的棘慢波发放,每日可发作数次至数百次。

2) 强直-阵挛发作(大发作):为最常见的全身性发作。发作时,患者突然意识丧失,全身骨骼肌强直性收缩,10~20 秒后转为阵挛,约 1 分钟后进入惊厥后期,意识渐恢复。强直-阵挛发作若在短期内频繁发生,以致间歇期内持续昏迷者,称为癫痫持续状态,为危重急症。

3) 肌阵挛发作:为突然、短暂、触电样肌肉收缩,可遍及全身或限于局部。

从电生理学观点看,抗癫痫药的作用方式有两种:①直接抑制病灶神经元的过度放电;②作用于病灶周围正常组织,防止病灶异常放电的扩散。目前多数抗癫痫药是通过后一种方式发挥作用。合理应用抗癫痫药,约 80%的癫痫患者发作能获控制。

二、常用抗癫痫药

苯 妥 英 钠

苯妥英钠(phenytoin sodium),又名大仑丁(dilantin)。

【作用和用途】

1. 抗癫痫 可用于强直-阵挛发作。但因起效慢,常先用作用较快的苯巴比妥控制发作,再合用本药,然后逐步撤除前用药物,不宜长期合用。对单纯部分性发作和复杂部分性发作也有效。对失神发作无效,有时甚至增加发作次数。抗癫痫作用机制一般认为,减少钠离子内流,而使神经细胞膜稳定,提高兴奋阈,减少病灶高频放电的扩散。

2. 治疗外周神经痛 如三叉神经痛、舌咽神经痛和坐骨神经痛。这可能与其稳定神经细胞膜有关。

3. 抗心律失常 主要用于室性心律失常(见抗心律失常药)。

【体内过程】 口服后吸收缓慢且不规则,3～12小时血浆浓度达高峰。不同厂家的制剂生物利用度差别很大。连续用药(0.3～0.6 g/d)需经6～10天才达到有效血浓度(10～20 $\mu g/ml$)。因本药呈强碱性(pH=10.4),刺激性强,不宜作肌内注射。血浆蛋白结合率为85%～90%。消除速度与血药浓度有关。低于10 $\mu g/ml$时,按一级动力学消除,$t_{1/2}$为6～24小时;高于此浓度时,按零级动力学消除,血药浓度与剂量不成比例地迅速升高,$t_{1/2}$明显延长,容易出现毒性反应。应用治疗量药物所达血药浓度个体差异很大(2～50 $\mu g/ml$),影响因素较多,血药浓度达20 $\mu g/ml$左右即可出现毒性反应,因此应进行血药浓度监测,以指导合理用药。

【不良反应】 不良反应的发生与血药浓度大致平行。严重不良反应虽较少,但一般反应发生率高。应注意按临床效应及血药浓度调整剂量,减少不良反应的发生。

1. 局部刺激 本品碱性强,口服易引起食欲减退、恶心、呕吐、腹痛等,宜饭后服。静脉注射可引起静脉炎。

2. 齿龈增生 长期应用能使齿龈增生,多见于儿童和青少年,发生率约20%。这与部分药物自唾液排出、刺激胶原组织增生有关。应注意口腔卫生,经常按摩齿龈可以减轻。

3. 造血系统反应 长期用药可出现巨幼红细胞性贫血,可能因本药抑制叶酸吸收所致。用甲酰四氢叶酸治疗有效。

4. 过敏反应 少数患者出现皮疹、粒细胞缺乏、血小板减少、再生障碍性贫血、肝脏损害等。用药期间应定期检查血常规及肝功能,如有异常应及早停药。

5. 骨骼变化 本药能诱导肝药酶,可加速维生素D代谢。长期用药可致低血钙症、佝偻病样改变、骨软化症。必要时可用维生素D预防。

6. 神经系统反应 用量过大或增量过快可致小脑-前庭功能失调,出现眩晕、头痛、眼球震颤、复视、发音困难等,严重者可出现精神错乱、昏睡、昏迷。

7. 其他 偶见男性乳房增大、女性多毛症、淋巴结肿大等。早孕妇女服药后偶致畸胎。久服骤停可使癫痫发作加剧,甚至诱发癫痫持续状态。

【药物相互作用】 苯二氮䓬类、丙戊酸钠、水杨酸类、口服抗凝药和磺胺类等,通过与本药竞争血浆蛋白结合部位,可提高本药游离血浆浓度。本药为肝药酶诱导剂,能加速皮质类固醇、避孕药、卡马西平、苯二氮䓬类等多种药物的代谢。本药与其他肝药酶诱导剂(苯巴比妥、卡马西平、乙醇等)合用,血药浓度可降低;与肝药酶抑制剂(异烟肼、氯霉素、双香豆素、氯丙嗪等)合用,血药浓度可升高。

卡 马 西 平

卡马西平(carbamazepine),又名酰胺咪嗪,结构似三环抗抑郁药,作用及作用机制似苯妥英钠,口服吸收不规则。

【作用和用途】

1. 抗癫痫 具有稳定作用,为有效、安全的广谱抗癫痫药,对复杂部分性发作(精神运动性

第二军医大学出版社

发作)最有效,约 2/3 患者的发作可得到控制和改善,对伴有精神症状的癫痫尤为适宜;对强直-阵挛发作、局限性发作也有效,但对失神发作效果差。

2. 治疗三叉神经痛　疗效比苯妥英钠好,是治疗三叉神经痛的首选药;对舌咽神经痛也有效。

3. 抗躁狂　可用于锂盐无效的躁狂症患者。

【不良反应】　常见不良反应有眩晕、视力模糊、恶心、呕吐。少数人出现共济失调、手指震颤。偶见皮疹、白细胞减少、血小板减少。

苯巴比妥

苯巴比妥(phenobarbital)是巴比妥类中最有效的一种抗癫痫药。本药既能升高病灶周围正常组织的兴奋阈值,阻止异常放电向周围扩散,又能降低病灶内细胞的兴奋性,从而抑制病灶的异常放电。抗癫痫作用原理尚未阐明,可能与增强脑内 GABA 的抑制作用和减弱谷氨酸的兴奋作用有关。苯巴比妥以其起效快(口服后 1～2 小时生效)、疗效好、毒性低、价格便宜等优点,用于防治强直-阵挛发作以及癫痫持续状态的维持治疗。对单纯部分性发作和复杂部分性发作也有效,但对失神发作和婴儿痉挛很少有作用。本药为镇静催眠药,用较大剂量可出现嗜睡、精神萎靡等副作用,连续用药一段时间后可减轻或消失。此外,本药为肝药酶诱导剂,与其他药合用应注意调整剂量。

扑米酮

扑米酮(primidone,扑痫酮、去氧苯比妥)口服吸收良好,在肝中可转化为苯巴比妥和苯乙基丙二酰胺,也有抗癫痫作用,且消除较慢,长期服用本药有蓄积作用。扑米酮对强直-阵挛发作、单纯部分性发作疗效较苯巴比妥好,对复杂部分发作不及卡马西平和苯妥英钠,对失神发作无效。通常与苯妥英钠合用,有协同作用,与苯巴比妥合用无意义。常见不良反应:①神经系统症状,如镇静、嗜睡、眩晕、复视、共济失调;②血液系统反应,如粒细胞减少、血小板减少、巨幼红细胞性贫血等。用药过程中应注意检查血象。

乙琥胺

乙琥胺(ethosuximide)只对失神发作有效,疗效不如氯硝西泮,但由于副作用及耐受性较少,目前仍是防治失神发作的首选药。本药口服吸收完全,3 小时血浆浓度达高峰。有效血浓度为 40～100 μg/ml。大部分经肝代谢失活,部分以原形经肾排泄,$t_{1/2}$ 为 40～50 小时。常见的副作用有嗜睡、眩晕、食欲不振、恶心、呕吐等。偶见粒细胞缺乏、嗜酸性粒细胞增多,严重者可发生再生障碍性贫血。用药期间应勤查血象。

丙戊酸钠

丙戊酸钠(sodium valproate,二丙基乙酸钠),商品名德巴金(depakin)为目前应用较广的一线广谱抗癫痫药,本药最适用于全身性发作。对 90% 失神发作有效,疗效优于乙琥胺,但因本药有肝毒性,临床仍愿选用乙琥胺。丙戊酸钠对肌阵挛发作也有良效。对强直-阵挛发作的疗效不如苯妥英钠、苯巴比妥,但后两药无效者本药仍有效。本药不抑制癫痫病灶放电,而是阻止病灶异常放电的扩散。

口服吸收迅速而完全,1～4 小时血药浓度达高峰。血浆蛋白结合率约为 90%。90% 以上经肝代谢,代谢物部分再与葡萄糖醛酸结合,经肾排泄。$t_{1/2}$ 为 8～15 小时。本品抑制肝药酶,可使苯巴比妥、扑米酮、乙琥胺的血药浓度增加。苯巴比妥、扑米酮、苯妥英钠、乙琥胺、卡马西平等均可诱导肝药酶,使本品血浆浓度下降。

常见有胃肠道症状,开始时用小剂量、餐后服药,可使症状减轻。神经系统症状如嗜睡、共济失调等,减量后可消失。严重的反应为肝功能损害,应定期检查肝功能。妊娠早期用药可致畸,孕妇慎用。

苯 二 氮 䓬 类

本类药有抗癫痫、抗惊厥作用,常用以下药物。

1. 地西泮 地西泮(diazepam,安定)是控制癫痫持续状态的首选药。静脉注射后显效快,较其他药物安全,但作用时间短。

2. 氯硝西泮 氯硝西泮(clonazepam,氯硝基安定)可用于失神发作、肌阵挛发作,在儿科应用较多。静脉注射也用于癫痫持续状态,其作用时间长于地西泮。治疗之初有嗜睡、乏力、共济失调。久用可产生耐受性,突然停用可使原有发作加剧和出现戒断症状。

知识链接

抗癫痫药物的应用原则

1) 根据癫痫发作类型合理选药。

2) 尽量使用单一药物治疗;对混合型发作顽固的耐药病例可联合用药。用量一般自最低治疗量开始,逐渐调整剂量至能控制发作又不出现毒性反应为度。

3) 避免突然换药或停药,应进行有计划的长期药物治疗。

4) 大发作和局限性发作在完全控制 2～5 年后,小发作完全控制 1 年后,可考虑终止治疗。精神运动性发作很少能完全控制,抑或有之,也需长期维持较小剂量。

5) 用药期间必须定期进行血常规及肝肾功能检查。

第二节 抗 惊 厥 药

惊厥是由多种原因引起的中枢神经系统过度兴奋的一种症状,表现为全身骨骼肌强烈的不随意收缩,呈强直性或阵挛性抽搐。常见于高热、子痫、破伤风、癫痫强直-阵挛发作和某些药物中毒时。常用的抗惊厥药有地西泮、苯巴比妥、水合氯醛等,也可注射硫酸镁。

硫 酸 镁

硫酸镁(magnesium sulfate)选择不同的给药途径可产生不同的药理作用。口服很少吸收,有泻下及利胆作用;注射给药可抑制中枢神经系统,产生镇静、抗惊厥作用,并可通过拮抗 Ca^{2+} 减少运动神经末梢乙酰胆碱的释放,阻断神经肌接头的传递,产生骨骼肌松弛作用;较高浓度 Mg^{2+} 可扩张血管,导致血压下降。本药主要用于缓解子痫、破伤风等引起的惊厥,还可用于高血压危象。以肌内注射或缓慢静脉滴注给药。

Mg^{2+} 的安全范围小,稍过量即可抑制延髓呼吸中枢及血管运动中枢,引起呼吸抑制、血压骤降,甚至心跳停止。腱反射消失常是呼吸抑制的先兆。用药中应注意检查患者的腱反射,防止用药过量。Ca^{2+} 因化学性质与 Mg^{2+} 相似,可竞争性拮抗 Mg^{2+} 的作用。注射硫酸镁时应备有氯化钙或葡萄糖酸钙注射液,一旦逾量中毒,应立即缓慢静脉注射钙盐以对抗之。

本章用药护理小结

1) 为防止长期应用苯妥英钠产生齿龈增生,应注意口腔卫生,经常按摩齿龈。

2) 苯妥英钠肝药酶诱导剂,可加速维生素 D 代谢。长期用药可致低血钙症、佝偻病样改变、骨软化症。必要时可用维生素 D 预防。

79

3)使用硫酸镁时应备有氯化钙或葡萄糖酸钙注射液,以备万一过量时作静脉注射急救用。

制 剂 及 用 法

苯妥英钠 片剂:50 mg,100 mg。注射液:250 mg/5 ml。抗癫痫:开始 50～100 mg/次,2～3 次/d,饭后服或入睡前顿服。以后渐增。极量:300 mg/次,500 mg/d。治疗癫痫持续状态:若患者未用过苯妥英钠,可用 0.25～0.5 g,加 5%葡萄糖溶液 20～40 ml,在 6～10 分钟内缓慢静脉注射。

卡马西平 片剂:0.1 g、0.2 g。抗癫痫:开始 0.1 g/次,3 次/d,以后递增至 0.3～0.4 g/次,3 次/d。小儿,20 mg/(kg·d),分 3 次服。治疗三叉神经痛:开始 0.1 g/d,以后递增至 0.2 g/次,3～4 次/d。

扑米酮 片剂:50 mg、100 mg、250 mg。开始 50 mg/次,3 次/d,1 周后渐增至 250 mg/次,3 次/d。极量:1.5 g/d。儿童 12.5～25 mg/(kg·d),分 2～3 次服。

乙琥胺 胶囊剂:0.25 g。糖浆剂:50 mg/ml。2～6 岁儿童,0.25 g/次,顿服,以后可渐增至 1 g/d。6 岁以上儿童及成人,0.25 g/次,2 次/d,可渐增至 1.5 g/d。

丙戊酸钠 片剂:0.1 g、0.2 g。糖浆剂:50 mg/ml。成人 0.2～0.4 g/次,2～3 次/d。小儿20～30 mg/(kg·d),分 2～3 次服。

氯硝西泮 片剂:0.5 mg、2 mg。注射液:1 mg/1 ml。婴儿及儿童开始 0.01～0.03 mg/(kg·d),分 3 次服,逐渐增加至 0.1～0.2 mg/(kg·d)。成人开始 0.5 mg/次,3 次/d,每 3 日增加 0.5～1 mg,至维持量 4～8 mg/d,分 3～4 次服。用于癫痫持续状态,1 mg/次,于30 秒内缓慢静脉注射,必要时可重复给药。

地西泮 片剂:2.5 mg、5 mg。注射液:10 mg/2 ml。用于癫痫持续状态,5～10 mg 静脉注射,注射速度不超过 5 mg/min。若抽搐未控制,20～30 分钟后可再静脉注射 10 mg,也可用50 mg 加入 5%葡萄糖液 500 ml 静脉滴注,24 小时不超过 100 mg。

硫酸镁 注射液:1 g/10 ml、2.5 g/10 ml。1.25～2.5 g/次,肌内注射或静脉滴注。

思 考 题

1. 癫痫有哪些类型?各类型首选药是什么?

2. 久服苯妥英钠引起的小儿软骨病和巨幼红细胞性贫血的原因是什么?

3. 案例分析:患者,男性,16 岁,8 岁时由树上跌下,2 个月后出现发作性抽搐。发作性抽搐8 年,无规律。数天前,自觉腹部痛,有肠气上升感觉,几秒钟后大叫一声,突然意识丧失,跌倒在地,咬舌,口吐白沫、双眼上翻 20 秒,全身肌肉阵挛,两手握举,双下肢伸直强直。在送医院的路上,频繁抽动达 20 多次,最后一次抽动持续 1 个多小时不能缓解,出现癫痫持续状态。给予地西泮 8 mg 一次性静脉注射;症状缓解后用地西泮 100 mg 加入 50%葡萄糖液 500 ml 中于 12 小时内缓慢静脉滴注。3 天后,病情完全得到控制。请对此用药案例进行分析。

(王 卉)

第十四章　抗帕金森病药

1. **熟悉**　抗帕金森病药的分类、临床应用、不良反应及合理用药。
2. **熟悉**　左旋多巴的特点及不良反应。

【知识点】

左旋多巴、外周脱羧酶、卡比多巴、DA 与 Ach。

帕金森氏病(parkinson's disease，PD)又称震颤麻痹(paralysis agitans)，是锥体外系功能障碍引起的慢性中枢神经系统疾病，临床主要症状为进行性运动徐缓、肌强直及震颤，此外还可能出现知觉、识别及记忆障碍。

发病机制可能与黑质变性，多巴胺合成障碍，纹状体内多巴胺含量下降有关。由于多巴胺神经功能不足，胆碱能神经功能相对占优势，导致锥体外系功能亢进，从而产生震颤麻痹症状。因此，可通过两个方面来治疗帕金森氏病：一是补充脑内多巴胺，加强多巴胺能神经系统的功能；二是抑制胆碱能神经功能。因此，常用的抗帕金森氏病药可分为：拟多巴胺类药物和抗胆碱药两大类。

> **知识链接**
>
> ### PD 的"氧化应激学说"
>
> "氧化应激学说"解释了黑质多巴胺能神经元变性的原因，即在氧化应激时，PD 患者 DA 氧化代谢过程中产生大量 H_2O_2 和超氧阴离子，在黑质部位 Fe^{2+} 催化下，进一步生成毒性更大的羟自由基，而此时黑质线粒体呼吸链的复合物 I 活性下降，抗氧化物(特别是谷胱甘肽)消失，无法清除自由基，最终导致神经元变性。能够有效清除氧自由基的抗氧化剂可以防止氧化应激诱导的损伤，因此筛选高效、价廉、低毒的抗氧化剂来预防或治疗神经退行性疾病倍受关注。

第一节　中枢拟多巴胺类药物

左 旋 多 巴

左旋多巴(levodopa)又称 L-多巴(l-dopa)，为酪氨酸的羟化物，在体内是左旋酪氨酸合成儿茶酚胺的中间产物，是多巴胺的前体物质。

【体内过程】　左旋多巴口服吸收快，吸收后 95% 在肝及胃肠黏膜经多巴脱羧酶作用，迅速转化为多巴胺，而多巴胺不易通过血脑屏障，在外周引起不良反应；由于进入中枢神经系统的左旋多巴不到用量的 1% 不能达到有效的浓度，故显效较慢。外周脱羧酶抑制剂(如卡比多巴)可减少左旋多巴在外周的损耗，明显增加原形药物通过血脑屏障进入脑内的比例，同时可减少外周

81

不良反应（图14-1）。左旋多巴的代谢过程需消耗大量的儿茶酚胺氧位甲基转移酶（COMT），而
COMT反应中的甲基主要来自食物中的蛋氨酸，故长期服用左旋多巴可导致蛋氨酸缺乏。

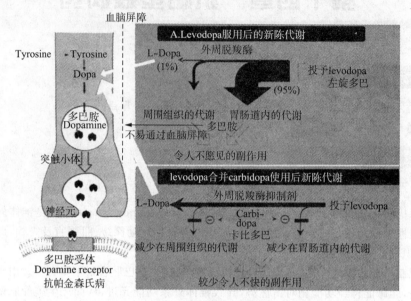

图 14-1　左旋多巴外周代谢情况示意图

【药理作用】

1. 抗帕金森病　左旋多巴对多种原因引起的帕金森病均有效，能明显改善肌肉强直和运动
困难，同时使抑制和淡漠症状改善，能关心周围环境，思维清晰敏捷，听觉和口语学习能力也明显
改进。长期用药或较大剂量则对震颤、流涎、姿势不稳及吞咽困难亦有效。左旋多巴的抗帕金森
病作用起效较慢，常需用药2～3周才出现客观体征的改善，1～6个月甚至更长时间才获得最大
疗效，但作用持久，且随用药时间延长而递增。

2. 治疗肝昏迷　肝昏迷发病学说中的伪递质学说认为，当肝功能障碍时，血中苯乙胺和酪
胺浓度升高，在神经细胞内经β-羟化酶分别生成苯乙醇胺和羟苯乙醇胺，它们与机体正常的神
经递质—去甲肾上腺素化学结构相似，称为伪递质。伪递质取代了正常递质的功能，从而导致神
经功能障碍。左旋多巴在脑内可转变为去甲肾上腺素，使正常神经活动得以恢复，患者由昏迷转
为苏醒。但不能从根本上改善肝功能。

【临床应用】　临床用于治疗多种原因引起的帕金森病，但对吩噻嗪类等抗精神病药所引起
的无效。对轻、中度病症及青年患者疗效较好，对重度或老年患者疗效较差。此外，本品还用于
治疗肝昏迷，可使患者清醒，症状改善。

【不良反应】　左旋多巴的不良反应较多，主要是由于在外周组织中经脱羧产生的过量多巴
胺引起的，若同时服用外周脱羧酶抑制剂，则可减少不良反应。

1. 早期反应

（1）胃肠道反应　80%患者在治疗初期常出现恶心、呕吐、食欲减退，这与多巴胺刺激延脑
催吐化学感受区有关。用量过大或加量过快时更易引起，继续用药可以消失。

（2）心血管反应　治疗初期约30%的患者可出现体位性低血压，继续用药可减轻，少数患者
可出现心律失常、心绞痛、心肌梗死，这与多巴胺兴奋β受体有关，β受体阻断药普萘洛尔等可防
止心脏不良反应。

2．长期反应

（1）不自主异常运动　约有 50％的患者在治疗 2～4 个月内出现异常的不随意运动，多见于面部肌群，如口-舌-颊抽动等。长期用药的患者可出现"开-关"现象（on-off phenomenon），即突然多动不安（开），而后又出现全身性或肌强直性运动不能（关），两种现象可交替出现，疗程延长，发生率也相应增加。

（2）精神症状　常可出现焦虑、激动、不安、失眠、多梦、幻觉、躁狂等，减量或停药后可好转。

3．其他反应

瞳孔散大，某些患者可发生急性青光眼；少见血质不调，使痛风症恶化；嗅觉、味觉异常；唾液和尿呈褐色。

【禁忌证】　左旋多巴禁用于急性精神病、严重的神经病、心血管疾病、溶血性贫血、孕妇、严重器质性病变或严重内分泌疾病等，伴有消化道溃疡病史、青光眼病史、癫痫史和精神病史者慎用。

卡 比 多 巴

卡比多巴（carbidopa）为外周脱羧酶抑制剂，因不易通过血脑屏障，故仅抑制外周的左旋多巴转变为多巴胺，从而使进入脑内的左旋多巴量增多，故与左旋多巴合用可减少左旋多巴用量及降低副作用。本品与左旋多巴按 1∶10 配伍应用（商品名为 sinemet，信尼麦片），用于治疗帕金森病，开始用 1 片/次，3 次/d，以后可渐至 4～5 片/d。复方制剂中的常见副作用为恶心、呕吐等，青光眼、精神病及孕妇禁用。

苄 丝 肼

苄丝肼（benserazide）为外周脱羧酶抑制剂，作用与卡比多巴相似。与左旋多巴以 1∶4 配伍制成胶囊（商品名为 madopar，美多巴），用于治疗帕金森氏病。开始时 1 粒/次，3 次/d，逐渐增加至 12 粒/d。

溴化麦角隐亭

溴化麦角隐亭（bromocriptine）又名溴隐亭，为一种半合成的麦角生物碱。可减轻帕金森患者的运动不能、僵直和震颤等症状，其作用机制是能选择性激动多巴胺受体，发挥抗帕金森氏病作用，常用于左旋多巴疗效不好或不能耐受者。也可用于回乳、治疗催乳素分泌过多症和肢端肥大症等。常见不良反应有胃肠道反应、心血管反应、精神障碍等。

金 刚 烷 胺

金刚烷胺（amantadine）为抗病毒药，也具有抗帕金森病作用，其效力低于左旋多巴，高于苯海索，特点是见效快，维持时间短。金刚烷胺抗帕金森病作用的机制可能是：①能促进纹状体中残存的多巴胺能神经元释放多巴胺，并能抑制多巴胺的再摄取，从而提高纹状体内多巴胺浓度；②直接激动多巴胺受体；③有较弱的抗胆碱作用。

金刚烷胺适用于不能耐受左旋多巴的帕金森病患者，尤其对药源性帕金森氏综合征效果较好。不良反应少，癫痫患者禁用。

第二节　中枢性抗胆碱药

苯 海 索

苯海索（benzhexol）又称安坦（artane），口服吸收后，易通过血脑屏障进入脑内，阻断中枢 M 胆碱受体，从而使黑质-纹状体通路中乙酰胆碱的作用减弱，而发挥抗帕金森病作用。疗效比左

83

旋多巴差,对震颤的效果好,对僵直和运动困难的效果较差。可用于左旋多巴不能耐受或治疗无效的患者,也可作为左旋多巴治疗的辅助药。此外,本品还可用于抗精神病药引起的锥体外系反应,疗效强于左旋多巴。

不良反应及禁忌证似阿托品,但对心脏的影响比阿托品弱,故应用较安全。

卡 马 特 灵

卡马特灵(kemadrin)又称开马君,其药理作用和治疗效果同苯海索,唯剂量稍大。能改善肌肉强直,增加肌肉运动的协调性,但对震颤疗效较差。

本章用药护理小结

1) 眼睑痉挛是服用左旋多巴过量的早期症状,且早期用药时常有无症状的体位性低血压发生,应让患者缓慢改变体位。

2) 80%患者在治疗初期常出现恶心、呕吐、食欲减退,30%患者可出现体位性低血压,继续用药可减轻或消失。

3) 注意眼压、血糖、血常规的变化及有无过敏等症状。

制 剂 及 用 法

左旋多巴　片剂:50 mg/片、100 mg/片、250 mg/片。抗帕金森氏病:开始口服 0.1～0.25 g/次,2～4 次/d。以后每隔 2～4 天递增 0.25～0.75 g,通常有效量为 2～5 g/d,最大日用量不超过 8 g。如与卡比多巴合用,左旋多巴 600 mg/d,最多不超过 2 g/d。治疗肝昏迷:先 0.3～0.4 g/d,加入 5%葡萄糖溶液 500 ml 中静滴,清醒后减量至 0.2 g/d。

卡比多巴　片剂:10 mg/片。开始口服卡比多巴 10 mg/次,左旋多巴 100 mg/次,4 次/d,以后递增至每日量卡比多巴 200 mg,左旋多巴达 2 g 为限。

溴隐亭　片剂:2.5 mg/片。开始 1.25 mg/次,2 次/d,以后每日递增 2.5 mg,直至出现疗效或不能耐受时为止。平均有效量为 30～50 mg/d。

金刚烷胺　片剂:100 mg/片。0.1 g/次,早晚各服一次。最多可用到 400～500 mg/d。

盐酸苯海索　片剂:2 mg/片。1～2 mg/次口服,3 次/d;以后递增,每日不超过 20 mg/d。

卡马特灵　片剂:5 mg/片。2.5～5 mg/次,3 次/d,饭后服,以后可递增至 15～30 mg/d。注射剂:2 mg/2 ml,用于必须迅速控制病情者,肌内注射或静脉注射 5～10 mg/次。20 分钟后可重复给药,总量不宜超过 20 mg/d。

思 考 题

1. 抗帕金森病药物按作用机制可分为哪几类? 列举其代表药。

2. 为何卡比多巴与左旋多巴合用可使疗效增强?

3. 案例分析:周某,男性,55 岁。8 年前出现右侧上肢不由自主的抖动,近 2 年来,该患者反应趋于迟钝,动作越来越慢,脸部表情僵硬刻板,站立、走路时容易跌倒。诊断为帕金森病,给予左旋多巴和卡比多巴治疗,请分析合用理由。

(王 卉)

第十五章 抗精神失常药

【学习目标】

1. 熟悉 抗抑郁症药的分类、作用环节及不良反应。
2. 掌握 氯丙嗪的作用、用途、不良反应。

【知识点】

多巴胺通路、人工冬眠、升压翻转、锥体外系反应、递质(NA、DA、5－HT)再摄取抑制。

精神失常是一类由各种原因引起的思维、情感和行为等精神活动障碍的一类疾病,包括精神分裂症、情感性精神病(如抑郁症、躁狂症)和焦虑症,治疗这类疾病的药物统称为抗精神失常药。目前将抗精神失常药按其主要适应证分为3类:抗精神病药、抗躁狂症和抗抑郁症药、抗焦虑症药。

第一节 抗精神病药

抗精神病药主要用于治疗精神分裂症及其他精神失常的躁狂症状;亦有将此类药物称为精神松弛剂(neuroleptics)、强安定药(major tranquillizers)等。根据化学结构可将抗精神病药分为:吩噻嗪类(phenothiazines)、硫杂蒽类(thioxanthenes)和丁酰苯类(butyrophenones)等。

一、吩噻嗪类

目前临床常用的有氯丙嗪、氟奋乃静及三氟拉嗪等,尤其以氯丙嗪的应用最广。

氯 丙 嗪

氯丙嗪(chlorpromazine)又名冬眠灵(wintermin)。

【药理作用】

1. 对中枢神经系统的作用

(1)镇静安定及抗精神病作用 通过阻断中脑-边缘系统和中脑-皮质通路中的D_2受体而产生明显的镇静安定作用。正常人服用治疗量氯丙嗪后,出现安静、情绪淡漠、活动减少,在安静环境下诱导入睡,但易被唤醒,醒后神志清楚,随后又再入睡。

(2)镇吐作用 小剂量即能阻断延脑催吐化学感受区(CTZ)的多巴胺受体,产生明显的镇吐作用;大剂量能直接抑制呕吐中枢,但对前庭刺激的呕吐无效。

(3)影响体温调节 通过阻断下丘脑体温调节中枢D_2受体,使体温调节失灵,机体由恒温状态变成变温状态,体温随外界温度变化。在室温条件下,氯丙嗪对人体温的影响较小,但在物理降温配合下,则可使体温降到正常以下(34℃或更低)。

(4)加强中枢抑制药的作用 氯丙嗪能加强中枢抑制药(全身麻醉药、镇静催眠药、镇痛药、乙醇)的作用,因此这些药物与氯丙嗪合用时应适当减少剂量。

第二军医大学出版社

2. 对自主神经系统的作用

(1) α受体阻断作用和降压作用　氯丙嗪具有阻断α受体的作用,并可直接舒张血管,抑制血管运动中枢,翻转肾上腺素的升压作用,使血压下降。这种降压作用有耐受性,连续用药数周后,血压即逐渐恢复正常,故不宜用于高血压患者的治疗。

(2) M受体阻断作用　氯丙嗪有较强的阻断M胆碱受体的作用,大剂量可引起口干、便秘、视力模糊、尿潴留等阿托品样作用。

3. 对内分泌的影响

氯丙嗪能阻断结节-漏斗通路的多巴胺受体,减少催乳素抑制因子的释放,使催乳素分泌增加,出现乳房肿大及泌乳,故乳腺癌患者禁用;抑制促性腺激素的释放而延迟排卵,引起闭经;还能抑制生长激素的分泌,使生长发育迟缓,临床试用本品治疗巨人症。

知识链接

精 神 分 裂 症

精神分裂症是一种持续、慢性的精神疾病,症状最为严重,有遗传倾向,多在青壮年发病,以基本个性、思维、情感、行为的分裂,精神活动与环境的不协调为主要特征,进而影响行为及情感。主要症状有妄想、紧张症;或沉湎于一些脱离现实的幻想、自语、自笑,或无端恐惧;有的患者则出现强迫症状。常见类型有偏执型、青春型、紧张型、单纯型和混合型等。

【临床应用】

1. 精神分裂症　对以阳性症状(幻觉、妄想)为主的Ⅰ型疗效好,对以阴性症状(情绪淡漠,主动性缺乏)为主的Ⅱ型疗效差或无效。较大剂量可迅速控制兴奋躁动,连续用药可控制兴奋、攻击、幻觉、妄想、思维联想障碍及情绪冲动、木僵等症状。抗精神病作用需6周到6个月才充分显效,这一作用不产生耐受性。有效率在70%以上,但无根治作用,故需长期服药以维持疗效,减少复发。也可用于治疗躁狂症及其他精神病伴有的兴奋、紧张及妄想等症状。

2. 呕吐和顽固性呃逆　可用于治疗某些疾病(尿毒症、癌症、放射病)及多种药物(如吗啡、强心苷等)引起的呕吐及妊娠呕吐,但对晕动病(如晕车、晕船等)无效;氯丙嗪还可制止顽固性呃逆。

3. 人工冬眠　氯丙嗪与其他中枢神经抑制药(如异丙嗪、哌替啶等)组成冬眠合剂,配合物理降温,则可使患者深睡,体温降低(28~32℃)及组织(尤其脑组织)代谢降低,器官活动也减弱,机体对各种病理刺激反应减弱,对缺氧的耐受力提高,这种状态称为"人工冬眠"。此时,机体处于"保护性抑制"状态,有利于患者度过危险的缺氧和缺能阶段,为进行有效的治疗赢得时间。人工冬眠可用于低温麻醉及严重感染、创伤、中毒性休克、中枢性高热及甲状腺危象等病症的辅助治疗。

【不良反应】　氯丙嗪安全范围大,无依赖性,但长期应用大剂量治疗精神病时则不良反应较多。

1. 锥体外系反应　锥体外系反应是长期大量服用氯丙嗪治疗精神分裂症时最常见的不良反应,分为4种:①帕金森综合征,表现为面部表情呆板,动作迟缓或生硬,震颤;②静坐不能,表现为坐卧不安,反复徘徊;③急性肌张力障碍,患者出现斜颈、扭体、眼外肌痉挛、脸部装怪相。上述3种情况与黑质-纹状体通路的多巴胺受体被阻断有关,可用东莨菪碱、苯海索等缓解;④迟发性运动障碍,临床特点为口、舌、颊不自主的反复刻板运动,如吮吸、鼓腮、舔舌等。一旦发现应减量或停药,抗胆碱药无效。

2. 自主神经和内分泌反应　常见的有心悸、口干、便秘、鼻塞等,注射给药时易引起体位性低血压,因此注射给药后,宜卧床休息 1～2 小时,以防意外。长期应用可致乳房增大、溢乳,肤色加深,体重增加,月经紊乱等。

3. 过敏反应　可出现皮疹、接触性皮炎和光过敏反应和皮肤色素沉着,重者出现剥落性皮炎,应及时处理。少数患者出现一过性谷-丙转氨酶或乳酸脱氢酶升高,也有少数患者出现白细胞减少或粒细胞缺乏,死亡率很高。

4. 注射刺激性　局部注射有刺激性,宜深部肌内注射,静脉注射时应稀释,严防出现血栓性静脉炎。

5. 药源性精神异常　如过度镇静、意识障碍、抑郁等,应与精神病症状鉴别,出现症状时应减量或停药。

6. 急性中毒　一次大量吞服(用量可达 1～2 g)后,可发生急性中毒,昏迷、呼吸抑制、血压下降、心肌损害(心动过速、心电图改变等),应立即清除毒物,同时对症治疗并进行支持疗法。升压禁用肾上腺素,可用去甲肾上腺素对抗。

【药物相互作用】　氯丙嗪与双氢氯噻嗪等利尿药联用,可显著加强氯丙嗪的降压作用,引起严重低血压,因此药物合用时应引起特别注意。

【禁忌证】　氯丙嗪能诱发癫痫,有癫痫史者禁用;昏迷患者(特别是应用中枢抑制药后)禁用;伴有心血管疾病的老年患者慎用;冠心病患者易致猝死,应加以注意;严重肝功能损害者禁用。

其他吩噻嗪类药物

奋乃静(perphenazine)、氟奋乃静(fluphenazine)及三氟拉嗪(trifluoperazine)是吩噻嗪类中的哌嗪衍生物,其共同特点是抗精神病作用强,锥体外系副作用也很显著,而镇静作用弱。其中以氟奋乃静和三氟拉嗪疗效较好,最为常用,而奋乃静疗效较差。硫利达嗪(thioridazine,甲硫达嗪)是吩噻嗪类的哌啶衍生物,疗效不及氯丙嗪,但锥体外系反应少见,而镇静作用强。

二、硫杂蒽类

硫杂蒽类基本化学结构与吩噻嗪类相似,其抗精神分裂症和抗幻觉、妄想作用比氯丙嗪弱,但镇静作用强。

氯 普 噻 吨

氯普噻吨(chlorprothixene)又称为泰尔登(tardan),药理作用与氯丙嗪相似,其调整情绪、控制焦虑抑郁的作用较氯丙嗪强,但抗幻觉、妄想作用不如氯丙嗪。因其化学结构与三环类抗抑郁症药相似,故有较弱的抗抑郁作用,适用于伴有焦虑、抑郁症的精神分裂症、更年期精神病、轻型抑郁症和焦虑症等。由于其抗肾上腺素作用与抗胆碱作用较弱,故不良反应较轻,锥体外系反应也较氯丙嗪少。

三、丁酰苯类

氟 哌 啶 醇

氟哌啶醇(haloperidol)的药理作用和作用机制与氯丙嗪相似,其抗精神病作用强于氯丙嗪,且奏效快。本药具有良好的抗幻觉、妄想和躁狂作用,同时对自主神经系统无显著影响,适用于精神分裂症、躁狂症、急性谵妄状态和儿童多动症状群。不良反应除恶心、呕吐等外,其锥体外系反应发生率高,可达 80%,主要为急性肌张力障碍与静坐不能,长期大量用药也可引起迟发性运动障碍。

87

氟哌利多

氟哌利多(droperidol)作用与氟哌啶醇相似,临床主要用于增强镇痛药的作用(通常与芬太尼配伍,使患者处于一种特殊的麻醉状态:痛觉消失、精神恍惚、对环境淡漠,称为神经阻滞镇痛术),也可用于麻醉前给药、镇吐、控制精神患者的攻击行为。

匹莫齐特

匹莫齐特(pimozide)为氟哌利多的衍生物,抗幻觉、妄想作用较强,临床主要用于精神分裂症、躁狂症和秽语综合征。一般不良反应(镇静、降压和抗胆碱等副作用)较氯丙嗪弱,但锥体外系反应较强,还可致室性心律失常和心电图异常,伴有心脏病的患者禁用。

四、其他类

舒必利

舒必利(sulpiride)又称止呕灵,是一种新型抗精神病药,能消除幻觉、妄想,既能抑制精神运动性兴奋,又能振奋情绪。其作用特点是抗精神病作用较强,而不良反应轻微,临床适用于急慢性精神分裂症,尤其是紧张型精神分裂症疗效较高,且奏效快,有药物电休克之称,对长期用其他药物无效的难治病例也有一定疗效。此外还具有中枢性止吐作用,可治疗呕吐。无明显镇静作用,对自主神经系统几乎无影响。主要不良反应有失眠、早醒、多梦、烦躁等,故不宜晚间服药,宜早、午服药。

五氟利多

五氟利多(penfluridol,semap)为口服长效抗精神病药,其长效的原因与储存于脂肪组织,并自其中缓慢释放入血及进入脑组织有关。每周口服1次即可维持疗效,适用于急慢性精神分裂症,尤其适用于慢性患者维持与巩固疗效,副作用以锥体外系反应为常见。

利培酮

利培酮(risperidone)是一种非典型抗精神病药物,对 5-HT 受体和 D_2 受体均有阻断作用。对阳性症状及阴性症状均有显著疗效,尤其对初发的、以思维障碍为主要症状的精神分裂症见效快。由于耐受性良好、安全性高,且能改善认知功能,已成为治疗精神分裂症的一线药物,适用于长期维持治疗,巩固疗效,也适用于老年患者。还可用于强迫症、双相情感障碍的辅助治疗。不良反应少,常见直立性低血压、头痛、焦虑不安等,少数患者出现心电图异常、癫痫发作等。对本药过敏者、妊娠及哺乳期妇女禁用。

第二节　抗躁狂及抑郁症药

躁狂症及抑郁症又称情感性精神障碍(affective disorders),是一种以情感病态变化为主要症状的精神病,表现为躁狂或抑郁两者之一反复发作(单相型),或两者交替发作(双相型)。其病因可能与脑内单胺类功能失衡有关,但 5-HT 缺乏是其共同的生化基础。在此基础上,NA 功能亢进为躁狂;NA 功能不足则为抑郁。

一、抗躁狂症药

躁狂症发作时患者情绪高涨,联想敏捷,活动增多。氯丙嗪、氟哌啶醇及抗癫痫药卡马西平、丙戊酸钠等对躁狂症也有效,但典型的抗躁狂症药是锂制剂。

<h2 style="text-align:center">碳 酸 锂</h2>

【药理作用】 碳酸锂(lithium carbonate)治疗量对正常人的精神活动几乎无影响,对躁狂症则有显著疗效,使患者情绪安定,思维过速和动作过多的情况均可得到改善,还能预防单相型和双相型的躁狂症患者的病情复发。

锂盐的作用机制:①抑制脑内去甲肾上腺素和多巴胺的释放,并促进它们的再摄取,使突触间隙递质浓度降低;②干扰脑内磷酯酰肌醇的代谢,使其含量减少,间接影响某些递质的作用。

【临床应用】 临床主要用于治疗躁狂症,对急性躁狂和轻度躁狂有效率达80%。对精神分裂症的兴奋躁动也有效,与氯丙嗪等抗精神病药合用,产生协同作用,增高疗效,且减少抗精神病药的剂量;同时抗精神病药还可缓解锂盐所致恶心、呕吐等副作用。

【不良反应】 锂盐不良反应较多,且有个体差异性。

1) 一般不良反应为用药早期出现恶心、呕吐、腹泻、乏力、肌无力、手微细震颤、口渴、多尿等,继续用药多数症状能自行消失。

2) 锂盐有抗甲状腺作用,可引起碘代谢异常、甲状腺肿,一般不必处理,重者可用甲状腺素治疗。

3) 锂盐安全范围窄,最适浓度为 $0.8\sim1.5$ mmol/L,超过 1.5 mmol/L 即出现中毒症状,主要表现为中枢神经系统症状,出现意识障碍,甚至昏迷、肌张力增强、深反射亢进、共济失调、震颤及癫痫发作。严重者可危及生命。为保证用药安全和有效,有条件者应作血锂浓度测定,当血锂高至 1.6 mmol/L 时,应立即减量或停药。一旦发生中毒,应立即锂盐排泄(补充氯化钠、腹膜透析等)及其他支持疗法。

【药物相互作用】 利尿药和吲哚美辛等可使血锂浓度升高;抗高血压药 α-甲基多巴可加强锂的镇静作用。

【禁忌证】 伴有心血管疾病或中枢神经系统疾病的患者禁用;由于治疗用量对孕妇及胎儿皆有影响,故怀孕妇女应禁用;同时对于进无盐或低盐饮食的糖尿病患者应慎用。

二、抗抑郁症药

抑郁症的主要症状表现为情绪低落,言语减少,精神、运动迟缓,常自责自罪,甚至企图自杀。轻症,特别是反应性抑郁症,在诱因消除后常可自动缓解,并非都需用药,心理治疗和环境改变往往有效。

1. 三环类抗抑郁药 本类药物都有2个苯环和1个杂环组成的三环结构,它们都抑制胺泵,减少儿茶酚胺和 5-HT 的再摄取,从而起抗抑郁作用。

<h2 style="text-align:center">米 帕 明</h2>

米帕明(imipramine)又称丙咪嗪。

【药理作用】 通过抑制脑内神经元对 NA、5-HT 和 DA 的再摄取,提高突触间隙递质的浓度,促进突触传递功能,起到抗抑郁作用。正常人口服本药后,出现困倦、头晕、口干、视力模糊及血压下降等,相反抑郁症患者连续应用米帕明后,情绪明显提高,精神振奋,消除抑郁。但米帕明起效缓慢,连续用药 2~3 周后才见效,因此不作应急药物用。

【临床应用】 临床主要用于各型抑郁症的治疗,对内源性、反应性及更年期抑郁症较好,对精神分裂症的抑郁状态无效,还可用于治疗小儿多动症和遗尿症。

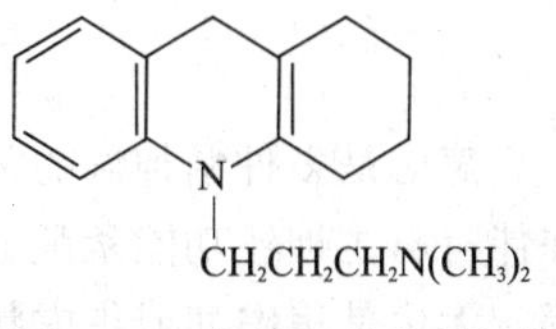

【不良反应】 最常见的不良反应为阿托品样作用的口干、便秘、视物模糊、心悸等,因易致尿潴留及升高眼内压,故前列腺肥大

图 15-1 米帕明的化学结构

及青光眼患者禁用。用药初期可出现体位性低血压和心率过快,剂量过大时对心脏有奎尼丁样抑制作用,易致心律失常或心肌损害。某些患者用药后可出现精神障碍,自抑制状态转为兴奋状态,剂量大时尤易发生。毒扁豆碱对中毒的周围和中枢症状都有作用。极少数患者还出现皮疹、粒细胞缺乏及黄疸等变态反应。

【药物相互作用】　三环类药物增强中枢抑制药的作用以及对抗可乐定的降压作用。三环类与安坦等抗帕金森氏病药或抗精神病药合用,则应注意它们的抗胆碱效应可能相互增强。

【禁忌证】　米帕明可诱发癫痫,有癫痫史者禁用;严重肝功能损害者禁用;伴有心血管疾病的老年患者或伴有青光眼的患者慎用。

2. 四环类抗抑郁药

马 普 替 林

马普替林(maprotiline)为一新型抗抑郁药,能选择性抑制 NA 的再摄取。与三环类比较,本品的特点是:①为广谱抗抑郁药,对反应性抑郁症、更年期抑郁症和神经官能症的抑郁现象均有效,但对内源性抑郁症疗效不佳。此外还有显著的镇静、抗焦虑作用。②起效快,通常 3～4 天便能见效。③副作用小,心血管反应和抗胆碱副作用均较轻,更适宜于老年患者应用。

诺 米 芬 新

诺米芬新(nomifensine)能显著抑制 NA 及 DA 的再摄取,而对 5 - HT 再摄取抑制作用微弱,抗胆碱作用及心血管作用极弱。适用于各型抑郁症,老年患者易于接受,疗效比米帕明略高或相似。此外本药缓解抑郁患者的严重运动迟缓疗效好,这可能与其抑制 DA 的再摄取有关。

3. 5 - HT 再摄取抑制药　本类药物对 5 - HT 再摄取有选择性抑制作用,疗效与三环类抗抑郁药相似,克服了三环类抗抑郁药的诸多不良反应。常用药物有氟西汀(fluoxetine)、帕罗西汀(paroxetine)、舍曲林(sertraline)等。

氟 西 汀

氟西汀又名百忧解,为苯丙胺衍生物,是选择性强效 5 - HT 再摄取抑制药,具有口服吸收好、半衰期较长、起效较慢、对其他递质和受体几无影响等特点。治疗抑郁症与丙米嗪相似,可用于各型抑郁症,也可用于强迫症、恐惧症、抑郁症伴焦虑症以及厌食症的治疗。不良反应较少,偶有恶心、呕吐、头晕、失眠、惊厥、性欲降低等。有肝病、心血管病、糖尿病病史者慎用,肝、肾功能不全者应适当延长给药间隔。与单胺氧化酶抑制药合用时,须注意"5 - HT 综合征"的发生,表现为不安、激动、恶心、呕吐、高热、强直、肌肉阵挛或震颤、自主神经功能紊乱、心动过速、血压增高、意识障碍、昏迷,严重者可致死。

舍 曲 林

舍曲林能高效选择性地抑制 5 - HT 的再摄取,效价比氟西汀强 5 倍,比阿米替林强 21 倍。临床用于各型抑郁症及强迫症,并可用于预防抑郁症复发。常见的不良反应有恶心、腹泻、头痛、口干、失眠、震颤、头晕,发生率为 10%～20%。明显低于三环类抗抑郁药,适用于老年患者。

第三节　抗焦虑症药

焦虑是多种精神病的常见症状,焦虑症则是一种以急性焦虑反复发作为特征的神经官能症,并伴有自主神经功能紊乱。发作时,患者多自觉恐惧、紧张、忧虑、心悸、出冷汗、震颤及睡眠障碍等。无论是焦虑症或焦虑状态,临床多用抗焦虑药治疗,常用药物有苯二氮䓬类(如安定、硝基安定、舒乐安定等)(详见第 12 章)、丙二醇类(甲丙氨酯等)和二苯甲烷类等。

本章用药护理小结

1）氯丙嗪注射给药时易引起体位性低血压，因此注射给药后，宜卧床休息 1～2 小时。密切注意患者是否有锥体外系反应和其他毒性反应。

2）氯丙嗪中毒的升压药可选择去甲肾上腺素，禁用肾上腺素。

3）氟西汀与单胺氧化酶抑制药合用时，须注意"5-HT 综合征"的发生。

4）碳酸锂用药期间应监测血锂浓度，密切观察患者用药后的反应，一旦中毒应立即停药，并静脉滴注氯化钠、碳酸氢钠、甘露醇等促锂排泄；必要时行血液透析治疗；有肾功能不全、严重心脏病者、12 岁以下儿童及孕妇禁用。

制 剂 及 用 法

盐酸氯丙嗪　片剂：5 mg/片、12.5 mg/片、25 mg/片、50 mg/片。治疗精神分裂症：开始口服 25～50 mg/d，以后逐渐递增，轻症 300 mg/d，中症 450～500 mg/d，重症 600～800 mg/d。注射剂：25 mg/ml、50 mg/ml，肌内注射或静脉注射 25～50 mg/次。

奋乃静　片剂：2 mg/片、4 mg/片。2～4 mg/次，2 次/d 或 4 次/d。注射剂：5 mg/ml，5～10 mg/次。治疗精神分裂症：轻症 20～30 mg/d，重症 40～60 mg/d，分 2 次肌内注射。

盐酸氟奋乃静　片剂：2 mg/片、5 mg/片，治疗精神分裂症：口服 2～20 mg/d。

氟奋乃静癸酸酯　注射剂：25 mg/ml，为长效制剂。治疗精神分裂症：肌内注射 12.5～25 mg/次，每 2 周 1 次。

盐酸三氟拉嗪　片剂：1 mg/片、5 mg/片。治疗精神分裂症：开始口服 10 mg/d，渐增至 30 mg/d，分 2～3 次。

盐酸甲硫哒嗪　片剂：10 mg/片、25 mg/片、100 mg/片。治疗精神官能症：口服 10～30 mg/d。治疗精神分裂症：口服 30～450 mg/d。

氯普噻咪　片剂：12.5 mg/片、25 mg/片、50 mg/片。治疗精神官能症：口服 5～25 mg/d，3 次/d。治疗精神分裂症：轻症口服 150 mg/d，重症口服 300～600 mg/d。注射剂：30 mg/2 ml，肌内注射 30～60 mg/次，2 次/d。

氟哌啶醇　片剂：2 mg/片、4 mg/片。治疗精神官能症：口服 2～10 mg/次，2 次/d 或 3 次/d。治疗呕吐和焦虑：口服 0.5～1.5 mg/d。注射剂：5 mg/ml，肌内注射 5～10 mg/次。

五氟利多　片剂：5 mg/片、20 mg/片。口服：20～60 mg/次，每周 1 次，必要时 100 mg/次。

舒必利　口服：初剂量 50 mg/次，2～3 次/d，渐增至 400～800 mg/d，维持量为 200～400 mg/d，极量 1 600 mg/d。

碳酸锂　片剂：125 mg/片、250 mg/片、500 mg/片。开始口服 125～500 mg/d，渐增至 900～1 800 mg/d，分 3～4 次。

盐酸丙咪嗪　片剂：12.5 mg/片、25 mg/片。抗抑郁症：口服 75～150 mg/d，分 3 次，老人及弱者从 12.5 mg/d 开始渐增。

阿米替林　片剂：10 mg/片、20 mg/片。口服 75～150 mg/d，分 3 次。注射剂：肌内注射或静脉注射 20～50 mg/次，2 次/d。

马普替林　片剂：25 mg/片。门诊患者开始 75 mg/d，渐增至 225～300 mg/d，分 2～3 次服。维持量为 75～150 mg/d。

诺米芬辛　口服：25～50 mg/次，2 次/d。

舍曲林　片剂：50 mg/片、100 mg/片。开始 50 mg，1 次/d，1～2 周后可渐增至 100～

第二军医大学出版社

200 mg/d,1 次/d 或睡前服。

思 考 题

1. 简述氯丙嗪通过阻断中枢多巴胺受体产生的药理作用及不良反应。

2. 氯丙嗪主要不良反应有哪些？原因是什么？

3. 5 - HT 再摄取抑制药治疗抑郁症可能引起哪些不良反应？

4. 案例分析：患者，男性，22 岁。言行怪异并出现幻觉、妄想 1 年入院。患者自小少语寡言，交往少，脾气暴躁，1 年前因父亲病故和失恋，开始失眠、呆滞、郁郁不乐，听到火车鸣响和鸡鸣狗叫就害怕、恐慌，见到公安人员就称"我有罪"，不时侧耳倾听"地球的隆隆响声"；患者孤独离群，生活懒散，时而恐惧、激越，时而自语自笑、凝神倾听，认为自己被监视，"监视器就是邻居家的录音机和自己的手表"；声称自己被死者控制，哭笑不受自己支配。诊断：精神分裂症偏执型。

问题：1) 此患者可选用何药治疗？常用抗精神病药物分为哪几类？

2) 氯丙嗪治疗精神分裂症的机制是什么？在使用过程中应注意观察哪些反应？

3) 氯丙嗪引起的低血压能否使用肾上腺素进行处理？为什么？

（王　卉）

第十六章 镇 痛 药

【学习目标】

1. **熟悉** 吗啡的中毒和解救。
2. **熟悉** 哌替啶、芬太尼、喷他佐辛、曲马朵的作用特点。
3. **掌握** 吗啡的作用、用途、不良反应。

【知识点】

阿片受体、急性锐痛、"一抑二激三镇"作用、中毒"三联症状"、依赖性、"恶痛"阶梯治疗。

缓解疼痛的药物,按其药理作用及作用机制,可以分为两大类:一是主要作用于中枢神经系统,能选择性地消除或缓解痛觉的药物,在镇痛时意识清醒,其他感觉(如听觉、触觉及视觉)不受影响,这类药物称为镇痛药(analgesics),临床多用于剧痛。二是具有镇痛、解热、抗炎作用的药物,对各种钝痛(如头痛、牙痛等)有效,这类药物称为解热镇痛抗炎药。

常见的镇痛药包括阿片生物碱类镇痛药、人工合成镇痛药和其他镇痛药。典型的镇痛药(阿片生物碱类及其人工合成代用品)镇痛作用强大,如连续使用、滥用或者不合理使用,易产生躯体依赖性和精神依赖性,易于成瘾,故又称为成瘾性镇痛药或麻醉性镇痛药(narcotic analgesics),属于麻醉药品管理范围,应根据国家颁布的《麻醉药品管理条例》生产和使用。

第一节 阿片生物碱类镇痛药

阿片(opium)为罂粟科植物罂粟未成熟蒴果浆汁的干燥物,含有 20 多种生物碱,从化学结构上可分为:①菲类,如吗啡和可待因,具有镇痛作用;②异喹啉类,如罂粟碱,具有松弛平滑肌作用。

吗 啡

【药理作用】 吗啡(morphine)是镇痛药的代表,因其神奇的镇痛作用而以希腊梦之神 Morpheus 的名字命名,主要作用于中枢神经系统及胃肠平滑肌。

1. 中枢神经系统

(1) 镇痛、镇静 吗啡选择性激动中枢不同部位(脊髓胶质区、丘脑内侧、脑室及中脑导水管周围灰质)阿片受体,产生强大的镇痛作用,皮下注射 5～10 mg 即能明显减轻或消除疼痛,但意识及其他感觉不受影响。吗啡对各种疼痛都有效,而对慢性、持续性慢性钝痛的效力大于急性、间断性锐痛。一次给药,镇痛作用可持续 4～5 小时。

吗啡还有明显镇静作用,并能消除由疼痛所引起的焦虑、紧张、恐惧等情绪反应,因而显著提高对疼痛的耐受力,提高痛阈。随着疼痛的缓解以及对情绪的影响,可出现欣快症,是药物形成依赖和滥用的重要因素。如外界安静,则可使患者入睡。大剂量(15～20 mg)时镇痛镇静作用更明显。

（2）抑制呼吸　治疗量吗啡即可抑制呼吸,使呼吸频率减慢、潮气量降低;剂量增大,则抑制增强。急性中毒时呼吸频率可减慢到 $3\sim4$ 次/分。吗啡可降低呼吸中枢对血液 CO_2 张力的敏感性,同时对脑桥内呼吸调整中枢也有抑制作用。

（3）镇咳　吗啡抑制咳嗽中枢,有镇咳作用。

（4）其他　吗啡可激动缩瞳核,针尖样瞳孔为其中毒特征。吗啡还可刺激延脑催吐化学感受区(CTZ)引起恶心、呕吐。

2. 平滑肌　①吗啡可止泻及致便秘。其原因主要是吗啡兴奋胃肠平滑肌阿片受体,提高其张力,胃排空延迟;小肠及大肠推进性蠕动减弱,食糜通过延缓;此外,吗啡抑制消化液的分泌,加上对中枢的抑制,致使便意迟钝。②治疗量的吗啡可引起胆道奥狄括约肌痉挛性收缩,导致上腹不适甚至胆绞痛,阿托品可部分缓解。③引起支气管收缩,可诱发哮喘发作。④膀胱括约肌张力提高,导致尿潴留。⑤但能对抗催产素降低子宫平滑肌张力和收缩频率、幅度,使产程延长。

3. 心血管系统　吗啡扩张阻力血管及容量血管,引起体位性低血压。降压作用是由其使中枢交感张力降低,外周小动脉扩张所致。降压作用可部分地被抗组胺药所对抗,因而该作用部分地与吗啡释放组胺有关。吗啡抑制呼吸,使体内 CO_2 蓄积,可致脑血管扩张而颅内压增高。

【临床应用】

1. 镇痛　吗啡对各种疼痛都有效,但久用有成瘾性,因此除癌症剧痛可长期应用外,一般仅用于其他镇痛药无效的急性锐痛,如严重创伤、烧伤等。也可用于血压正常的心肌梗死,因吗啡还有镇静及扩张外周血管作用,可减轻患者的焦虑情绪及心脏负担,更有利于治疗。对于严重绞痛(肾绞痛、胆绞痛),因吗啡能提高胆道和泌尿道平滑肌及括约肌张力,故必须与阿托品类解痉药合用。

2. 心源性哮喘　小剂量吗啡静注治疗心源性哮喘(左心衰竭突然发生急性肺水肿而引起呼吸困难),可产生良好的效果。吗啡治疗心源性哮喘的依据可能是:①吗啡通过扩张外周血管,降低外周阻力;②吗啡的镇静作用可解除患者的恐惧和忧虑,上述作用都可减轻心脏负荷;③吗啡可降低呼吸中枢对 CO_2 的敏感性,从而使急促浅表的呼吸得以缓解。但对于休克、昏迷及严重肺功能不全者禁用。

3. 止泻　适用于急、慢性消耗性腹泻,可选用阿片酊或复方樟脑酊。如为细菌感染引起的腹泻,应同时用抗菌药。

【不良反应】

1. 一般不良反应　治疗量吗啡可引起眩晕、恶心、呕吐、便秘、排尿困难、呼吸抑制等。

2. 耐受性及依赖性　阿片类药物都有明显的耐受性和躯体依赖性。治疗量吗啡每日 3 次,持续应用 $1\sim2$ 周,就可出现明显耐受性,此时必须加大剂量才能达到原有的镇痛和欣快感。一旦停药则可产生戒断症状,表现为烦躁不安、失眠、疼痛加剧、打哈欠、流泪、流涕,出现肌肉震颤、呕吐、腹痛、虚脱甚至休克等。如再给予吗啡,上述症状立即消除。成瘾者意志消退,人格丧失,为了获得这类药物,常不择手段(强迫性觅药行为),甚至犯罪,危害极大,故应严格控制适应证,连续用药不超过 1 周(晚期癌症剧痛除外)。

3. 急性中毒　表现为昏迷、瞳孔极度缩小且两侧对称(严重缺氧时则瞳孔散大)、呼吸高度抑制、血压降低甚至休克,前三者俗称吗啡中毒的“三联症状”,呼吸麻痹是致死的主要原因。需用人工呼吸、给氧抢救,不能给患者吸入纯氧,因为中毒时呼吸的维持有赖于缺氧对化学感受器的刺激。此时如吸入纯氧或高浓度的氧气,可使自动呼吸立即停止;也可用尼可刹米兴奋呼吸中枢。吗啡拮抗药纳洛酮、烯丙吗啡(纳洛芬)可拮抗吗啡的呼吸抑制作用,如用药无效,则吗啡中毒的诊断可疑。

【药物相互作用】 吗啡能通过胎盘或乳汁抑制胎儿或新生儿呼吸,同时能对抗催产素对子宫的兴奋作用而延长产程(原因未明),故禁用于分娩止痛和哺乳期妇女止痛。由于抑制呼吸及抑制咳嗽反射以及释放组胺而致支气管收缩,故禁用于支气管哮喘及肺心病患者。颅脑损伤所致颅内压增高的患者、肝功能严重减退患者禁用。

【药代动力学】 吗啡口服易自胃肠道吸收,但首过消除作用明显,生物利用度低,故常用注射给药。皮下注射后约 1/3 与血浆蛋白结合,未结合型吗啡迅速分布于全身,仅有少量通过血脑屏障,但已足以发挥中枢性药理作用。主要在肝内与葡萄糖醛酸结合而失效,其结合物及小量未结合的吗啡于 24 小时内大部分自肾排泄。血浆 $t_{1/2}$ 为 2.5～3 小时。吗啡有小量经乳汁排泄,也可通过胎盘进入胎儿体内。

【禁忌证】 吗啡能通过胎盘或乳汁进入胎儿或新生儿体内,抑制其呼吸,同时能对抗催产素对子宫的兴奋作用而延长产程,故禁用于分娩期或哺乳期妇女。又由于其抑制呼吸及抑制咳嗽反射以及释放组胺而致支气管收缩,故禁用于支气管哮喘及肺心病患者。颅脑损伤所致颅内压增高的患者、肝功能严重减退患者禁用。

可 待 因

可待因(codeine)又称甲基吗啡(methylmorphine),在阿片中含量约 0.5%。口服后易吸收。大部分在肝内代谢,有 10%可待因脱甲基后转变为吗啡而发挥作用。

可待因的镇痛作用仅为吗啡的 1/12,镇咳作用为其 1/4,持续时间则与吗啡相似。镇静作用不明显,欣快症及成瘾性也弱于吗啡。在镇咳剂量时,对呼吸中枢抑制轻微,又无明显便秘、尿潴留及体位性低血压的副作用。

临床上,可待因用于中等程度疼痛的止痛,与解热镇痛药合用有协同作用。可待因也是典型的中枢性镇咳药,可用于干咳或剧烈频繁的咳嗽,对于剧咳而伴有胸痛者尤为适宜。

第二节 人工合成镇痛药

阿片类镇痛药极易成瘾,从而大大限制了其临床应用。为了寻找更好的代用品,合成了哌替啶、阿法罗定、芬太尼、美沙酮、喷他佐辛等药物,它们的依赖性均较吗啡轻。

哌 替 啶

哌替啶(pethidine)又名度冷丁(dolantin),是临床常用的人工合成镇痛药,其结构虽与吗啡不同,但它仍具有吗啡相同的基本结构。

【药理作用】 对中枢神经系统作用与吗啡相似,但弱而短。镇痛作用弱,为吗啡的 1/10,持续 2～4 小时,无镇咳作用;镇静、抑制呼吸及对延脑 CTZ 的兴奋作用都较吗啡弱;虽能减少胃肠道推进性蠕动,但因作用较弱且短,故不引起便秘,也无止泻作用。能引起胆道括约肌痉挛,提高胆道内压力,引起胆绞痛,但比吗啡弱。治疗量对支气管平滑肌无影响,大剂量则引起收缩。对妊娠末期子宫,不对抗催产素兴奋子宫的作用,故不延缓产程,也不改变子宫节律性收缩;由于抑制呼吸,也能使体内 CO_2 蓄积、脑血管扩张而致脑脊液压力上升,可致颅内压升高。

【临床应用】

(1) 镇痛 哌替啶对各种剧痛如创伤性疼痛、手术后疼痛、内脏绞痛、晚期癌痛及分娩疼痛等都有止痛效果。因其仍有成瘾性,故对慢性钝痛也不宜使用。新生儿对哌替啶的呼吸抑制作用极为敏感,可因呼吸抑制而引起新生儿窒息死亡,故产妇于临产前 2～4 小时内不宜使用。

(2) 麻醉前给药及人工冬眠 哌替啶的镇静作用有助于消除患者手术前的紧张、恐惧情绪,减少麻醉药用量和缩短诱导期,但需注意其呼吸抑制作用及低血压反应;与氯丙嗪、异丙嗪合用组成冬眠合剂,用于人工冬眠疗法。

(3)心源性哮喘 治疗机制同吗啡,但疗效弱于吗啡。

【不良反应】 治疗量哌替啶与吗啡相似,可致眩晕、出汗、恶心、呕吐、心悸及因体位性低血压而发生晕厥等。久用也可产生耐受性及依赖性。剂量过大时可明显抑制呼吸,与吗啡不同的是本药不缩瞳,反见瞳孔散大、心动过速及口干等阿托品样作用。中毒时纳洛酮能对抗其呼吸抑制作用,但不能对抗其中枢兴奋症状,反可加重之,因此需配合巴比妥类药物。禁忌证与吗啡相同。

芬 太 尼

芬太尼(fentanyl)镇痛作用较吗啡强 100 倍(治疗量为吗啡的 1/100)。适用于短时的强效镇痛,如胃镜、泌尿系统的检查等,也可与全身麻醉药或局部麻醉药合用,可减少麻醉药用量,作为麻醉辅助药。主要不良反应有眩晕、恶心、呕吐及胆道括约肌痉挛。静脉注射过快易引起呼吸抑制作用,应加注意。大剂量时可产生明显的肌肉僵直,纳洛酮能对抗之。禁用于支气管哮喘、颅脑肿瘤或颅脑外伤引起昏迷的患者以及两岁以下小儿。本药成瘾性较小。

美 沙 酮

美沙酮(methadone)的药理作用性质与吗啡相似,镇痛作用强度、持续时间与吗啡相当。其特点为口服与注射同样有效(吗啡口服利用率低)。耐受性与依赖性发生较慢,戒断症状略轻,且易于治疗。一次给药后,镇静作用较弱,但多次用药有显著镇静作用。抑制呼吸、缩瞳、引起便秘及升高胆道内压力都较吗啡轻。适用于创伤、手术及晚期癌症等所致剧痛,目前也是阿片类(吗啡、海洛因等)依赖脱毒治疗及替代维持治疗的常用药物。

喷 他 佐 辛

喷他佐辛(pentazocine,镇痛新)为苯并吗啡烷类衍生物,为阿片受体部分激动剂,本药的镇痛效力为吗啡的 1/3,呼吸抑制作用约为吗啡的 1/2;由于能提高血浆中去甲肾上腺素水平,故对心血管系统的作用不同于吗啡,大剂量反而增快心率,升高血压。由于不易产生依赖性,已列入非麻醉药品管理范畴。主要用于各种慢性剧痛。

【不良反应】 常见镇静、眩晕、恶心、出汗。剂量增大能引起呼吸抑制、血压升高、心率增快;有时可引起焦虑、噩梦、幻觉等。纳洛酮能对抗其呼吸抑制的毒性。

第三节 其他镇痛药

曲 马 朵

曲马朵(tramadol)为阿片受体激动药,其镇痛作用强度与喷他佐辛相似。口服易于吸收,生物利用度约 90%,$t_{1/2}$约 6 小时。不良反应和其他镇痛药相似,偶有多汗、头晕、恶心、呕吐、口干、疲劳等。治疗剂量时不抑制呼吸,也不影响心血管功能,不产生便秘等副作用。适用于中度及重度急慢性疼痛及外科手术。不宜于轻度疼痛,长期应用也可能产生成瘾性。

布 桂 嗪

布桂嗪(bucinnazine)又名强痛定(fortanodyn),其镇痛作用约为吗啡的 1/3。对皮肤、黏膜和运动器官的疼痛有明显镇痛作用,对内脏器官的疼痛效果差,临床上多用于偏头痛、三叉神经痛、炎症性及外伤性疼痛、关节痛、痛经及癌疼痛。偶有恶心、头晕、困倦等神经系统反应,停药后即消失。

罗 通 定

罗通定(rotundine)为延胡索乙素左旋体,口服吸收良好,镇痛作用弱于哌替啶,强于一般解热镇痛药。研究证明其镇痛作用与脑内阿片受体及前列腺素系统无关。对慢性持续性钝痛效果较好,对创伤或手术后疼痛或晚期癌症的止痛效果较差。除镇痛作用外,尚有明显的镇静催眠作用。适用于消化系统疾病引起的内脏痛(如胃溃疡及十二指肠溃疡的疼痛)、一般性头痛、月经痛,也可用于分娩止痛,对产程及胎儿均无不良影响。本药最大优点是毒性低,安全性大,无依赖性。

第四节 阿片受体拮抗药

此类药物包括纳洛酮(naloxone)、纳曲酮(naltrexone)和烯丙吗啡(nalorphine)。此类药物化学结构与吗啡相似(图16-1),可与阿片受体结合,但不产生吗啡样作用,而呈竞争性拮抗作用。

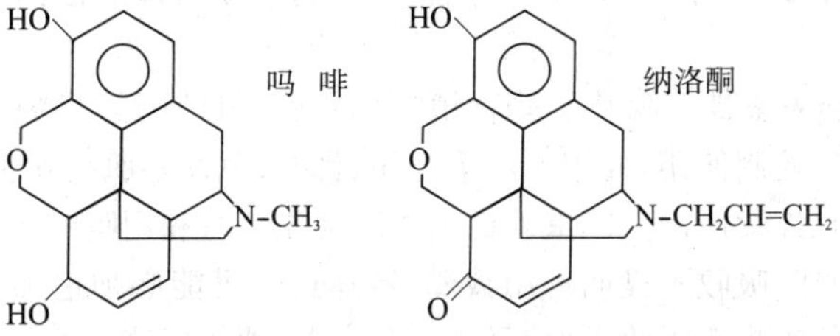

图 16-1 吗啡、纳洛酮的化学结构

纳 洛 酮

纳洛酮化学结构与吗啡极相似,纳洛酮对4型阿片受体都有拮抗作用。它本身并无明显药理效应及毒性,但对吗啡中毒者,小剂量肌内或静脉注射能迅速翻转吗啡的作用,1～2分钟就可消除呼吸抑制现象,增加呼吸频率,对吗啡成瘾者可迅速诱发戒断症状,表明纳洛酮在体内与吗啡竞争同一受体。临床适用于①阿片类镇痛药急性中毒,以解救呼吸抑制及其他中枢抑制症状,可使昏迷患者迅速复苏;②阿片类药物依赖者(吸毒者)的鉴别诊断;③试用于休克和乙醇急性中毒的救治。本药口服易吸收但首过消除明显,作用强度仅为静脉给药的1/100,故临床急救多采用注射给药。$t_{1/2}$较短(0.5～1小时),需多次给药维持疗效。

纳曲酮的作用与纳洛酮相同,但口服生物利用度较高,作用维持时间较长。

第五节 用药注意及脱瘾治疗

一、用药注意事项

1. 给药前评估

(1)治疗目的　阿片类镇痛药主要用于严重外伤、骨折、急性心肌梗死引起的剧痛以及肺源性哮喘等情况的急救。

(2)基本资料　疼痛原因未确诊前切忌盲目使用镇痛药,以免掩盖症状,妨碍早期诊断。由于此类药物长期应用都易产生耐受性或依赖性,因此不宜连续使用。

(3)识别高危者　支气管哮喘、阻塞性肺疾患及肺心病患者不宜使用,以防加重病情。

第二军医大学出版社

2. 给药

(1) 途径　可口服或皮下、肌内或静脉注射。

(2) 给药　盐酸吗啡片剂少用，口服 5～15 mg/次。多用注射剂，皮下注射 10 mg/次，极量 20 mg/次，60 mg/d。

盐酸哌替啶口服 50～100 mg/次。极量：口服 200 mg/次，600 mg/d。注射剂：肌内注射 50～100 mg/次。极量：150 mg/次，600 mg/d。

盐酸罗通定常用口服，镇痛常用量为 60～120 mg/次，3 次/d。催眠常用量为 30～90 mg/次。也可用注射剂：皮下注射 60～90 mg/次。

(3) 促使患者配合治疗　用药前应告之患者，服用药物后可能出现恶心、呕吐、眩晕、心悸、口干等阿托品样作用，偶可因体位性低血压而发生晕厥，这些反应一般不经治疗就会较快消失，如症状比较严重，应向医护人员反映，以进行必需的治疗。如果出现明显呼吸困难，一般为中毒的早期反应，应及时反映以便停药或进行对抗治疗。

3. 促进治疗效果的措施　严格掌握给药剂量，达到治疗后即应停药，以免产生耐受性或成瘾性等不良反应。

4. 不断评价疗效和安全性　阿片类药物镇痛作用强，且能减轻疼痛引起的情绪反应，但由于其成瘾性，故临床严格控制使用，仅用于严重外伤、骨折、急性心肌梗死引起的剧痛以及肺源性哮喘等情况的急救，不宜连续使用。严重外伤出血时常先止血和用吗啡止痛，然后转送医院。如果当时血液循环不佳、吗啡吸收不良而作用减弱，转运途中可能必须追加剂量，到达医院后经过处理而循环恢复，积累的吗啡会吸收入血，可能引起中毒，须作好这方面的抢救准备。

二、脱瘾治疗

麻醉性镇痛药物成瘾者是一类特殊群体，脱瘾治疗有助于他们摆脱药物依赖，回归社会。脱瘾采用医学、心理学以及社会学等多学科参与的综合措施。一般可分三个阶段：第一阶段，停止滥用药物，治疗戒断症状，使成瘾者逐步摆脱生理依赖性；第二阶段，心理康复治疗，消除成瘾者对药物的渴求，防止复吸；第三阶段，综合干预，使成瘾者回归社会。

1. 控制戒断症状

(1) 阿片替代疗法　美沙酮是阿片替代疗法常用药物，可分为短期治疗和长期治疗。美沙酮与阿片受体亲和力较高，作用时间长，成瘾性相对小，可口服控制戒断症状。美沙酮治疗效果不佳者，可用 α-乙酰美沙醇、丁丙诺啡代替美沙酮。

(2) 可乐定疗法　1978 年 Gold 等报道 α_2 受体激动药可乐定可用于吗啡脱瘾治疗。可乐定可抑制 NA 释放，可部分控制戒断症状。用药期间，需密切注意成瘾者血压、心率变化。目前第二代 α_2 受体激动药洛非西定，已试用于脱瘾治疗。

(3) 东莨菪碱综合疗法　东莨菪碱不仅可控制戒断症状，减轻或逆转吗啡耐受性，也可促进药物排泄。本药较美沙酮、可乐定疗法具有控制戒断症状快、不成瘾、可部分减轻成瘾者精神依赖等优点。脱瘾同时或脱瘾后迅速给予纳曲酮(或纳洛酮)维持。本药有口干、眼花、尿潴留等不良反应，较大剂量应用需加强护理管理。

2. 预防复吸

(1) 纳曲酮(或纳洛酮)　脱瘾成功后，服用纳曲酮可防止吸毒引起欣快感，并起到屏障作用。坚持长期用药，是纳曲酮预防复吸成功的前提。

(2) 其他方法　针灸。电针治疗，有助于控制戒断症状、预防复吸，可改善成瘾者睡眠、增进食欲，且无药物脱瘾带来的不良反应。某些固体扶正、益气活血、清热解毒类中药，有减轻戒断症状、促进机体康复的作用,可试用于脱瘾治疗。

3. 综合干预 成瘾者伴有不同程度的心理障碍、精神紊乱、回避社会的心理与行为活动。通过认知、行为以及心理矫治等干预,家庭成员、集体、社会共同参与,有助于成瘾者脱瘾和预防复吸,使之从生理、心理行为等方面全方位康复。

知识链接

癌症的阶梯抗痛疗法

癌症所致疼痛的阶梯治疗(rescue by stages for the pain of malignan tumor)就是在对癌痛的性质和原因作出正确的评估后,根据癌症患者的疼痛程度和原因适当选择相应的镇痛药。

轻度疼痛:主要选用解热镇痛抗炎药(如阿司匹林、对乙酰氨基酚、布洛芬、吲哚美辛栓剂等)。

中度疼痛:选用弱阿片类药(如可待因、氨酚待因、强痛定、曲马朵等)。

重度疼痛:选用强阿片类药(如吗啡、哌替啶、美沙酮、二氢埃托啡等)。

在用药过程中应按照 Twycross 等提出的"口服给药、按时给药、按三阶梯"原则给药。需要时可加用辅助药物,如解痉药(止针刺样痛、浅表性灼痛)、精神治疗药(抗抑郁药或抗焦虑药)等。

本章用药护理小结

1)吗啡能通过胎盘或乳汁抑制胎儿或新生儿呼吸,同时能对抗催产素对子宫的兴奋作用而延长产程(原因未明),故禁用于分娩止痛和哺乳期妇女止痛。

2)吗啡可抑制咳嗽反射,降低膀胱尿意及导致便秘,故应鼓励患者咳嗽、定时排便、多食富含纤维素的食品、多饮水等。

3)注意瞳孔大小,吗啡中毒时可使瞳孔缩小,而哌替啶中毒时瞳孔散大。注射哌替啶后有人会出现角膜麻痹现象,失去角膜反射,应警惕此现象的发生,注意保护角膜。

4)本类药物大多极易产生耐受性和依赖性,如突然停药,可出现严重的戒断症状,故必须严格按照"麻醉药品管理条例"管理和使用。

制 剂 及 用 法

盐酸吗啡 片剂:5 mg/片、10 mg/片。口服 5～15 mg/次。注射剂:10 mg/ml,皮下注射 10 mg/次。极量:20 mg/次,60 mg/d。

磷酸可待因 片剂:15 mg/片、30 mg/片。口服 15～30 mg/次,3 次/d。5%糖浆剂:3～6 ml/次,口服。极量:0.1 mg/次,0.25 mg/d,口服。

阿片酊 含吗啡约 1%,乙醇 3%。口服:0.3～1 ml/次,3 次/d。极量:2 ml/次,6 ml/d。

复方樟脑酊 每 100 ml 含阿片酊 5 ml。常用量 2～5 ml/次(相当于吗啡 1～2.5 mg),3 次/d,用于腹泻、腹痛及镇咳。

盐酸哌替啶 片剂:25 mg/片、50 mg/片。口服 50～100 mg/次。极量:口服 200 mg/次,600 mg/d。注射剂:50 mg/ml,100 mg/2 ml。肌内注射:50～100 mg/次。极量:150 mg/次,600 mg/d。

盐酸美沙酮 片剂:2.5 mg/片。口服 5～10 mg/次,2～3 次/d。注射剂:5 mg/ml,肌内注射:5～10 mg/次。极量:10 mg/次,20 mg/d。

第二军医大学出版社

枸橼酸芬太尼　注射剂：0.1 mg/ml，皮下注射或肌内注射：0.05～0.1 mg/次。

盐酸喷他佐辛　片剂：25 mg/片、50 mg/片。口服 25～50 mg/次。

乳酸喷他佐辛　注射剂：30 mg/ml，皮下注射或肌内注射：30 mg/次。

纳洛酮　注射剂：0.4 mg/ml，静脉注射或肌内注射：0.4～0.8 mg/次。

布桂嗪　片剂：30 mg/片。口服 60 mg/次，3～4 次/d。注射剂：50 mg/ml，皮下注射：50 mg/次。

硫酸延胡索乙素　口服：镇痛用 100～150 mg/次，3 次/d。注射剂：皮下注射 60～100 mg/次。

盐酸罗通定　片剂：60～100 mg/次，3 次/d。注射剂：60 mg/2 ml，皮下注射 60 mg/次。

思　考　题

1. 吗啡的药理作用、作用机制和临床应用有哪些？

2. 吗啡为什么可治疗心源性哮喘而禁用于支气管哮喘？

3. 吗啡急性中毒的症状与体征有哪些？如何解救？为何不能给患者吸入纯氧？

4. 案例分析：患者，男性，34 岁。患者于 12 年前由于好奇，将吗啡混合在香烟里吸入，连续应用 1 周后就开始增加用量，后来用量越来越大，发展到静脉注射。患者曾被家人送去强制戒毒，但一旦停用毒品就出现哈欠、流泪、流涕、恶心、呕吐、腹绞痛以及软弱无力、心跳加速等，使患者再三复吸。尿检吗啡为强阳性。诊断：吗啡依赖性。请问：吗啡依赖性的表现有哪些？其治疗原则是什么？用药依据是什么？

（王　卉）

第十七章 解热镇痛抗炎药

【学习目标】

1. **熟悉** 对乙酰氨基酚、吲哚美辛、布洛芬的作用特点和用途。
2. **掌握** 阿司匹林的作用、用途、不良反应。

【知识点】

COX、慢性钝痛、血栓素（TXA_2）与 PGI_2、对乙酰氨基酚。

第一节 概　述

解热镇痛抗炎药是一类具有解热、镇痛和抗炎、抗风湿作用的药物，由于其化学结构、抗炎作用机制与糖皮质激素（甾体激素）类药物有所不同，故称之为非甾体抗炎药（non-steroidal anti-inflammatory drugs，NSAIDs）。

这类药物的共同作用机制是抑制体内前列腺素（prostaglandin，PG）的生物合成。PG 在体内生物合成的前体是花生四烯酸（arachidonic acid，AA），游离的 AA 有两条代谢途径：一是经细胞微粒体环氧化酶作用生成各种 PG，如 PGE_2、$PGF_{2\alpha}$、PGI_2 及血栓素（TXA_2）等。这些物质参与多种生理和病理过程，如炎症、发热、疼痛、血小板聚集、胃酸分泌以及血管、支气管和子宫平滑肌的舒缩；另一条代谢途径，经细胞质中的脂氧酶作用生成白三烯类（leukotrienes，LTs），参与变态反应、诱发炎症、增强白细胞和巨噬细胞的趋化以及支气管、胃肠平滑肌收缩等活动。花生四烯酸这两条代谢途径之间亦存在相互制约和调节的作用（图 17-1）。

近年来发现环氧化酶（cyclo-oxygenase，COX）存在两种异物体，即 COX_1 和 COX_2，COX_1 主要参与调节机体的生理功能；COX_2 则参与机体的炎症反应等病理过程。NSAIDs 的抗炎解热镇痛作用可能与抑制 COX_2 有关；而抗血栓作用及多数副作用则可能与抑制 COX_1 有关。对 COX_1 和 COX_2 作用的选择性不同可能是这类药物的药理作用和不良反应不一致的原因之一。

解热镇痛抗炎药具有以下三项共同的药理作用。

1. **解热作用** 具有较好的解热作用，可使发热患者体温下降至正常，但不影响正常人体温。下丘脑体温调节中枢通过对产热和散热过程的精细调节，使体温维持于相对恒定的水平。发热是细菌和病毒等感染时，病原体及其毒素或体内其他病理因素（如抗原抗体反应、炎症、组织损伤和恶性肿瘤等）刺激中性粒细胞或其他细胞，产生与释放内生致热原，后者通过作用于体温调节中枢，使该处 PG 合成与释放增加，导致体温调定点升高，这时产热增加，散热减少，引起发热。本类药物是通过抑制中枢 PG 合成酶（COX，环氧化酶），减少 PG 的合成与释放，发挥解热作用。它可使异常升高的体温调定点恢复至正常水平，通过散热增加（出汗等）而退热。

2. **镇痛作用** 本类药物有中等程度的镇痛作用，对慢性钝痛如牙痛、头痛、神经痛、肌肉痛及月经痛等均有较好的镇痛效果，对外伤性剧痛和内脏平滑肌绞痛无效。长期应用一般不产生

101

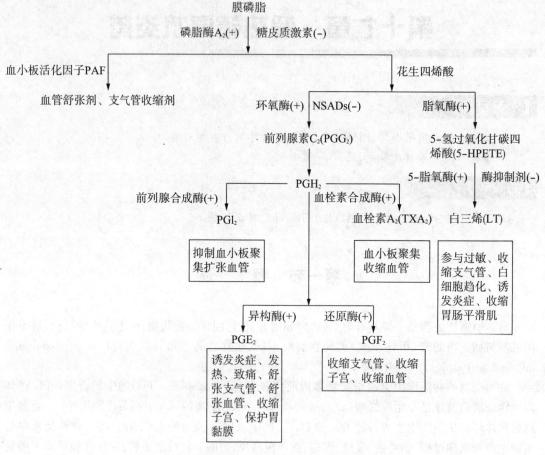

图 17-1　花生四烯酸的代谢途径及药物作用示意图

耐受性和依赖性。

其镇痛作用部位主要在外周神经系统,当组织损伤或炎症反应时,局部合成和释放某些致痛物质,如缓激肽、PG、组胺、5-羟色胺等引起疼痛。其中 PG 既是致痛物质,又可使痛觉感受器对缓激肽等致痛物质的敏感性提高,使痛觉增敏。本类药物通过抑制炎症局部的 PG 合成,因而呈现较好的止痛效果。

3. **抗炎抗风湿作用**　PG 是参与炎症反应的重要生物活性物质,它们不仅能使小血管扩张,通透性增加,引起局部充血、水肿和疼痛,还能增强缓激肽等的致炎作用。本类药物通过抑制炎症反应时 PG 的合成,从而使炎症反应缓解。可用于风湿热、风湿性关节炎和类风湿性关节炎的治疗。

第二节　常用药物

阿司匹林

阿司匹林(aspirin)又名乙酰水杨酸(acetylsalicylic acid)。

【作用及应用】

1. **解热镇痛及抗炎抗风湿**　具有较强的解热、镇痛作用,常与其他有类似作用的抗炎药配成复方，用于头痛、牙痛、肌肉痛、神经痛、痛经及感冒发热等，疗效迅速可靠。大剂量时(3~4 g/d)，具有明显的抗炎、抗风湿作用，可用于治疗急性风湿热和类风湿性关节炎。急性风湿热患者可在24~48小时内退热，受损关节的红、肿、热、痛可明显减轻，关节活动范围加大。由于控制急性风湿热的疗效迅速、确切，故也可作为风湿病的鉴别诊断。对类风湿性关节炎，可使炎症消退，并迅速止痛，减轻关节损伤，目前仍为首选药。

2. 抑制血小板聚集　血小板在受到各种聚集诱导剂刺激时所产生的血栓素(TXA_2)是血小板释放及聚集的强诱导物。阿司匹林通过抑制 TXA_2 的合成而影响血小板聚集。小剂量(30~40 mg/d)即可抑制血小板聚集，使凝血功能障碍，出血时间延长，防止血栓形式，临床上常用于预防心肌梗死、脑血栓及手术后血栓的形成，对稳定型、不稳定型心绞痛及进展性心肌梗死能降低病死率及再梗死率，对一过性脑缺血发作患者，也能使中风发生率和病死率降低。但在高浓度时，阿司匹林也能抑制血管壁细胞中 PG 合成酶，使 PGI_2 合成减少。PGI_2 是 TXA_2 的生理拮抗剂，因其合成减少，可促使血栓形成，故用阿司匹林防治血栓栓塞性疾病，以小剂量为宜。

【不良反应】

1. 胃肠道反应　最为常见。口服对胃黏膜有直接刺激作用，引起恶心、呕吐、上腹部不适等，较大剂量能兴奋延髓催吐化学感受区(CTZ)引起呕吐，甚至诱发胃溃疡及胃出血。实验表明，阿司匹林及其他 NSAIDs 造成的胃黏膜损伤可被同服 PGE_2 所缓解，故认为阿司匹林引起的胃肠反应不能单纯用药物的直接刺激作用来解释，PG 对胃黏膜有保护作用。

2. 凝血障碍　由于抑制血小板聚集，一般剂量即可延长出血时间，大剂量(5 g/d 以上)或长期服用，还能抑制凝血酶原的生成，延长凝血酶原时间，造成出血倾向。维生素 K 可以预防。

3. 变态反应　少数患者可出现荨麻疹、血管神经性水肿、过敏性休克。有些哮喘患者服用阿司匹林或其他 NSAIDs 后可诱发支气管哮喘，称为"阿司匹林哮喘"。该哮喘不是以抗原抗体反应为基础的变态反应，可能是阿司匹林抑制环氧化酶，使 PG 合成受阻，但不影响脂氧化酶，使能引起支气管收缩的 LTs 相对增多，两者失去平衡，因而诱发哮喘。

4. 水杨酸反应　剂量过大(5 g/d 以上)时可引起中毒反应，表现为头痛、眩晕、恶心、呕吐、耳鸣以及视力和听力减退等，总称为水杨酸反应。严重者可出现酸碱平衡失调、精神错乱等。一旦出现此反应，应立即停药，并给予碳酸氢钠静脉滴注。

5. 瑞夷综合征(Reye's syndrome)　患病毒性感染伴有发热的青少年服用阿司匹林后有发生该综合征的危险，表现为严重肝功能不良合并脑病，虽少见，但可致死，宜慎用。

知识链接

老药"阿司匹林"的新用途

　　阿司匹林自 1898 年在德国上市临床应用已有 100 余年的历史，与青霉素、安定(地西泮)并称为"医药史上三大经典药物"。除了具有显著的解热镇痛作用外，近年来各种研究发现，阿司匹林还有以下十大新用途：①降低脑卒中复发；②治疗脑血栓；③预防心肌梗死；④预防心瓣膜术后血栓；⑤预防静脉血栓；⑥治疗痛经；⑦防治糖尿病眼底病变；⑧预防老年痴呆；⑨可能具有降糖作用；⑩防癌作用。2007 年，美国预防学会发布报告声称将阿司匹林、儿童免疫接种和戒烟并列为目前最佳的 3 种预防医学措施。

对乙酰氨基酚

对乙酰氨基酚(acetaminophen)又名醋氨酚、扑热息痛(paracetamol)。

【药理作用及临床应用】　解热镇痛作用缓慢而持久，解热镇痛作用强度与阿司匹林相似，几乎无抗炎抗风湿作用。这可能与本品抑制脑内 PG 合成酶的强度与阿司匹林相似,而抑制外周 PG 合成酶的强度仅为阿司匹林的 1/10 有关。常用于感冒发热、头痛、关节痛、神经痛等,为目前抗感冒制剂中的主要药物。

【不良反应】 治疗剂量不良反应少,对胃肠道无刺激性,也不引起凝血功能障碍,偶见皮疹。但剂量过大时,其代谢后的羟化物能引起高铁血红蛋白血症,导致组织缺氧、发绀及溶血性贫血。长期应用可引起肝、肾功能损害及机体对药物依赖性的产生。对乙酰氨基酚急性中毒的特效解毒药为 N-乙酰半胱氨酸。

【用药护理注意】

1) 不宜大剂量或长期服用,肝、肾功能不良者慎用。

2) 3 岁以下儿童及新生儿,因肝、肾功能发育不全,故不宜使用。

布 洛 芬

布洛芬(ibuprofen)又名异丁苯丙酸、芬必得。

【药理作用及临床应用】 布洛芬为新型有效的非甾体抗炎药,有较强的抗炎、抗风湿、解热镇痛及抑制血小板聚集的作用,其效力近似阿司匹林,但比对乙酰氨基酚好。主要用于不能耐受阿司匹林和保泰松的风湿性、类风湿性关节炎及骨关节炎患者,也可用于一般解热镇痛。

【不良反应】 本品具有胃肠刺激症状轻、患者较易耐受、可长期服用的优点。但长期服用也应注意胃肠道出血和溃疡。偶见头痛、眩晕、视力模糊及中毒性弱视。

【用药护理注意】

1) 一旦出现视力障碍应立即停药。

2) 与阿司匹林有交叉变态反应,禁用于对阿司匹林过敏者。

3) 不宜与抗凝血药合用,避免引起出血反应。

4) 哮喘、孕妇及哺乳期妇女禁用,溃疡或有出血倾向者慎用。

吲 哚 美 辛

吲哚美辛(indomethacin)又名消炎痛。口服吸收快而完全,主要在肝脏代谢,代谢物由尿、胆汁及粪便排出,有明显的肝肠循环。有明显的镇痛、抗炎及解热作用。在非甾体抗炎药中,本品是对炎性疼痛作用最强的药物,其 50 mg 相当于 600 mg 阿司匹林的镇痛效力,但对风湿和类风湿性关节炎的疗效不及阿司匹林,用药后约 2/3 患者能明显改善症状。对强直性脊椎炎、骨关节炎和急性痛风性关节炎也有较好疗效。此外,还可用于恶性肿瘤引起的发热及其他难以控制的发热。由于本品在治疗剂量时不良反应的发生率高达 35%~50%,且较严重,故不作一般解热镇痛药,也不宜用做抗风湿和类风湿性关节炎的首选药物,仅用于对其他药物不能耐受或疗效不显著的患者。

双 氯 芬 酸

双氯芬酸(diclofenac,扶他林)为一种新型的强效消炎镇痛药,其镇痛、消炎及解热作用比吲哚美辛强 2~2.5 倍,比阿司匹林强 26~50 倍。特点为药效强,不良反应少。用于风湿性关节炎、粘连性脊椎炎、非炎性关节痛、关节炎、非关节性风湿病引起的疼痛,各种神经痛、癌症疼痛、手术、创伤、劳损后疼痛及各种炎症所致发热等。

第三节 解热镇痛药的配伍应用

为增强疗效,减少不良反应,解热镇痛药常与以下几类药物配伍使用:①咖啡因,可收缩血管,缓解由于脑血管扩张引起的头痛;②H₁受体阻断药,如氯苯那敏、苯海拉明,可缓解流涕等过敏症状;③止咳药,如右美沙芬等;④伪麻黄碱,收缩血管,可减轻鼻黏膜充血引起的鼻塞等症状;⑤抗病毒药,如金刚烷胺、吗啉胍、板蓝根、大青叶等;⑥其他,如人工牛黄、穿心莲叶等中药。

目前抗感冒药的品种繁多,如泰诺、白加黑、速效感冒胶囊、康必得、新康泰克等。由于抗感冒药多为复方,每种成分都可能产生各自的不良反应,尤其对小儿。若选用不当,不但达不到治疗目的,而且会延误病情,甚至引起严重的不良反应。目前典型的用药误区有以下两方面:①重复用药,典型处方如感康+酚氨咖敏片+白加黑;②不适当联用抗菌药,典型处方如阿莫西林+头孢拉定胶囊+康必得+氨咖黄敏胶囊,多数感冒系病毒感染,抗生素对病毒无对抗作用。因此,合理配伍用药是非常重要的。

常用感冒药及其成分见表17-1。

表 17-1 常用感冒药及其成分

药品名称	主要成分
速效伤风胶囊	对乙酰氨基酚、马来酸氯苯那敏、咖啡因、人工牛黄
雷蒙欣	对乙酰氨基酚、氢溴酸右美沙芬、盐酸伪麻黄碱、马来酸氯苯那敏
新康泰克	盐酸伪麻黄碱、马来酸氯苯那敏(扑尔敏)
泰诺	对乙酰氨基酚、氢溴酸右美沙芬、盐酸伪麻黄碱、马来酸氯苯那敏
白加黑	(日片)对乙酰氨基酚、氢溴酸右美沙芬、盐酸伪麻黄碱、 (夜片)对乙酰氨基酚、氢溴酸右美沙芬、盐酸伪麻黄碱、盐酸苯海拉明
日夜百服宁	(日片)对乙酰氨基酚、氢溴酸右美沙芬、盐酸伪麻黄碱、 (夜片)对乙酰氨基酚、氢溴酸右美沙芬、盐酸伪麻黄碱、马来酸氯苯那敏
复方氨酚烷胺片	对乙酰氨基酚、盐酸金刚烷胺、咖啡因、马来酸氯苯那敏、人工牛黄
感冒清胶囊	对乙酰氨基酚、马来酸氯苯那敏、盐酸吗啉胍、南板蓝根、大青叶
快克	对乙酰氨基酚、盐酸金刚烷胺
感叹号	对乙酰氨基酚、盐酸金刚烷胺、人工牛黄、咖啡因、马来酸氯苯那敏

本章用药护理小结

1)术前、哮喘、孕妇及哺乳期妇女禁用解热镇痛药,溃疡或有出血倾向者慎用。

2)特别要注意指导患者非处方止痛药的应用等。

3)服药期间应避免饮酒或含乙醇的饮料,否则会增加胃肠道反应。

制 剂 与 用 法

阿司匹林(乙酰水杨酸) 片剂:0.05 g/片,0.1 g/片,0.2 g/片,0.3 g/片,0.5 g/片。肠溶片剂:0.3 g/片,0.5 g/片。解热镇痛:0.3~0.6 g/次,3 次/d 或需要时服,饭后服用。抗风湿:0.6~1 g/次,4 次/d,症状控制后逐渐减量。预防血栓、心肌梗死:0.3 g/次,1 次/d。栓剂:0.1 g/粒,0.3 g/粒,0.5 g/粒。直肠给药,用量同片剂。

对乙酰氨基酚(扑热息痛) 片剂:0.3 g/片,0.5 g/片。胶囊剂:0.3 g/胶囊。口服,0.3~0.6 g/次,3 次/d,1 d 量不超过 2 g,疗程不宜超过 10 d。注射剂:0.075 g/ml,0.25 g/2 ml。肌内注射,0.15~0.25 g/次。

布洛芬 片剂:0.1 g/片,0.2 g/片。缓释胶囊:0.3 g/胶囊。抗风湿:0.4~0.8 g/次,3~4 次/d,餐中服。止痛:0.2~0.4 g/次,每 4~6 小时 1 次。

第二军医大学出版社

吲哚美辛　肠溶片剂:25 mg/片。胶囊剂:25 mg/胶囊。口服,25 mg/次,2～3 次/d,餐中服,以后每周可递增 25 mg,至每日总量为 100～150 mg。

　　双氯芬酸钠　缓释片:100 mg/片,75 mg/片。1 次/d,一次 1 片(100 mg),或者 1～2 次/d,一次 1 片(75 mg),或遵医嘱。晚餐后用温开水送服,需整片吞服,不要弄碎或咀嚼。

思　考　题

　　1. 比较阿司匹林和吗啡的镇痛作用部位、特点、作用机制及临床应用有何不同。

　　2. 脑血栓患者感冒服用阿司匹林,在退热的同时也有利于脑血管疾病的改善吗?为什么?

　　3. 阿司匹林的哪些不良反应与抑制前列腺素合成酶(COX)有关?说明其理由。

　　4. 案例分析:患者,女性,53 岁,工人。6 年前无明显诱因出现低热、乏力,2 周后出现双手腕关节、双侧膝关节肿胀和疼痛,病情反复发作。近 2 个月关节肿胀和疼痛加重,双侧肘鹰嘴突附近有结节,无压痛,血沉加快,类风湿因子(RF)(＋)。诊断:类风湿性关节炎。给予阿司匹林 0.3～0.6 g/次,3 次/d,饭后口服;柳氮磺吡啶每日剂量 2 g,分 2 次口服。服药第 3 日后出现上腹不适、胃痛、恶心、食欲减退,关节疼痛及晨僵症状减轻。

　　请问:1) 该患者使用阿司匹林和柳氮磺吡啶是否合理?其药理依据如何?

　　　　　2) 为什么该患者出现上腹不适、胃痛、恶心、食欲减退症状?

(李　萍)

第十八章 中枢兴奋药

【学习目标】

1. **熟悉** 咖啡因、山根菜碱、尼可刹米的作用特点。
2. **掌握** 中枢兴奋药的用药原则及过量的急救处理。

【知识点】

皮层兴奋、延脑呼吸中枢、化学感受器、呼吸三联针、惊厥。

中枢兴奋药(central stimulants)是能提高中枢神经系统机能活动的一类药物,其作用的强弱与药物的剂量和患者中枢神经功能状态有关。根据其主要作用部位(图18-1)可分为三类:①主要兴奋大脑皮层的药物,如咖啡因等;②主要兴奋延脑呼吸中枢的药物,又称呼吸兴奋药,如尼可刹米等;③主要兴奋脊髓的药物,如士的宁等。这种分类是相对的,随着剂量的增加其中枢作用部位也随之扩大,过量均可引起中枢各部位广泛兴奋而导致惊厥。脊髓兴奋药士的宁等因毒性较大,临床已少用,故本章不作介绍。

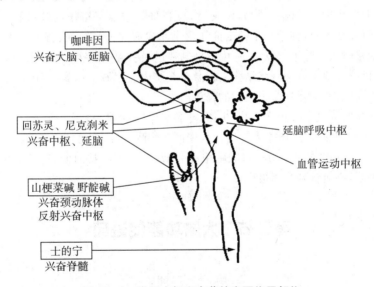

图 18-1 常用中枢兴奋药的主要作用部位

第一节 主要兴奋大脑皮层的药物

咖 啡 因

咖啡因(caffeine,咖啡碱),属于一类精神药品,为咖啡豆和茶叶等所含的主要生物碱,在化学结构上属于黄嘌呤类,属于这一类的药物还有茶碱(theophylline)、可可碱(theobromine)。

第二军医大学出版社

【药理作用】

1. 兴奋中枢神经　咖啡因对大脑皮层有兴奋作用,人服用小剂量(50～200 mg)即可使睡意消失,疲劳减轻,精神振奋,思维敏捷,工作效率提高。较大剂量(200～500 mg)时则可直接兴奋延脑呼吸中枢和血管运动中枢,使呼吸加深加快,血压升高,特别是在因疾病或药物(如巴比妥类或吗啡等)中毒时引起抑制状态时尤为明显。中毒剂量时尚可兴奋脊髓,使反射亢进,发生阵挛性惊厥。

2. 收缩脑血管　可直接作用于大脑小动脉肌层,使血管收缩,增加脑血管阻力,减少脑血流量,可与解热镇痛药合用,治疗由于脑血管扩张引起的头痛。

3. 其他　咖啡因还可舒张支气管平滑肌、利尿及刺激胃酸分泌。最近报道称治疗量咖啡因和茶碱能在体内竞争性拮抗腺苷受体,而腺苷具有镇静、抗惊厥及收缩支气管平滑肌等作用,这提示咖啡因的中枢兴奋及舒张支气管平滑肌的作用与其阻断腺苷受体有关。

【临床应用】　咖啡因主要用于对抗中枢抑制状态,如严重传染病或中枢抑制药(如镇静催眠药、阿片类等)中毒引起的昏睡及呼吸、循环抑制等,可肌内注射安钠咖。此外,咖啡因还常配伍麦角胺治疗偏头痛;配伍解热镇痛药治疗一般性头痛。

【不良反应】　一般少见,但剂量较大时可致激动、不安、失眠、心悸、头痛;剂量过大也可引起惊厥。乳婴高热时易致惊厥,应选用无咖啡因的复方解热药。

哌酯甲酯

哌酯甲酯(methylphenidate)又名利他林(ritalin),化学结构与具有中枢兴奋作用的交感胺——苯丙胺相似,作用性质也相类似,但交感作用很弱,中枢兴奋作用较温和,能改善精神活动,解除轻度抑制及疲乏感,临床用于轻度抑郁及小儿遗尿症,因它可兴奋大脑皮层使之易被尿意唤醒。较大剂量时兴奋呼吸中枢,治疗中枢抑制药过量引起的昏迷和呼吸抑制。此外,它对儿童多动症有效,该病是由于脑干网状结构上行激动系统内去甲肾上腺素、多巴胺、5-羟色胺等递质中某一种缺乏所致,它能促进此类递质的释放。

本药在治疗量时不良反应较少,偶有失眠、心悸、焦虑、厌食、口干。大剂量时可使血压升高而致眩晕、头痛等。癫痫、高血压患者禁用。久用可产生耐受性,并可抑制儿童生长发育。

匹莫林(pemoline)的作用及用途与哌酯甲酯相似,但作用维持时间长,只需一日用药一次,常见副作用为失眠,心血管副作用极少。

第二节　大脑功能促进药

甲氯芬酯

甲氯芬酯(meclofenoxate,氯酯醒,遗尿丁)能促进脑细胞代谢,增加糖类的利用,对中枢抑制状态的患者有兴奋作用。临床用于颅脑外伤后昏迷、脑动脉硬化及中毒所致意识障碍、儿童精神迟钝、小儿遗尿等。其作用出现缓慢,需反复用药。尚未发现不良反应。

吡拉西坦

吡拉西坦(piracetam,吡乙酰胺,脑复康)能促进大脑皮层细胞代谢,增进线粒体内 ATP 的合成,提高脑组织对葡萄糖的利用率,保护脑缺氧所致的脑损伤,促进处于发育的儿童大脑及智力的发展。用于脑外伤后遗症、慢性乙醇中毒、老年人脑功能不全综合征、脑血管意外及儿童的行为障碍。

知识链接

中枢性呼吸衰竭

中枢性呼吸衰竭是由脑血管病变、脑炎、脑外伤、电击、药物中毒等直接或间接抑制呼吸中枢，引起静息状态下平静呼吸动脉血氧分压（PaO_2）＜60 mmHg 而出现一系列病理生理紊乱的临床综合征，在大多疾病终末期也会出现。此时，在一般支持疗法并保持患者气道通畅（排除痰液，防止舌后坠等）情况下，可以考虑应用呼吸三联予以抢救，目的是解除对呼吸中枢的抑制，改善通气，争取时间进行病因治疗。

第三节 呼吸中枢兴奋药

尼 可 刹 米

尼可刹米（nikethamide）又名可拉明（coramine），主要直接兴奋延脑呼吸中枢，也可刺激颈动脉体化学感受器而反射性兴奋呼吸中枢，能提高呼吸中枢对 CO_2 敏感性，使呼吸加深加快。对大脑皮层、血管运动中枢和脊髓有较弱的兴奋作用。因作用温和，安全范围大，临床常用于各种原因所致中枢性呼吸抑制，尤其对吗啡中毒效果较好。临床上常与洛贝林、二甲弗林联用（称为呼吸三联针）。一次静脉注射作用仅维持数分钟，采用间歇静脉注射给药效果较好。本品易产生快速耐受性，连续注射 7 个剂量后可见呼吸兴奋作用明显减弱。过量也可致血压上升、心动过速、肌震颤及僵直、咳嗽、呕吐、出汗。

二 甲 弗 林

二甲弗林（dimefline，回苏灵）直接兴奋呼吸中枢，作用强于尼可刹米、贝美格。它能增加肺换气量，提高动脉 PO_2，降低 PCO_2，对肺性脑病有苏醒作用。临床用于各种传染病和药物中毒所引起的中枢性呼吸抑制。本品安全范围小，过量可致惊厥。静脉给药需稀释后缓慢注射，并严密观察患者反应。

洛 贝 林

洛贝林（lobeline，山梗菜碱）不直接兴奋延脑，而是通过刺激颈动脉体和主动脉体的化学感受器，反射性地兴奋延脑呼吸中枢。其作用迅速而短暂，但安全范围大，不易致惊厥。临床常用于治疗新生儿窒息、小儿感染性疾病引起的呼吸衰竭以及一氧化碳中毒。剂量较大可兴奋迷走中枢而致心动过缓、传导阻滞。过量时可因兴奋交感神经节及肾上腺髓质而致心动过速。

贝 美 格

贝美格（bemegride）又名美解眠（megimide），中枢兴奋作用迅速，维持时间短，可用作巴比妥类中毒解救的辅助用药。本品安全范围较窄，用量过大或注射太快，可引起惊厥。并有迟发性毒性反应，表现为情绪不安、精神紊乱等。

本章用药护理小结

1）咖啡因剂量过大也可引起惊厥。乳婴高热时应选用无咖啡因的复方解热药。

2）有癫痫和糖尿病史的患者，更应注意用药和反应，避免疾病复发和恶化。

制 剂 及 用 法

安钠咖 注射剂（安钠咖注射液）：0.25 g/2 ml、0.5 g/2 ml。皮下注射或肌内注射 1～2 ml/

次。极量：3 ml/次,12 ml/d。

甲氯芬酯　片剂：0.1 g/片。注射剂：0.25 g/支。100～200 mg/次,3 次/d,至少用1周。成人昏迷状态,肌内注射250 mg/次。

尼可刹米　注射剂：0.25 g/ml、0.375 g/1.5 ml。皮下注射、肌内注射、静脉推注或滴注,0.25～0.5 g/次,必要时每1～2小时重复1次,或与其他中枢兴奋药交替使用。极量：1.25 g/次。

贝美格　注射剂：50 mg/20 ml、100 mg/20 ml。50 mg/次,用5％葡萄糖液稀释后静脉滴注,每3～5分钟静脉滴注50 mg,至病情改善或出现毒性症状为止。

二甲弗林　注射剂：8 mg/2 ml、8 mg/次,肌内注射。8 mg/次,用5％葡萄糖液稀释后缓慢静脉注射；8～16 mg/次,用等渗盐水稀释后静脉滴注。

盐酸洛贝林　注射剂：3 mg/ml、10 mg/ml。3～10 mg/次,皮下注射或肌内注射；3 mg/次,缓慢静脉推注,必要时可30分钟重复1次。

哌酯甲酯　片剂：5 mg/片、10 mg/片、20 mg/片。口服10 mg/次,2～3 次/d。注射剂：肌内注射或静脉注射,10 mg/次,1～3 次/d。

匹莫林　片剂：18.75 mg/片、37.5 mg/片、75 mg/片。治疗儿童多动症,6岁和6岁以上儿童,开始37.5 mg/d,早晨1次服。以后每周增加18.75 mg,获疗效满意止。常用有效量范围为25～75 mg/d,最大剂量是112.5 mg/d。

思 考 题

1. 简述咖啡因的临床用途。

2. 简述尼可刹米、洛贝林的作用特点及临床应用。

3. 案例分析：患者,女性,74岁,慢性肺心病5年。入院主要临床表现为发绀、呼吸困难,动脉血氧分压60 mmHg,动脉血二氧化碳分压50 mmHg。诊断：慢性Ⅱ型呼吸衰竭。常规治疗基础上用尼可刹米1.875 g加入0.9％氯化钠注射液250 ml中静脉滴注,每日1次。疗程为5天。请分析用药依据。

（李　萍）

第四篇 作用于心血管系统的药物

第十九章 钙通道阻滞药

【学习目标】

1. **熟悉** 钙通道阻滞药的药理作用(心血管作用)与临床应用。
2. **了解** 钙通道阻滞药的分类。

【知识点】

钙通道、脱耦联、钙超载、"心脏三负"、心血管疾病。

钙通道阻滞药(calcium channel blockers,CCB)是德国 Fleikenstein 于 1967 年发现,可阻滞 Ca^{2+} 从细胞外液经电压依赖性钙通道流入细胞内的药物,又称钙拮抗药(calcium antagonists)。现已广泛用于治疗心血管疾病。

第一节 钙通道阻滞药的分类

钙通道阻滞药品种繁多,为了便于临床选用,世界卫生组织(WHO)曾于 1987 年公布钙拮抗药的分类,先按药对钙通道的选择性分为两类;再按药对心血管系的作用,将药分为 6 类。

(一) 选择性钙通道阻滞药

这类药物选择性作用于 L-型钙通道,即长程型慢钙通道(long-lasting calcium channel)。L-型钙通道广泛存在于各种细胞中,是影响心肌兴奋-收缩偶联及血管舒缩的关键环节。

1. 苯烷胺类 维拉帕米、戈洛帕米。
2. 二氢吡啶类 硝苯地平、尼莫地平、尼群地平、氨氯地平等。
3. 地尔硫䓬类 地尔硫䓬。

(二) 非选择性钙通道阻滞药

1. 氟桂嗪类 氟桂利嗪、桂利嗪等。
2. 普尼拉明类 普尼拉明等。
3. 其他类 哌克昔林等。

知识链接

钙 通 道

钙通道是一类跨膜糖蛋白,一种近似漏斗的亲水小孔。根据激活方式不同,钙通道主要有电压依赖性钙通道(VDC)和受体操纵钙通道(ROC)两类。钙拮抗药对 VDC 的阻滞作用比对 ROC 为强。根据传导性和对电压敏感性的不同,VDC 又进一步分为 L、T、N、P 型等几种亚型。L 型钙通道是目前最具药理学意义的一类钙通道,通道被激活后,开放时间长,失活

Second Military Medical University Press

慢,是细胞兴奋过程中外钙内流的主要途径。其广泛存在于各种细胞中,尤其是心肌和心血管平滑肌细胞,功能上与兴奋-收缩偶联、兴奋-分泌偶联有密切关系。

第二节　钙通道阻滞药的作用与临床应用

【药理作用】　鉴于 Ca^{2+} 对细胞多种生化、生理反应的影响,理论上预计钙拮抗药应有广泛的药理作用。然而现有的钙拮抗药却主要作用于心血管系统而对其他组织细胞影响较小,这可能与心血管系统细胞膜上 L 型钙通道密度较高有关。钙拮抗药由于阻滞 Ca^{2+} 的内流,使细胞内 Ca^{2+} 量减少,从而引起各种作用。

1. 对心肌的作用

(1) 负性肌力作用　钙通道阻滞药使心肌细胞内 Ca^{2+} 量减少,因而呈现负性肌力作用。它可在不影响兴奋除极的情况下,明显降低心肌收缩性,这就是兴奋-收缩脱偶联。

钙通道阻滞药还能舒张血管降低血压,继而使整体动物中交感神经活性反射性增高,抵消部分负性肌力作用。硝苯地平的这一作用明显,可能超过其负性肌力作用而表现为轻微的正性肌力作用。收缩性减弱可使心氧耗量相应减少,又由于血管舒张,使心后负荷降低,耗氧量也将进一步减少。

(2) 负性频率和负性传导作用　窦房结和房室结等慢反应细胞的 0 相除极和 4 相缓慢除极都是 Ca^{2+} 内流所引起的,所以它们的传导速度和自律性就由 Ca^{2+} 内流所决定,因此钙通道阻滞药能减慢房室结的传导速度,延长其有效不应期,可使折返激动消失,用于治疗阵发性室上性心动过速。钙通道阻滞药对窦房结则能降低自律性,从而减慢心率。这种负性频率作用在整体动物中也可被交感神经活性的反射性增高部分抵消,所以钙通道阻滞药治疗窦性心动过速的疗效欠佳,硝苯地平更差。

(3) 心肌缺血时的保护作用　缺血时,心细胞的能量代谢出现障碍,渐趋耗竭,使心细胞各项功能衰退。由于钠泵、钙泵抑制及钙的被动转运加强,乃使细胞内钙积储,形成"钙超载",最终引起细胞坏死。钙拮抗药可减少细胞内钙量,避免细胞坏死,起到保护作用。

2. 对血管的作用　血管平滑肌细胞的收缩也受细胞内 Ca^{2+} 量的调控,其细胞内 Ca^{2+} 量主要来自经钙通道而内流者。细胞内 Ca^{2+} 量多,将通过钙调蛋白激活肌凝蛋白轻链激酶(MLCK),后者催化肌凝蛋白轻链的磷酸化,继而触发肌纤、肌凝蛋白的相互作用而引起收缩。

钙通道阻滞药阻滞 Ca^{2+} 的内流,能明显舒张血管,主要舒张动脉,对静脉影响较小。①动脉中又以冠状血管较为敏感,能舒张大的输送血管和小的阻力血管,增加冠脉流量及侧支循环量,治疗心绞痛有效;②可明显舒张肾血管,增加肾血流量,并具有排钠利尿作用,保护肾脏功能(尼卡地平、非洛地平);③脑血管也较敏感,尼莫地平和氟桂利嗪舒张脑血管作用较强,能增加脑血流量;④钙通道阻滞药也舒张外周血管,解其痉挛,可用于治疗外周血管痉挛性疾病如雷诺病。

3. 对其他平滑肌的作用　在其他平滑肌中,钙拮抗药对支气管平滑肌的松弛作用较为明显,较大剂量也能松弛胃肠道、输尿管及子宫平滑肌。钙拮抗药治疗或防止哮喘有效,此时,除松弛支气管平滑肌外,还能减少组胺的释放和白三烯的合成,又有减少黏液分泌的作用。

4. 改善组织血流的作用　钙通道阻滞药通过对血小板和红细胞的影响而改善组织血流。

(1) 抑制血小板聚集　Ca^{2+} 促使血小板第一时相的可逆性聚集和第二时相的不可逆性聚集。因此钙拮抗药能抑制血小板聚集。

113

（2）增加红细胞变形能力，降低其脆性，降低血液黏滞度 正常时红细胞有良好的变形能力，能缩短其直径而顺利通过毛细血管，保持正常血液黏滞度。当红细胞内 Ca^{2+} 增多，其变形能力降低，血黏滞度增高，易引起组织血流障碍。钙通道阻滞药能减轻钙超载对红细胞的损伤。

5. 其他作用

（1）抗动脉粥样硬化作用 钙通道阻滞药能防止实验性动脉粥样硬化的发生，这一作用与多种效应有关，如减少细胞内 Ca^{2+} 的超负荷；抑制血小板聚集；减少血管痉挛收缩或舒张血管；抑制血管壁肥厚增殖，特别对血管平滑肌细胞的增殖。

（2）抑制内分泌腺的作用 较大剂量的钙拮抗药能抑制多种内分泌功能，如脑垂体后叶分泌催产素、加压素；垂体前叶分泌促肾上腺皮质激素、促性腺激素、促甲状腺激素；胰岛素及醛固酮的分泌。此外，还能抑制交感神经末梢对去甲肾上腺素的释放，表现出微弱的非特异性抗交感作用。

【临床应用】 钙通道阻滞药的临床应用主要是防治心血管系统疾病，近年也试用于其他系统疾病。

1. 心绞痛 钙通道阻滞药对各型心绞痛都有不同程度的疗效。

（1）变异型心绞痛 常在休息时如夜间或早晨发作，由冠状动脉痉挛所引起。钙通道阻滞药是治疗变异型心绞痛的首选药物，维拉帕米、地尔硫䓬、硝苯地平三种主要药物都能收到良好效果，三者疗效基本相等。

（2）稳定型（劳累型）心绞痛 常见于冠状动脉粥样硬化患者，休息时并无症状，此时心血液供求关系是平衡的。劳累时心做功增加，血液供不应求，导致心绞痛发作。钙通道阻滞药通过舒张冠脉，减慢心率，降低血压及心收缩性而发挥治疗效果。维拉帕米的负性肌力、频率作用较显，地尔硫䓬降低血压、减慢心率较强，两药都可应用。硝苯地平降低后负荷较明显，其反射性加快心率的作用可能诱发心绞痛，长期给药时未见此不良反应。

（3）不稳定型心绞痛 较为严重，昼夜都可发作，由动脉粥样硬化斑块形成或破裂及冠脉张力增高所引起。维拉帕米和地尔硫䓬疗效较好，硝苯地平宜与 β-受体阻断药合用。

2. 心律失常 钙通道阻滞药治疗室上性心动过速及后除极触发活动所致的心律失常有良好效果。

3 种钙通道阻滞药减慢心率的作用程度有差异。维拉帕米和地尔硫䓬减慢心率作用最为明显。硝苯地平较差，甚至反射性加速心率，因此它不用于治疗心律失常。

对阵发性室上性心动过速，静脉注射维拉帕米或地尔硫䓬可迅速中止发作，口服则可预防发作。两药对房室结的减慢传导和延长不应期的作用可以取消折返激动，使由折返所引起的阵发性室上性心动过速有 90% 以上转复为窦性节律，合用 β-受体阻断药还可维持此效。

房颤时静脉注射两药能抑制房室传导而减少冲动下达心室，控制心室频率；并使少数新发病者转复为窦性节律。地尔硫䓬合用地高辛控制房颤时的心室频率效果最好。

3. 高血压 高血压时血管平滑肌细胞的 Ca^{2+} 内流有所增加，因此钙通道阻滞药治疗有效。三类钙通道阻滞药都可应用。

硝苯地平控制严重高血压效果较好，用药中反射性心动过速不明显，也不引起体位性低血压。长期应用后，全身外周阻力下降 30%～40%，肺循环阻力也下降。后一作用特别适合于并发心性哮喘的高血压危象患者。

维拉帕米和地尔硫䓬治疗轻、中度高血压有效，可以单用，也可与其他抗高血压药合用。单用时可使 40%～45% 原发性高血压患者的血压得到控制，对老年人疗效较好。两药常能增加心、脑、肾血流量，改善其功能，也适于治疗并发外周动脉阻塞性疾病的高血压。静脉注射可治疗高血压危象。

4. 肥厚型心肌病　肥厚型心肌病时,心肌细胞内 Ca^{2+} 量超载,因此钙通道阻滞药治疗有效。它能改进舒张功能。维拉帕米疗效较好,还能减轻左心室流出道狭窄。

5. 脑血管疾病　尼莫地平、氟桂利嗪等钙通道阻滞药能较显著舒张脑血管,增加脑血流量。治疗短暂性脑缺血发作、脑血栓形成及脑栓塞等有效。治疗或预防蛛网膜下隙出血所致的脑血管痉挛有效,可减少神经后遗症及病死率。

维拉帕米、氟桂利嗪等还能有效地预防偏头痛,长期用药 3 个月以上也可用作治疗,能减轻症状,减少发作频率及发作时间。

6. 其他　雷诺病时由寒冷及情绪激动引起的血管痉挛可被钙通道阻滞药所解除,常用尼莫地平、硝苯地平。另外,支气管哮喘、食管贲门失弛缓症、急性胃肠痉挛性腹痛、早产、痛经等用钙通道阻滞药治疗也有效。

制 剂 及 用 法

维拉帕米　口服 40～80 mg/次,3 次/d。维持量为 40 mg/次,3 次/d。静脉注射 5～10 mg/次,隔 15 分钟可重复 1～2 次,若无效即停用。

硝苯地平　口服或舌下含化 10～20 mg/次,3 次/d。

地尔硫䓬　口服 30～60 mg/次,3 次/d。

氟桂利嗪　口服 10 mg/d,晚上顿服。开始时早、晚各一次。

尼卡地平　口服 10～20 mg/次,3 次/d。

尼莫地平　静滴治疗脑血管痉挛,开始 1 mg/h,2 小时后 2 mg/h。

尼群地平　口服开始 10 mg/d,可递增至 30 mg/d。

思 考 题

1. 选择硝苯地平治疗高血压的依据是什么?

2. 钙通道阻滞药是否具有保护缺血心肌的作用、机制是什么?

(盛树东)

第二军医大学出版社

第二十章 抗心力衰竭药

【学习目标】

1. **熟悉** 其他 CHF 药物的作用特点、应用及用药护理注意。
2. **掌握** 强心苷类基本作用及特点、用途、不良反应及其防治。
3. **掌握** 神经内分泌拮抗药抗 CHF 的作用环节和特点。

【知识点】

"一正二负"三特点、最适 CHF、高 Ca^{2+} 低 K^+、60%、"一纠二停"三选药（防治中毒123）、逆转心肌肥厚。

心力衰竭（heart failure, HF）是由多种病因引起的心肌收缩、舒张功能障碍，使心泵功能降低，因时常伴有体循环和肺循环的被动性充血，在静脉回流正常的情况下，心排血量绝对或相对减少，不能满足机体组织代谢需要的一种临床综合征，故又称充血性心力衰竭（congestive heart failure, CHF）。其病理生理学特征主要表现在以下 3 个方面：①血流动力学异常。动脉系统供血不足，静脉系统瘀血。②神经内分泌的激活。主要是交感神经系统、肾素-血管紧张素-醛固酮系统活性和抗利尿激素水平的升高。③心肌损害和心室重构。临床主要根据 CHF 的病理生理学特征，针对其不同环节，选用药理作用各具不同的药物，以消除症状，并控制其发展，如正性肌力作用药改善心肌收缩性能，血管扩张药和利尿药减轻心脏负荷，神经内分泌拮抗药防止并逆转心肌肥厚与构型重建，β受体阻断药拮抗兴奋的交感神经活性。

第一节 正性肌力作用药

一、强心苷类

强心苷（cardiac glycosides）是一类选择性作用于心脏，增强心肌收缩力的苷类化合物，来源于玄参科和夹竹桃科植物，如紫花洋地黄、毛花洋地黄、黄花夹竹桃等，故又称洋地黄类（digitalis）药物。

临床常用的药物有洋地黄毒苷（digitoxin）、地高辛（digoxin）、毛花苷丙（cedilanide，西地兰）、毒毛花苷 K（strophanthin K）等。

各种强心苷的药理作用、作用机制和不良反应基本相同，但其作用强弱、快慢、持续时间长短有所不同。这是由它们的体内过程的差异所造成的（表 20-1）。

【药理作用】

1. **增强心肌收缩力（正性肌力作用）** 强心苷对心脏有高度选择性，能明显加强衰竭心脏的收缩力，增加心排血量，从而缓解 CHF 的症状和体征。强心苷对衰竭心脏的正性肌力作用有以下特点。

（1）加快心肌收缩速度 使心肌收缩敏捷，舒张期相对延长，有助于静脉回流，有利于心脏获得较长时间的休息和冠状动脉充足的血液灌注，增加心肌供氧和改善心肌代谢。

表 20-1 常用强心苷类药物药动学特点比较

分类	药物	口服吸收率(%)	血浆蛋白结合率(%)	给药途径	肝肠循环(%)	半衰期($t_{1/2}$)
慢效	洋地黄毒苷	90~100	97	口服	27	5~7 天
中效	地高辛	60~85	25	口服	7	36 小时
速效	毛花苷丙	20~30	<20	静脉	少	33 小时
	毒毛花苷 K	3~10	5	静脉	极少	21 小时

(2) 降低衰竭心脏的心肌耗氧量　决定心肌耗氧量的主要因素为心肌收缩力、心率及心室壁张力,后者尤为重要。衰竭心脏因心室舒张末期容积增大,心室壁张力增加,加之心率加快,心脏前、后负荷增加,故心肌耗氧量明显增多。强心苷通过增强心肌收缩性能,减慢心率,降低心脏前、后负荷,从而抵消或超过因心肌收缩力增强而增加的耗氧量,致使心肌总耗氧量减少。

(3) 增加衰竭心脏的心排血量　在 CHF 时,强心苷除通过正性肌力作用,增加心脏每搏排血量以外,还由于强心苷加强心肌收缩力,改善心泵功能,降低因 CHF 而代偿性增高的交感神经张力,使外周阻力下降,减轻后负荷而增加心排血量。

2. 减慢心率(负性频率作用)　主要表现在 CHF 而心率加快的患者。CHF 时的心率加快是由于心排血量减少,经颈动脉窦、主动脉弓反射性地提高交感神经活性引起一种代偿性反应。治疗剂量的强心苷通过正性肌力作用使心排血量增加,经窦、弓压力感受器,反射性兴奋迷走神经,心率减慢。

3. 抑制房室传导(负性传导作用)　略。

4. 对心肌电生理的影响　强心苷对心肌电生理影响比较复杂,它有直接对心肌细胞和间接通过迷走神经的作用,还随着剂量高低,不同心脏组织及病变情况而不同。强心苷对心肌主要电生理作用的总效应见表 20-2。

表 20-2 强心苷对心肌的电生理作用

电生理特性	窦房结	心房	房室结	浦氏纤维	心室肌
自律性	↓			↑	
传导速度			↓		
有效不应期		↓		↓	↓

【作用机制】　决定心肌收缩过程有三方面因素:①即收缩蛋白及其调节蛋白;②物质代谢与能量供应;③兴奋-收缩偶联的关键物质 Ca^{2+}。已证明强心苷对前两方面并无直接影响,却能增加兴奋时心肌细胞内 Ca^{2+} 量。目前认为 $Na^+ - K^+ - ATP$ 酶是强心苷受体。治疗量强心苷可抑制 $Na^+ - K^+ - ATP$ 酶,使 $Na^+ - K^+$ 交换减少,进而心肌细胞内 $Na^+ - Ca^{2+}$ 交换增加,细胞内 Ca^{2+} 增多,从而产生细胞内“高 Ca^{2+} 低 K^+”状态。“高 Ca^{2+}”使心肌收缩力加强,这是强心苷正性肌力作用的基本机制。而“低 K^+”则是心脏毒性的发生机制。

【临床应用】

1. 治疗 CHF　不同病因所致心功能不全,其病理生理特征及心肌受损程度不同,强心苷治疗的效果亦不同,现多用于以收缩功能障碍为主的 CHF。

(1) 疗效最好的 CHF 类型　伴有心房颤动和心房扑动或心室率快的 CHF。

(2) 疗效较好的 CHF 类型　心脏瓣膜病、高血压病、先天性心脏病等导致长期心脏负荷过重、心肌收缩力减弱、心排血量降低、形成低心排血量型心功能不全。

第二军医大学出版社

（3）疗效较差的 CHF 类型 甲状腺功能亢进、严重贫血、维生素 B_1 缺乏所继发的高心排血量型心功能不全，由于强心苷并不能改善心肌能量代谢障碍，故疗效较差，应以根治病因为主。对肺源性心脏病、严重心肌损伤、风湿活动期引起的心功能不全，疗效也较差，且容易发生中毒。因为这些疾病可使心肌缺氧、心肌能量代谢障碍、儿茶酚胺释放增加以及细胞内缺钾，这些都是诱发强心苷中毒的因素。

（4）不宜使用强心苷的 CHF 类型 心肌外机械因素如心包填塞、缩窄性心包炎、严重二尖瓣狭窄所致心功能不全。这些病理因素均使左心室舒张期血液充盈严重受损，强心苷虽加强心肌收缩力，但亦难以改善心脏功能。

知识链接

舒张性心力衰竭

舒张性心力衰竭（diastolic heart failure，DHF）是指在心室收缩功能正常的情况下，由于心室充盈异常和充盈压的升高而导致的肺循环或体循环的临床综合征，主要见于心室肥厚如高血压和肥厚性心肌病时。近年来，舒张性心力衰竭受到广泛重视和较为深入的研究。与心肌张力发生和缩短受损所致的收缩性心力衰竭不同，舒张性心力衰竭系心室充盈异常所致。这是由于心脏通过有效收缩、实现射血功能的过程中，心室必须具有良好的充盈性能，使其容量、压力很快恢复至收缩前状态。DHF 的治疗不应选用强心苷，而应首选 β 受体阻断药、ACE 抑制剂。

---

2. 治疗某些心律失常

（1）心房纤颤 心房各部位发生过多紊乱而细弱的纤维颤动，每分钟可达 350～600 次。其主要危害是心房的过多冲动可能下传到达心室，引起心室频率过快，妨碍心室排血而致循环障碍。强心苷是治疗心房纤颤的首选药物。它通过抑制房室传导使较多冲动不能穿过房室结下达心室而隐匿在房室结中，结果使心室频率减慢，心排血量增加，解除心功能不全症状，但多数患者心房颤动并不能停止。

（2）心房扑动 为快而规则的心房异位节律，每分钟达 250～350 次。心房扑动的频率虽少于心房颤动，但较易传入心室，所以心室率快而较难控制。强心苷也是治疗心房扑动最常用的药物，它能不均一地缩短心房有效不应期，引起折返激动，使心房扑动转为心房纤颤，然后强心苷再发挥其治疗心房纤颤的作用而取得疗效。某些患者当转为心房纤颤后，停用强心苷，有可能恢复窦性节律。因为停用强心苷等于取消其缩短心房不应期的作用，即相对地延长了不应期，可使折返冲动较多地落入较长的不应期而消失，于是折返停止，窦性节律恢复。

（3）阵发性室上性心动过速 为突发节律规则的心动过速，每分钟可达 150～250 次，以房室结折返性心动过速和房室折返性心动过速最常见。首先采用压迫颈动脉窦、压迫眼球等方法刺激迷走神经功能，如果无效或同时伴有心功能不全，此时强心苷为首选药。它通过兴奋迷走神经减慢房室传导的作用而使发作停止，但应注意强心苷中毒时也可出现阵发性室上性心动过速。因此，用药前应先鉴别发病原因。

【不良反应及防治】 强心苷的治疗安全范围小，一般治疗量已接近中毒量的 60%，以往用量偏高，中毒发生率接近 20%，现用量减少，又常采用逐日给恒量地高辛法，故中毒率明显下降，已低于 12%。明显抑制 Na^+-K^+-ATP 酶，导致细胞内失 K^+ 是心脏毒性的发生机制。

1. 毒性反应的表现

（1）胃肠道反应 是最常见的早期中毒症状，主要表现为厌食、恶心、呕吐及腹泻等，应注意与强心苷用量不足 CHF 未得到控制所致的胃肠道症状相鉴别。

(2) 神经系统症状 常见头痛、头晕、疲倦和谵妄等症状,以及黄视症、绿视症和视力模糊等色视障碍,色视障碍是最典型的中毒先兆。

(3) 心脏毒性 是最严重的中毒症状。可发生各种心律失常,主要有三方面:①快速型心律失常,最多见和早见的是室性期前收缩,约占心脏反应的 33%,室性过速约占 8%;②房室传导阻滞,这除与提高迷走神经兴奋性有关外,还与抑制 Na^+-K^+-ATP 酶,使细胞失钾有关;③强心苷可降低窦房结的自律性,出现窦性心动过缓甚至窦性停搏。

2. 强心苷中毒的诊断和防治

(1) 诊断 可根据 CHF 患者使用强心苷前后的临床症状、体征及心电图的变化作出初步判断,测定强心苷的血药浓度可提供更有价值的诊断依据。当地高辛血药浓度在 3 ng/ml 或洋地黄毒苷在 45 ng/ml 以上,就可确诊为中毒。

(2) 预防 ①用药剂量个体化。根据患者年龄、体重、肾功能状态及临床合并症,做到用药剂量的个体化是预防强心苷中毒的关键。②及早发现和纠正诱发强心苷中毒的各种因素,如精神创伤、感染、低血钾、高血钙、低血镁、心肌缺氧等。万年青、夹竹桃、北五加、罗布麻等中药含有强心苷,与洋地黄类药物同用会增加毒副作用。③警惕中毒先兆症状的出现,一旦出现以下情况应立即停药:一定次数的室性期前收缩,窦性心动过缓低于 50 次/分以及色视障碍等。

(3) 治疗 一旦确诊为强心苷类药物中毒应立即停用,并根据中毒症状的类型和严重程度及时采取相应措施。

1) 补钾:对心动过速型心律失常患者,可用氯化钾静脉滴注。对轻症如偶发期前收缩及二联律者,也可口服氯化钾,因为细胞外 K^+ 可阻止强心苷与膜 Na^+-K^+-ATP 酶的结合,对抗强心苷对心脏的毒性,但有传导阻滞者禁用。

2) 应用抗心律失常药:对严重过速型心律失常者还宜用苯妥英钠,它能控制室性期前收缩及心动过速而不减慢房室传导。苯妥英钠能与强心苷竞争膜 Na^+-K^+-ATP 酶而有解毒效应。利多卡因也可用于强心苷中毒所引起的室性心动过速和心室纤颤;对缓慢型心律失常患者,如窦性心动过缓和房室传导阻滞,不宜补钾,可用阿托品治疗,如无效则用异丙肾上腺素 1 mg 加入 500 ml 葡萄糖溶液中静脉滴注。

3) 使用地高辛抗体:对致死性中毒,可用地高辛抗体的 Fab 片段作静脉注射,它对强心苷有强大的选择性亲和力,能使强心苷从 Na^+-K^+-ATP 酶的结合中解离出来,能迅速有效地解除中毒症状。80 mg Fab 可拮抗 1 mg 地高辛。

【用药方法】

1. 全效量给药法 全效量给药法是强心苷传统用法,分为两个步骤,即在短时间内给予足量强心苷以达到充分疗效,此量称全效量或洋地黄化量;然后再给予维持量以保持疗效。该给药法又分为以下 2 种。

(1) 缓给法 适用于病情较缓的 CHF 患者,于 3~4 天达到全效量。地高辛首剂口服 0.25~0.5 mg,此后每 6~8 小时给 0.25 mg,至全效量 1.25~1.5 mg。也可口服洋地黄毒苷,每次 0.1 mg,每日 3~4 次,至全效量 0.8~1.2 mg。

(2) 速给法 适用于病情较急,且 2 周内未用过强心苷者,24 小时内给予全效量。如毒毛花苷 K 首剂 0.125~0.25 mg,加入 50% 葡萄糖注射液 20~40 ml 稀释后缓慢静脉注射,2 小时后再给予 0.125 mg 至全效量 0.25~0.5 mg,以后用维持量。此种给药方法不良反应发生率较高,现对病情紧急者,也可选用安全有效的呋塞米和血管扩张药。

2. 维持量给药法 对病情较轻者可采用此法,即每天给予地高辛维持量 0.25~0.5 mg,经

第二军医大学出版社

4～5个半衰期(6～7天)可在血中达到稳态血药浓度。其优点可明显降低过去全效量所引起的较高中毒发生率。

【用药护理注意】

1. 用药剂量 不同个体对强心苷的敏感性有较大差异，即使同一患者在不同病情条件下，所需剂量也有差异，故应用时须严密观察，及时调整用量，应采取个体化的用药方案。

1) 同时应用排钾利尿药或皮质激素、严重呕吐、腹泻等引起体内失钾，肺源性心脏病或严重心肌损害所致心肌缺血缺氧、甲状腺功能低下及肾功能减退时，为避免强心苷中毒应适当减少用量。

2) 同时伴有呼吸道感染或全身感染而加重心脏工作负担时，则应酌情加大剂量。

3) 应详细询问服药史，原则上2周内未用过慢效强心苷者，才能按常规给予，否则按具体情况调整用量，还要告诫患者严格按医嘱用药，不得随意增加或减少服药次数和用量。

2. 制剂的生物利用度差异 尤其是地高辛，用药时应密切观察患者的反应，随时调整用量，以确保疗效，避免毒性反应。

3. 静脉注射注意事项 静脉注射要缓慢，不能与其他药液混合注射，注射后1～2小时，密切观察患者的心功能状态。

二、儿茶酚胺类药物

多 巴 酚 丁 胺

多巴酚丁胺(dobutamine)为多巴胺的衍生物，能选择性激动 β_1 受体，对 β_2 和 α 受体只有轻微的激动作用。β_1 受体兴奋使心肌细胞内腺苷酸环化酶被激活，cAMP生成增多，Ca^{2+} 内流增加，心肌收缩力增强；此外，肌浆网对 Ca^{2+} 的摄取增加，细胞内的 Ca^{2+} 水平迅速下降，加快和加深心肌舒张过程。β_2 受体兴奋还可使外周血管平滑肌松弛。

CHF患者使用多巴酚丁胺后心肌收缩力增强，心排血量增加，左心室充盈压和外周血管阻力下降，但无明显加快心率作用，使心功能不全患者的心、肾功能明显改善。

主要用于急性心肌梗死后心功能不全的紧急处理。由于CHF时，心肌 β 受体密度下调，对 β 受体激动药的敏感性下降，因此用药后仅能产生短期血流动力学效应，长期应用难以持续有效，症状和运动耐力亦无改善，加大剂量只能增加不良反应，甚至出现室性心律失常，使死亡率上升。

三、磷酸二酯酶抑制药

氨力农和米力农

氨力农(amrinone，氨吡酮)和米力农(milrinone，甲氰吡酮)为双吡啶类化合物。其对心肌和血管平滑肌细胞内磷酸二酯酶Ⅲ(PDE-Ⅲ)有特异性抑制作用，增加细胞内cAMP的含量，发挥正性肌力作用和血管舒张作用。氨力农和米力农的药理作用基本相似，但后者对PDE-Ⅲ的抑制作用较前者强10～20倍。

CHF患者应用后心排血量增加，左心室充盈压和外周血管阻力降低，心肌耗氧量减少，且不伴心率加速和动脉血压降低等不良反应。

临床应用仅限于短期静脉滴注治疗急性心功能不全，尤其是对强心苷、利尿药和血管扩张药的联合治疗无效的患者。

【用药护理注意】

1) 本类药物长期口服不良反应发生率高，尤其是氨力农，可引起难以耐受的消化道不良反应、血小板减少、肝功能损害和心律失常等,甚至能增加 CHF 的死亡率。

2) 孕妇、哺乳期妇女、小儿、肾功能不全者慎用。

3) 静脉注射液不能用含右旋糖酐或葡萄糖的溶液稀释。

第二节　减轻心脏负荷药

一、利尿药

利尿药常被用于 CHF 的辅助治疗。本类药物通过排钠利尿减少血容量和回心血量,降低心室舒张末期容量和压力,即减轻心脏前负荷;又因排钠作用,使血管壁平滑肌细胞内 Na^+ 浓度下降, $Na^+ - Ca^{2+}$ 交换减少,使血管平滑肌张力和收缩程度降低,即减轻心脏后负荷。由于心脏前、后负荷降低,使心脏泵血功能改善,心排血量增加,减轻或消除了心功能不全的一系列症状和体征。

二、血管扩张药

【常用药物】

1. 硝普钠　为最常用的静脉滴注制剂。同时扩张小动脉和静脉,减轻心脏前、后负荷,迅速改善心功能,主要用于急性心肌梗死及高血压所致的 CHF。

2. 硝酸酯类　主要扩张静脉和肺小动脉,对外周小动脉扩张作用较弱,减轻心脏前负荷,用药后可明显减轻患者呼吸急促和呼吸困难等症状。

3. 肼屈嗪　主要扩张小动脉,减轻心脏后负荷,增加心排血量,但容易引起反射性心率加快,长期单独应用难以持续有效。对外周血管阻力明显增高,心排血量明显减少的 CHF 患者效果较好。

4. 哌唑嗪　能扩张动静脉,减轻心脏前、后负荷,改善心功能,但容易产生耐受性,长期疗效并不优于安慰剂。

5. 对 Ⅱ、Ⅲ 级 CHF 患者以地高辛、利尿药为基础,加用肼屈嗪 300 mg/d 和二硝酸异山梨醇酯 160 mg/d,能明显降低 CHF 的病死率。

第三节　神经内分泌拮抗药

过去一直认为慢性心功能不全是一个血流动力学问题,而治疗则以强心、利尿和扩张血管为主。经多年基础与临床研究证实心力衰竭实际上是神经内分泌激活对心肌细胞的毒性作用。近年来,进一步完善为心肌重构(cardiac remodeling)理论,即一系列复杂的分子和细胞机制导致心肌结构、功能和表型变化,神经内分泌-细胞因子系统的激活,对心肌重构和心衰的发生起着重要作用,表现为心肌细胞肥大和非肌细胞增生,伴有左室形态结构的改变和机械功能的减退等;心肌损伤加重,又进一步激活神经内分泌-细胞因子。因此适时的阻断神经内分泌因素引起的心肌重构对改善心功能和治疗的预后有着十分积极的意义。神经内分泌拮抗药主要有:血管紧张素转化酶抑制药(angiotensin converting enzyme inhibitors,ACEI)、血管紧张素 Ⅱ 受体拮抗药(AT_1 receptor blockers,ARB)、醛固酮拮抗药和 β 受体阻断药等。

第二军医大学出版社

一、血管紧张素转化酶抑制药

以卡托普利(captopril)为代表的 ACEI 治疗 CHF 已不仅限于其血管扩张作用,与一般血管扩张药相比,ACEI 除可改善 CHF 患者的血流动力学及左心室功能,提高运动耐力,改进生活质量,还可逆转心室肥厚,降低死亡率。目前在 CHF 的治疗中已显示出日益重要的地位。

【药理作用】 血管紧张素Ⅱ(AngⅡ)通过激动血管紧张素Ⅱ受体(AT 受体)不但可以收缩外周血管、促进醛固酮分泌,还可作为细胞生长因子引起心室重构(左室肥厚)和血管重构(管壁增厚)。ACEI 通过阻止循环中及局部组织中血管紧张素Ⅱ的形成,而发挥着多种心血管效应。

1)减轻和逆转心肌肥厚和心肌纤维化,从而改善心肌的收缩和舒张功能。

2)扩张小动脉和静脉,减轻心脏前、后负荷,改善心功能,提高心排血量。

3)通过有效降低血浆血管紧张素Ⅱ和醛固酮水平及降低血浆儿茶酚胺含量,有利于进一步降低心脏前、后负荷,消除钠水潴留,减轻心功能不全的症状和体征。

【临床应用】 卡托普利优于一般的血管扩张药,但单独应用控制症状较差,主要用于顽固性心功能不全的治疗,常与利尿药或其他血管扩张药配伍。卡托普利口服初始量 6.25 mg/次,2 次/d,逐渐增至最大量 50 mg/次,3 次/d;依那普利口服初始量 2.5 mg/次,1 次/d,渐增至最大量 20 mg/次,2 次/d。

二、血管紧张素Ⅱ₁受体(AT₁受体)拮抗药

AT₁ 受体拮抗药如氯沙坦(losartan)对 AT₁ 受体有选择性阻断作用,长期用药能抑制左室心肌肥厚和血管壁增厚。与 ACE 抑制药的不同之处是其拮抗作用更完全,因其对缓激肽途径无影响,不会引起咳嗽,不良反应较少。

三、醛固酮拮抗药

CHF 时血中的醛固酮水平可达正常的 20 倍以上,大量的醛固酮除了保钠排钾外,还有明显的促生长作用,引起心肌和血管的重构,加速心力衰竭的恶化。醛固酮拮抗药螺内酯(spironolactone)可明显降低 CHF 的病死率,防止左心室肥厚时心肌间质纤维化。单用作用较弱,但与 ACEI 合用可同时降低血管紧张素Ⅱ及醛固酮水平,效果更佳。

肾素-血管紧张素系统(RAAS)抑制药抗 CHF 的作用环节见图 20-1。

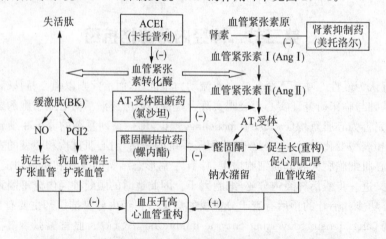

图 20-1 肾素-血管紧张素系统抑制药抗 CHF 的作用环节

四、β受体阻断药

由于 CHF 可以引起长期的反射性交感神经兴奋,进而加重心脏负担,促进心肌肥厚与重构,故在充分使用 ACEI、利尿药和洋地黄基础上应用 β受体阻断药,可以明显改善左室舒张功能和收缩功能,全面改善患者血流动力学,提高患者生活质量。因此,由禁忌证到适应证,β受体阻断药可能成为治疗 CHF 的一线药物。临床常选用以美托洛尔(metoprolol)和卡维地洛(carvedilol)为代表的第三代 β受体阻断药,能选择性阻断 β_1 受体。

【药理作用】

1. 抑制肾素分泌 通过阻断肾小球旁器 β_1 受体减少肾素释放,抑制 RAAS 系统,减轻心脏前、后负荷,同时防止并逆转由血浆血管紧张素 Ⅱ 和醛固酮介导的心肌和血管的重构。

2. 抑制交感神经 CHF 时心排血量下降可通过代偿机制反射性激活交感神经,持续的交感亢进及血液循环中去甲肾上腺素和肾上腺素的增加可产生有害效应,导致心肌重构。长期使用阻断 β受体可逆转慢性肾上腺素能神经系统激活介导的心肌重构。

3. 保护心肌细胞 普萘洛尔能阻断心 β_1 受体,抑制心肌收缩性并减慢心率,并能减少由儿茶酚胺介导的 Ca^{2+} 内流,避免线粒体损伤,避免心肌坏死。

4. 恢复受体的敏感性 上调心肌 β受体的数目,恢复受体的敏感性(卡维地洛无),因为严重 CHF 时,心肌 β_1 受体密度下调,其数目可降低 50% 左右。

【临床应用】 缺血性 CHF、扩张型心肌病尤宜。

【用药护理注意】 从小剂量开始,长期用药(>3 个月),合并用药(利尿药、ACEI 和地高辛)。严重心动过缓、传导阻滞、低血压、支气管哮喘者禁用。

本章用药护理小结

1)强心苷用药剂量个体化。根据患者年龄、体重、肾功能状态及临床合并症,做到用药剂量的个体化是预防强心苷中毒的关键。

2)早产儿、新生儿对强心苷特别敏感,用药特别是"洋地黄化"时要十分小心。

3)避免强心苷中毒的诱发因素,如低钾、低镁、高钙血症、心肌缺氧等。

4)警惕强心苷中毒先兆症状的出现,一旦出现以下情况应立即停药:①一定次数的室性期前收缩;②窦性心动过缓;③色视障碍等。

制 剂 与 用 法

洋地黄毒苷 片剂:0.1 mg/片。口服,0.05～0.2 mg/次。极量:0.4 mg/次,1 mg/d。注射剂:0.2 mg/ml。不宜口服者可肌内注射或静脉注射,剂量同口服。

地高辛 片剂:0.25 mg/片。口服,一般首剂 0.25～0.75 mg,以后每隔 6 小时 0.25～0.5 mg 直至全效量,再改用维持量(0.25～0.5 mg/d)。轻型慢性病例:0.5 mg/d。

毛花苷丙 片剂:0.5 mg/片。缓慢全效量:口服,0.5 mg/次,4 次/d。维持量:1 mg/d,2 次分服。注射剂:0.4 mg/2 ml。静脉注射,首次 0.4～0.6 mg,2～4 小时后给予 0.2～0.4 mg,用葡萄糖注射液稀释后缓慢注入。

毒毛花苷 K 注射剂:0.25 mg/ml。静脉注射,0.25 mg/次,0.5～1.0 mg/d。极量:0.5 mg/次,1 mg/d。

盐酸多巴酚丁胺 注射液:250 mg/5 ml。静脉滴注,250 mg/d,加入 500 ml 5% 葡萄糖溶液中稀释,每分钟 2.5～10 μg/kg。

第二军医大学出版社

氨力农　片剂：100 mg/片。口服，100～200 mg，3 次/d，最大量 600 mg/d。注射剂：50 mg/2 ml，100 mg/2 ml。静脉滴注，每次 0.5～3 mg/kg，静脉滴注速度为每分钟 5～10 μg/kg，最大量不超过 10 mg/(kg·d)。

思 考 题

1. 强心苷加强心肌收缩性的作用的特点及机制是什么？

2. 强心苷的中毒反应有哪些表现？如何判断及防治？

3. 试述神经内分泌拮抗药在心功能不全治疗中的意义及常用药物的使用依据。

4. 案例分析：患者，女性，37 岁。20 年前有风湿热病史。10 年前分娩后心悸症状加重，时有夜间憋醒。给予地高辛、氢氯噻嗪等治疗后症状缓解。前天，因"急性胃肠炎"在医院静脉输液治疗，当输液 3 小时、输液量 1 000 ml 时，患者突然呼吸困难加重，咳粉红色泡沫样痰，皮肤发绀，双肺底湿性啰音，心率 148 次/分。诊断：风湿性心脏瓣膜病伴急性左心衰竭。

请问：1) 为什么输液量 1 000 ml 时，患者突然呼吸困难，咳粉红色泡沫样痰？

2) 可以选用哪些药物治疗？使用时应注意什么问题？

（钱小妹）

第二十一章 抗高血压药

【学习目标】

1. **熟悉** 抗高血压的分类及各类药物的适应证。
2. **熟悉** 抗高血压药物的临床选用原则和护理用药知识。
3. **掌握** 氢氯噻嗪、卡托普利、硝苯地平、普萘洛尔、哌唑嗪的降压特点、应用、不良反应。

【知识点】

一线降压药、两大调节系统、"广谱降压药"、ACEI、干咳、首剂现象。

抗高血压药(antihypertensive agents)又称降压药,临床上主要用于治疗高血压。高血压病是最常见的心血管疾病,患病率高达 15%～20%,尤其在中老年人群,且可累及心、脑、肾、血管等靶器官。目前,我国采用国际上统一的血压分类和标准,适用于任何年龄的成人。高血压定义为:收缩压≥140 mmHg(18.7kPa)或舒张压≥90 mmHg(12.0kPa)。可分为原发性高血压或高血压病(≥95%)和继发性高血压(约 5%)。临床上主要根据血压升高的程度和血管病变引起重要器官受损伤的程度,把高血压分为轻、中、重度高血压。合理应用抗高血压药不仅能控制血压,改善症状,并能减少或防止并发症的发生,降低死亡率,延长寿命,提高生活质量。若能配合综合治疗,如控制体重、低盐饮食、限制饮酒、适当的运动锻炼等,会取得更好的效果。

第一节 抗高血压药的分类

血压形成的基本因素是心排血量和外周血管阻力。前者主要受心脏功能、回心血量及有效血容量影响;后者则主要受血管收缩状态的影响。现认为机体主要通过交感神经系统和肾素-血管紧张素-醛固酮系统对血压起着重要的调节作用。抗高血压药往往通过直接或间接影响这些系统,使外周血管阻力降低或心排血量减少或同时作用于两者而发挥降压作用。根据抗高血压药主要作用部位及作用机制(图 21-1),可将抗高血压药分为以下五大类。

(一)利尿药

临床常用抗高血压药利尿剂主要为噻嗪类利尿药。

(二)交感神经系统抑制药

1. **中枢性交感神经抑制药** 可乐定等。
2. **神经节阻断药** 美卡拉明等。
3. **去甲肾上腺素能神经末梢抑制药** 利舍平、胍乙啶等。
4. **肾上腺素受体阻断药**
(1) β受体阻断药 普萘洛尔等。

第二军医大学出版社

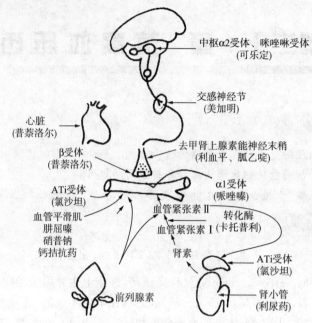

图 21-1　抗高血压药作用部位示意图

（2）α₁ 受体阻断药　哌唑嗪等。

（3）α 和 β 受体阻断药　拉贝洛尔等。

（三）钙通道阻滞药

硝苯地平、氨氯地平、非洛地平等。

（四）影响肾素-血管紧张素系统的药物

1. 血管紧张素转化酶抑制药　卡托普利等。

2. 血管紧张素Ⅱ受体阻断药　氯沙坦等。

（五）血管舒张药

1. 直接舒张血管药　如肼屈嗪、硝普钠等。

2. 钾通道开放药　如吡那地尔等。

　　目前，国内外应用广泛的一线抗高血压药物有所谓"ABCD"的四大类药物，即血管紧张素转化酶抑制药（ACEI）和血管紧张素Ⅱ受体阻断药（ARB）、β 受体阻断药（beta-receptor blockers）、钙拮抗药（calcium channel blockers，CCB）和利尿药（diuretics）。因这类药具有许多优点，临床应用愈来愈多。其他抗高血压药物如中枢性降压药和血管扩张药等较少单独应用。

第二节　常用抗高血压药

一、利尿药

氢 氯 噻 嗪

【药理作用】　噻嗪类药物氢氯噻嗪降压特点：降压作用缓慢、温和、持久。降压作用机制：

用药初期的降压作用与排钠利尿、减少有效血容量有关；用药后期的血压下降与促进排钠后导致血管平滑肌细胞内 Na^+ 浓度下降，平滑肌细胞的 Na^+-Ca^{2+} 交换减少，细胞内 Ca^{2+} 降低，使外周血管扩张，外周血管阻力下降有关（参见第二十章）。

【临床应用】 可单独使用治疗轻度高血压，也常与其他降压药合用以治疗中、重度高血压。

【不良反应】 长期应用常致不良反应，如降低血钾、钠、镁，增加血中总胆固醇、三酰甘油及低密度脂蛋白、胆固醇含量，增加尿酸及血浆肾素活性（参见第二十四章相关内容介绍）。

吲 哒 帕 胺

【药理作用】 吲哒帕胺（indapamide）是一种非噻嗪类吲哚衍生物，口服完全吸收，半衰期13小时，具有降压和利尿的双重作用，为新型强效、长效抗高血压药。降压机制为选择性的集中在血管平滑肌，抑制细胞的内向钙离子流，降低血管收缩，降低血管对升压物质的反应性，从而使血管阻力下降。在短期、中期、长期的抗高血压治疗中，吲达帕胺不影响脂肪代谢：包括三酰甘油、LDL 胆固醇、HDL 胆固醇的代谢。

【临床应用】 轻、中型高血压，尤其是伴有肾功能不全、糖尿病及高脂血症的高血压患者。

【不良反应】 不良反应为剂量依赖性，且较为少见。腹泻、头痛、食欲减低、失眠、反胃、直立性低血压。皮疹、瘙痒等变态反应；低血钠、低血钾、低氯性碱中毒。

二、钙通道阻滞药

钙通道阻滞药能抑制细胞外 Ca^{2+} 的内流，使细胞内 Ca^{2+} 浓度下降，松弛平滑肌、舒张动脉血管，使血压下降。降血压时并不降低重要器官的血流量，还可增加心、脑、肾的血流量。本类药物不引起脂质代谢及葡萄糖耐受性的改变（详见第十九章），对各型高血压都有降压作用，俗称"广谱降压药"。常用于降血压的药物有硝苯地平（nifedipine）、尼群地平（nitrendipine）、氨氯地平（amlodipine）等。

硝 苯 地 平

【药理作用】 硝苯地平作用特点：①降压作用强、快、持久，口服30～60分钟见效，持续3小时，$t_{1/2}$ 为3～4小时；②降压不减少心、脑、肾血流量；③无水钠潴留。硝苯地平降血压时可反射性兴奋交感神经，引起心率加快、心排血量增加、血浆肾素活性升高，影响降压效果，合用 β 受体阻断药可避免此反应并增强其降压作用。

【临床应用】 临床用于治疗轻、中、重度高血压及伴有心力衰竭、肾功能不全或心绞痛的患者。可单用或与利尿药、β 受体阻断药合用。

【不良反应】 常见不良反应有头痛、脸部潮红、眩晕、心悸、踝部水肿等。其引起踝部水肿为毛细血管扩张而非钠水潴留所致。严重的不良反应有心率减慢、传导阻滞、心肌收缩力减弱等。

同类药物还有维拉帕米、地尔硫䓬、尼莫地平等，也用于治疗高血压，并取得良好的效果。

三、肾上腺素受体阻断药

（一）β 受体阻断药

普 萘 洛 尔

β 受体阻断药均有良好的抗高血压作用，现以普萘洛尔（propranolol）为代表介绍该类药物的抗高血压作用。

【药理作用】 降压作用缓慢,用普萘洛尔数天后,收缩压可下降15%～20%,舒张压下降10%～15%,合用利尿药降压作用更显著。静脉注射普萘洛尔后可使心率减慢,心排血量减少,但血压仅略降或不降,这是压力感受器反射使外周阻力增高的结果。

【作用机制】 普萘洛尔降低血压可通过多种机制实现。

1) 阻断心脏 β_1 受体,抑制心肌收缩性并减慢心率,使心排血量减少,因而降低血压。给药后这一作用出现迅速,而降压作用出现较慢。

2) 阻断肾球旁细胞 β_1 受体,抑制肾素分泌,降低肾素-血管紧张素-醛固酮系统活性,使外周阻力下降,有效血容量减少,从而降低血压。

3) 阻断去甲肾上腺素能神经突触前膜的 β_2 受体,降低外周交感神经活性,抑制其正反馈作用而减少去甲肾上腺素的释放。

4) 阻断中枢 β 受体,降低外周交感神经活性,降低血压。

【临床应用】 β 受体阻断药广泛用于治疗各型高血压,可单独用于轻、中度高血压,也可与其他降压药合用。对高血压伴心绞痛者还可减少发作。此外,对伴有心排血量及肾素活性偏高者,伴脑血管病变者疗效也较好。

在 β 受体阻断药中,选择性 β_1 受体阻断药美托洛尔(metoprolol)、阿替洛尔(atenolol)的作用优于普萘洛尔,它们在低剂量时主要作用于心脏,而对支气管的影响小,对伴有阻塞性肺疾患者相对安全些。

【不良反应】

1) 过量可致心率减慢、房室传导减弱、心肌收缩力降低、诱发支气管哮喘等。

2) 长期服用本药者,嘱其不能骤然停药或漏服,以防出现停药综合征(反跳作用),停药时应逐渐减量,减药过程以2周为宜。

3) 用药过程中应注意监测心率、血压、心电图等。

4) 常见不良反应有腹泻、恶心、胃痛等,发生率为2%～10%。

(二) α_1 受体阻断药

哌 唑 嗪

【药理作用】 哌唑嗪(prazosin)是人工合成的喹唑啉类衍生物,能选择性地阻断突触后膜 α_1 受体,舒张静脉及小动脉,发挥中等偏强的降压作用。作用特点:①不增加心率、不增加肾素释放和不出现水钠潴留;②降低血脂,但能增加血中高密度脂蛋白(HDL)浓度,减轻冠脉病变。

【体内过程】 该药口服易吸收,2小时内血药浓度达峰值,生物利用度为60%,$t_{1/2}$ 为2.5～4小时。但口服后降压作用可持续10小时,与血浆蛋白结合率达97%,在肝中广泛代谢,首过消除显著。

【临床应用】

1. 高血压病 单用治疗轻、中度高血压,与利尿降压药或 β 受体阻断药合用治疗重度或伴肾功能不全的高血压。

2. 顽固性心功能不全 通过扩张血管、降低心脏负荷而改善心脏功能。

【不良反应】 不良反应有眩晕、疲乏、虚弱等,首次给药可致严重的体位性低血压、晕厥、心悸等,称"首剂现象"(first dose phenomenon),在直立体位、饥饿、低盐时较易发生。将首次用量减为0.5 mg,并在临睡前服用,便可避免发生。

其他 α_1 受体阻断药酮色林(凯坦色林,ketanserin)兼有抗5-羟色胺作用,也可有效地治疗高血压。

（三）α、β受体阻断药

拉贝洛尔（labetalol）对 α、β 受体均有竞争性拮抗作用，其中，阻断 β_1、β_2 受体的作用程度相似，对 α_1 受体作用较弱，对 α_2 受体则无效，故负反馈调节仍然存在，用药后不引起心率加快作用。

本药降压作用温和，适用于治疗各型高血压，无严重不良反应，对心肌梗死早期，通过其降低心肌壁张力而产生有益的作用。静脉注射可治疗高血压危象。

四、肾素-血管紧张素-醛固酮系统（RAAS）抑制剂

（一）肾素-血管紧张素-醛固酮系统（RAAS）的生理功能

肾素-血管紧张素-醛固酮系统（RAAS）是由肾素、血管紧张素原、血管紧张素转化酶（ACE）、血管紧张素（Ang）及相应的血管紧张素受体（AT）构成，见图 20-1。血管紧张素原在肾素的作用下转变为血管紧张素 I（Ang I），后者在 ACE 的作用下转变为血管紧张素 II（Ang II），血管紧张素 II 可与效应器细胞膜上的血管紧张素受体结合产生效应。肾素-血管紧张素-醛固酮系统在血压调节及高血压发病中都有重要影响。

1. 对血管的作用　血管紧张素 II 可直接激活血管紧张素受体（AT_1），增加血管的收缩性能；并促进去甲肾上腺素的释放，间接导致血管收缩，使血压上升。实验可见 Ang II 能促进培养的血管平滑肌细胞生长、增殖，增加蛋白质合成及细胞体积。Ang II 促进血管平滑肌生长的作用可引发血管增生及血管壁中层增厚，使血管重构。血管重构在高血压的长期维持中起重要作用。

2. 对肾脏的作用　血管紧张素 II 可直接收缩肾血管平滑肌，降低肾血流量，减少钠的排泄。

3. 对心脏的作用　血管紧张素 II 可激活心脏的血管紧张素受体（AT_1），促进去甲肾上腺素的释放，产生正性肌力作用及正性频率作用。血管紧张素 II 还可促进平滑肌细胞、成纤维细胞的生长，使心肌细胞肥大，心肌重构。

4. 对肾上腺皮质的影响　Ang II 作用于肾上腺皮质球状带，促进醛固酮释放。而醛固酮增加水钠潴留、促进心肌间质纤维化，在心肌肥厚和心肌重构中起重要作用。

（二）常用的肾素-血管紧张素-醛固酮系统（RAAS）抑制剂

1. 血管紧张素转化酶抑制剂（angiotensin converting enzyme inhibitors，ACEI）

卡 托 普 利

自 1981 年卡托普利（captopril）用于临床以来，ACE 抑制药的发展很快，ACE 抑制药已成为临床上治疗高血压、慢性心功能不全等心血管疾病的重要药物。近几年来合成了一系列血管紧张素转化酶抑制剂，如卡托普利（captopril）、依那普利（enalapril）、雷米普利（ramipril）、赖诺普利（lisinopril）及培哚普利（perindopril）等。

【药理作用】　ACEI 能使血管舒张、血压下降，ACEI 与其他降压药相比，具有以下特点：①降压作用强、持久；②"五无"：无反射性心率增快，无肾血流减少，无水钠潴留，无电解质紊乱及脂质代谢障碍，无直立性低血压；③防止和逆转血管壁增厚和心肌增生肥大。

【作用机制】　可抑制血管紧张素转化酶，由于"减 A 增 B"，即减少血管紧张素 II（Ang II）的生成和因水解减慢而使缓激肽（bradykinin，BK）的数量增加产生以下效应。

1）扩张动、静脉血管，降低外周阻力。

2）减慢缓激肽水解，进一步产生舒血管效应。

3）减少血管增生和重构，降低血管硬度，改善血管顺应性。

第二军医大学出版社

4）减少去甲肾上腺素释放，降低外周交感神经活性。

5）减少醛固酮分泌，减轻钠水潴留，减少血容量。

【临床应用】 治疗原发性及肾性高血压能使血压降低 15%～25%，可单独应用，作为中、轻度高血压的首选降压药，对中、重度高血压合用利尿药、β受体阻断药，加强降压效果、降低不良反应。老年高血压患者及合并糖尿病的患者，本类药物能减少心肌梗死及心力衰竭的发生。对肾脏有一定的保护作用，能延缓高血压并发糖尿病性肾病的进展，是 FDA 唯一批准的用于糖尿病肾病的 ACEI 药。

【不良反应】 虽不良反应发生率较低，但也不是绝对安全的，主要不良反应有以下几点。

1）首剂低血压（2%）：见于开始剂量过大时，应小量开始试用。

2）刺激性干咳（5%～20%）：可能与缓激肽、P 物质及前列腺素等物质在肺内聚积有关。

3）高血钾：醛固酮减少，血钾升高，肾功能受损及肾血管狭窄者可发生。

4）久用可致血锌降低而引起皮疹、味觉、嗅觉缺损、脱发等，与其化学结构含巯基有关。补充 Zn^{2+} 可望克服。

5）低血糖：ACEI 能增强机体对胰岛素的敏感性，因此可出现低血糖。

【药物相互作用】 合用利尿药可增强降压效果，并减少 Zn^{2+} 的排泄；吲哚美辛可减弱卡托普利的降压效果，此与吲哚美辛抑制前列腺素的合成有关；与地高辛合用，可增高地高辛的血浆浓度等。

依 那 普 利

【药理作用】 依那普利口服后在肝酯酶作用下，生成具有活性代谢物依那普利拉（enalaprilat），后者对 ACE 的抑制作用比卡托普利强约 10 倍。作用基本同卡托普利。

依那普利作用出现较缓慢，口服后 4～6 小时作用达高峰，但作用维持时间较长，可达 24 小时以上，因此可每日给药 1 次。依那普利口服易吸收，不受食物影响。在体内分布较广，其血浆 $t_{1/2}$ 约为 11 小时，主要经肾排泄。

【临床应用】 临床主要用于治疗高血压及慢性心功能不全患者。

【不良反应】 不良反应较少，发生率低于 10%，一般均为轻度、短暂的，不影响继续治疗。其不良反应为干咳、低血压、血管神经性水肿、高血钾、急性肾功能衰竭等。因其化学结构不含巯基，白细胞减少、蛋白尿、味觉障碍等均少见。禁忌证同卡托普利。

雷 米 普 利

雷米普利是一个前体药物，经胃肠道吸收后在肝脏水解生成雷米普利拉（ramiprilat）——一种速效、强效和长效的血管紧张素转化酶抑制剂，降压作用较依那普利强，且起效较快，抑制 ACE 作用时间超过 24 小时。口服易吸收，消除 $t_{1/2}$ 为 9～18 小时，约 60% 经肾排泄。40% 随胆汁及粪便排出体外。可用于轻度至中度高血压患者，也可用于慢性心功能不全患者。

2. 血管紧张素受体（AT_1）阻断药（AT_1 receptor blockers, ARB） AT 受体阻断药能在受体水平阻断 RAAS，与 ACE 抑制剂相比，有作用专一的特点。非肽类的 AT_1 受体阻断药可口服，对 AT_1 受体有高度选择性，亲和力强，作用持久。已经在临床应用的有氯沙坦（losartan）、缬沙坦（valsartan）、厄贝沙坦（irbesartan）、坎地沙坦（candesartan）、依普沙坦（eprosartan）与替米沙坦（telmisartan）等。这些药物均属于 AT_1 受体阻断药。

氯 沙 坦

【药理作用】 氯沙坦对 AT_1 受体有选择性阻断作用，氯沙坦对高血压患者的降压作用与依那普利相似，给药后 3～6 小时达最大降压作用，可持续 24 小时。氯沙坦长期用药还能抑制左室心肌肥厚和血管壁增厚。

氯沙坦对肾脏血流动力学的影响与 ACE 抑制药相似,能拮抗 Ang Ⅱ 对肾脏入球小动脉与出球小动脉的收缩作用。氯沙坦对高血压、糖尿病合并肾功能不全患者也有保护作用,对肾脏还有促进尿酸的排泄的作用。

【临床应用】 可用于高血压的治疗。对伴有糖尿病及胰岛素抵抗、心力衰竭、左室肥厚、急性心肌梗死、肾病的高血压首选。

【不良反应】 氯沙坦的不良反应较少。少数患者用药后出现眩晕,因其对缓激肽途径无影响,不引起咳嗽和血管神经性水肿的发生率较低,对血中脂质及葡萄糖含量无影响,也不引起直立性低血压。禁用于孕妇、哺乳期妇女及肾动脉狭窄者。低血压及严重肾功能不全、肝病患者慎用。应避免补钾或与留钾利尿药合用。

知识链接

高血压服药五禁忌

1) 忌擅自乱用药物。

2) 忌降压操之过急:血压降得太快或过低都会发生头晕、乏力,重的还可导致缺血性脑卒中和心肌梗死。正确的做法是:降压幅度最好不超过原血压的20%。

3) 忌不测血压服药:可出现血压过低的情况。正确的做法是,定时测量血压,及时调整剂量,维持巩固疗效。

4) 忌间断服降压药:间断服药易使血压有较大波动,可加重对心、脑、肾、眼的损害。

5) 忌临睡前服降压药:睡前服降压药易诱发脑血栓、心绞痛、心肌梗死。正确的方法是睡前 2 小时服药。

缬 沙 坦

【药理作用】 原发性高血压患者口服缬沙坦(valsartan)80 mg后,4～6 小时可获最大降压效果,降压作用可持续 24 小时。缬沙坦长期给药也能逆转左室肥厚和血管壁增厚。

【临床应用】 可单用或与其他抗高血压药物合用治疗高血压。

【不良反应】 不良反应发生率较低,主要有头痛、头晕、疲乏等,咳嗽发生率明显低于 ACE 抑制药,且不引起首剂低血压反应。低钠或血容量不足、肾动脉狭窄、严重肾功能不全、胆汁性肝硬化或胆道梗阻患者,服用缬沙坦有可能引起低血压。用药期间应慎用留钾利尿药与补钾药。孕妇与哺乳期妇女禁用。

第三节 其他抗高血压药

一、交感神经抑制药

(一)主要作用于中枢部位的抗高血压药

可 乐 定

【作用及应用】 可乐定(clonidine)又称可乐宁。过去认为其降压作用是通过兴奋延髓背侧孤束核突触后膜 α_2 受体,抑制交感神经中枢的传出冲动,使外周血管扩张,而使血压下降。后来研究表明其也作用于延髓腹外侧区的咪唑啉受体,使交感神经张力下降,从而产生降压作用。用

131

于中度高血压，兼有溃疡病的高血压患者。

【不良反应】　常见不良反应有口干；久用使水、钠潴留，合用利尿药可克服。此外还有镇静、嗜睡、抑郁、头痛、便秘、阳痿等，停药后能自行消失，少数患者在突然停药后可出现短时的交感神经功能亢进现象。如心悸、出汗、血压突然升高等，再用可乐定或 α 受体阻断药酚妥拉明能取消之。

（二）抗去甲肾上腺素能神经末梢药

利舍平是印度萝芙木所含的一种生物碱，国产萝芙木所含总生物碱的制剂称降压灵。该药降压作用弱，不良反应较多，现已少用。作用较强的胍乙啶也因不良反应多而少被使用。

二、作用于血管平滑肌的抗高血压药

（一）直接扩血管药

硝 普 钠

【作用及应用】　硝普钠（sodium nitroprusside）属硝基扩张血管药，口服不吸收，需静脉滴注给药，起效快，约 1 分钟，维持时间短，停药 5 分钟内血压回升。

临床用于高血压危象，特别对伴有急性心肌梗死者或左室功能衰竭的严重高血压患者，治疗高血压危象一般按 3 $\mu g/(kg \cdot min)$ 滴注，通过调整滴注速度来维持血压于所需水平。由于该药能扩张动、静脉，降低前、后负荷而改善心功能，用于治疗难治性心衰。

【不良反应】　不良反应有呕吐、出汗、头痛、心悸，均是过度降压引起的。

注意：①长期应用 SCN^- 在体内蓄积，其浓度超过 20 mg/100 ml 时，可致中毒，因此宜监护 SCN^- 的浓度；②该药遇光易破坏，故滴注的药液应新鲜配制和避光。

肼 屈 嗪

肼屈嗪（hydralazine，肼苯哒嗪）为扩张小动脉的口服有效降压药，对肾、冠状动脉及内脏血管的扩张作用大于对骨骼肌血管的扩张作用。适用于中度高血压，常与其他降压药合用。

口服吸收好，为 65%～90%，给药 1 小时作用达峰值，维持约 6 小时。其不良反应有头痛、鼻充血、心悸、腹泻等。较严重时表现为心肌缺血和心力衰竭。高剂量可引起全身性红斑性狼疮样综合征，将剂量降至 200 mg/d，上述反应少见。本品极少单用。

（二）钾通道开放药

吡 那 地 尔

【药理作用】　吡那地尔（pinacidil，pinac）为钾通道开放药。它使平滑肌细胞的钾通道开放，导致钾外流和静止膜电位负向转移，使静息时的细胞超极化，最后的效应为细胞内 Ca^{2+} 减少和平滑肌松弛，外周血管扩张，阻力下降，血压下降，引起反射性心率加快。

【临床应用】　主要用于高血压。

【不良反应】　不良反应主要是水肿，尤其在服用大剂量时更易发生。其他不良反应为头痛、心悸、心动过速、乏力、体位性低血压、鼻塞等。

第四节　抗高血压药的合理应用

药物治疗高血压的目的不仅是控制升高的血压，使血压尽可能达到和维持在 140/90 mmHg

以下,并能防止或逆转病理生理过程,延缓病程发展,减少致死性或非致死性并发症的发生,最终达到提高患者生存质量及延长患者寿命的目的。抗高血压药种类繁多,且各有特点,高血压病情也各有差异,因此根据病情结合药物特点合理用药就成为高血压药物治疗中一个极为重要的问题。

1. 有效治疗与终生治疗　确实有效的降压治疗可以大幅度地减少并发症的发生率。所谓有效的治疗,就是将血压控制在 140/90 mmHg 以下。最近的高血压最佳治疗(hypertension optimal treatment,HOT)研究结果指出,抗高血压治疗的目标血压是 138/83 mmHg,但全国只有 3% 的高血压患者得到良好的控制。要加大宣传,明确高血压病因不明、无法根治,所有的非药物治疗只能作为药物治疗的辅助治疗。另外,患者的靶器官损伤是否继续进展也需考虑和顾及,因此,在高血压的治疗中要强调终生治疗。

2. 保护靶器官　高血压的靶器官损害包括心肌肥厚、肾小球硬化和小动脉重构等。在抗高血压治疗中必须考虑逆转或阻止靶器官损伤。ACE 抑制药和长效钙拮抗药具有比较好的靶器官保护作用。AT_1 受体阻断药与 ACE 抑制药一样具有良好的器官保护作用。

3. 平稳降压　国内外的研究证明血压不稳定可导致器官损伤。血压在 24 小时内存在自发性波动,这种自发性波动被称为血压波动性(blood pressure variability,BPV)。在血压水平相同的高血压患者中,BPV 高者,靶器官损伤严重。目前对于抗高血压药有一个衡量指标称之为"谷峰比值"。第一天用安慰剂,第二天给治疗药。药物效应最大时两天的差值称为"峰",下一次给药前的差值称为"谷"。要求药物的"谷峰比值"在 50% 以上。

4. 个体化治疗

(1) 治疗个体化　主要应根据患者的年龄、性别、种族,以及患者患有的疾病和接受的治疗等进行个体化治疗,使患者得到最佳的抗高血压治疗,并控制其他危险因子(如高脂血症、糖尿病、吸烟等),逆转靶器官的损伤,维持和改善患者的生活质量,降低心血管的发病率及死亡率等。

(2) 剂量个体化　因不同患者或同一患者在不同病程时期,所需剂量不同。如可乐定、普萘洛尔、肼屈嗪等药物的治疗量可相差数倍,所以也应根据"最好疗效最少不良反应"的原则,选择每一患者的最佳剂量。

5. 联合用药　对单药疗效不佳者可采取 3 种对策:①加大原来药物的剂量,其后果可能是降压作用增加不明显而不良反应明显增多;②换另一种药,如果效果也不满意,则可打击患者对治疗的信心;③联合用药,目前常用的 4 种抗高血压药(ACE 抑制药、β 受体阻断药、钙通道阻滞药和利尿药)中,任何两类药物联用都是可行的。其中以 β 受体阻断药＋二氢吡啶类钙通道阻滞药和 ACE 抑制药＋钙通道阻滞药的联用效果较好。不同作用机制的药物联用多能起到协同作用,能减少两种药物的用量以及药物不良反应。

本章用药护理小结

1) 哌唑嗪首次给药可致严重的体位性低血压、晕厥、心悸等,称"首剂现象",在直立体位、饥饿、低盐时较易发生。将首次用量减为 0.5 mg,并在临睡前服用,便可避免发生。

2) 10% 的患者在服用卡托普利后出现刺激性干咳。

3) 有些降压药如可乐定、利舍平会使患者困倦、疲乏,故用药期间,应劝患者不要开车,或做需注意力高度集中的事情;注意喝酒或情绪激动也会使不良反应加剧。

4. 硝普钠遇光易破坏,故滴注的药液应新鲜配制和避光。

制 剂 与 用 法

盐酸可乐定　片剂:0.075 mg/片,0.15 mg/片。注射剂:0.15 mg/ml。口服,0.075～

0.15 mg/次,2～3 次/d,按病情逐渐增量,通常维持剂量为 0.2～0.8 mg/d。极量：0.6 mg/次。静脉或肌内注射,0.15～0.3 mg/次,必要时 6 小时后可重复 1 次。

甲基多巴　片剂：250 mg/片。口服,250 mg/次,3 次/d,以后按病情调整用量,每 2 日增或减 1～2 片,达到疗效后,改用维持量。

利舍平　片剂：0.25 mg/片。注射剂：1 mg/ml。口服,0.125～0.5 mg/d,1～2 次/d。静脉或肌内注射,1～2 mg/次。

盐酸普萘洛尔　片剂：10 mg/片。口服,10～20 mg/次,3 次/d,以后每周增加 10～20 mg,1 日用量不超过 100 mg。

盐酸哌唑嗪　片剂或胶囊剂：0.5 mg/片,1 mg/片,2 mg/片,5 mg/片。口服,首剂 0.5 mg 于睡前服,以后 1 mg/次,3 次/d,逐渐增至 2～3 mg/次,3～4 次/d。

盐酸拉贝洛尔　片剂：100 mg/片,200 mg/片。注射剂：50 mg/5 ml。口服,100 mg/次,2～3 次/d,如疗效不佳,可增至 200 mg/次,3～4 次/d。静脉注射,100～200 mg/次。

盐酸肼屈嗪　片剂：10 mg/片,25 mg/片,50 mg/片。口服,10～25 mg/次,3～4 次/d。

硝普钠　粉针剂：50 mg/支。静脉滴注,临用前先用 5% 葡萄糖注射液 2～3 ml 溶解,再用 5% 葡萄糖注射液 500～1 000 ml 稀释。滴注速度每分钟 1～3 μg/kg,开始时速度可略快,血压下降后可逐渐减慢。

硝苯地平　片剂：5 mg/片,10 mg/片。口服,5～10 mg/次,3 次/d。急用时舌下含服。

二氮嗪　注射剂：300 mg/支,附专用溶剂 20 ml。快速静脉注射,300 mg/次,在 15～20 秒内注完或每 10～15 分钟静脉注射 50～100 mg。

卡托普利　片剂：25 mg/片,50 mg/片,100 mg/片。口服,开始 25 mg/次,3 次/d,逐渐增至 50 mg/次,3 次/d。

依那普利　片剂：5 mg/片,10 mg/片,20 mg/片。口服,10～20 mg/次,1 次/d,可根据患者情况增加至 40 mg/d。

盐酸氯沙坦　片剂：50 mg/片。口服,50 mg/次,1 次/d。

缬沙坦　胶囊：80 mg/粒。口服,80 mg/次,1 次/d。

氢氯噻嗪　片剂：10 mg/片,25 mg/片。口服 12.5～25 mg/次,1～2 次/d。

吡那地尔　片剂：12.5 mg/片,25 mg/片。胶囊：12.5 mg/粒,25 mg/粒,37.5 mg/粒。口服,25 mg/次,2 次/d。

思 考 题

1. 何谓哌唑嗪的首剂现象？如何预防该现象的出现？

2. 试述高血压病联合应用氢氯噻嗪、肼屈嗪和普萘洛尔的意义。

3. 可作用于肾素-血管紧张素-醛固酮系统(RAAS)的抗高血压药有哪些？

4. 简述普萘洛尔的抗高血压机制及其临床应用。

5. 案例分析：患者,男性,54 岁,原发性高血压病史 18 年,伴糖尿病及左心室肥厚,给予缬沙坦 80 mg/d 加用卡托普利 50 mg/d,降压治疗 6 个月,症状改善,左心室心肌重量(LVM)和左心室重量指数(LVMI)分别由治疗前 228 g 和 134 g/m² 降至 195 g 和 120 g/m²。请对该治疗方案进行分析；两药降压机制与其他降压药相比有何特点？

（钱小妹）

第二十二章 抗心绞痛药和抗动脉粥样硬化药

【学习目标】

1. **熟悉** 普萘洛尔、硝苯地平的适应证、不良反应。
2. **掌握** 硝酸甘油作用、用途、不良反应及用药护理注意。

【知识点】

分类（痛、药）、首过消除、心肌耗氧量、"缺血区增援"。

第一节 抗心绞痛药

心绞痛（angina pectoris）是冠状动脉粥样硬化性心脏病的主要症状，是由于心肌急剧的暂时性缺血、缺氧所致。发作时胸骨后及心前区出现阵发性绞痛或闷痛，有时可放射至左肩或左上肢内侧。疼痛是由于缺血、缺氧时局部代谢产物乳酸、丙酮酸或类似激肽的多肽类等物质刺激心脏神经末梢所致（图22-1）。根据世界卫生组织"缺血性心肌病的命名及诊断标准"，临床上将心绞痛分为三类。

1. **劳累性心绞痛** 其发作与心肌耗氧增加密切相关。当运动、劳累、精神紧张、情绪激动等应激状态存在时，心肌做功和耗氧量增加，而此时冠脉流量却不能相应成比例地增加，供求平衡失调而导致心绞痛发作。休息或舌下含服硝酸甘油可迅速缓解。此类又可分为稳定型、初发型及恶化型心绞痛三种。

2. **自发性心绞痛** 其发作与冠脉血流储备量少有关，与体力活动及应激状态无明显关系，多在休息时发作，主要由冠脉收缩痉挛（变异型）所致。发作时疼痛明显，持续时间长，舌下含服硝酸甘油不易缓解。自发性、初发型及恶化型心绞痛称为不稳定型心绞痛（unstable angina pectoris）。

3. **混合性心绞痛** 在心肌耗氧量明显增加或不明显增加时均可发生心绞痛。

正常人心肌氧的供需始终保持动态平衡。供氧因素主要取决于冠脉流量、动静脉氧差及心内外膜血流分布等因素。而耗氧量主要取决于心率、心收缩力、心室壁张力。而心室壁张力又主要取决于心室内压和心室容积。心绞痛患者在需氧耗氧增加时，则供不应求，故供求平衡失调而发作。

对心绞痛的药物治疗主要通过降低心肌耗氧量，增加缺血心肌的供氧，使心肌供氧与耗氧达

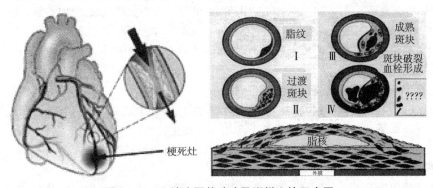

图 22-1 心绞痛冠状动脉及粥样斑块示意图

第二军医大学出版社

到平衡,预防和治疗心绞痛。而多数药物是通过降低心肌耗氧而缓解心绞痛的。对变异型心绞痛则主要采用松弛冠脉平滑肌扩张冠脉的方法治疗。目前常用的抗心绞痛药有硝酸酯类、β受体阻断药和钙通道阻滞药。

一、硝酸酯类

本类药物在临床应用已有100余年历史,效果可靠,至今仍为临床常用的抗心绞痛药物。

硝 酸 甘 油

硝酸甘油(nitroglycerin)又称三硝酸甘油、硝酸甘油酯。

【药理作用】

1. 抗心绞痛作用

(1) 降低心肌耗氧量　硝酸甘油松弛血管平滑肌,扩张小静脉,减少回心血量,减少心室容积,降低前负荷;扩张小动脉,降低外周血管阻力,降低心脏后负荷。前后负荷的降低,使心室壁张力降低,心脏做功减少,耗氧量减少。

(2) 增加心肌缺血区的血流量　①通过硝酸甘油扩张心外膜较大的输送血管及侧支血管,促进侧支循环开放,增加缺血区的血氧供应;②本品使左心室舒张末压力降低,使心内膜下血管所受挤压减轻,而使血液易从心外膜区域流向心内膜下缺血区。

2. 抗心力衰竭作用　本品扩张静脉和动脉血管,降低心脏前后负荷,降低心肌耗氧量,对心衰有效。

硝酸酯类药物的作用机制,见图22-2。

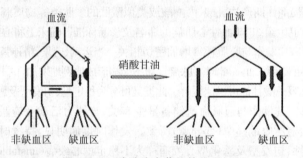

图 22-2　硝酸酯类药物的作用机制

【临床应用】　硝酸甘油防治心绞痛具有高效、速效的特点,为临床最常用的药物。

1. 控制心绞痛急性发作和预防发作　硝酸甘油对各种心绞痛均有良效。对已发作的劳累性心绞痛,舌下含化,可立即终止发作或缓解。预防发作可用2‰硝酸甘油软膏涂于前臂、胸及背部皮肤,吸收较慢,但作用可维持4～6小时。

2. 急性心肌梗死　早期(初24小时)应用硝酸甘油可减少心肌耗氧量,增加心肌缺血区血流量,又能抑制血小板聚集,而减少缺血区心肌损伤,缩小梗死范围,减少前壁梗死的死亡率和并发症。

3. 心力衰竭　本品降低心脏前后负荷,缓解心衰症状。用于中度及难治性CHF。

【不良反应】

1. 扩血管效应　颈、面、胸部皮肤潮红,搏动性头痛,颅内压增高。主要由硝酸甘油扩张皮肤血管和脑血管所致。体位性低血压,反射性心率加快,心缩力加强反而又增加心肌耗氧量。

2. 高铁血红蛋白血症　大剂量或长期应用时会发生。

3. 耐受性　长期连续用药后可发生耐受性,抗心绞痛作用减弱。

【用药护理注意】

1) 本品禁用于严重低血压、低血容量、严重贫血、缩窄性心包炎、颅内压升高、脑出血、闭角型青光眼患者。慎用于严重肝肾功能损害、早期心肌梗死患者。

2）硝酸甘油过热见光都极易分解失效，故应保存于棕色瓶内，每次取药时应快开、快盖，用后盖紧。一般本品有效期为 6 个月。

3）硝酸甘油吸收个体差异大，一般宜从小剂量（半片）开始舌下含化。长期应用可产生耐受性及成瘾性。

硝酸异山梨酯

【药理作用】 硝酸异山梨酯（isosorbide dinitrate，消心痛，二硝酸异山梨醇）作用与硝酸甘油相似，但起效慢，作用弱，持续时间长。其代谢物仍有抗心绞痛作用。口服生物利用度 20%～25%，舌下含化，生物利用度高。肝代谢。用于预防或缓解心绞痛，也用于慢性心衰。

【不良反应】 不良反应有头痛、面红、恶心、呕吐、出汗、低血压等。久用可产生耐受性，且与硝酸甘油有交叉耐受性。亦可致高铁血红蛋白血症。

知识链接

冠心病的治疗现状

目前治疗冠心病主要有三大手段，即药物治疗、冠状动脉搭桥手术（CABG）和经皮介入治疗（PCI）。药物治疗是冠心病治疗的基础，世界上公认第一例成功的冠状动脉搭桥手术是由俄国心外科医生 Kolessov 在 1964 年完成。介入治疗出现于 1977 年，首例由一位德裔瑞士医生完成。2000 年，药物洗脱支架（DES）被应用于临床，通过把雷帕霉素或紫杉醇黏附在金属支架上，来抑制血管内膜增生，从而降低血管狭窄率。

二、β 受体阻断药

选择性 β 受体阻断药如阿替洛尔、美托洛尔等及非选择性 β 受体阻断药如普萘洛尔（propranolol）、吲哚洛尔等均有较好的抗心绞痛作用。现以普萘洛尔为例予以介绍。

普 萘 洛 尔

【药理作用】 心绞痛时交感神经过度兴奋，血中儿茶酚胺类含量明显升高，激动心脏 β 受体而使心率加快，心收缩力加强，心肌耗氧量明显增加而加剧心肌缺血缺氧。给予普萘洛尔后，可通过下述机制而降低心肌耗氧量，缓解心绞痛。

1. 降低心肌耗氧量 普萘洛尔阻断心脏 β 受体，而使原本过快的心率减慢，心肌收缩力减弱，心排血量减少，心脏做功和耗氧减少，缓解心绞痛。

2. 改善心肌缺血区供血 心率减慢后，使心舒张期延长，使冠脉灌流时间延长，可促进或增加血液从心外膜血管流向心内膜缺血区而增加缺血区血氧供应，缓解心绞痛。另外，由于用药后心肌耗氧量的减少，使非缺血区的血管阻力增加，而缺血区血管原本早已极度扩张，故此时非缺血区血流流向缺血区血管，而增加缺血区血氧供应。但普萘洛尔阻断冠脉平滑肌 β 受体而收缩冠脉，减少冠脉流量，减少心肌供血；同时由于抑制心肌收缩力，而使心室容积增大，射血时间延长，又能增加心肌耗氧量而不利于心绞痛。但综合来看，用药后心肌总耗氧量是减少的。

【临床应用】 用于稳定型心绞痛，尤其是用于对硝酸酯类不敏感或疗效差者，对兼有高血压和心律失常的患者更为合适，可减少发作次数。本品禁用于变异型心绞痛，因其收缩冠脉，可使原有病情加剧。普萘洛尔与硝酸甘油配伍应用，不仅因两者均降低心肌耗氧量而产生协同作用，而且可相互抵消各自不良反应。硝酸甘油引起的心率加快和心收缩力加强可被普萘洛尔取消，而普萘洛尔所致的冠脉收缩、冠脉流量减少、心室容积增大、射血时间延长等可被硝酸甘油对抗。但须注意，两药合用时，剂量不可过大。否则血压过降反而加剧心绞痛。

137

本品剂量个体差异大，一般宜从小剂量开始，每次 10 mg 以后逐渐增加，可达 80～240 mg/d，分 3～4 次应用。

不良反应、用药护理注意见第九章。

硝酸酯类、β受体阻断药和钙拮抗剂的作用与用途比较，见表 22-1。

表 22-1 硝酸酯类、β受体阻断药和钙拮抗剂作用与用途比较

作用及应用	硝酸酯类	β受体阻断药	钙拮抗剂
心肌收缩性	↑	↓	±
心室壁张力(心室容积)	↓	↑	↓
心率	↑	↓	±
侧支血流	↑		
临床用途	各种心绞痛	稳定型心绞痛 禁用于变异型心绞痛	变异型心绞痛最适用 稳定型心绞痛有效

三、钙通道阻断药

本类药物有硝苯地平(nifedipine)、地尔硫䓬、维拉帕米等。

硝 苯 地 平

硝苯地平又称心痛定、利心平、硝苯啶、硝苯吡啶。

【药理作用】 硝苯地平阻断心肌细胞膜和血管平滑肌细胞膜钙通道，减少 Ca^{2+} 内流，产生抗心绞痛作用。

1. 降低心肌耗氧量 ①本品减慢心率，减弱心肌收缩力，使心脏做功减少；②本品扩张外周血管，降低心脏前后负荷，减少回心血量，降低射血阻力。两者均使心肌耗氧量降低。

2. 增加缺血心肌血液供应 本品松弛冠脉平滑肌，扩张冠脉作用较强，增加冠脉血流量，有预防冠脉痉挛作用；本品扩张外周血管，降低心脏前后负荷，降低心室壁张力，从而使舒张期充盈时间延长，可促进血液从心外膜流向心内膜下缺血区；另外，本品还能抑制血小板聚集，可抑制心肌缺血时儿茶酚胺诱发的血小板聚集，有利于维持冠脉通畅。

3. 保护缺血心肌细胞(减轻钙超载)

【体内过程】 口服吸收好，生物利用度 60%，血浆蛋白结合率 90% 以上，$t_{1/2}$ 为 2～3 小时，肝代谢，肾排泄。

【临床应用】

1) 预防各型心绞痛，尤其适宜于变异型心绞痛患者及伴有呼吸道阻塞性疾病(支气管哮喘)的心绞痛患者。

2) 治疗各种类型高血压，单用或与其他降压药配伍均可。

【不良反应】 可出现头痛、面部潮红、眩晕、低血压及反射性心率加快，可与 β受体阻断药合用。

【用药护理注意】

1) 本品禁用于孕妇、心源性休克、重度低血压患者。

2) 本品慎用于肝肾功能低下、低血压、心功能不全患者。

第二节 抗动脉粥样硬化药

动脉粥样硬化(atherosclerosis, AS)是由于脂质等沉积，引起动脉内膜非炎症性增生、肥厚、

变硬的退行性病变,可导致冠心病、脑血管病和周围血管病的发生,其产生原因与脂质代谢紊乱和血脂过高有关。抗动脉粥样硬化药包括调血脂药、抗氧化剂和动脉内皮保护药。

一、调血脂药

血脂包括胆固醇(CH)、三酰甘油(TG)、磷脂(PL)。血脂蛋白包括乳糜微粒(CM)、极低密度脂蛋白(VLDL)、中间密度脂蛋白(IDL)、低密度脂蛋白(LDL)和高密度脂蛋白(HDL)。研究表明,LDL 能直接促进动脉粥样硬化的发生,而 VLDL 能间接促进动脉粥样硬化的发生;CM 和 VLDL 可引起高三酰甘油血症,血黏度增加,促进血栓形成而易化动脉粥样硬化;HDL 则可阻止和逆转动脉硬化的发生发展。故凡能降低 LDL、CH 和 VLDL 生成或促进 HDL 生成的药物即可产生抗动脉粥样硬化作用。

(一) HMG-CoA 还原酶抑制剂

β-羟基-β-甲戊二酰辅酶 A(HMG-CoA)还原酶抑制药,又称为他汀类药(statins),从霉菌培养液中提取,该类药可通过抑制催化胆固醇生物合成过程中的这一限速酶,使血 CH、LDL 水平下降、HDL 水平升高而抗动脉粥样硬化。抑制该酶的药物有洛伐他汀、普伐他汀、氟伐他汀、美伐他汀等。此以洛伐他汀为代表进行介绍。

洛 伐 他 汀

洛伐他汀(lovastatin)又称美维诺林、乐瓦停、美降脂。

【药理作用】 他汀类药物结构与 HMG-CoA 相似,对酶的亲和力比 HMG-CoA 高 10 000 倍,因此能在肝脏竞争抑制 HMG-CoA 还原酶,从而阻碍内源性胆固醇的合成,降低血浆总胆固醇水平。另外,反馈性使肝细胞 LDL 受体数目上调,并使血中 LDL 大量进入肝脏,增加 LDL 与受体亲和力,而降低血总胆固醇(TC)和 LDL,还能相应提高血中 HDL 水平。

【临床应用】 原发性或继发性高胆固醇血症,尤其伴有 LDL 增高患者(Ⅱ型),可为首选。对混合型高脂血症、糖尿病性和肾性高脂血症也有效。

【不良反应及用药护理注意】 有轻度消化道反应、头痛、失眠、视物模糊、味觉障碍等;少数患者有转氨酶、肌酸磷酸激酶(CPK)、碱性磷酸酶增高等,一旦出现应停药。禁用于妊娠期和哺乳期妇女、肝功能不全及活动性肝病患者。

(二) 胆汁酸螯合剂

为影响胆固醇吸收的药。

考 来 烯 胺

考来烯胺(cholestyramine)又称消胆胺、降脂树脂Ⅰ号、降胆敏。

【药理作用】 本品为强碱性阴离子交换树脂,口服不吸收,在肠中与胆汁酸形成螯合物而随粪便排出。从而加速肝内胆固醇代谢,肝细胞内胆固醇水平下降,反馈性增加肝细胞 LDL 受体数目,而使血 LDL 进入肝中而降低血 LDL 水平。另外,肠中胆汁酸的减少,可减少肠道对外源性胆固醇的吸收,也有利于血浆胆固醇水平降低。

【临床应用】 治疗高胆固醇血症,对伴有高 TG 者可配伍用降 TG 药如烟酸等。另对原发性胆汁性肝硬化、慢性胆囊炎、胆结石等也有一定辅助疗效。

【不良反应及用药护理注意】 无全身不良反应,可见恶心、腹胀、腹痛、便秘等,且便秘不易消失,可有暂时性碱性磷酸酶及转氨酶升高。本品长期应用时可干扰食物中维生素 A、维生素 D、维生素 K 等的吸收。

139

（三）苯氧酸类（贝特类）

常用药物有吉非贝齐（gemfibrozil，吉非罗齐）、苯扎贝特（benzafibrate）、非诺贝特（fenofibrate）、环丙贝特（ciprofibrate）等。

【药理作用】　口服吸收好，能降低 TG、LDL、VLDL 的水平，提高 HDL 水平。能抑制血小板聚集，增强纤溶酶活性，降低血浆黏度等。

【临床应用】　主要用于 TG 增高的高脂血症。对 HDL－C 下降的轻度高胆固醇血症也有效。

【不良反应及用药护理注意】　恶心、腹痛和腹泻等。本品长期应用可引起胆结石、胆囊炎及胰腺炎。禁用于肝肾功能不良、胆道疾病、孕妇、哺乳期妇女。

（四）烟酸类

本类包括烟酸（nicotinic acid）、烟酸肌醇、烟酸铝、烟酸维 E 酯等。

烟　酸

【药理作用】　烟酸可抑制肝中 TG 合成，促进血浆 VLDL 的清除，降低 LDL 水平，升高 HDL 水平。另外，能扩张外周血管，抑制血小板聚集，抑制 TXA_2 合成，促进 PGI_2 合成。

【临床应用】　用于 Ⅱ、Ⅲ、Ⅳ、Ⅴ 型高脂血症。还可用于血管性偏头痛、脑动脉血栓、肺栓塞、内耳眩晕等。

【不良反应及用药护理注意】　最常见面部及上身皮肤潮红、瘙痒。可出现恶心、呕吐、腹泻，可诱发溃疡，升高血糖、尿酸及转氨酶，禁用于肝功能不全、糖尿病、消化性溃疡、痛风及高尿酸血症患者。

（五）多烯脂肪酸类

本类包括亚油酸、二十碳五烯酸（EPA）、二十二碳六烯酸（DHA）等。

本类在碳链中含有 2 个以上的双键，能影响胆固醇的吸收、转运和代谢，使胆固醇沉积到血管外组织，而减少血管内胆固醇沉积。而 EPA、DHA 除能降低 TG 和 VLDL 外，还能抑制血小板聚集、扩血管抗血栓、降血脂均有益于防治动脉粥样硬化。但本类作用缓和，单用效果差，多与其他药物组成复方应用，如益寿宁、脉通、肝脉乐、浓鱼油降脂丸、多烯康胶丸等。

二、抗氧化剂

自由基可损伤血管内皮，促发动脉粥样硬化。普罗布考（probucol）、维生素 C 和维生素 E 等有抗氧化作用，对动脉粥样硬化有较好防治作用。

普 罗 布 考

【药理作用】　普罗布考（丙丁酚）为亲脂性抗氧化剂，能防止 LDL 的氧化，减轻其对血管内皮的损伤。因 LDL 的氧化物能损伤血管内皮，促进血小板黏附和血管平滑肌细胞移行和增生。另外，本品能降低 TC 和 LDL，也能明显降低血清高密度脂蛋白胆固醇（HDL－C）。

【临床应用】　主要与其他调血脂药合用治疗高胆固醇血症。

【不良反应及用药护理注意】　恶心、呕吐、腹痛、头晕、血管神经性水肿等。个别患者心电图 Q－T 间期延长。禁用于 Q－T 间期延长、心肌损伤、心室应激增强的患者。勿与奎尼丁等 Q－T 间期延长药物同用。

三、动脉内皮保护药

动脉内皮受损是诱发动脉粥样硬化的主要因素之一。保护血管内皮免受损伤，是防治动脉粥样硬化的措施之一。该类药物多为一些多糖,如硫酸类肝素、硫酸软骨素 A、硫酸葡聚糖(右旋糖酐)、藻酸双酯钠(PSS)等,这些药物结构中多带有大量负电荷,结合在血管内皮,防止血小板、白细胞及某些有害因子的黏附与刺激,而起保护血管内皮,防止平滑肌细胞增生作用,从而对动脉粥样硬化起到一定的防治作用。

本章用药护理小结

1) 头痛是硝酸酯类抗心绞痛药的主要副作用,可从小剂量开始,持续应用症状可逐渐减轻,也可用阿司匹林类解热镇痛药处理。

2) 为防止体位性低血压,嘱咐患者用药期间采取坐位或半卧位,尤其在有头晕、视物模糊时,必须立即采取卧位。

3) 静脉滴注硝酸甘油时应避免用聚氧乙烯材料输液管,因其可吸收药物。

4) 反射性心跳加快,可合用 β 受体阻断药或维拉帕米等钙通道阻滞药。

制 剂 与 用 法

硝酸甘油 片剂:0.3 mg/片,0.5 mg/片,0.6 mg/片。缓释片(长效硝酸甘油片)2.5 mg/片,5 mg/片,7.5 mg/片,10 mg/片,15 mg/片。气雾剂:0.4 mg/次,每瓶用 200 次。注射剂:1 mg/ml,2 mg/ml,5 mg/ml,10 mg/ml。贴膜剂:25 mg/10cm²。缓解心绞痛发作,舌下含化本品,半片～1 片/次,也可雾化吸入。预防发作,可选用普通片、长效制剂及敷贴片等。急性心肌梗死、心衰需急救者可静脉滴注给药。

硝酸异山梨酯 片剂:2.5 mg/片,5 mg/片,10 mg/片。缓释片:40 mg/片。注射剂:10 mg/ml,50 mg/ml。舌下含化,2.5～5 mg。口服 5～10 mg/次,3 次/d。可增到 20～40 mg/次,每6 小时 1 次。长效缓释片 40～80 mg/次,每 8～12 小时 1 次。静滴:用生理盐水或 5% GS 稀释成100 μg/ml 给药。

硝苯地平 片剂:5 mg/片,10 mg/片。缓释片:20 mg/片。胶囊剂:5 mg;10 mg。注射剂:1 mg。胶丸剂:5 mg。气雾剂:100 mg/瓶。口服片剂开始 10 mg/次,2 次/d,可渐增加到40 mg/次。胶囊 10 mg/次,3 次/d。最大剂量 180 mg/d。喷雾 1.5～2 mg/次,静脉注射1 mg/次。

洛伐他汀 片剂:10 mg/片,20 mg/片。胶囊剂:10 mg;20 mg。口服,一般从小剂量开始,10～20 mg/次,每日 1 次。

考来烯胺 378 g/罐,口服 4 g/次,3 次/d。对胆石病引起的瘙痒止痒:开始时剂量为 6～10 g/d,维持量 3 g/d,分 3 次服用。

氯贝丁酯 胶丸剂:0.125 g,0.5 g。胶囊剂:0.25 g,0.5 g。口服 1.5～2.0 g/次,分 3 次服。

烟酸 片剂:0.1 g。口服,开始 0.1 g,以后渐增到 1～2 g/次,3 次/d。

普罗布考 片剂:250 mg/片;500 mg/片。口服 0.25～0.5 g/次,2 次/d。

思 考 题

1. 阐述普萘洛尔与硝酸甘油联合应用抗心绞痛的临床意义。

2. 试述钙通道阻断剂抗心绞痛的机制、常用药及主要不良反应。

3. 试述 HMG - CoA 还原酶抑制剂的作用、用途、主要不良反应及防治。

4. 案例分析:患者,女性,48 岁,间发心前区闷痛 1 个月,常夜间发作。发作时心电图 II、III、aVF 导联 ST 段上抬,诊断为变异型心绞痛,最好选用或不用哪种药物治疗?

(钱小妹)

第二军医大学出版社

第二十三章 抗心律失常药

【学习目标】

1. **熟悉** 奎尼丁的适应证、不良反应及防治。
2. **熟悉** 抗心律失常药的分类及基本作用。
3. **掌握** 常用抗心律失常药苯妥英钠、利多卡因、普萘洛尔、胺碘酮、维拉帕米的作用特点、主要临床应用及用药护理注意。

【知识点】

电生理特性、基本作用、分类、首选适应证。

心律失常(arrhythmia)是心动规律和频率的异常,此时心房心室正常激活和运动顺序发生障碍,是严重的心脏疾病。它有缓慢型和快速型之分,前者常用异丙肾上腺素或阿托品治疗。后者的药物治疗比较复杂,本章讨论的是治疗快速型心律失常的药物。

第一节 抗心律失常药的基本作用和药物分类

一、心肌电生理简介

心肌细胞的动作电位分为五个时程:0 相(除极期):由快速的 Na^+ 内流形成;1 相(快速复极初期):由 K^+ 短暂外流所致;2 相(缓慢复极期):主要由 Ca^{2+} 和少量 Na^+ 内流,形成平台;3 相(快速复极末期):K^+ 外流,膜电位恢复到除极前水平;4 相(静息期或自动除极期):对非自律细胞,此期通过泵的活动将离子恢复到静息状态的浓度,称为静息期。对自律细胞,此期膜对 K^+ 的通透性逐渐降低而保持着少量稳定的钠或钙离子内流,称为自动除极期。

心肌电生理特性表现为:①自律性:与舒张期自动除极速度、最大舒张电位和阈电位有关。②传导性:传导速度是由 0 相除极速度决定的,后者与膜电位大小有关。③兴奋性和有效不应期:心肌细胞自除极到引起传播性兴奋这段时间间隔称为有效不应期(ERP),ERP 的长短一般与动作电位时程(APD)的长短变化相适应,但程度可有不同。

心肌细胞膜电位与离子转运示意图,见图 23-1。

二、抗心律失常药的基本作用

本类药物的基本作用是通过影响心肌细胞膜离子通道,改变离子流而使失常的电生理状态得以恢复正常。该调整作用主要通过以下几种方式完成。

(一)降低自律性

药物通过抑制快反应细胞 4 相 Na^+ 内流或慢反应细胞 4 相 Ca^{2+} 内流,降低 4 相自动除极速

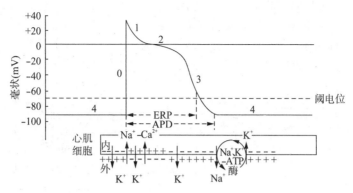

图 23 - 1 心肌细胞膜电位与离子转运示意图
注 ERP：有效不应期；APD：动作电位时程。

度而使自律性降低。另外,药物也通过促进 K^+ 外流,增大最大舒张电位,使其远离阈电位而降低自律性。

(二)影响传导性,减少或取消折返激动

利多卡因和苯妥英钠可促进 K^+ 外流,加大膜电位负值,加快 0 相除极而加快传导,可消除单向传导阻滞而消除折返,而奎尼丁等能抑制 Na^+ 内流,减慢 0 相除极速率而减慢传导,变单向阻滞为双向阻滞,而终止或取消折返(图 23 - 2)。

(三)改变 ERP 和 APD

奎尼丁等能抑制 Na^+ 内流,使 APD 和 ERP 均延长,延长 ERP 更明显,呈现绝对延长 ERP 而取消折返;而利多卡因等则促进 K^+ 外流,抑制 Na^+ 内流,缩短 APD 和 ERP,但缩短 APD 更明显,起到相对延长 ERP 作用而消除单向折返。

知识链接

折　返

折返(reentry)是指一次冲动下传后,又可顺着另一环形通路折回而再次兴奋原已兴奋过的心肌,是引发快速型心律失常的重要机制之一。折返可分两类。一是解剖性折返。根据构成折返环行通路的形态学基础有 3 种:①发生在心房肌内,表现为心房颤动及心房扑动;②在房室结附近,心房、房室结和心室间形成折返,如预激综合征;③心室壁浦肯耶纤维末梢,可形成三角形结构的环形折返。解剖性折返的发生有三个决定因素:①存在解剖学环路;②环路中各部位不应期不一致;③环路中有传导性减慢的部位。二是功能性折返。在冲动向前扩布途中,若遇到心肌缺血损害而使传导被阻断,从而改变冲动由另一通道较缓慢的速度扩布,其后再回到原来的位点。功能性折返在无明显解剖环路时即可发生。

三、抗心律失常药的分类

Ⅰ类——钠通道阻滞药。

　　Ⅰ A 类——中度阻滞钠通道药,如奎尼丁等。

　　Ⅰ B 类——轻度阻滞钠通道药,如利多卡因等。

ⅠC类——重度阻滞钠通道药,如氟卡尼等。

Ⅱ类——β肾上腺素受体阻断药,如普萘洛尔等。

Ⅲ类——复极抑制药,又称 APD 延长药,如胺碘酮等。

Ⅳ类——钙拮抗剂,如维拉帕米等。

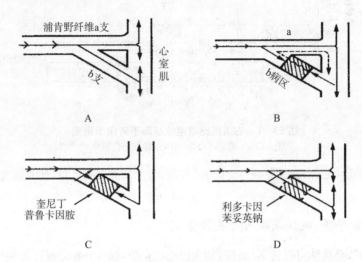

图 23-2 折返激动形成及药物作用机制示意图

注 A. 正常心室肌;B. 单向阻滞形成折返;C. 双向阻滞消除折返;D. 消除单向阻滞消除折返

第二节 常用抗心律失常药

一、Ⅰ类——钠通道阻滞药

(一)ⅠA类药物

本类药适度阻滞钠通道,减少除极时 Na^+ 内流,抑制 0 相上升速率和幅度,减慢传导;也能抑制自律细胞 4 相 Na^+ 内流,减慢舒张期自动除极化速率而降低自律性;还能阻滞 K^+ 外流,延长 ERP 和 APD,呈现绝对延长 ERP,本类药物有奎尼丁(quinidine)、普鲁卡因胺(procainamide)及丙吡胺等。

奎 尼 丁

奎尼丁又称异奎宁、异性金鸡纳碱,是从金鸡纳树皮中分离出的一种生物碱,为奎宁的右旋体,1918 年发现该药具有抗心律失常作用。

【药理作用】

1. 降低自律性 抑制 4 相 Na^+ 内流,降低心房、心室和浦氏纤维的自律性,抑制异位起搏点而对窦房结基本无影响。

2. 减慢传导 抑制心房肌、心室肌和浦氏纤维的 0 相上升速率和振幅而减慢传导。该作用可使单向阻滞变为双向阻滞而取消折返。

3. 延长 ERP 抑制复极 3 相 K^+ 外流,并延长钠通道失活后重新开放时间,而延长复极过程。从而使心房、心室及浦氏纤维的 APD 和 ERP 延长,但延长 ERP 更明显,可消除折返激动。

4. 抗胆碱作用　有抗迷走神经效应,能对抗迷走神经、缩短心房不应期的作用而延长心房 ERP,故对心房颤动疗效好,可恢复窦性心律。但奎尼丁的抗胆碱作用却解除迷走神经对房室结的抑制而加快房室结传导,使心室率加快。另外,奎尼丁有 α 受体阻断作用和轻度减弱心肌收缩力作用。故可使血管扩张,血压下降。

【临床应用】　广谱抗心律失常药,用于房性、室性及房室结性心律失常。对心房扑动、心房颤动目前多采用电转律术,转律后可用奎尼丁维持窦性节律。预激综合征时,奎尼丁可终止室性心动过速发作。由于本品不良反应多,故一般不作一线药物应用。

【不良反应及用药护理注意】

1. 金鸡纳反应　头痛、眩晕、恶心、呕吐、视力模糊、耳鸣、耳聋等。

2. 变态反应　药热、皮疹、血管神经性水肿、血小板减少、粒细胞缺乏等。

3. 心脏毒性　治疗浓度时即可抑制心室内传导,高浓度时可致窦房传导阻滞、房室传导阻滞及室性心动过速等。故治疗心房扑动、心房颤动时宜先用强心苷抑制房室结传导,防止心室率过快。个别患者可发生"奎尼丁晕厥"(quinidine syncope),表现为意识丧失、四肢抽搐、呼吸停止,出现室性心动过速、心室颤动而死亡。发作时可进行人工呼吸、心脏按压、电除颤等措施,可用异丙肾上腺素改善传导,静滴乳酸钠碱化血液,促进药物与血浆蛋白结合,促进 K^+ 进入细胞内而降低其毒性。并每次服药前要检查血压、心率和心律,记录心电图,避免低血钾。

【药物配伍相互作用】

1)肝药酶诱导剂苯巴比妥、苯妥英钠、利福平等与本品合用,加快本品代谢,使奎尼丁药效减弱或失效。相反,肝药酶抑制剂氯霉素、西咪替丁等则增强其作用和毒性。

2)本品与地高辛等强心苷类配伍时,可从组织结合处置换出地高辛,并减少其肾排泄,而使地高辛血药浓度升高 1 倍以上。故配伍时,应减少地高辛用量 30%～50%。

3)本品与硝酸甘油、扩血管药或降压药配伍,可明显增强后者的降压作用。

4)本品与胺碘酮、索他洛尔、普鲁卡因胺、三环类抗抑郁剂配伍时可明显延长 QT 间期,应特别谨慎,最好避免配伍。

普鲁卡因胺

【药理作用】　普鲁卡因胺(奴佛卡因胺,普鲁卡因酰胺)与奎尼丁相似但较弱,降低自律性,减慢传导,延长 APD 和 ERP,有抗胆碱作用,但无 α 受体阻断作用和减弱心肌收缩力作用。其活性代谢物 N-乙酰普鲁卡因胺的半衰期长,具有一定临床意义。

【临床应用】　与奎尼丁相同,常用于室性期前收缩、室性心动过速、房性期前收缩等,但对心房扑动、心房颤动效差。

【不良反应及用药护理注意】

1)过敏:皮疹、药热、粒细胞减少,10%～20%患者出现红斑性狼疮样综合征。

2)大剂量时可发生窦性停搏,房室阻滞,甚至心室颤动。禁用于严重心衰、完全性房室传导阻滞、束支传导阻滞或肝肾功能严重损害者。用药期间连续监测血压和心电图变化。

（二）ⅠB 类药物

本类药物轻度阻滞钠通道,轻度降低 0 相上升速率和幅度,减慢传导,在特定条件下甚至可加快或改善传导;也抑制 4 相 Na^+ 内流,同时还能促进 4 相 K^+ 外流,减慢舒张期自动除极化速率而降低异位自律细胞的自律性;还能促进 3 相 K^+ 外流,缩短 APD 和 ERP,但缩短 APD 更明显,仍使 ERP/APD 比值较前增大,相对延长不应期,消除折返。

利 多 卡 因

利多卡因为局部麻醉药。于 1943 年合成,1963 年用于治疗心律失常。

【药理作用】 利多卡因(lidocaine)选择性作用于浦氏纤维,抑制 Na^+ 内流,促进 K^+ 外流。

1. 降低自律性 促进 4 相 K^+ 外流并轻度抑制 Na^+ 内流,使最大舒张电位负值增大,减慢舒张期自动除极化速率而降低自律性,提高致颤阈。

2. 改变传导 对正常传导系统无明显影响。对原有室内传导阻滞者,由于抑制 0 相 Na^+ 内流而减慢传导,可使单向传导阻滞变为双向传导阻滞而消除折返。对血 K^+ 降低或因受损而部分除极的心肌,本品促进 K^+ 外流,使静息膜电位负值增大,0 相除极速率加快,加快受损组织的传导,使其恢复正常传导速度,从而消除单向传导阻滞和折返。

3. 相对延长 ERP 促进复极 3 相 K^+ 外流,使复极速度加快,缩短 APD 和 ERP,但缩短 APD 更显著,故相对延长 ERP,减少或消除折返。

【临床应用】 利多卡因是目前治疗室性心律失常的首选药物,包括急性心肌梗死、心脏手术及强心苷中毒所致的室性期前收缩、室性心动过速和心室颤动等。早期用于心肌梗死者可防止心室颤动的发生。也可用作电击复律后预防心室颤动。对室上性心律失常疗效差。

【不良反应】 不良反应少而轻,静脉点滴输注过快可见嗜睡、眩晕、视力模糊,大剂量引起呼吸抑制、房室阻滞、血压下降等。

【用药护理注意】

1) 静滴中应密切监测患者心电图和血压,如心电图出现 P-R 间期明显延长,QRS 波明显变宽,应立即停药。

2) 治疗心律失常静滴时需选用专供心律失常用的利多卡因注射液,而不能用供局部麻醉用的注射液,因后者内含防腐剂和肾上腺素。

3) 低血钾时心肌细胞膜对 K^+ 的通透性降低,可减弱本品的疗效,故此时应先补钾。

苯 妥 英 钠

【药理作用】 苯妥英钠(phenytoin sodium,大仑丁)与利多卡因相似,亦仅作用于浦氏纤维。

1. 降低自律性 促进浦氏纤维 4 相 K^+ 外流,增大最大舒张电位(负值),减慢舒张期自动除极速率而降低自律性。治疗量不影响窦房结,大剂量时也抑制窦房结。

2. 改变传导 正常血 K^+ 时,小剂量苯妥英钠对传导无明显影响,大剂量则减慢传导。低血钾时小剂量本品即可加快传导,消除单向阻滞。

3. 相对延长 ERP 同利多卡因。

【临床应用】 主要用于强心苷中毒所致的房性、室性及房室交界性心律失常,效果好。能改善强心苷抑制的房室结传导,对其他原因如心脏手术、心导管术、心肌梗死、麻醉、电转律术等所致的室性心律失常也有效。

【不良反应】 参见第十三章第一节抗癫痫药。

美 西 律

【药理作用】 美西律(mexiletine,慢心利)与利多卡因相似,抑制 Na^+ 内流,促进 K^+ 外流,降低自律性,减慢传导,相对延长 ERP,消除折返。口服吸收迅速、完全,作用持续 8 小时。

【临床应用】 与利多卡因相同,用于各种原因所致的室性心律失常,如室性期前收缩、室性心动过速、心室颤动等,特别对心肌梗死后急性室性心律失常有效。

【不良反应】

1. 消化道刺激症状 表现为恶心、呕吐等。

2. 中枢症状　头痛、眩晕、眼球震颤、视力模糊、共济失调，意识障碍和抽搐等。

3. 心血管系统　大剂量可致低血压、心动过缓、窦性停搏、传导阻滞等。

（三）ⅠC 类药物

本类药物为重度钠通道阻滞药。能选择性作用于浦氏纤维，抑制异位起搏细胞 4 相 Na^+ 内流，减慢舒张期自动除极化速率，降低自律性；抑制 0 相 Na^+ 内流，降低 0 相除极上升速率和振幅，明显减慢传导；对复极过程影响很少。

普 罗 帕 酮

普罗帕酮（propafenone）又称心律平，为高效抗心律失常药。

【药理作用】　具有降低自律性、减慢传导、延长 APD 和 ERP 作用。由于化学结构与普萘洛尔相似，可轻度阻断 β 受体，并有一定的钙通道阻滞作用（仅为维拉帕米 1/100）。

【临床应用】　口服用于防治室性或室上性期前收缩。静注可中止阵发性室性或室上性心动过速和预激综合征伴室上性心动过速以及电转复律后的心室颤动发作等。

【不良反应】　不良反应较少，可出现消化道刺激症状，如恶心、呕吐、便秘、口干、舌唇麻木；还有头痛、头晕、视物模糊、精神障碍、失眠、手指震颤、癫痫发作等中枢症状。严重可致心律失常，如窦性停搏、传导阻滞，可诱发急性左心衰竭或心源性休克。

氟 卡 尼

【药理作用】　氟卡尼（flecainide，氟卡胺、氟卡律）与普罗帕酮相似，属广谱抗快速心律失常药。可显著抑制室内传导，降低自律性，延长 ERP。适用于室上性心动过速，房室结或房室折返心动过速，心房颤动、儿童顽固性交界性心动过速及伴有应激综合征者。对其他抗心律失常药无效的患者，氟卡尼常有效。

【不良反应】　不良反应较轻，有头昏、嗜睡、头痛、头晕、感觉异常、神经过敏、手指震颤等；低血压、心动过缓、心力衰竭，并有致快速型心律失常作用。禁用于重度传导阻滞及心源性休克患者。

二、Ⅱ类——β 受体阻断药

本类药物主要阻断心脏 β 受体，抑制自律细胞 4 相除极，而降低自律性。也能阻断钠通道，促进钾通道、缩短复极过程，相对延长 ERP。还能减慢 0 相上升速率而减慢传导。如普萘洛尔、索他洛尔、艾司洛尔、醋丁洛尔、阿替洛尔、纳多洛尔、美托洛尔等。

普 萘 洛 尔

【药理作用】　普萘洛尔（propranolol，心得安，萘心安），交感神经过度兴奋可引起心率加快，传导加快，不应期缩短而易致快速型心律失常。β 受体阻断药可减弱或阻止上述反应而缓解或取消快速型心律失常。

1. 降低自律性　阻断 β 受体，减慢窦房结和房室结舒张期自动除极化速率，降低自律性，减慢窦性频率。尤其对运动和精神情绪刺激引起的心率加快作用更明显。

2. 减慢传导　大剂量或高浓度时可抑制房室结及浦氏纤维的传导，该作用的产生与大剂量普萘洛尔可产生膜稳定作用有关。

3. 相对延长 ERP　治疗浓度的普萘洛尔促进 K^+ 外流，缩短 APD 和 ERP，但缩短 APD 更显著，故相对延长 ERP。高浓度时产生膜稳定作用，而延长 APD 和 ERP。

【临床应用】　主要用于治疗交感神经兴奋所致的室上性心律失常，如心房扑动、心房颤动、窦性心动过速、阵发性室上性心动过速等。尤其对运动、情绪、焦虑、心梗早期、强心苷中毒、嗜铬细胞瘤、麻醉或甲亢等所致的心律失常有特效。

【不良反应】　参见第二十一章、第二十二章。

【用药护理注意】

1）禁用于严重心衰、病窦综合征、重度传导阻滞、支气管哮喘和周围血管疾病。

2）本品慎用于孕妇、器质性心脏病、抑郁倾向患者、高脂血症及糖尿病患者。

三、Ⅲ类——延长 APD 的药物

本类药物能选择性延长所有心肌组织（窦房结、心房、房室结、心室、浦氏纤维）的 APD 和 ERP，降低自律性，减慢传导，对多种心律失常具有较好疗效。

胺 碘 酮

胺碘酮（amiodarone）的结构与甲状腺素类似，其中含有 2 个碘原子，占相对分子质量的 37.2%。

【药理作用】　胺碘酮能阻滞钠通道、钙通道和钾通道，延长 APD 和 ERP。广谱、高效。

1. 降低自律性　阻止 4 相 Na^+ 内流和 Ca^{2+} 内流而抑制 4 相自动除极速率，降低窦房节、房室结和浦氏纤维的自律性。

2. 减慢传导　减慢房室结和浦氏纤维 0 相 Na^+ 内流，减慢传导，心室内传导也减慢，但对心房肌的传导无明显影响。

3. 延长 ERP　阻滞钠通道和钾通道，抑制 Na^+ 内流和 K^+ 外流，延长窦房结、心房肌、心室肌、房室结及浦氏纤维的 APD 和 ERP，消除折返，作用明显强于其他抗心律失常药。

【临床应用】　多用于持久、严重、顽固的室上性或室性心律失常。用于房性心动过速、期前收缩、心房颤动，可恢复和维持窦性节律。对严重室性心动过速或心室颤动，有效率可达 40%。口服治疗给药能使室性心动过速和心室颤动的复发率降低 70%～95%。对阵发性室上性和室性心动过速也有较好疗效。对伴有器质性心脏病者可降低猝死率。

【不良反应】　不良反应较多且较重，应慎重应用。可有恶心、腹胀、便秘、食欲不振、消化道刺激症状等不良反应；还有头痛、头昏、嗜睡、多梦、震颤、共济失调等中枢反应。因含碘量高，可引起甲亢或甲减甲状腺功能紊乱。角膜碘微粒沉淀、皮肤呈灰暗色或蓝色，停药可自行恢复。严重可出现窦性停搏、窦性心动过缓、窦房阻滞、房室阻滞、低血压、心源性休克等。

四、Ⅳ类——钙拮抗药

本类药物主要通过阻滞心肌细胞膜上的钙通道而发挥抗心律失常作用。

维 拉 帕 米

【药理作用】　维拉帕米（verapamil，异搏停，异搏定，戊脉安，凡拉帕米）

1. 心脏　本品阻滞心肌细胞膜钙通道，减少 Ca^{2+} 内流，抑制自律性细胞 4 相自动除极速率而降低自律性；减慢房室结传导而消除折返；延长房室结 ERP。

2. 血管　阻滞血管平滑肌细胞膜钙通道，减少 Ca^{2+} 内流，松弛血管平滑肌，扩张冠脉和外周血管。又加上心率减慢，心收缩力减弱，而使心排血量减少，故血压下降。

【临床应用】　治疗室上性和房室结折返激动引起的心律失常效果好。对急性心肌梗死和心肌缺血及洋地黄中毒引起的室性期前收缩有效。维多帕米是治疗阵发性室上性心动过速的首选药。

【不良反应】　可有眩晕、恶心、呕吐、便秘、心悸等不良反应；与β受体阻断剂、地高辛合用，易引起低血压、心动过缓、传导阻滞，甚至停搏。禁用于Ⅰ、Ⅱ度房室传导阻滞、CHF、低血压患者。

本章用药护理小结

1) 如若患者是第一次用抗心律失常药，在药效高峰期间应避免下床，以防引起体位性低血压。

2) 抗心律失常药用量过大时，均有可能诱发缓慢型心律失常，如传导阻滞，甚至窦性停搏。

3) 普鲁卡因胺长期应用或发生红斑狼疮样综合征，用药超过2周应进行抗核抗体试验，有系统红斑狼疮者禁用。

4) 胺碘酮含碘可影响甲状腺功能，对碘过敏者、甲状腺功能失调者禁用。

5) 因可能会导致严重的房室传导阻滞，维拉帕米应避免与β受体阻断剂、地高辛等合用。

制 剂 与 用 法

硫酸奎尼丁　片剂：0.2 g/片。注射液：0.5 g/10 ml，0.8 g/10 ml。奎尼丁多乳糖酸盐片0.275 g/片。治心房颤动或心房扑动：首次服0.2 g，观察1小时，如无不良反应，次日改为0.2 g/2小时，共服5次。若仍无效，第3日改为0.3 g/2小时，共5次。若仍未转为窦性心率，第4日改为0.4 g/2小时，共5次，如此时仍无效，视为治疗失败。总量<2 g/d。转为窦性心律后，可改为维持量0.2 g，3～4次/d。须在心电监护下，每次0.25 g以5%GS稀释到50 ml，缓慢静脉滴注。

盐酸普鲁卡因胺　片剂：0.125 g/片，0.25 g/片。注射剂：0.1 g/ml，0.2 g/2 ml，0.5 g/5 ml，1 g/10 ml。口服0.5～0.75 g/次，3～4次/d，心律正常后逐渐减到0.25 g/次，2～6次/d。极量：1 g/次，3 g/d。肌内注射：0.25～0.5 g/次，1次/4～6小时。静脉注射，0.1 g/(5分钟·次)，必要时每隔5～10分钟重复1次，总量不超过10～15 mg/kg。或10～15 mg/kg静脉滴注1小时，以后1.0～1.5 mg/kg维持。

丙吡胺　片剂：100 mg/片。口服100～200 mg，4次/d。

盐酸利多卡因　注射剂：0.1 g/5 ml，0.2 g/10 ml，0.4 g/20 ml。静脉注射，50～100 mg/次或1～1.5 mg/kg，如5～10分钟内无效，再重复注射1次，但静脉注射累积药量不应超过300 mg。见效后可改为1～4 mg/min静脉滴注。

苯妥英钠　片剂：50 mg/片，100 mg/片。注射剂：0.1 g，0.25 g。口服0.1～0.2 g/次，2～3次/d。极量0.3 g/次，1.0 g/d。静脉注射：100 mg/次，以后每10～15分钟重复1次，直到心律失常得到控制。总量不超过1 g/d。静脉滴注：按用量药物溶于5%GS 100 ml滴注，每日量不超过1 g。

美西律　片剂：50 mg/片，100 mg/片，250 mg/片。胶囊剂：50 mg，100 mg，400 mg。注射液：100 mg/2 ml。口服100～200 mg/次，3～4次/d。或首次负荷量200～300 mg，不超过400 mg。静脉注射：100～250 mg于10～15分钟内缓慢注完或在30分钟内静脉滴注250～300 mg，再接60～90 mg/kg滴注维持。

盐酸妥卡尼　片剂：200 mg/片。胶囊剂：200 mg。注射液：100 mg/5 ml，200 mg/10 ml，750 mg/15 ml。口服200～600 mg/次，2～3次/d。每日最大剂量不超过2.4 g。静脉滴注：0.5～0.75 mg/(kg·min)，共15分钟，总量500～750 mg，然后改为600～800 mg/d口服维持。

普罗帕酮　片剂：50 mg/片，100 mg/片，150 mg/片。注射液：35 mg/10 ml，70 mg/20 ml。

口服 150～200 mg/次,3～4 次/d,总量不超过 800 mg/d。有效后改为 100～150 mg/次,2 次/d 维持。静脉注射:1～1.5 mg/kg 溶于 5% GS 20 ml 中缓慢注射,如无效,20 分钟后重复 1 次。

氟卡尼　片剂:100 mg/片,200 mg/片。注射液:50 mg/5 ml,100 mg/10 ml。口服 100 mg/次,2 次/d,然后每隔 4 d 每次增加 50 mg,最大剂量每次 200 mg,2 次/d。儿童每次 50～100 mg,2 次/d。静脉滴注:2 mg/kg 于 15 分钟内滴完,维持量每小时 0.15～0.25 mg/kg。

盐酸普萘洛尔　片剂:10 mg/片。注射液:5 mg/5 ml。口服 10～30 mg/次,3～4 次/d。然后根据需要调整用量。儿童 0.5～1.5 mg/(kg·d)。静脉注射:2.5～5 mg 加 5% GS 20 ml,以每 2～3 分钟 1 mg 的速度缓慢推注。

胺碘酮　片剂:100 mg/片,200 mg/片。胶囊剂:100 mg,200 mg。注射液:150 mg/3 ml。口服 200 mg/次,3 次/d,1 周后改为 0.2 g/次,1～2 次/d 或 0.1 g/次,3 次/d。维持量 0.1～0.2 g/d。长期用于心房颤动时,可每周服药 5 d,停 2 d。静脉注射:5～10 mg/kg,用葡萄糖溶液或注射用水稀释后于 20 分钟注完。静脉滴注:0.5～1.0 mg/min 的速度滴注,总量不超过 20 mg/(kg·d)。

维拉帕米　片剂:40 mg/片。缓释片:240 mg。注射液:5 mg/2 ml。口服 40～80 mg,3～4 次/d,维持量 40 mg,3 次/d。静脉滴注:5～10 mg 加 5% 葡萄糖 20 ml,于 10 分钟内缓慢静滴。隔 10～15 分钟可重复 1 次,若仍无效则停用此药,若有效则改为静脉滴注,0.075～0.15 mg/kg,滴速 1 mg/min,总量不超过 100 mg/d,症状控制后改为口服。

思 考 题

1. 抗心律失常药有哪些基本电生理作用?
2. 利多卡因口服吸收良好,在临床上为何常采用静脉给药?
3. 试述利多卡因、苯妥因钠、普萘洛尔抗心律失常的作用特点。
4. 案例分析:患者,男性,58 岁,胸闷 1 周,自测脉搏有时达 160 次/分,到当地医院就诊,开了美托洛尔片,50 mg/次,2 次/d,效果不佳。遂入院治疗,诊断:阵发性室上性心动过速(PSVT),给予维拉帕米 10 mg 加 5% 葡萄糖 20 ml,于 10 分钟内缓慢静滴,隔 15 分钟重复 1 次,症状得到控制。

问题:1) 请对上述病例进行分析。
　　　2) 能否将美托洛尔和维拉帕米合用治疗 PSVT?

(钱小妹)

第五篇　作用于内脏和血液系统的药物

第二十四章 利尿药和脱水药

【学习目标】

【学习目标】

1. **掌握** 利尿药(呋塞米、噻嗪类、螺内酯)的药理作用、临床应用、主要不良反应及用药护理注意。
2. **掌握** 甘露醇的作用特点、临床应用及用药护理注意。

【知识点】

水肿、利尿药分类(部位、强弱、K^+)、"一重三急"应用、下泻与脱水。

第一节 利 尿 药

利尿药(diuretics)为作用于肾脏,增加电解质及水排泄,使尿量增多的药物。临床应用广泛,主要用于治疗各种原因引起的水肿,也可以用于一些非水肿性疾病的治疗,如高血压、肾结石、高钙血症等。

常用的利尿药按它们的作用部位和效应强弱分为3类。

1. **高效能利尿药** 包括呋塞米、依他尼酸及布美他尼等。
2. **中效能利尿药** 包括噻嗪类利尿药及非噻嗪类利尿药等。
3. **低效能利尿药** 包括留钾利尿药,如螺内酯、氨苯蝶啶、阿米洛利和碳酸酐酶抑制剂乙酰唑胺。

尿液的生成是通过肾小球滤过、肾小管再吸收及分泌而实现的,利尿药则是通过影响尿液生成的生理过程产生利尿作用的,为了正确理解各类利尿药的作用机制,合理使用利尿药,有必要先复习与利尿药有关的肾脏生理内容。

一、肾脏泌尿生理及利尿药作用部位

(一)肾小球滤过作用

正常人能形成 180 L/d 原尿,但终尿仅 1~2 L/d,约 99% 的原尿在肾小管被再吸收。由此可见,增加肾小球滤过率对增加尿量并无太大影响。目前常用的利尿药多数是通过减少肾小管对电解质及水的再吸收而发挥利尿作用的。

(二)肾小管和集合管的重吸收与分泌

1. **近曲小管** 此段再吸收 Na^+ 约占原尿 Na^+ 量的 60%~65%,原尿中约有 90% 的 $NaHCO_3$ 及部分 NaCl 在此段被再吸收。从理论上讲,药物影响此段 Na^+ 的重吸收可产生强大的利尿效应,但实际上影响此段的利尿药利尿作用并不明显。原因是药物抑制了近曲小管 Na^+ 的再吸收后,使近曲小管腔内原尿增多,小管有所扩张,原尿吸收面积增大,尿流速度减慢而停留时

间延长,从而近曲小管本身出现代偿性再吸收,同时近曲小管以下各段肾小管也出现代偿性再吸收增多现象。

碳酸酐酶抑制剂乙酰唑胺作用在近曲小管,使 H^+ 的生成减少而发挥利尿作用。但作用弱,易致代谢性酸血症,故现少用。

2. 髓袢升支粗段的髓质和皮质部 此段再吸收原尿中 $30\%\sim35\%$ 的 Na^+,是高效利尿药的重要作用部位。髓袢升支粗段 NaCl 的再吸收受腔膜侧 $K^+-Na^+-2Cl^-$ 共同转运(co-transport)系统所控,该转运系统可将 2 个 Cl^-、1 个 Na^+ 和 1 个 K^+ 同向转运到细胞内。

髓袢升支粗段对水几乎没有通透性,当原尿流经髓袢升支粗段时,随着 NaCl 的再吸收,小管液由肾乳头部流向肾皮质时,也逐渐由高渗变为低渗,进而形成无溶质的净水,这就是肾对尿液的稀释功能。NaCl 被再吸收到髓质间质后,在尿素的共同参与下,使髓袢所在的髓质组织间液的渗透压逐步提高,最后形成呈渗透压梯度的髓质高渗区。这样,当尿液流经集合管时,由于管腔内液体与高渗髓质间存在着渗透压差,经抗利尿激素(ADH)的影响,水被再吸收,即水由管内扩散出集合管,大量的水被再吸收回去,称净水的再吸收,这就是肾对尿液的浓缩功能。

综上所述,如当髓袢升支粗段髓质和皮质部对 NaCl 的再吸收被抑制时,一方面肾的稀释功能降低;另一方面肾的浓缩功能也降低,排出大量渗透压较正常尿为低的尿液,就能引起强大的利尿作用。高效利尿药呋塞米等,可抑制升支粗段髓质和皮质部对 NaCl 的再吸收,使肾的稀释功能降低,同时又使肾的浓缩功能降低,产生强大利尿作用。

3. 远曲小管和集合管 原尿中约 10% 的 Na^+ 在远曲小管被再吸收,而在集合管只有 $2\%\sim5\%$。其再吸收方式除继续进行 Na^+-H^+ 交换外,同时也有 Na^+-K^+ 交换过程,这是在醛固酮调节下进行的。如能抗醛固酮的调节功能或直接抑制 K^+-Na^+ 交换,就会造成排 Na^+ 留 K^+ 而致利尿。螺内酯、氨苯蝶啶等药作用于此部位,它们又称留钾利尿药。

肾小管各段功能和利尿药作用部位,见图 24-1。

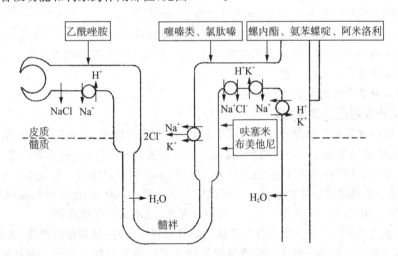

图 24-1 肾小管各段功能和利尿药作用部位

二、常用的利尿药

(一) 高效利尿药

有呋塞米(furosemide,呋喃苯胺酸)、依他尼酸(etacrynic acid,利尿酸)、布美他尼

(bumetanide)。

以上三药的药理特性相似,它们作用于髓袢升支粗段,能特异性地与 Cl^- 竞争 Na^+ - K^+ - $2Cl^-$ 共同转运系统的 Cl^- 结合部位,抑制 NaCl 再吸收而发挥强大的利尿作用。

呋 塞 米

【药理作用】

1. 利尿作用　呋塞米(呋喃苯胺酸),又名速尿,利尿作用迅速、强大、短暂。口服和静脉用药分别 30 分钟和 5 分钟显效,维持时间分别为 6～8 小时和 2 小时。呋塞米可使肾小管对 Na^+ 的再吸收由原来的 99.4% 下降为 70%～80%。在水与电解质平衡保持于正常水平时,持续给予大剂量呋塞米可使成人 24 小时内排尿 50～60 L。高效利尿药可使小管液中 Na^+、Cl^- 浓度,尤其是 Cl^- 的浓度显著增高,因而降低肾的稀释与浓缩功能,排出大量近于等渗的尿液。同时也增加 K^+、Ca^{2+}、Mg^{2+} 的排泄。Cl^- 的排出量往往超过 Na^+,故可出现低氯碱血症。

2. 扩血管作用　已证明呋塞米等可促进血管扩张物前列腺素的释放,扩张肾动脉,增加肾血流量,在内源性肾功能受损的情况下可发挥保护作用;扩张血管还可增加静脉容量、降低左室舒张末压消除肺水肿。

【临床应用】

1. 严重水肿　因会引起严重的电解质紊乱,一般用于其他药物治疗效果不明显的心性水肿、肾性水肿和肝性水肿。

2. 急性肺水肿及脑水肿　静脉注射呋塞米等高效利尿药可通过利尿和扩血管作用减轻心脏前后负荷,对急性肺水肿发挥良好效果,静脉注射呋塞米是治疗肺水肿的首选药物之一。呋塞米能使血容量及细胞外液明显减少,有利于消除脑细胞水肿,降低颅内压,临床上常与脱水剂合用治疗脑水肿,对脑水肿合并左心室功能不全者也有良效。

3. 急性肾功能衰竭　高效利尿药可预防急性肾功能衰竭和治疗急性肾衰早期的少尿,能增加尿量及尿流速度,防止肾小管萎缩、坏死及急性肾衰时的无尿。

4. 急性药物毒物中毒　可选用高效利尿药加速毒物的排泄,同时配合输液,更加速毒物排出,但这一作用仅对以原形自尿排出的药物或毒物有效,如巴比妥类药物中毒等。

5. 高钾血症及高钙血症　略。

6. 抗利尿激素分泌过多症(SIADH)　略。

【不良反应及用药护理注意】

1. 水与电解质紊乱　常为过度利尿所引起,表现为低血容量、低血钾、低血钠、低氯碱血症等。低钾血症的症状为恶心、呕吐、腹胀、肌无力及心律失常等,严重时可引起心肌、骨骼肌及肾小管的器质性损害和肝昏迷,故应注意及时补充钾盐,加服留钾利尿药可避免或减少低血钾的发生。合用洋地黄类药物或皮质激素类药物时更应注意补钾;长期应用还可引起低血镁,当低血钾与低血镁同时存在时,"纠 K^+ 先纠 Mg^{2+}",否则补钾 K^+ 也不易纠正低血钾。

2. 耳毒性　耳毒性主要发生在肾衰者使用高剂量利尿药时,呈剂量依赖性,表现为眩晕、耳鸣、听力减退或暂时性耳聋。组织学检查发现耳蜗管基底膜毛细胞受损伤。内耳淋巴液电解质成分改变,可能与耳毒有关。本类药物应避免与有耳毒性的氨基糖苷类抗生素合用。

3. 高尿酸血症和高氮质血症　前者主要由利尿后血容量降低、胞外液浓缩,使尿酸经近曲小管的再吸收增加所致。另一原因是利尿药和尿酸经有机酸分泌途径排出时相互竞争,长期用药时多数患者可出现高尿酸血症。痛风患者慎重使用。

4. 其他　胃肠道反应表现为恶心、呕吐、上腹部不适,大剂量时尚可出现胃肠出血。本类药物为磺胺的衍生物,少数患者可出现变态反应,对磺胺过敏者不宜使用。

本药可通过胎盘屏障,可经乳汁分泌,孕妇及哺乳期妇女应慎用。

【药物相互作用】　氨基糖苷类抗生素及第一、二代头孢菌素等可增强高效利尿药的耳毒作用,应避免合用。非甾体抗炎药如吲哚美辛可减弱或抑制它们的排 Na^+ 作用,尤其在血容量降低时。华法林、氯贝特等可与它们竞争血浆蛋白的结合部位,而增加药物的毒性。

(二)中效利尿药

噻嗪类利尿药

噻嗪类(thiazides)利尿药效价强度从弱到强的顺序依次为:氯噻嗪(chlorothiazide)、氢氯噻嗪(hydrochlorothiazide)、氢氟噻嗪(hydroflumethiazide)、苄氟噻嗪(bendrofluazide)、环戊噻嗪(cyclopenthiazide)。但噻嗪类药物的效能相同,所以,有效剂量的大小对各药在实际应用中并无重要意义。氯噻酮(chlorthalidone)无噻嗪环结构,但其药理作用相似,故在此一并介绍。

氢　氯　噻　嗪

【药理作用】

1. 利尿作用　氢氟噻嗪口服 2 小时起作用,达峰时间为 4 小时,作用持续时间为 6～12 小时。作用于远曲小管近端,抑制 $Na^+ - K^+ - 2Cl^-$ 共转运系统,减少 NaCl 的再吸收,此段排 Na^+ 量达原尿 Na^+ 的 $10\% \sim 15\%$,尿中除含较多的 Cl^- 及 Na^+ 外,还含 K^+。长期服用可致低血钾、低血镁。本类药物具有碘酰胺基的结构,对碳酸酐酶有轻度抑制作用,所以也略增加 HCO_3^- 的排泄。

2. 抗利尿作用　氢氟噻嗪能明显减少尿崩症患者的尿量,一方面通过抑制磷酸二酯酶,增加远曲小管及集合管细胞内 cAMP 的含量,后者能提高远曲小管对水的通透性;同时因增加 NaCl 的排出,造成负盐平衡,导致血浆渗透压的降低,减轻口渴感和减少饮水量。

3. 降压作用　噻嗪类利尿药是重要的抗高血压药物,详见抗高血压药中相关介绍。

【临床应用】

1. 消除水肿　可用于各种原因引起的水肿,对轻、中度水肿疗效较好。是治疗 CHF 的常用药物之一;治疗肝性水肿一般宜先用留钾利尿药。

2. 高血压病　本类药物是治疗高血压病的基础药物之一,可单独用于轻度高血压,也常与其他降压药合用于各型高血压,可增强降压效果,减少其他降压药用量,减少不良反应。

3. 尿崩症　主要用于肾性尿崩症及抗利尿激素(加压素)无效的垂体性尿崩症。

知识链接

尿　崩　症

尿崩症是由于抗利尿激素缺乏,肾小管重吸收功能障碍,从而引起以烦渴、多饮、多尿及低比重尿为主要特征的一种病症。有两种类型:①中枢性或垂体性尿崩症,是由于下丘脑-神经垂体各个部位的病变导致抗利尿激素(ADH)分泌减少或缺乏所致,可能由脑炎、慢性特发性黄瘤病、脑肿瘤、外伤等所引起的;②肾性尿崩症,是由于肾脏的肾小管病变,对 ADH 不敏感所致。

---

4. 特发性高尿钙症和钙结石　略。

【不良反应及用药护理注意】

1. 电解质紊乱　长期应用可致低血钾、低血镁、低氯碱血症、高血钙等。

2. 高尿酸血症　主要是药物减少细胞外液容量,增加近曲小管对尿酸的再吸收所致,痛风者慎用。

155

3. 代谢性变化 与剂量有关,可致高脂血症、高血糖,致肾素、醛固酮的过度分泌。糖尿病患者慎用。

4. 其他 可增高血尿素氮,无尿者禁用本类药物。对磺胺类过敏者禁用本类药物。

（三）低效利尿药

螺 内 酯

【药理作用】 螺内酯(spironolactone)又名安体舒通(antisterone),本药的结构与醛固酮相似,为醛固酮的竞争性抑制剂。作用于远曲小管和集合管,抑制 $Na^+ - K^+$ 交换,减少 Na^+ 的再吸收和钾的分泌,表现出排 Na^+ 留 K^+ 作用,属于留钾利尿药。

螺内酯的利尿作用不强,起效慢而维持时间久,口服 1 日左右起效,2～3 日达高峰,可维持2～3 日。其利尿作用与体内醛固酮的浓度有关。仅当体内有醛固酮存在时,它才发挥作用。对切除肾上腺的动物则无利尿作用。由于其利尿作用较弱,抑制 Na^+ 再吸收量还不到 3%,因此较少单用。

【临床应用】 常与噻嗪类利尿药或高效利尿药合用,以增强利尿效果并减少 K^+ 的丢失。对由醛固酮升高所致顽固性水肿疗效较好。近来也用于充血性心衰的治疗(参见第二十章)。

【不良反应及用药护理注意】 久用可引起高血钾,尤其当肾功能不良时,故肾功能不良者禁用。还有性激素样副作用,可引起男子乳房女性化和性功能障碍,致妇女多毛症等。

氨苯蝶啶及阿米洛利

氨苯蝶啶(triamterene,三氨蝶啶)及阿米洛利(amiloride,氨氯吡脒)虽结构不同,却有相同的药理作用,

【药理作用】 直接作用于远曲小管及集合管,阻断 $Na^+ - K^+$ 交换,减少 Na^+ 的再吸收,同时使 K^+ 的排泄减少,可发挥较弱的利尿作用。对切除肾上腺的动物有保钾利尿作用。在远曲小管阿米洛利还抑制钙的排泄,促进尿酸排泄。

【临床应用】 常与排钾利尿药合用治疗各种顽固性水肿,特别适用于痛风患者。

【不良反应】 长期服用均可引起高钾血症。肾功能不良者、糖尿病患者、老人较易发生。其中氨苯蝶啶还抑制二氢叶酸还原酶,引起叶酸缺乏。肝硬化患者服用此药可发生巨幼红细胞性贫血,偶可引起变态反应及形成肾结石。

第二节 脱 水 药

脱水药(dehydrantagents)又称渗透性利尿药(osmotic diuretics)是指能使组织脱水的药物。包括甘露醇、山梨醇、高渗葡萄糖等。它们的药物作用完全决定于溶液中药物分子本身所发挥的渗透压作用。它们应具备如下特点：①易经肾小球滤过；②不易被肾小管再吸收；③在体内不被代谢；④不易从血管透入组织液中。根据上述特性,这类药物在大量快速静脉给药时,可升高血浆渗透压及肾小管腔液的渗透压而产生脱水及利尿作用。

甘 露 醇

甘露醇(mannitol)临床主要用其 20% 的高渗溶液静脉注射或快速静脉滴注。

【药理作用】

1. 脱水作用 口服甘露醇吸收极少,只发挥下泻作用。静脉注射后,该药不易从毛细血管

渗入组织,能迅速提高血浆渗透压,导致组织内(包括眼、脑、脑脊液等)水分向血浆转移而产生组织脱水作用。

2. 利尿作用 静注高渗甘露醇后,原形经肾小球滤过,不被肾小管重吸收,原尿渗透压升高,产生渗透性利尿作用,一般在给药 10 分钟左右起效,能迅速增加尿量及排出 Na^+、K^+。经 2～3 小时利尿作用达高峰。

【临床应用】

1. 脑水肿及青光眼 该药不易进入脑组织或眼前房等有屏障的特殊组织,静脉滴入甘露醇的高渗溶液使这些组织特别容易脱水,是多种原因引起脑水肿(如脑瘤、颅脑外伤缺氧等情况时)的首选药。甘露醇也降低青光眼患者的房水量及眼内压,短期用于急性青光眼,或青光眼术前使用以降低眼内压。

2. 预防急性肾功能衰竭 肾功能衰竭时应用甘露醇,能在肾小管液中发生渗透效应,阻止水分再吸收,维持足够的尿流量,且使肾小管内有害物质稀释,从而保护肾小管,使其免于坏死。

【不良反应及用药护理注意】

1) 滴注过快时可引起一过性头痛、眩晕和视力模糊。

2) 密切观察出入液量及尿量,并做好记录。注意血压、呼吸及脉搏情况,防止因脱水所致循环血量过多而发生急性肺水肿。

3) 注意观察静脉注射部位,避免药物外渗引起局部水肿或血栓性静脉炎。注意不能和其他药物混合静滴。严禁做肌内或皮下注射。

4) 本品低温时可析出结晶,可用热水加温,待结晶溶解后仍可使用。

5) 因可增加循环血量而增加心脏负荷,禁用于慢性心功能不全者。另外,活动性颅内出血者禁用。

山 梨 醇

山梨醇(sorbitol)是甘露醇的同分异构体,作用与临床应用同甘露醇,但其水溶性较高,一般可制成 25% 的高渗液使用,进入体内后可在肝内部分转化为果糖,故作用较弱。

高 渗 葡 萄 糖

50% 的高渗葡萄糖也有脱水及渗透性利尿作用,但高渗作用维持不久,因易被代谢,并能部分地从血管弥散到组织中,故脱水作用较弱,常与甘露醇合用以治疗脑水肿。

本章用药护理小结

1) 应用排钾利尿药要注意补钾,补钾时如引起局部血管的疼痛、痉挛,可给予局部热敷或减慢滴速。

2) 在应用排钾利尿药时应注意观察有无关节痛等症状,监测患者血清尿酸水平,预防痛风出现。有痛风史的患者,应提醒医生给予预防性药物治疗。

3) 警惕呋塞米的耳毒性,表现为先有耳鸣、耳内胀满,以致听力丧失,一旦发生应停药。

4) 甘露醇低温时可析出结晶,可用热水加温,待结晶溶解后仍可使用。且因可增加循环血量而增加心脏负荷,禁用于慢性心功能不全者。活动性颅内出血者禁用。

制 剂 及 用 法

呋塞米 片剂:20 mg/片。20 mg/次,1～3 次/d,为避免发生电解质紊乱,应从小量开始,间歇给药,即服药 1～3 日,停药 2～4 日。注射剂:20 mg/2 ml。20 mg/次,每日或隔日 1 次,肌内注射或稀释后缓慢静脉注射。

第二军医大学出版社

氢氯噻嗪 片剂：10 mg/片，25 mg/片。口服，25～50 mg/次，1～2 次/d 或每周连服 3～5 d。

螺内酯 胶囊剂：20 mg。口服，20 mg/次，3～4 次/d。

氨苯蝶啶 片剂：50 mg/片。口服，50～100 mg/次，2～3 次/d。

阿米洛利 片剂：2.5 mg/片。口服，5～10 mg/次，1 次/d，必要时可增加剂量，最大剂量不超过 20 mg/d。

甘露醇 注射液：10 g/50 ml，20 g/100 ml，50 g/250 ml。每次 1～4.5 g/kg，一般用 20％溶液 250～500 ml，静脉滴注，10 ml/min，必要时 4～6 小时重复使用，使药物在血液中迅速达到所需浓度。

山梨醇 注射液：25 g/支，62.5 g/支。静脉滴注，每次 1～2 g/kg，一般用 25％溶液 250～500 ml，20～30 分钟内滴完，必要时隔 6～12 小时可重复注射。

葡萄糖 注射液：10 g/20 ml。50％溶液 20 ml，40～60 ml/次，静脉注射。

思 考 题

1. 试比较高效、中效、低效利尿药的主要作用部位和作用机制及其对尿电解质排泄的影响。

2. 甘露醇的药理作用、脱水机制及临床应用是什么？

3. 案例分析：有一心力衰竭患者出现明显的肢体水肿、气短，某医生采用了口服地高辛加甘露醇静脉滴注的治疗方法，请你评论此治疗方法是否合理？为什么？你认为如何处理并阐明理由。

（王冬艳）

第二十五章 作用于呼吸系统的药物

【目的要求】

1. **了解** 镇咳药、祛痰药的分类和用药护理注意。
2. **掌握** 各类平喘药的作用特点，β_2 受体激动药和氨茶碱的用途和用药护理。

【知识点】

咳嗽反射弧、双重镇咳、恶心祛痰、β 受体激动药、cAMP/cGMP、漱口。

咳、痰、喘是呼吸系统疾病常见的三大症状，多由感染或变态反应所致。各种症状可单独出现或同时存在并相互影响。在治疗呼吸系统疾病时，除抗感染、抗炎和抗过敏等对因治疗外，合理使用镇咳、祛痰、平喘药可缓解症状，减轻患者痛苦，减少并发症的发生。

第一节 平 喘 药

平喘药是指具有缓解或消除喘息症状的药物，主要用于支气管哮喘的治疗或预防。支气管哮喘发病由多种因素参与，但从本质上看，其属于呼吸道炎症性疾病，因而目前常用的平喘药包括 3 个方面：①应用 β_2 受体激动药、茶碱类、抗胆碱药来松弛支气管平滑肌；②应用糖皮质激素等抗炎药控制呼吸道炎症；③应用抗过敏药预防哮喘发作。

知识链接

支 气 管 哮 喘

支气管哮喘是一种常见病、多发病，大家熟知而又非常喜爱的著名歌星邓丽君就被哮喘夺去了生命。目前，全球哮喘患者约 3 亿人，中国哮喘患者约 3 000 万。哮喘是影响人们身心健康的重要疾病，治疗不及时、不规范，哮喘可能致命，而通过规范化治疗，当今的治疗手段可使接近 80% 的哮喘患者疾病得到非常好的控制。每年 5 月的第一个周二为世界哮喘日，旨在提醒公众对疾病的认识，提高对哮喘的防治水平。

一、扩张支气管平喘药

支气管扩张药是常用的抗喘药，有重要的治疗地位。可迅速缓解喘息症状，但不能控制复发。

(一) β_2 肾上腺素受体激动药

包括非选择性 β_2 受体激动药和选择性 β_2 受体激动药。本类药物主要通过兴奋 β_2 受体，激活腺苷酸环化酶，使细胞内 cAMP 增多，游离 Ca^{2+} 减少，从而松弛支气管平滑肌发挥其抗喘作用。

1. **非选择性 β_2 受体激动药** 肾上腺素、异丙肾上腺素、麻黄碱等因对 β_1 受体和 β_2 受体无选择性，故平喘时心脏不良反应较多见。

第二军医大学出版社

2. 选择性 β₂ 受体激动药 选择性 β 受体激动药对 β₂ 受体有较强大的兴奋作用,而对 β₁ 受体的亲和力低,因此治疗量时心血管反应等副作用少。

沙 丁 胺 醇

沙丁胺醇(salbutamol)又名舒喘灵。

【作用和临床应用】 能选择性激动支气管平滑肌上的 β₂ 受体,产生与异丙肾上腺素相当的松弛支气管平滑肌作用,且作用持续时间长。而兴奋心脏的副作用仅为异丙肾上腺素的1/10。该药口服有效,口服 15~30 分钟起效,持续 6 小时以上。气雾吸入 1~5 分钟起效,持续 4~6 小时。

临床用于防治支气管哮喘、喘息型支气管炎和肺气肿患者的支气管痉挛。控制发作多用气雾吸入,预防发作则可口服。

【不良反应及用药护理注意】 剂量过大可引起心悸、心动过速、血压波动、肌肉震颤(好发于四肢和面部)等,故用药前后应监测心率、血压及观察是否出现手指震颤,一旦出现上述症状则应减量或停药。长期应用可产生耐受性,不仅疗效降低,且可能使哮喘加重。心血管功能不全、高血压、甲状腺功能亢进者慎用。

特 布 他 林

特布他林(terbutaline)名间羟舒喘灵。对 β₂ 受体选择性高,平喘作用与沙丁胺醇相近,而兴奋心脏作用更弱,仅及异丙肾上腺素的 1/100。使用方便,可口服、气雾吸入、干粉吸入或静脉滴注等多种途径给药。临床应用、不良反应与沙丁胺醇相似。

克 仑 特 罗

克仑特罗(clenbuterol)又名氨哮素。为强效选择性 β₂ 受体激动剂。松弛支气管平滑肌作用强大,约为沙丁胺醇的 100 倍,故用量小。尚能增加呼吸道纤毛运动和促进痰液排出,有利于平喘。对心血管系统影响小,很少引起心悸。临床应用、用药护理注意与沙丁胺醇相似。

(二)茶碱类

氨 茶 碱

【作用及用途】

1. 扩张支气管 氨茶碱(aminophylline)对支气管平滑肌具有较强的松弛作用,尤其对痉挛状态的平滑肌作用突出,可使哮喘症状迅速缓解。口服用于慢性支气管哮喘的预防和治疗;静注可治疗严重哮喘发作或哮喘持续状态。临床上对某些急性哮喘病例,气雾吸入 β 受体激动药疗效不显著时,可加用氨茶碱静脉注射,常可收到相加作用,迅速缓解其哮喘症状。对哮喘持续状态者,配合肾上腺皮质激素作静脉滴注,疗效较好。故本品为目前最常用的平喘药之一。

2. 强心、利尿和松弛胆道平滑肌 可用于急性心功能不全、心源性哮喘、胆绞痛的治疗,以及心源性水肿的辅助治疗。

【不良反应】 氨茶碱的不良反应发生率与其血药浓度密切相关。有效血药浓度为 5~20 μg/ml,超过 20 μg/ml,毒性反应的发生率高;超过 40 μg/ml 时,将出现严重的毒性反应,甚至死亡。

1. 局部刺激作用 由于本品碱性较强,口服对胃有刺激性,易致恶心、呕吐,宜饭后服用;肌注可致局部肿痛,现已少用。

2. 中枢兴奋作用 治疗剂量对少数患者可出现失眠、烦躁不安,可用镇静催眠药对抗;剂量过大或静滴过快,可出现头痛、头晕、谵妄,甚至惊厥等严重反应。

3. 循环系统症状 静注时浓度过高或推注速度过快,可引起心悸,心率加快,血压降低,严重时出现心律失常,甚至心跳突然停止,故氨茶碱静注时应以葡萄糖溶液 20~40 ml 稀释,在 5~10 分钟内缓慢推注。

【用药护理注意】

1）静脉注射前必须稀释，并掌握速度与剂量，以防引起强烈的心脏毒性。

2）严重心脏病、高血压、严重肺心病、消化性溃疡、肝功能障碍和甲亢者慎用。

3）药物过量引起毒性反应的处理是立即停药、洗胃或灌肠、输液及氧疗。

二 羟 丙 茶 碱

二羟丙茶碱（diprophylline）又称甘油茶碱、喘定。本品易溶于水，属中性化合物，其作用与氨茶碱相似，不良反应较轻，对胃肠道刺激小，兴奋心脏作用也较弱；大剂量时，有中枢兴奋作用。临床上主要用于治疗支气管哮喘，可口服也可肌内注射。

（三）M 受体阻断药

M 受体阻断药可对抗乙酰胆碱的 M 样作用和抑制肥大细胞释放组胺等，从而达到平喘作用。阿托品和东莨菪碱对支气管平滑肌的松弛作用较弱，且有抑制腺体分泌，增加痰液黏稠度和引起心悸的不良反应，故不宜用于平喘。

异 丙 托 溴 铵

异丙托溴铵（ipratropium bromide）又称异丙阿托品，为阿托品的衍生物。本品与阿托品比较有以下特点：

1）口服难吸收，必须采用气雾吸入给药，每次为 $40\sim80\ \mu g$，即有明显扩张支气管作用。

2）扩张支气管作用较阿托品强而持久，疗效近似异丙肾上腺素，吸入后 5 分钟生效，持续 $4\sim6$ 小时。

3）因呼吸道黏膜吸收量少，全身性不良反应少，亦不影响痰液的分泌。

4）主要用于喘息型支气管炎，也可用于支气管哮喘。

二、抗炎平喘药

糖皮质激素是目前治疗哮喘最有效的抗炎药物。这一作用与其抗炎和抗过敏作用有关。此类药是危重支气管哮喘发作或哮喘持续状态的重要抢救药物。因长期应用不良反应多且严重，故不宜常规使用。为了减少全身性不良反应，近年应用吸入疗法，充分发挥了糖皮质激素对呼吸的抗炎作用。

倍 氯 米 松

倍氯米松（beclomethasone）为地塞米松的衍生物，局部抗炎作用比地塞米松强 500 倍。气雾吸入后，直接作用于呼吸道而发挥平喘作用，能有效地控制哮喘发作，且无全身不良反应。长期应用也不会抑制肾上腺皮质功能。可以长期低剂量或短期高剂量应用于中度或重度哮喘患者。对皮质激素依赖者，可代替泼尼松的全身治疗，并使肾上腺皮质功能得到恢复。本品显效慢，需连用 10 天左右才能发挥最大作用，故不能用于急性哮喘发作的抢救。

【用药护理注意】

1）每日气雾吸入后应及时漱口，漱咽喉部的残留药物，以减少咽部白色念珠菌感染。

2）哮喘持续状态患者，因不能吸入足够的药物，疗效欠佳。宜先全身应用地塞米松、氢化可的松等（静脉滴注）控制症状后再用倍氯米松。

3）哮喘伴呼吸道炎症阻塞时，倍氯米松气雾吸入不易达到肺部，疗效亦差。应先用地塞米松等全身用药（口服或注射），待炎症和阻塞抑制后，再吸入倍氯米松。

布 地 奈 德

布地奈德（budesonide，普米克）是一不含卤素的具有高效局部抗炎作用的糖皮质激素。它能增强内皮细胞、平滑肌细胞和溶酶体膜的稳定性，抑制支气管收缩物质的合成和释放，减轻平滑肌的收缩反应。用于糖皮质激素依赖性或非依赖性的支气管哮喘和哮喘性慢性支气管炎患者。用药期间可能发生轻度喉部刺激、咳嗽、声嘶、口咽部念珠菌感染等。

三、抗过敏平喘药

此类药物能稳定肥大细胞的胞膜,抑制过敏介质组胺等释放而呈现平喘作用。因作用缓慢,须连用数天方有效,故仅作支气管哮喘的预防用药。

色 甘 酸 钠

色甘酸钠(sodium cromoglicate)又名咽泰。本品为极性高的化合物,口服吸收仅达1%,也难溶于有机溶剂,故又不能做成气雾剂。一般仅制成细粉雾剂,采用特制的吸入器吸入粉雾。因显效慢,对哮喘急性发作无效。

【作用及用途】 色甘酸钠能稳定肥大细胞的胞膜,抑制肥大细胞脱颗粒,阻止组胺、白三烯等过敏介质的释放,预防哮喘发作。由于作用发生缓慢,临床上主要用于预防外源性支气管哮喘,对内源性哮喘疗效差,对已发作的哮喘无效。此外,也可用于预防过敏性鼻炎、溃疡性结肠炎及其他胃肠道过敏性疾病。

【不良反应】 毒性很低,少数患者因粉末的刺激可引起呛咳、气急,甚至诱发哮喘,与少量异丙肾上腺素合用可以预防。

【用药护理注意】

1) 指导患者正确吸入本品,而不是吞服胶囊。

2) 用其他平喘药治疗者,用本品后应继续用原药至少1周以上,才能逐渐减量或停用原药。

3) 收到显著疗效后,可减少给药次数,但不能突然停药,应逐步减量停药,以防哮喘复发。

4) 孕妇慎用。

酮 替 芬

酮替芬(ketotifen)为一新型的口服强效预防气管哮喘的药。本品不仅能稳定肥大细胞的胞膜,抑制过敏介质的释放,还能拮抗组胺 H_1 受体。临床上主要用于治疗外源性哮喘发作,疗效优于色甘酸钠。对内源性或混合性哮喘也有预防发作的功效,用药后显效较慢,一般于6～12周疗效最好,久用未见耐受性。此外,可用于过敏性鼻炎、皮肤瘙痒症等。但对已经发作的急性哮喘无效。

不良反应少,偶有嗜睡、困倦、口干、头晕、皮疹等,故对从事驾驶工作及精耕细作者慎用。

第二节 镇 咳 药

咳嗽是呼吸系统的一种防御性反射,有利于排痰和清除呼吸道异物。轻度咳嗽,一般无需用镇咳药;剧烈的干咳,不仅增加患者的痛苦,影响休息,消耗体力,而且会促进疾病的发展。因此,在对因治疗的同时应给予镇咳药止咳,对痰液黏稠不易咳出者,还应配合使用祛痰药。

一、中枢性镇咳药

中枢性镇咳药主要是抑制延髓咳嗽中枢而止咳,其镇咳作用强,临床上比较常用,痰多慎用。

(一)中枢依赖性镇咳药

可 待 因

【作用及用途】 可待因(codeine)为阿片中生物碱之一,与吗啡相似,有镇痛、镇咳作用。其镇咳作用强度为吗啡的 1/4,镇痛作用为吗啡的 1/10～1/7。镇咳剂量不抑制呼吸,成瘾性也较吗啡弱。临床上主要用于治疗剧烈的刺激性干咳,也可用于中等程度的疼痛患者。对胸膜炎患者干咳伴有胸痛者尤为适用。作用持续 4～6 小时,久用能产生依赖性,应控制使用。偶见有恶心、呕吐、便秘等不良反应,但较吗啡轻;过量可使中枢兴奋、烦躁不安。多痰患者禁用。

【用药护理注意】

1) 严格按《麻醉药品管理条例规定》使用本品。

2) 痰多者不宜使用,有少量痰液的剧咳,可与祛痰药合用。

3) 大量可致儿童惊厥,可用纳洛酮对抗。

(二)中枢非依赖性镇咳药

右 美 沙 芬

右美沙芬(dextromethorphan,右甲吗喃)为人工合成的吗啡衍生物。镇咳作用与可待因相似或略强,但无镇痛作用,无依赖性。治疗量不抑制呼吸,毒性较低。口服后 15～30 分钟起效,持续 3～6 小时。大剂量一次 30 mg(缓释片)有效时间可长达 8～12 小时,比相同剂量的可待因作用时间长,故能抑制夜间咳嗽以保证睡眠。但对伴有胸痛者疗效不及可待因。偶见头晕、嗜睡、口干、便秘等副作用。

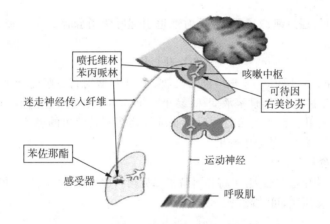

图 25-1　咳嗽反射及镇咳药的作用环节

喷 托 维 林

喷托维林(pentoxyverine,咳必清,维静宁)系人工合成的非依赖性中枢性镇咳药。镇咳强度为可待因的 1/3,并有阿托品样作用和局部麻醉作用,能松弛支气管平滑肌和抑制呼吸道感受器。临床上适用于上呼吸道感染引起的急性干咳、阵咳。偶有轻度头痛、头晕、口干、便秘等不良反应。多痰患者和青光眼患者禁用。

苯 丙 哌 林

苯丙哌林(benproperine,苯哌丙烷,咳快好)为非成瘾性镇咳药。镇咳作用强,动物实验证明其镇咳效力是可待因 2～4 倍,既抑制咳嗽中枢,又抑制肺及胸膜的牵张反射感受器,并具有罂粟碱样平滑肌解痉作用,是中枢性和末梢性双重作用的强效镇咳药。其镇咳强度是可待因的 2～4 倍,口服 10～20 分钟生效,镇咳作用维持 4～7 小时。临床上主要用于治疗刺激性干咳和各种原因引起的咳嗽。有轻度的口干、头晕、胃部烧灼感和皮疹等不良反应。因可引起口腔麻木感,服用片剂时勿嚼碎。

163

二、外周性镇咳药

外周性镇咳药又称末梢性镇咳药,是作用于呼吸道黏膜,通过降低黏膜感受器的敏感性或减轻对黏膜的刺激而发挥镇咳作用的。

苯 佐 那 酯

苯佐那酯(benzonatate,退嗽)为丁卡因的衍生物,具有较强的局部麻醉作用,可抑制肺牵张反射感受器和感觉神经末梢,从而减少咳嗽冲动的传入而止咳。其镇咳作用比可待因弱,口服后20分钟起效,作用持续3～4小时。临床上用于治疗刺激性干咳,镇咳效果好;也可用于支气管镜、喉镜检查或支气管造影前预防咳嗽。本品不良反应轻,有嗜睡、眩晕,偶有过敏性皮炎。

第三节　祛 痰 药

祛痰药(expectorants)是一类能促进呼吸道分泌,使痰液稀释,或者裂解痰中黏性成分,使之液化,加速痰液排出的药物。

一、痰液稀释药

此类药物口服后,通过刺激胃黏膜,反射性地引起呼吸道腺体分泌增多,使痰液稀而易于咳出。

氯 化 铵

氯化铵(ammonium chloride)系偏酸性无机盐。由于口服对胃黏膜能产生局部刺激作用,可反射性地引起呼吸道黏膜分泌,使痰液变稀,易于咳出。本品很少单独使用,常与其他药物配伍而制成复方。临床上用于治疗急、慢性呼吸道炎症而痰多不易咳出的患者。本药酸化尿液的作用可促进碱性药物如哌替啶从尿中排出。

【用药护理注意】

1)片剂口服对消化道刺激大,可将其溶解于水后再口服。溃疡病与肝、肾功能不全者慎用。

2)空腹或稍大量服用,可致高氯性酸中毒。

二、黏痰溶解药

黏痰中的黏性成分主要是黏蛋白,在慢性炎症刺激下,黏蛋白增加,使痰液黏稠而难以咳出。黏痰溶解药可裂解痰液中的黏性成分,使黏痰液化,黏度降低,易于咳出。

乙酰半胱氨酸

乙酰半胱氨酸(acetylcysteine,痰易净)为半胱氨酸乙酰化而成。

【药理作用】　本品具有较强的黏痰溶解作用,其分子中的巯基(−SH)能使痰液中黏蛋白多肽链的二硫键(−S−S−)断裂,痰的黏滞性降低而易于咳出;对脓性痰中的 DNA 也有裂解作用。

【临床用途】　采用雾化吸入,用于治疗黏稠痰阻塞呼吸道而咳嗽困难者。呼吸困难的紧急情况行气管内滴入,可迅速使痰变稀,便于吸引排痰,缓解呼吸困难。本品尚可用于对乙酰氨基酚中毒的解毒。

【不良反应及用药护理注意】

1)本品有特殊的臭味,可引起恶心、呕吐、呛咳,甚至支气管痉挛,加用异丙肾上腺素可提高疗效,减少不良反应。支气管哮喘患者禁用。

2）滴入气管内可产生大量分泌物,故应及时吸引排痰。

3）因能降低某些抗生素活性,故不宜与青霉素、头孢菌素和四环素等混用;开瓶后药液必须贮于 2～8℃冰箱内,48 小时内用完。

4）本药不宜与金属、橡皮、氧化剂、氧气接触,喷雾器必须用玻璃或塑料制品。

由于本品必须自气管滴入或雾化吸入,因而限制了使用。

溴 己 新

溴己新(bromhexine,必嗽平)能裂解痰中黏性成分,使其黏滞度降低;也能刺激胃黏膜反射性使呼吸道腺体分泌增加,痰液稀释,易于咳出。服后 1 小时生效,作用可持续 6～8 小时。临床上用于治疗慢性支气管炎、哮喘及支气管扩张痰液黏稠不易咳出的患者。少数患者可有胃部不适,偶有转氨酶升高,消化性溃疡、肝功能不良者慎用。

三、黏痰调节药

羧 甲 司 坦

羧甲司坦(carbocisteine,羧甲半胱氨酸)主要在细胞水平影响支气管腺体的分泌,使低黏度的唾液黏蛋白分泌增加,而高黏度的岩藻黏蛋白产生减少,因而使痰液的黏滞性降低,易于咳出。本品口服有效,起效快,服后 4 小时即可见明显疗效。可用于慢性支气管炎、支气管哮喘等疾病引起的痰液黏稠、咳痰困难和痰阻塞气管者;亦可用于防治手术后咳痰困难和肺炎合并症。

本药偶有轻度头晕、恶心、胃部不适、腹泻、胃肠道出血、皮疹等不良反应。有消化道溃疡病史者慎用。服用本品时注意避免同时应用强镇咳药,以免稀化的痰液堵塞呼吸道。

本章用药护理小结

沙丁胺醇　气雾吸入重复使用注意使用间隔,预防过量吸入引起毒性反应。

克仑特罗　患有器质性心脏病、高血压、糖尿病、甲状腺功能亢进患者及孕妇慎用。

特布他林　对患有器质性心脏病、高血压、糖尿病、甲亢者及孕妇慎用。

氨茶碱　静脉注射前必须稀释,并掌握速度与剂量,以防引起毒性反应。严重心脏病、高血压、严重肺心病、消化性溃疡、肝功能障碍和甲亢者慎用。

色甘酸钠　应用时应逐渐减量,注意不能突然停药。

倍氯米松　气雾吸入后应及时漱口,哮喘持续状态、哮喘伴呼吸道炎症阻塞患者应先全身用药后再吸入倍氯米松。

可待因　注意久用会产生成瘾性,多痰患者禁用。

苯丙哌林　服用片剂时勿嚼碎,因可引起口腔麻木感。

氯化铵　对消化道刺激大,可将其溶解于水后再口服。溃疡病与肝、肾功能不全者慎用。

乙酰半胱氨酸　吸入本品时应该用玻璃或塑料喷雾器,不宜与青霉素、头孢菌素和四环素等混用。

制 剂 及 用 法

硫酸沙丁胺醇　片剂:2 mg/片。口服,2～4 mg/次,3～4 次/d。长效喘乐宁片(缓释):8 mg/次,早、晚各 1 次。喘特宁片(控释):8 mg/次,早、晚各 1 次。气雾剂:0.2％浓度,10 ml。1～2 揿/次,1 次/4 小时。

硫酸特布他林　片剂:2.5 mg/片。口服:2.5 mg/次,3 次/d。气雾剂:1 次 0.3～0.5 mg 吸入。注射剂:0.25 mg。皮下注射:0.25 mg/次,15～30 分钟疗效不显,可重复注射 1 次。

165

盐酸克仑特罗　片剂：20 μg/片；40 μg/片。口服，20～40 μg/次，3 次/d。气雾剂：每瓶含 2 mg，气雾吸入 10～20 μg/次，3～4 次/d。

氨茶碱　片剂：0.05 g/片，0.1 g/片。口服，0.1～0.2/次，3 次/d（缓释片：0.1 g/片。0.2～0.3 g/次，12 小时 1 次）。注射剂：0.25 g/2 ml，0.25 g/10 ml。静脉注射 0.25～0.5 g/次，以 5% 葡萄糖液 20～40 ml 稀释后，缓慢静注，注射时间不得少于 10 分钟。静脉滴注，0.25～0.5 g/次，以 5%～10% 葡萄糖液稀释后静滴。极量：口服，0.5 g/次，1.0 g/d，静脉注射，0.5 g/次，2.0 g/d。

溴化异丙基阿托品　气雾剂(0.025%)：气雾吸入，20～80 μg/次，3～6 次/d。

色甘酸钠　用特制吸入器吸入粉末，为气雾剂，20 mg/次，4 次/d。胶囊剂：20 mg/粒。治疗过敏性鼻炎可涂于鼻黏膜，治疗溃疡性结肠炎则用口服。

酮替芬　片剂：1 mg/片。1 mg/次，2 次/d。胶囊剂：1 mg。1 mg/次，2 次/d。溶液剂：1 mg/5 ml。4～6 岁，2 ml/次；6～9 岁，2.5 ml/次；9～14 岁，3 ml/次；2 次/d。滴鼻剂：15 mg/10 ml。1～2 滴/次，1～3 次/d。

丙酸倍氯米松　气雾剂：10 mg/瓶。1～2 喷/次，3 次/d。

布地奈德　气雾剂：每瓶 20 mg/5 ml。1～2 喷/次，3 次/d。

磷酸可待因　片剂：15 mg/片，30 mg/片。口服，15～30 mg/次，3 次/d。极量：0.1 g/次，0.25 g/d。

枸橼酸喷托维林　片剂：25 mg/片。25 mg/次，3～4 次/d。滴丸剂：25 mg/丸。25 mg/次，3～4 次/d，复方咳必清糖浆每 100 ml 内含喷托维林 0.2 g，氯化铵 3.0 g。10 ml/次，3～4 次/d。

苯丙哌林　糖衣片：20 mg。20～40 mg/次，3 次/d。

苯佐那酯　糖衣丸剂：25 mg，50 mg。50～100 mg/次，3 次/d，勿咬破药丸，以免口腔麻木。

氯化铵　片剂：0.3 g/片。0.3～0.6 g/次，3 次/d。

喷雾用乙酰半胱氨酸　粉针剂：0.5 g，1 g。用时配成 10% 溶液，1～3 ml/次，2～9 ml/d，喷雾吸入。急救时以 5% 溶液气管滴入，1～2 ml/次。

盐酸溴己新　片剂：8 mg/片。口服，8～16 mg/次，3 次/d。

羧甲司坦　片剂：0.25 g/片，0.375 g/片。0.5 g/次，3 次/d；糖浆：2%。成人 10 ml/次，3 次/d。

思 考 题

1. 平喘药分为几类，每类写出一个代表药，并说出用药护理注意。

2. 治疗哮喘沙丁胺醇与肾上腺素相比有何异同点？

3. 案例分析：

1) 患者，女性，42 岁，农民，阵发性呼吸困难 8 年，曾以"哮喘"发作多次住院。1 周前感冒、咳嗽，1 天前突然气喘发作，胸闷，咳嗽频繁，服药不能缓解而再次住院治疗。诊断：哮喘持续状态。应选用哪种药物抢救，为什么？用药护理注意有哪些？

2) 患者，男性，40 岁，右胸针刺样疼痛，咳嗽时加剧，严重影响睡眠。诊断：结核性胸膜炎。应选用哪种药物镇咳，为什么？

（王冬艳）

第二十六章　作用于消化系统的药物

【目的要求】

1. 了解　助消化药、止泻药、胃肠动力药、胃肠解痉药的作用特点和用途。
2. 熟悉　各类泻药的临床用途。
3. 掌握　各类抗消化性溃疡药的作用,常用药物的临床用途和用药护理注意。

【知识点】

攻击与防御因子、"三体(受体)—泵"、"减酸增屏除 Hp"、胃肠促动。

作用于消化系统的药物包括抗消化性溃疡药、助消化药、胃肠解痉药、泻药、止泻药和利胆药等。

第一节　抗消化性溃疡药

消化性溃疡(peptic ulcer)的发病与黏膜局部损伤和保护机制之间的平衡失调有关。损伤因素(胃酸、胃蛋白酶和幽门螺杆菌)增强或保护因素(黏液/HCO_3^-屏障、黏膜修复和前列腺素)减弱,均可引起消化性溃疡。当今的治疗主要着眼于减少胃酸和增强胃黏膜的保护作用。

一、抗酸药

抗酸药(antacids)是一类弱碱性物质。口服后能降低胃内容物酸度,从而解除胃酸对胃、十二指肠黏膜的侵蚀和对溃疡面的刺激,并降低胃蛋白酶活性,发挥缓解疼痛和促进愈合的作用。餐后服药可延长药物作用时间。合理用药应在餐后1、3小时及临睡前各服1次,7次/d。理想的抗酸药应该是作用迅速持久、不吸收、不产气、不引起腹泻或便秘,对黏膜及溃疡面有保护收敛作用。单一药物很难达到这些要求,故常用复方制剂。

氢氧化镁(magnesium hydroxide)抗酸作用较强、较快。镁离子有导泻作用,少量吸收经肾排出,如肾功能不良可引起血镁过高。

三硅酸镁(magnesium trisilicate)抗酸作用较弱而慢,但持久。在胃内生成胶状二氧化硅对溃疡面有保护作用。

氢氧化铝(aluminum hydroxide)抗酸作用较强,缓慢。作用后产生氧化铝有收敛、止血和引起便秘作用。还可影响磷酸盐、四环素、地高辛、异烟肼、泼尼松等的吸收。

碳酸钙(calcium carbonate)抗酸作用较强、快而持久。可产生 CO_2 气体。进入小肠的 Ca^{2+} 可促进胃泌素分泌,引起反跳性胃酸分泌增多。

碳酸氢钠(sodium bicarbonate)又称小苏打。作用强、快而短暂。可产生 CO_2 气体。未被中和的碳酸氢钠几乎全部被吸收,能引起碱血症。

二、抑制胃酸分泌药

胃酸是通过"三体一泵"由胃壁细胞分泌的,即当胃壁细胞的 H_2 受体、M_1 胆碱受体和胃泌素受体分别受到组胺、乙酰胆碱和胃泌素激动后,通过激活壁细胞膜上的 H^+-K^+-ATP 酶(质子泵),使 H^+ 从壁细胞内转运到胃腔中而形成胃酸。因此,阻断胃壁细胞上的受体和抑制质子泵的功能,可以明显减少胃酸的分泌,从而缓解溃疡症状和促进溃疡愈合(图 26-1)。目前,抑制胃酸分泌的常用药物有四类。

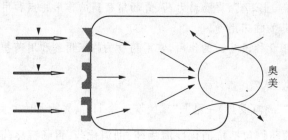

图 26-1　胃酸分泌抑制药的作用环节

(一) H_2 受体阻断药

西 咪 替 丁

【药理作用】　西咪替丁(cimetidine,甲氰咪胍)有显著抑制胃酸分泌的作用,能明显抑制基础和夜间胃酸分泌,也能抑制由组胺、五肽胃泌素、胰岛素和试餐(test meal)等刺激所引起的胃酸分泌。对实验性胃黏膜出血也有止血作用。西咪替丁还具有轻度抑制胃蛋白酶分泌,保护胃黏膜细胞,增加胃黏膜血流量和促进溃疡愈合的作用。

【临床用途】　主要用于治疗十二指肠溃疡、胃溃疡和上消化道出血。用药 4～8 周后,能明显促进溃疡愈合。对十二指肠溃疡的疗效优于胃溃疡,但停药后易复发,停药 6 个月和 1 年的复发率分别达 24% 和 85%。为避免复发,目前认为采用长期服药或每日小剂量维持疗法或反复足量短期疗法可显著降低复发率。此外,西咪替丁还可用于胃泌素瘤、反流性食管炎及其他病理性胃酸过多症。

【不良反应】　由于本品在体内分布广泛,药理作用复杂,故副作用及不良反应较多。

1. 消化系统　较常见的有腹泻、腹胀、口苦、口干、血清转氨酶轻度升高等,偶见严重肝炎、肝坏死、肝脂肪变性等。

2. 泌尿系统　长期应用引起可逆性急性间质性肾炎,导致肾功能衰竭,停药后肾功能一般均可恢复正常。

3. 造血系统　少数患者发生可逆性中等程度的白细胞或粒细胞、血小板减少及自身免疫性溶血性贫血,严重者引起再生障碍性贫血。

4. 中枢神经系统　本品可通过血-脑屏障,产生头痛、头晕、乏力、嗜睡等,少数患者出现不安、感觉迟钝、语言含糊不清、局部抽搐或癫痫样发作,以及幻觉、妄想等症状。其神经毒性作用可能与中枢抗胆碱作用有关。

5. 心血管系统　可有心动过缓、面部潮红等。静脉注射时偶见血压下降、心律失常等。

6. 内分泌系统　有抗雄性激素样作用,可致男性乳房发育、女性溢乳、性欲减退、阳痿等,停药后可恢复。可能与其抑制二氢睾丸素与雄性激素受体相结合及增加血液雌二醇浓度有关。

7. 其他　可致皮疹、皮炎、荨麻疹和药热等。

【用药护理注意】

1）孕妇和哺乳期妇女禁用，儿童慎用。慢性萎缩性胃炎、急性胰腺炎患者禁用。老年人和肾功能减退者，要适当减少给药剂量或延长给药间隔时间。

2）定期检查血象和肝功能，及时发现西咪替丁对骨髓造血功能的抑制和肝功能的损害。

3）长期用药患者，不可突然停药，以免引起反跳性胃酸分泌增加，导致溃疡穿孔。

4）静脉注射速度不宜过快，以免引起心律失常和低血压。

雷尼替丁（ranitidine）、法莫替丁（famotidine）

尼扎替丁（nizatidine）和罗沙替丁（roxatidine）

这些药物为新型的 H_2 受体阻断药，其药理作用、临床应用与西咪替丁相似，不同的是它们在抑酸强度、药物代谢动力学参数和抑制肝药酶等方面有所差别。其优点有以下几点。

1）抑制胃酸分泌作用强而持久，停药后溃疡复发率较低。

2）长期服用不出现抗雄性激素样作用和中枢神经系统毒性。

3）雷尼替丁对肝药酶抑制作用很弱，而法莫替丁、尼扎替丁和罗沙替丁不抑制肝药酶，故与其他药物合用时，较少发生相互作用。

（二）M胆碱受体阻断药

哌 仑 西 平

M胆碱受体阻断药如阿托品及其合成代用品可减少胃酸分泌、解除胃肠痉挛。但在一般治疗剂量下对胃酸分泌抑制作用较弱，增大剂量则不良反应较多，已很少单独应用。而哌仑西平（pirenzepine）对引起胃酸分泌的 M_1 胆碱受体亲和力较高，而对唾液腺、平滑肌、心房的 M 胆碱受体亲和力低。治疗效果与西咪替丁相仿，而不良反应轻微。

（三）胃泌素受体阻断药

丙 谷 胺

丙谷胺（proglumide）的化学结构与胃泌素相似，可竞争性阻断胃泌素受体，减少胃酸分泌。并对胃黏膜有保护和促进愈合作用。可用于胃溃疡、十二指肠溃疡和胃炎。也可用于急性上消化道出血。

（四）胃壁细胞 H^+ 泵抑制药

奥 美 拉 唑

奥美拉唑（omeprazole）又名洛赛克（losec），由一个砜根连接苯咪唑环和吡啶环所成。1982年试用于临床治疗消化性溃疡收到明显效果。

【药理作用】　奥美拉唑口服后，可与 H^+-K^+-ATP 酶结合，形成酶-抑制剂复合物，从而抑制 H^+ 泵功能，抑制基础胃酸与最大胃酸分泌量。本品缓解疼痛迅速，服药 1～3 d 即有效。经 4～6 周，胃镜观察溃疡愈合率达 97%。其他药物无效者用药 4 周，愈合率也高达 90% 左右。还使贲门、胃体、胃窦处黏膜血流量增加。也使幽门螺杆菌数量下降，有 83%～88% 患者的幽门螺杆菌转阴。

胃酸分泌的抑制，可使胃窦 G 细胞分泌胃泌素增加。用药 4～6 周，血浆中胃泌素增加 2～4 倍。由于其促进胃酸分泌作用已被阻断，可发挥胃酸分泌以外的其他作用，如促进血流量的作用，对溃疡愈合有利。

169

【临床用途】　对其他药,包括 H_2 受体阻断药无效的消化性溃疡患者,能收到较好效果。对反流性食道炎,有效率达 $75\%\sim85\%$,优于雷尼替丁。卓-艾(Zollinger-Ellison)综合征给药第一天胃酸度降低,症状改善。

【不良反应】　不良反应发生率为 $1.1\%\sim2.8\%$。主要有头痛、头昏、口干、恶心、腹胀、失眠。偶有皮疹、外周神经炎、男性乳房女性化等。长期持续抑制胃酸分泌,可致胃内细菌过度滋长,亚硝酸类物质升高,是否会引起胃嗜铬细胞增生与胃类癌形成,尚无定论。

三、胃黏膜保护药

硫　糖　铝

硫糖铝(sucralfate,ulcerlmin)是蔗糖硫酸酯的碱式铝盐,在 pH 值<4 时,可聚合成胶冻,牢固地黏附于上皮细胞和溃疡基底,抵御胃酸和消化酶的侵蚀,并能吸附胃蛋白酶,抑制其分解蛋白质;也能刺激内源性前列腺素 E 的合成,促进胃黏液和碳酸氢盐分泌,从而发挥细胞保护效应。治疗消化性溃疡、慢性糜烂性胃炎、反流性食道炎有较好疗效。与 H_2 受体拮抗剂相比,两者疗效无显著性差异。但硫糖铝可降低溃疡病的复发率。

硫糖铝在酸性环境中才发挥作用,所以不能与抗酸药、抑制胃酸分泌药同用。不良反应较轻,约有 2% 患者可有便秘。小于 1% 患者发生口干。偶有恶心、胃部不适、腹泻、皮疹、瘙痒及头晕。

知识链接

胃黏膜保护屏障

胃黏膜保护屏障共分为五层:第一层黏液屏障,包括黏液、碳酸氢盐、糖蛋白,该层物质由胃黏膜分泌;第二层黏膜屏障,是指胃上皮细胞顶膜及细胞间紧密连接,它能防止氢离子反渗,是形成胃组织与胃腔间 pH 陡峭梯度的关键;第三层是胃黏膜血流,血流充足才能运输氧和营养成分,并维持胃黏膜的功能和结构更新,促进黏液及 HCO_3^- 生成和分泌;第四层是黏膜免疫系统,包括肥大细胞、巨噬细胞和 T 淋巴细胞等,感受异体或有害成分,形成炎症性反应;第五层涉及黏膜损伤后的修复,如胃腺生成、神经再生和微循环重建等,它包括许多细胞和调控因子。以上 5 个层次是互相联系、互相影响的,并接受神经-体液因素调节。

枸　橼　酸　铋　钾

枸橼酸铋钾(bismuth potassium citrate)在酸性条件下能在溃疡表面或肉芽组织上形成一层坚固的氧化铋胶体膜,从而抵御胃酸、胃蛋白酶、酸性食物对溃疡面刺激侵蚀。也能与胃蛋白酶结合而降低其活性,还能促进黏液分泌。此外,本药还有促进内源性前列腺素释放,改善胃黏膜血流量,清除幽门螺杆菌作用。主要用于治疗胃及十二指肠溃疡、幽门螺杆菌感染的胃炎。

不良反应少,偶见恶心,服药期内口中可能带有氨味。可使舌、粪染成黑色等。服用时勿用含碳酸的饮料送服;服药前、后半小时不宜饮用牛奶或服用抗酸药和其他碱性药物。严重肾病患者及孕妇禁用,一般肝、肾功能不良者应减量或慎用。

前列腺素衍生物

胃黏膜能合成前列腺素 E_2(PGE_2)及前列环素(PGI_2),它们能防止有害因子损伤胃黏膜。实验证明它们能预防化学刺激引起的胃黏膜出血、糜烂与坏死,发挥细胞或黏膜保护作用。临床应用比较稳定且作用较强的衍生物。

米　索　前　列　醇

米索前列醇(misoprostol),性质稳定,口服吸收良好,$t_{1/2}$ 为 $1.6\sim1.8$ 小时。口服后能抑制基础胃酸和组胺、胃泌素、食物刺激所致的胃酸分泌，胃蛋白酶分泌也减少。给动物应用小于抑制胃酸分泌的剂量，也能预防阿司匹林等引起的胃出血、溃疡或坏死，表明其有强大的细胞保护作用。治疗十二指肠溃疡 4 周和 8 周的愈合率分别为 61% 和 71%。临床应用于胃、十二指肠溃疡及急性胃炎引起消化道出血。其主要不良反应为稀便或腹泻。因能引起子宫收缩，孕妇禁用。

恩前列醇

恩前列醇（enprostil）可使基础胃酸下降 71%，也可明显抑制组胺、胃泌素所引起的胃酸分泌。也有细胞保护作用。用于胃溃疡，6 周和 8 周愈合率分别为 80% 和 86%。口服后 $t_{1/2\alpha}$ 和 $t_{1/2\beta}$ 为 1.75 和 34.3 小时。主要从尿排出。用途及不良反应同米索前列醇。

四、抗幽门螺杆菌药

幽门螺杆菌（helicobacter pylori，Hp）是慢性胃窦炎的主要病因，它能产生有害物质，分解黏液，引起组织炎症，并证明其感染与消化性溃疡发病的关系，十二指肠溃疡患者的幽门螺杆菌阳性率达 93%～97%，胃溃疡患者的阳性率为 70%。因此，根治幽门螺杆菌具有重要意义。幽门螺杆菌在体外对多种抗菌药非常敏感，但在体内单用一种药物，几乎全无效。临床上用于抗幽门螺杆菌的药物有 3 类：①抗微生物药，如阿莫西林、克拉霉素、甲硝唑等；②胶体铋制剂，如枸橼酸铋钾等；③H^+-K^+-ATP 酶抑制药，如奥美拉唑等。抗幽门螺杆菌常采用三联疗法。目前比较理想的根除幽门螺杆菌的治疗方案大体上可分为 2 类：一类以 H^+-K^+-ATP 酶抑制药为基础，另一类以胶体铋制剂为基础。通常以其中一类与阿莫西林、庆大霉素、克拉霉素、甲硝唑（或替硝唑）等抗菌药物中的 2 种组成三联疗法，可达到根治的目的，如常用抗 Hp 三联是枸橼酸铋钾、替硝唑和克拉霉素。如考虑到价格因素，也可用 H_2 受体阻断剂替代 H^+-K^+-ATP 酶抑制药，但疗效将有所降低。

第二节　消化功能调节药

本节内容包括助消化药、止吐药与胃肠动力药、胃肠解痉药、泻药与止泻药。

一、助消化药

助消化药多为消化液中成分或促进消化液分泌的药物。能促进食物的消化，用于消化道分泌机能减弱，消化不良。有些药物能阻止肠道的过度发酵，也用于消化不良的治疗。

稀盐酸（dilute hydrochloric acid）为 10% 的盐酸溶液，服后使胃内酸度增加，胃蛋白酶活性增强。适用于慢性胃炎、胃癌、发酵性消化不良等。服后可消除胃部不适、腹胀、嗳气等症状。

胃蛋白酶（pepsin）得自牛、猪、羊等胃黏膜。常与稀盐酸同服用于胃蛋白酶缺乏症。

胰酶（pancreatin）得自牛、猪、羊等动物的胰腺。含胰蛋白酶、胰淀粉酶及胰脂肪酶。在酸性溶液中易被破坏，一般制成肠衣片吞服。

乳酶生（lactasin，表飞鸣）为干燥活乳酸杆菌制剂，能分解糖类产生乳酸，使肠内酸性增高，从而抑制肠内腐败菌的繁殖，减少发酵和产气。常用于消化不良、腹胀及小儿消化不良性腹泻。不宜与抗菌药或吸附剂同时服用，以免抗菌而降低疗效。

二、止吐药

呕吐是一种复杂的反射动作，涉及胃肠道平滑肌、呼吸肌和腹壁肌肉。参与呕吐反射中枢部位包括呕吐中枢、延髓催吐化学感受区（CTZ）。可以造成呕吐的刺激很多：从高级中枢输入的令人厌恶的信息，如恶味、不良情绪、剧痛等；内耳前庭刺激；血液中的内源性有毒物质（如尿毒症时）；药物（肿瘤化疗药等）；喉部或胃部刺激等。涉及呕吐的受体有：H_1受体，M受体，多巴胺（D_2）受体，$5-HT_3$受体以及阿片受体。止吐药通过不同环节抑制呕吐反应，包括以下几类。

（1）H_1受体阻断药　苯海拉明，茶苯海明。用于内耳前庭刺激和肠道局部刺激造成的呕吐，包括晕动病及内耳眩晕病等。对CTZ呕吐无效。

（2）M胆碱能受体阻断药　东莨菪碱，阿托品。用于内耳前庭刺激和肠道局部刺激造成的呕吐，对CTZ呕吐无效。主要用于晕动病。

（3）多巴胺（D_2）受体阻断药　氯丙嗪可阻断CTZ的多巴胺（D_2）受体。对局部肠刺激及晕动病所致呕吐无效。主要用于尿毒症、肿瘤放射治疗、胃肠道疾患、病毒性胃肠炎。同类新药还有多潘立酮、甲氧氯普胺。

多潘立酮

多潘立酮（domperidone）又名吗丁啉（motilium），阻断多巴胺受体而止吐。不易通过血-脑屏障。外周作用能阻断多巴胺对胃肠肌层神经丛突触后胆碱能神经元的抑制作用，加强胃肠蠕动，促进胃的排空与协调胃肠运动，防止食物反流，发挥胃肠动力药的作用。生物利用度较低，$t_{1/2}$为7小时，主要经肝代谢。对偏头痛、颅外伤，放射治疗引起的恶心、呕吐有效，对胃肠运动障碍性疾病也有效。不良反应较轻，遇有轻度腹部痉挛，注射给药引起过敏。

甲氧氯普胺

甲氧氯普胺（metoclopramide，胃复安）对多巴胺D_2受体有阻断作用，阻断CTZ的D_2受体，发挥止吐作用。阻断胃肠多巴胺受体，可引起从食道至近段小肠平滑肌的运动，加速胃的正向排空（多巴胺使胃体平滑肌松弛，幽门肌收缩）和加速肠内容物从十二指肠向回盲部推进，发挥胃肠促动药（prokinetics）作用。口服生物利用度为75%，易通过血-脑屏障和胎盘屏障。$t_{1/2}$为4～6小时。常用于包括肿瘤化疗、放疗所引起的各种呕吐，对胃肠的促动作用可治疗慢性功能性消化不良引起的胃肠运动障碍，包括恶心、呕吐等症。大剂量静脉注射或长期应用，可引起锥体外系反应，如肌震颤、震颤麻痹（又名帕金森病）、坐立不安等。也可引起高泌乳素血症，引起男子乳房发育、溢乳等。对胎儿影响尚待深入观察，孕妇慎用。

（4）$5-HT_3$受体阻断药　昂丹司琼、阿洛司琼和格拉司琼。对CTZ呕吐有效。对局部肠刺激呕吐无效。主要用于肿瘤化疗和放疗造成的呕吐。

昂丹司琼

昂丹司琼（ondansetron）能选择性阻断中枢及迷走神经传入纤维$5-HT_3$受体，产生强大止吐作用。对抗肿瘤药顺铂、环磷酰胺、阿霉素等引起呕吐的止吐作用效果好。对顺铂引起的呕吐，完全或满意控制者达60%～73%，对环磷酰胺引起的呕吐控制率达92%，明显优于甲氧氯普胺。但对晕动病及多巴胺激动剂阿扑吗啡引起的呕吐无效。生物利用度为60%。$t_{1/2}$为3～4小时，代谢产物大多经肾排泄。临床用于化疗、放疗引起的恶心、呕吐。不良反应较轻，可有头痛、疲劳或便秘、腹泻。

三、促胃肠动力药

胃肠运动在神经、体液和胃肠神经丛的综合调节下，有高度的节律性和协调性，如果调控失常，就会出现胃肠运动功能低下或亢进，导致多种消化道症状，临床常采用对症治疗。

促胃肠动力药是一类能增强并协调胃肠节律运动的药物，主要用于胃肠运动功能低下所引起的消化道症状（表26-1）。

表 26-1　促胃肠动力药及其作用机制

类型	代表药	作用机制
M胆碱受体激动药	氨甲酰甲胆碱	增强胃肠道平滑肌收缩力
胆碱酯酶抑制药	新斯的明	减少乙酰胆碱降解
多巴胺(D_2)受体阻断药	多潘立酮	阻断 DA 对突触后胆碱能神经抑制
5-HT_4 受体激动药	西沙必利	促进肠肌间神经丛乙酰胆碱的释放
促胃动素受体激动药	乙琥红霉素	激动神经和平滑肌促胃动素受体

西沙必利

西沙必利(cisapride)也称普瑞博思,是 5-HT_4 受体激动药,为 20 世纪 80 年代推出的第三代全胃动力药,可通过 5-HT_4 受体介导,促进胃肠道壁内肌神经及神经节后末梢释放乙酰胆碱,增加全胃肠道包括食管到肛门括约肌的动力。无锥体外系、催乳素释放及胃酸分泌等不良反应。能促使肠壁肌层神经丛释放乙酰胆碱。$t_{1/2}$ 为 10 小时。用于治疗胃肠运动障碍性疾病,对胃食管反流、慢性功能性和非溃疡性消化不良、胃轻瘫及便秘等有良好效果,每日 3 次,每次 10 mg。

莫沙必利

莫沙必利(mosapride)是新型的第三代胃动力药,主要用于治疗食管反流疾病、慢性胃炎及手术后使用。能增强胃肠运动,但不影响胃酸分泌。无锥体外系反应和腹泻等副作用、耐受性好是它的优点。

四、胃肠解痉药

胃肠解痉药主要是 M 受体阻断药,能解除胃肠平滑肌痉挛或蠕动亢进,缓解痉挛性疼痛。目前常用的药物有阿托品、溴丙胺太林(普鲁苯辛)和山莨菪碱。阿托品作用广泛,副作用多,现在已很少应用。而山莨菪碱和溴丙胺太林等对胃肠 M 受体选择性高,副作用较少,临床主要用于治疗胃肠痉挛性疾病(参见第七章表 7-3)。

五、泻药与止泻药

(一)泻药

泻药(cathartics)是能增加肠内水分,促进蠕动,软化粪便或润滑肠道促进排便的药物。临床主要用于功能性便秘。分为容积性、刺激性和润滑性泻药三类。

1. **容积性泻药**　为非吸收的盐类和食物性纤维素等物质。

硫酸镁

【药理作用及应用】

(1) 导泻　硫酸镁口服后,在肠内解离成难以吸收的 Mg^{2+} 和 SO_4^{2-},升高肠内渗透压,抑制肠内水分的吸收,增加肠容积而产生导泻作用。此外,镁盐还能引起十二指肠分泌缩胆囊素(cholecystokinin),此激素能刺激肠液分泌和蠕动。由于可作用于全部肠段,导泻作用较为剧烈。大量饮水后,1~3 小时即可排出流体样粪便。常用于急性便秘,加速肠内毒物排出和服用驱虫药后的导泻驱虫。通常用 10~15 g 药物加入 250 ml 温水服用。

(2) 利胆　口服或用导管将 33% 的硫酸镁高渗溶液导入十二指肠,能刺激十二指肠黏膜,反

173

射性地引起胆总管括约肌松弛、胆囊收缩，加速胆汁排出。用于阻塞性黄疸、胆石症和慢性胆囊炎等。

（3）抗惊厥 见第十三章相关介绍。

（4）降压 注射后，可直接松弛血管平滑肌，降低外周阻力，使血压迅速下降。由于其降压作用较强，仅限于高血压危象、妊娠高血压综合征的治疗。

【不良反应】

1）硫酸镁用于导泻时，因对肠壁刺激作用强，易引起盆腔充血，月经期、妊娠期妇女禁用。肾功能不良患者或老年患者应禁用或慎用。

2）Mg^{2+}中毒：硫酸镁注射过量或静注过速时，会使血中 Mg^{2+} 含量过高而引起 Mg^{2+} 中毒，表现为中枢抑制、肌腱反射消失、血压急剧下降、呼吸抑制等症状。一旦发生，应立即进行人工呼吸并静注氯化钙或葡萄糖酸钙注射液解救。

硫酸钠（sodium sulfate）与硫酸镁作用相似，但作用稍弱，且无中枢抑制作用，适用于中枢抑制药中毒时的导泻。

乳 果 糖

乳果糖（lactulose）为半乳糖和果糖的双糖。它在小肠内不被消化吸收，故能导泻。未被吸收部分进入结肠后被细菌代谢成乳酸等，进一步提高肠内渗透压，发生轻泻作用。

乳果糖还能降低结肠内容物的 pH 值，降低肠内氨的形成；H^+ 又可与已生成的氨形成铵离子（NH_4^+）而不被吸收，从而降低血氨。可用于慢性门脉高压及肝性脑病。应注意因腹泻而造成水、电解质丢失，可使肝性脑病恶化。

食 物 纤 维 素

食物纤维素包括蔬菜、水果中天然和半合成的多糖及纤维素衍生物，如甲基纤维素、羧甲基纤维素等不被肠道吸收，增加肠内容积并保持粪便湿软，有良好通便作用。可防治功能性便秘。

2. 刺激性泻药

酚 酞

酚酞（phenolphthalein）口服后在肠道内与碱性肠液相遇形成可溶性钠盐，能促进结肠蠕动。服药后 6～8 小时排出软便，作用温和，适用于慢性便秘。口服酚酞约有 15% 被吸收。从尿排出，如尿液为碱性则呈红色。部分由胆汁排泄，并有肝肠循环而延长其作用时间，故一次服药作用可维持 3～4 d。遇有过敏性反应，会发生肠炎、皮炎及出血倾向等。同类药物比沙可啶（bisacodyl，双醋苯啶）用于便秘或 X 线、内窥镜检查或术前排空肠内容物。

蒽 醌 类

大黄、番泻叶和芦荟等植物，含有蒽醌苷类，口服后被大肠内细菌分解为蒽醌类（anthroquinones），能增加结肠推进性蠕动。用药后 6～8 小时排便，常用于急、慢性便秘。

3. 滑润性泻药 滑润性泻药是通过局部滑润并软化粪便而发挥作用。适用于老人及痔疮、肛门手术患者。

液体石蜡（liquid paraffin）为矿物油，不被肠道消化吸收，产生滑润肠壁和软化粪便的作用，使粪便易于排出。

甘油（glycerin）以 50% 浓度的液体注入肛门，由于高渗压刺激肠壁引起排便反应，并有局部润滑作用，数分钟内引起排便。适用于儿童及老人。

【泻药用药护理注意】

1）治疗便秘，尤其是习惯性便秘，首先应从调节饮食、养成定时排便习惯着手。多吃蔬菜、水果等常能收到良好效果。

2）应根据不同情况选择不同类型泻药。如排除毒物，应选硫酸镁、硫酸钠等盐类泻药。一般便秘，以刺激性泻药较常用。老人、动脉瘤、肛门手术等，用润滑性泻药较好。

3）腹痛患者在诊断不明情况下不能应用泻药。年老体弱、妊娠或月经期妇女不能使用作用强烈的泻药。

（二）止泻药

腹泻是多种疾病的症状，治疗时应采取对因疗法。例如，肠道细菌感染引起的腹泻，应当首先用抗菌药物。但剧烈而持久的腹泻，可引起脱水和电解质紊乱，可在对因治疗的同时，适当给予止泻药。常用的药物有以下几种。

（1）阿片制剂　多用于较严重的非细菌感染性腹泻。

（2）地芬诺酯（diphenoxylate，苯乙哌啶）　为人工合成品，是哌替啶同类物，对肠道运动的影响类似阿片类，可用于急性功能性腹泻。不良反应轻而少见。大剂量长期服用可产生成瘾性，一般则少见。

（3）洛哌丁胺（loperamide，苯丁哌胺）　其结构类似地芬诺酯，除直接抑制肠道蠕动外，还可减少肠壁神经末梢释放乙酰胆碱。作用强而迅速。用于急、慢性腹泻。不良反应轻微。

（4）收敛剂和吸附药　如口服鞣酸蛋白（tannalbin）在肠中释出鞣酸能与肠黏膜表面的蛋白质形成沉淀，附着在肠黏膜上，减轻刺激，降低炎性渗出物，起收敛止泻作用。次碳酸铋（bismuth subcarbonate）也有相同作用。药用炭（medicinal activated charcoal）是不溶性粉末，因其颗粒很小，总面积很大，能吸附大量气体、毒物，起保护、止泻和阻止毒物吸收的作用。

第三节　利　胆　药

利胆药为促进胆汁分泌或促进胆囊排空的药物。

去　氢　胆　酸

去氢胆酸（dehydrocholic acid）可增加胆汁的分泌，使胆汁变稀。对脂肪的消化吸收也有促进作用。临床用于胆囊及胆道功能失调、胆汁淤滞，阻止胆道逆行性感染，也可用于排除胆结石。对胆道完全梗阻及严重肝肾功能减退者禁用。

熊　去　氧　胆　酸

熊去氧胆酸（ursodeoxycholic acid）可减少普通胆酸和胆固醇吸收，抑制胆固醇合成与分泌，从而降低胆汁中胆固醇含量，不仅可阻止胆石形成，长期应用还可促进胆石溶解。对胆色素结石、混合性结石无效。对胆囊炎、胆道炎也有治疗作用。

本章用药护理小结

1）长期用西咪替丁的患者，不可突然停药，以免引起反跳性胃酸分泌增加；要定期检查血象和肝功能，及时发现西咪替丁对骨髓造血功能的抑制和肝功能的损害。

2）硫糖铝、枸橼酸铋钾在酸性环境中才发挥作用，所以不能与抗酸药、抑制胃酸分泌药同用。枸橼酸铋钾不能与牛奶、四环素等同服。

3）硫酸镁、硫酸钠下泻作用较强，可引起反射性盆腔充血和失水。月经期、妊娠妇女及老人慎用。

第二军医大学出版社

制剂及用法

镁乳　8%氢氧化镁混悬液。口服,5 ml/次,7 次/d。

三硅酸镁　为氧化镁及二氧化硅的复合物。口服,0.3～0.9 g/次,7 次/d。

氢氧化铝凝胶　为白色混悬液。含4%氢氧化铝。口服,4～8 ml/次,7 次/d。

碳酸钙　口服,0.5～2.0 g/次,7 次/d。

碳酸氢钠　口服,0.3～1.0 g/次,7 次/d。纠正酸中毒:轻者可口服,重者可用4%～5%碳酸氢钠静脉滴注,0.25 g/kg。

西咪替丁　片剂:200 mg/片。口服,200 mg/次,3 次/d。饭后服,晚入睡前加服1次400 mg。维持量400～800 mg/d。注射剂:200 mg/2 ml。静脉滴注,200 mg/次,1～2 次/d。

雷尼替丁　片剂:150 mg/片。口服,150 mg/次,2 次/d,早晚饭后服。维持量150 mg/d。注射剂:25 mg/ml。肌内注射或缓慢静脉注射,50 mg/次,每6～8 小时1次。

法莫替丁　片剂:20 mg/片。口服,20 mg/次,2 次/d,早晚饭后服。维持量20 mg/d。注射剂:20 mg/2 ml。静滴或缓慢静脉注射,20 mg/次,溶于生理盐水或葡萄糖注射液20 ml中,2 次/d。

尼扎替丁　胶囊剂:150 mg/粒;300 mg/粒。口服,150 mg/次,2 次/d或300 mg/次,1 次/d,睡前服。维持量150 mg/d。

罗沙替丁　胶囊剂:75 mg/粒。口服,75 mg/次,2 次/d,早晚饭后服,维持量75 mg/d。

哌仑西平　片剂,50 mg/次,2 次/d。早、晚饭前1.5 小时服,疗程4～6 周。严重者,可50 mg/次,3 次/d。

奥美拉唑　片剂,20 mg/次,1 次/d,疗程2～4 周。治疗反流性食道炎,20～60 mg/次,1 次/d。卓-艾综合征,60 mg/次,1 次/d。

丙谷胺　片剂,0.4 g/次,3 次/d,4～6 周1个疗程。注射剂,静脉注射,0.4 g/次,6 小时1次,用于急性胃黏膜病变及急性上消化道出血。

米索前列醇　片剂,口服,200 μg/次,1 次/d。

硫糖铝　片剂,1 g/次,2 次/d。

枸橼酸铋钾　胶囊,口服,4 次/d,0.3 g(1 粒)/次,餐前半小时与睡前用开水送服,服药前后半小时不要喝牛奶或抗酸剂和其他碱性药物。疗程4～8 周。

胃蛋白酶　粉剂,0.2～0.6 g/次,3 次/d,饭前或饭时服。合剂,每10 ml含胃蛋白酶0.2～0.3 g,稀盐酸0.1 ml,10 ml/次,3 次/d,饭前服。

胰酶　片剂,0.3～0.5 g/次,3 次/d,饭前服。

乳酶生　片剂,0.3～0.9 g/次,3 次/d。

甲氧氯普胺　片剂,5～10 mg/次,3 次/d,饭前0.5 小时服;注射剂10～20 mg/次,不超过0.5 mg/(kg·d),肌内注射。

多潘立酮　片剂,10 mg/次,饭前30 分钟服。注射剂,8～10 mg/次,注射或静脉滴注,3 次/d。

昂丹司琼　片剂,8 mg/次,每8 小时1次;注射剂,0.15 mg/kg,于化疗前30 分钟静脉注射,后每4 小时1次,共2 次,再改口服给药。

硫酸镁　粉剂,5～20 g/次,同时应用大量温水。利胆时,2～5 g/次,3 次/d,饭前服。十二指肠引流,33%溶液30～50 ml,导入十二指肠。

硫酸钠　5～20 g/次,多饮水。

乳果糖　糖浆剂(60%)，30～40 ml/次，2～3 次/d。

酚酞　片剂，0.05～0.2 g/次，睡前服。

甘油　栓剂，纳入肛门，成人 2.67 g/次，儿童 1.33 g/次。

开塞露　为50%甘油，或含适量的山梨醇制剂，10 ml 1 支，供小儿用；20 ml 1 支，供成人用。每次用1支，注入直肠内。

复方地芬诺酯　片剂，口服，1～2 片/次，3 次/d。

洛哌丁胺　胶囊，2 mg/次，3 次/d，首剂加倍。

鞣酸蛋白　片剂，1～2 g/次，3 次/d。

次碳酸铋　片剂，0.3～1.0 g/次，3 次/d。

药用炭　片剂，1 g/次，3 次/d；粉剂，1～3 g/次，3 次/d。

去氢胆酸　片剂，0.25 g/次，3 次/d。

熊去氧胆酸　片剂，150 mg/次，3 次/d，或 300 mg/次，2 次/d，饭后服用，持续 6 个月。

思　考　题

1. 消化性溃疡药可分为几类？各类是如何治疗溃疡病的？

2. 简述口服和静脉注射硫酸镁分别能产生什么作用，有哪些用途？

3. 常用止吐药有哪些？各有何特点及适应证？

4. 案例分析：患者，女性，42 岁，近 1 年来反复发作上腹部烧灼痛，伴反酸、嗳气，饥饿时疼痛明显，饭后缓解，常常夜间痛醒，胃液分析胃酸分泌增高，幽门螺杆菌阳性。诊断：胃溃疡。应使用哪些药物治疗？为什么？

（王冬艳）

第二军医大学出版社

第二十七章 作用于子宫的药物

【目的要求】

1. **了解** 前列腺素的作用与不良反应。
2. **熟悉** 缩宫素的药理作用特点。
3. **熟悉** 麦角新碱的药理作用特点、临床用途和主要不良反应。
4. **掌握** 缩宫素的临床用途、主要不良反应和用药护理。

【知识点】

剂量与宫缩、"雌增孕减"、<40滴/分钟、子宫复原。

第一节 子宫平滑肌兴奋药

子宫平滑肌兴奋药(oxytocics)是一类选择性直接兴奋子宫平滑肌的药物,它们的作用可因子宫生理状态及剂量的不同而有差异,或使子宫产生节律性收缩,或产生强直性收缩。如用于催产或引产,则希望发挥近似生理分娩的节律性收缩作用;如用于产后止血或子宫复原,则希望引起强直性收缩。如使用不当,可能造成子宫破裂与胎儿窒息的严重后果。因此,必须慎重使用和适当掌握剂量。

> **知识链接**
>
> ### 催产与引产
>
> 催产和引产完全是两个概念。引产可以是人工流产的手段;而一般所说的引产,是指由于过期妊娠(妊娠42周以后),或母体有不适宜继续妊娠的合并症时,如妊娠高血压疾病、妊娠糖尿病等,应用药物的方法,诱发宫缩达到引产的作用,让胎儿尽快脱离母体不良环境,保证母婴安全。而催产是在产程中,因为宫缩乏力,产程进展出现异常时,应用催产素加强宫缩,催促产程的进展,防止产程的延长。

缩 宫 素

缩宫素(oxytocin)又名催产素。临床药用的多为人工合成品,性质不稳定,口服易被消化酶破坏,必须注射给药。其效价用单位(U)表示。

【药理作用】

1. **兴奋子宫** 缩宫素通过激动缩宫素受体兴奋子宫平滑肌,加强其收缩。其作用强度与以下因素有关:①剂量。小剂量缩宫素加强子宫(特别是妊娠末期的子宫)的节律性收缩,使收缩振幅加大,张力稍增加,其收缩的性质与正常分娩相似,即使子宫底部肌肉发生节律性收缩,又使子宫颈平滑肌松弛,以促进胎儿娩出。随着剂量加大,将引起肌张力持续增高,最后可致强直性收缩,这对胎儿和母体都是不利的。②女性激素。子宫平滑肌对缩宫素的敏感性与体内雌激素和孕激素水平有密切关系。雌激素可提高敏感性,孕激素则降低此敏感性;在妊娠早期,孕激素水平高,敏感性低,妊娠后期雌激素水平高,敏感性高。③子宫部位:对子宫体兴奋作用强,对子宫颈兴奋作用弱。

2. 其他作用　缩宫素能使乳腺泡周围的肌上皮细胞(属平滑肌)收缩,促进排乳。大剂量还能短暂地松弛血管平滑肌,引起血压下降,并有抗利尿作用。

【体内过程】　口服后在消化道易被破坏,故无效。能经鼻腔及口腔黏膜吸收。肌内注射吸收良好,3～5分钟内生效。可透过胎盘。大部分经肝及肾被破坏,效果维持20～30分钟。

【临床用途】

1. 催产和引产　对于无产道障碍而宫缩无力的难产,可用小剂量缩宫素加强子宫的收缩性能,促进分娩。对于死胎、过期妊娠,或因患严重心脏病等病的孕妇,需提前中断妊娠者,可用缩宫素引产。用法:一般每次2～5 U,用5％葡萄糖液500 ml稀释后,先以8～10滴/分的速度静脉滴注,必须密切观察,以后根据子宫收缩和胎心情况调整滴注速度,最快不超过40滴/分。

2. 产后止血　产后及流产后因宫缩无力或子宫复位不良而引起的子宫出血,皮下或肌内注射较大剂量缩宫素(5～10 U)可迅速引起子宫强直性收缩,压迫子宫肌层内血管而止血。但缩宫素作用不持久,应加用麦角制剂使子宫维持收缩状态。

3. 催乳　在喂奶前2～3分钟,用滴鼻液一次3滴,滴入一侧或两侧鼻孔内。

【不良反应】　缩宫素过量引起子宫高频率甚至持续性强直收缩,可致胎儿窒息或子宫破裂,因此作催产或引产时,必须注意下列2点:①严格掌握剂量,避免发生子宫强直性收缩;②严格掌握禁忌证,凡产道异常、胎位不正、头盆不称、前置胎盘,以及3次妊娠以上的经产妇或有剖宫产史者禁用,易引起子宫破裂或胎儿窒息。

垂 体 后 叶 素

垂体后叶素(pituitrin)是从牛、猪的垂体后叶中提取的粗制品,内含缩宫素和加压素,故对子宫平滑肌的选择性不高,在作为子宫兴奋药的应用上,已逐渐被缩宫素所代替。它所含的加压素能与肾脏集合管的受体相结合,增加集合管对水分的再吸收,使尿量明显减少;可用于治疗尿崩症。加压素对未孕子宫有兴奋作用,但对妊娠子宫反而作用不强。加压素还能收缩血管(特别是毛细血管和小动脉),在肺出血时可用来收缩小动脉而止血。它也能收缩冠状血管,故冠心病者禁用。此外,加压素尚有升高血压和兴奋胃肠道平滑肌的作用。

本品不良反应有面色苍白、心悸、胸闷、恶心、腹痛及变态反应等。

麦 角 生 物 碱

麦角(ergot)是寄生在黑麦中的一种麦角菌的干燥菌核,在麦穗上突出如角,故名麦角。目前已用人工培养方法生产。

麦角中含多种作用强大的成分,主要是麦角碱类,此外尚有组胺、酪胺、胆碱和乙酰胆碱等。麦角碱类在化学结构上都是麦角酸的衍生物,可分为两类。

1. 氨基酸麦角碱类　包括麦角胺(ergotamine)和麦角毒(ergotoxine),后者是3种麦角碱的混合物。口服吸收不良,且不规则,作用缓慢而持久。

2. 氨基麦角碱类　以麦角新碱(ergometrine,ergonovine)为代表,口服吸收容易且规则,作用迅速而短暂。

【药理作用】

1. 兴奋子宫　麦角碱类能选择性地兴奋子宫平滑肌,其作用也取决于子宫的功能状态,妊娠子宫对麦角碱类比未妊娠子宫敏感。在临产时或新产后最敏感。与缩宫素不同,它们的作用比较强而持久,剂量稍大即引起子宫强直性收缩,对子宫体和子宫颈的兴奋作用无明显差别,因此,不宜用于催产和引产。麦角新碱的作用最快、最强。

2. 收缩血管　氨基酸麦角碱类,特别是麦角胺,能直接作用于动静脉血管使其收缩;大剂量还会伤害血管内皮细胞,长期服用可导致肢端干性坏疽。

3. 阻断α受体　氨基酸麦角碱类尚有阻断α肾上腺素受体的作用,使肾上腺素的升压作用翻转。但在临床上，此剂量已能引起很多副作用，故无应用价值。麦角新碱则无此作用。

【临床用途】

1. 治疗子宫出血　产后或其他原因引起的子宫出血都可用麦角新碱止血，它能使子宫平滑肌强直性收缩，机械地压迫血管而止血。

2. 产后子宫复原　产后的最初 10 天子宫复原过程进行很快，如进行缓慢就易发生出血或感染，因此，须服用麦角制剂等子宫兴奋药以加速子宫复原。常用麦角流浸膏。

3. 治疗偏头痛　偏头痛可能为脑动脉舒张和搏动幅度加大之结果，麦角胺与咖啡因都能收缩脑血管，减少动脉搏动的幅度。合用咖啡因还可使麦角胺的吸收速率和血药峰浓度提高到 2 倍。

4. 人工冬眠　麦角毒的氢化物称氢麦角毒（海得琴）具有抑制中枢、舒张血管（主要由于抑制血管运动中枢）和降低血压的作用。可与异丙嗪、哌替啶配成冬眠合剂。

【不良反应及用药护理注意】　注射麦角新碱可致呕吐、血压升高等，因此对妊娠毒血症产妇的产后应用须慎重。麦角流浸膏中含有麦角毒和麦角胺，长期应用可损害血管内皮细胞，特别是肝脏病或外周血管有病者更为敏感。此外，麦角新碱偶致变态反应。

麦角制剂禁用于催产和引产，血管硬化及冠状动脉疾病患者也禁用。

垂体后叶素与麦角生物碱两药缩宫作用对比见图 27-1。

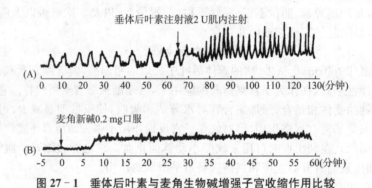

垂体后叶素注射液2 U肌内注射

（A）

0　10　20　30　40　50　60　70　80　90　100　110　120　130（分钟）

麦角新碱0.2 mg口服

（B）

-5　0　5　10　15　20　25　30　35　40　45　50　55　60（分钟）

图 27-1　垂体后叶素与麦角生物碱增强子宫收缩作用比较

前 列 腺 素

前列腺素（prostaglandins，PGs）是一类广泛存在于体内的不饱和脂肪酸，早期是从羊精囊提取，现可用生物合成法或全合成法制成。对心血管、呼吸、消化以及生殖系统等有广泛的生理和药理作用。目前研究较多并与生殖系统有关的前列腺素有前列腺素 E_2（PGE_2）、前列腺素 $F_{2\alpha}$（$PGF_{2\alpha}$）和 15-甲基前列腺素 $F_{2\alpha}$ 等。

与缩宫素不同，上述几种前列腺素对各期妊娠的人子宫都有显著的兴奋作用，对分娩前的子宫更敏感些。故除用于足月引产外，对早期或中期妊娠子宫也能引起足以导致流产的高频率和大幅度的收缩。除静脉滴注外，阴道内、宫腔内或羊膜腔内给药，也能有效。前列腺素也可能发展成为一种用于月经过期不久的早孕妇女的催经抗早孕药物。目前正从剂型、给药途径以及提高选择性等方面进行研究。

不良反应主要为恶心、呕吐、腹痛等胃肠道兴奋现象。

第二节　子宫平滑肌抑制药

该类药物能抑制子宫平滑肌收缩，减少子宫活动，有利于胎儿在宫内安全生长而防止早产。

常用的药物有 β_2 受体激动药(利托君、沙丁胺醇、特布他林)及硫酸镁等。

利 托 君

利托君(ritodrine)又名羟苄羟麻黄碱。该药能选择兴奋子宫平滑肌上的 β_2 受体,使子宫收缩强度及收缩频率降低,减少子宫活动而延长妊娠期。临床主要用于防止早产,一般先采用静脉滴注,获得疗效后改用口服维持。

口服用药不良反应少,但静脉滴注时可有心悸、胸闷、低血压、水肿、高血糖等 β 受体兴奋症状。凡妊娠不足 20 周和分娩进行期(宫口开大 4 cm 以上)伴有子痫、出血、心脏病患者禁用。

同类药物还有:沙丁胺醇、特布他林等。其作用、临床应用及不良反应均与利托君相似。

硫 酸 镁

硫酸镁(magnesium sulfate)中 Mg^{2+} 能直接抑制子宫平滑肌或对抗 Ca^{2+} 作用,使子宫收缩强度和收缩频率减弱。可用于治疗早产,尤其适用于禁用 β_2 受体激动药的早产患者和伴有妊娠高血压综合征、子痫的患者。本药其余的药理作用见第二十六章。

本章用药护理小结

缩宫素 应用时必须严格掌握剂量、给药的速度和禁忌证。

麦角新碱 注意变态反应。血管硬化、冠状动脉疾病、妊娠毒血症产妇的产后应慎用。

制 剂 及 用 法

缩宫素 皮下或肌内注射,2~5 U/次,用 5% 葡萄糖液 500 ml 稀释后缓慢静脉滴注,具体用法见缩宫素"临床应用"项。极量:肌内注射 20 U/次。

垂体后叶素 皮下或肌内注射,5~10 U/次;静脉滴注,5~10 U/次,可用 5% 葡萄糖液 500 ml 稀释后缓慢滴入。

马来酸麦角新碱 口服,0.2~0.5 mg/次。肌内注射,0.2~0.5 mg/次,必要时半小时后重复 1 次。静脉滴注,0.2 mg 以 5% 葡萄糖溶液稀释后应用。极量:肌内或静脉注射,0.5 mg/次,1 mg/d。

酒石酸麦角胺 口服,1 mg/次。皮下或肌内注射,0.25 mg/次。

麦角胺咖啡因片 每片含酒石酸麦角胺 1 mg,咖啡因 100 mg。偏头痛发作时即口服半片至 1 片半;如无效,可于间隔 1 小时后重复同剂量。

麦角流浸膏 2 ml/次,3 次/d,连续口服 2~3 天。极量:12 ml/d。

益母草流浸膏 2~5 ml/次,3 次/d,连续口服 2~3 天。

当归浸膏片 0.5 g/片。4~6 片/次,2~3 次/d。

思 考 题

1. 为什么大剂量缩宫素不可以用于引产或催产,它有什么用途?

2. 同样能兴奋子宫平滑肌,为什么缩宫素可用于引产和催产而麦角新碱却不能?

3. 案例分析:

1) 王某,女性,28 岁,足月妊娠,孕 1 产 0。自然分娩时出现子宫收缩乏力。体检:胎位正常,头盆相称,无产道障碍。可用缩宫素吗? 大剂量还是小剂量,为什么?

2) 李某,女性,足月妊娠、自然分娩,胎盘完整剥离,无明显软产道裂伤。产后 3 小时,阴道大量出血。这时应用何种药物抢救,为什么?

（王冬艳）

第二军医大学出版社

第二十八章 作用于血液及造血系统的药物

【学习目标】

1. 熟悉 右旋糖酐、双香豆素、链激酶、尿激酶、铁剂、叶酸、维生素 B_{12} 的作用和应用。
2. 掌握 肝素、维生素 K、氨甲苯酸的作用和应用、护理用药注意。

【知识点】

铁剂吸收、四氢叶酸、内因子、体内外抗凝、抗凝血药拮抗剂、扩充血容量。

第一节 抗 贫 血 药

贫血是指循环血液中红细胞数或血红蛋白量低于正常的病理状态。临床常见有缺铁性贫血、巨幼红细胞性贫血、再生障碍性贫血和溶血性贫血。因病因各异,在治疗时应注意消除原发致病因素,药物治疗只是补充疗法。

铁 制 剂

常用的口服铁剂为硫酸亚铁(ferrous sulfate)、富马酸亚铁(ferrous fumarate)、枸橼酸铁铵(ferric ammonium citrate)、富马酸亚铁(ferrous fumarate)等,注射铁剂为右旋糖酐铁(ferric dextran)、山梨醇铁(ironsorbitex)。

【体内过程】 铁盐以亚铁离子(Fe^{2+})形式主要在十二指肠及空肠近端被吸收。Fe^{2+} 进入肠黏膜细胞后,一部分吸收入血后立即被血浆中铜蓝蛋白氧化成 Fe^{3+},然后与转铁蛋白结合,运送到肝、脾、骨髓等贮铁组织中去,再与去铁铁蛋白结合成铁蛋白而储存,供骨髓造血用;另一部分转化成 Fe^{3+},与肠黏膜细胞中去铁铁蛋白结合成铁蛋白而储存。铁的吸收量高低与储存铁的多少有关。铁的排泄物主要通过肠道、皮肤的脱落细胞排出体外,1 mg/d,少量经尿、胆汁、汗、乳汁排泄。

胃酸(稀盐酸)、维生素 C、果糖、半胱氨酸等可促进铁盐溶解形成铁离子,使 Fe^{3+} 转变为 Fe^{2+},促进铁的吸收;干扰铁吸收的因素有碱性药(抗酸药)、多钙、高磷酸盐食物、茶叶、鞣酸,可使铁盐沉淀,四环素则可和铁络合而相互影响吸收。

【药理作用】 铁是人体必需的微量元素,是构成血蛋白、肌红蛋白和某些组织酶的重要原料。吸收到骨髓后,进入骨髓幼红细胞,在线粒体内与原卟啉结合形成血红素,后者再与珠蛋白结合成为血红蛋白,进而促进红细胞的成熟。

【临床应用】 主要用于预防和治疗各种原因造成的缺铁性贫血。对慢性失血(如月经过多、痔疮出血、子宫肌瘤、钩虫病等),尤其对营养不良者,妊娠、哺乳期妇女,小儿生长发育期需求增加和慢性失血引起贫血者疗效较好。用药后 2～3 d 就可使症状减轻;5～10 d 网织红细胞开始上升,7～12 d 达高峰;血红蛋白于用药第 4 周时明显增加,但恢复正常值需要 4～12 周;血红蛋白正常后继续服药 2～3 个月,储存铁恢复正常。

【不良反应】

1. 局部刺激　口服铁制剂对胃肠道黏膜有刺激性,可致恶心、呕吐、上腹部不适、腹痛、腹泻等。宜于饭后20~40分钟服用,可减轻胃肠道反应。铁与肠腔中硫化氢结合形成黑色硫化铁沉淀物,大便呈黑色,并减少了硫化氢对肠壁的刺激作用,可引起便秘。注射铁剂可有注射局部刺激症状,少数人可出现变态反应,如荨麻疹、发热,偶尔可发生过敏。

2. 急性中毒　硫酸亚铁常制成糖衣片,以防氧化,往往被儿童误服,酿成中毒。1 g可引起急性中毒,2 g以上可致死亡。中毒症状表现为急性循环衰竭和胃黏膜凝固性坏死(呕吐、腹泻、休克等)。急救时应用去铁胺灌胃或肌内注射以结合残存的铁,并用抗休克治疗。

【用药护理注意】

1) 为减少胃肠道的刺激症状,应饭后服用。口服铁溶液时,应以无毒塑料管吸服,服后立即漱口,以免铁腐蚀牙齿。

2) 应遵照缺多少、补多少的原则。注射铁剂时应精确计算剂量,以免过量引起不良反应。

3) 预先告诉患者,服铁剂后可排出黑便,以免产生紧张情绪。

4) 严重消化道疾病如胃溃疡、十二指肠炎或溃疡、溃疡性结肠炎和严重肝、肾功能不良者及对铁过敏者禁用。

叶　　酸

叶酸(folic acid)属水溶性B族维生素,由蝶啶、对氨苯甲酸及谷氨酸组成。正常机体最低需要叶酸51 $\mu g/d$。食物中有50~200 $\mu g/d$叶酸,在妊娠及哺乳期妇女饮食中提供300~400 $\mu g/d$叶酸,则可防止叶酸缺乏。

【药理作用】　叶酸属水溶性B族维生素,它在十二指肠和空肠近端被吸收。吸收后的叶酸在二氢叶酸还原酶作用下,转变为具有活性的四氢叶酸。四氢叶酸可与多种一碳单位结合成四氢叶酸类辅酶,传递一碳单位,参与体内核酸和氨基酸的合成,并与维生素 B_{12} 共同促进红细胞的生长和成熟。

叶酸和维生素 B_{12} 作用示意图,见图28-1。

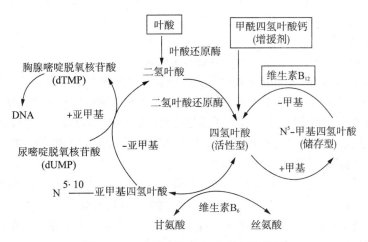

图 28-1　叶酸和维生素 B_{12} 作用示意图

【临床应用】　主要用于各种原因叶酸缺乏所致的巨幼红细胞性贫血,尤其适用于营养不良或婴儿期、妊娠期巨幼红细胞性贫血等。对叶酸对抗药氨甲蝶呤、乙胺嘧啶等所致的巨幼红细胞性贫血,因二氢叶酸还原酶受到抑制,应用一般制剂无效,需要直接选用亚叶酸钙(calcium leucovorin)治疗。对维生素 B_{12} 缺乏所致"恶性贫血"，应用叶酸治疗可改善血象，但不能减轻神经系统症状。

【用药护理注意】

1) 不良反应较少，罕见过敏反应。静脉注射容易产生不良反应，故不宜采用。

2) 大剂量叶酸能拮抗苯巴比妥、苯妥英钠和扑米酮的抗癫痫作用，并使敏感儿童的癫痫发作次数增多。

3) 营养性巨幼红细胞性贫血常合并缺铁，应同时补铁，并补充蛋白质及其他 B 族维生素。

维生素 B_{12}

维生素 B_{12}（vitamin B_{12}）是一类含钴的水溶性 B 族维生素，是红细胞生成不可缺少的重要元素。维生素 B_{12} 不存在于植物中，但鱼、蛋、肉、肝中含量丰富，肠道细菌可以合成，故一般情况下不缺乏，但是素食者容易缺乏。口服维生素 B_{12} 必须与胃黏膜壁细胞分泌的糖蛋白内因子（IF）结合，才能与回肠黏膜上皮细胞的特异性受体结合而吸收入血。胃黏膜萎缩所致内因子缺乏会影响维生素 B_{12} 的吸收，引起"恶性贫血"。

【药理作用】

1) 提高四氢叶酸利用率。维生素 B_{12} 作为甲基转移酶的辅酶参与体内甲基转换，促进 5-甲基四氢叶酸转变为四氢叶酸。如缺乏会导致 DNA 合成障碍，影响红细胞成熟，产生恶性贫血。

2) 维护神经髓鞘的代谢与功能。维生素 B_{12} 还促进甲基丙二酸转变为琥珀酸，参与三羧酸循环。此作用关系到神经髓鞘脂蛋白的合成和保持髓鞘功能的完整，如缺乏可产生神经损害，如神经障碍、脊髓变性，并可引起严重的精神症状。

3) 参与 DNA 的合成及脂肪、糖类（碳水化合物）及蛋白质的代谢。

【临床应用】　主要用于治疗恶性贫血。与叶酸合用治疗巨幼红细胞性贫血，也可作为神经系统疾病（如神经炎、神经萎缩）及肝脏疾病的辅助治疗药。

【用药护理注意】

1) 维生素 B_{12} 本身无毒性，但可引起变态反应（过敏反应），甚至出现休克，对有过敏史者禁用。

2) 对于恶性肿瘤患者可能促进肿瘤生长，对于传染性肝炎也有促进病毒繁殖的可能，因此对这些患者不能滥用。

红细胞生成素

红细胞生成素（erythropoietin）是由肾脏近曲小管管周细胞产生的糖蛋白。临床应用的重组人红细胞生成素系由重组 DNA 技术合成的，其理化性质和生物活性与天然内源性者相似。

【药理作用】　红细胞生成素与红系干细胞的表面受体结合，导致细胞内磷酸化及 Ca^{2+} 浓度增加，从而刺激红系干细胞生长和分化，生成增多，促进红系母细胞成熟，增多红细胞数和血红蛋白含量，稳定红细胞膜，提高红细胞膜抗氧化酶功能。

【临床应用】　主要用于治疗慢性肾功能衰竭引起的贫血，对初期再生障碍性贫血和早产儿贫血也有一定疗效，也可用于肿瘤化疗和艾滋病药物治疗所致的贫血。

【不良反应】　主要不良反应是血压升高，偶可诱发脑血管意外或癫痫发作。其他不良反应较小，如瘙痒、发热、恶心、头痛、关节痛、血栓等。

【用药护理注意】

1) 用药期间严格控制血压、血栓情况及血清铁含量。

2) 难以控制的高血压、某些白血病患者及孕妇禁用。对哺乳动物细胞衍生产品过敏者、对人血清白蛋白过敏者，卟啉病、癫痫、脑血栓患者慎用。

第二节 作用于凝血系统的药物

机体在正常的生理情况下,血液中存在凝血与抗凝血,纤溶与抗纤溶两对相互矛盾的系统,保证了血液在血管内循环流动,当这两对系统平衡被破坏时,就会出现血栓栓塞性疾病或出血性疾病。作用于凝血系统的药物,通过影响血液凝固或纤维蛋白的溶解过程或抑制血小板的功能维持血液的正常流动状态,其药物包括抗凝血药、促凝血药、纤维蛋白溶解药和抗血小板药。

一、抗凝血药

肝素钠

肝素钠(heparin sodium)因最初得自肝脏,故名肝素。现肝素多从猪肠黏膜和猪、牛肺中提取。它是由葡萄糖胺和葡萄糖醛酸交替组成的黏多糖硫酸酯,其相对分子质量(分子量)平均为 15 000,带有大量阴电荷,呈强酸性。临床常用的是肝素钠注射液。近年来发现低相对分子质量肝素,相对分子质量平均为 4 500,如替地肝素(tedelparin)、依诺肝素(enoxaparin),这些药物不良反应较少,临床应用较方便和安全。

【药理作用】 肝素钠具有带强负电荷的理化特性,能干扰血凝过程的许多环节,抗凝作用强而迅速,体内、体外均有抗凝作用。静脉注射后 10 分钟内,凝血时间、凝血酶原时间和凝血酶时间都延长。其抗凝血作用是通过激活血浆中抗凝血酶Ⅲ(antithrombin Ⅲ,AT-Ⅲ)实现的。AT-Ⅲ是一种血浆 α_2 球蛋白,能与多种凝血因子结合,并抑制这些凝血因子的活性,可以灭活凝血因子Ⅻa、Ⅺa、Ⅸa、Ⅹa、Ⅱa,并能中和组织凝血活素(因子Ⅲ)。肝素钠本身对这些凝血因子无直接抑制作用,但它与 AT-Ⅲ 结合后,可加速 AT-Ⅲ 的抗凝血作用(4 倍)。此外,还有抑制血小板的聚集和释放作用;能促进脂蛋白酶从组织释放到血浆中,水解乳糜微粒和极低密度脂蛋白,从而发挥降血脂作用。

血凝过程、纤溶过程及药物作用示意图,见图 28-2。

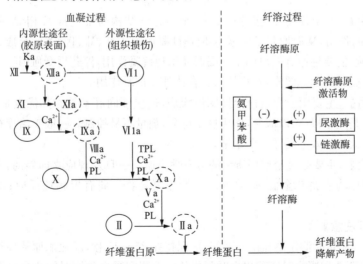

图 28-2 血凝过程、纤溶过程及药物作用示意图

注 实圈内的凝血因子在肝内的合成,依赖维生素 K,可被香豆素类所抑制;虚圈内的凝血因子可被肝素-抗凝血酶Ⅲ灭活。Ka:激肽释放酶;TPL:组织凝血活素;PL:血小板磷脂。

【临床应用】

1）防止血栓形成和血栓栓塞性疾病，如心肌梗死、肺栓塞、脑栓塞、血栓性静脉炎及手术后血栓形成等。

2）用于治疗各种原因引起的弥散性血管内凝血（DIC）。应早期应用，防止因纤维蛋白原及其他凝血因子耗竭而发生继发性出血。

3）其他抗凝血作用，如血液透析、体外循环、导管术、微血管手术等操作中及某些血液标本或器械的抗凝处理。

【不良反应】　肝素钠的毒性较小，但用药过量可致自发性出血，表现为黏膜出血、关节积血和伤口出血等。一旦发生，停用肝素钠，注射鱼精蛋白，每 1 mg 鱼精蛋白可中和 100 U 肝素钠。偶有过敏反应如哮喘、荨麻疹、发热等；长期用药可致脱发、骨质疏松和自发性骨折；少数可见血小板减少症。

【用药护理注意】

1）用药期间仔细观察患者的症状，适当控制剂量及严密监测凝血时间或部分凝血活素时间（PTT），如凝血时间＞30 分钟或 PTT＞100 秒，均表明用药过量。还要注意疗程不宜过长，作预防用药不超过 5～7 d。

2）肌内注射或皮下注射刺激性较大，应选用细针头做深部肌内或皮下脂肪组织内注射。

3）肝素钠过敏者、有出血倾向或出血性疾病者（如血友病、紫癜、血小板减少）、消化性溃疡、严重高血压、颅内出血、手术外伤、产妇出血等和严重肝、肾功能不全者及孕妇禁用。

【药物配伍相互作用】

1）水杨酸类、口服抗凝药、右旋糖酐等可增强肝素钠的抗凝作用，甚至诱发出血，故不宜与肝素钠合用。

2）肝素钠注射液不宜与下列药物混合使用，如氨基糖苷类、多黏菌素 B、青霉素 G、四环素、万古霉素等抗生素及吗啡、可待因、哌替啶、氯丙嗪、异丙嗪、氢化可的松、琥珀酸钠、透明质酸酶等。

香 豆 素 类

【药理作用】　由于香豆素类药物（coumarins）化学结构与维生素 K 相似，在肝中能竞争性拮抗维生素 K 的作用，从而抑制维生素 K 依赖性凝血因子Ⅱ、Ⅶ、Ⅸ、Ⅹ的合成。对已经合成的凝血因子无影响，需要待原有凝血因子耗竭后才出现抗凝作用，停药后凝血因子的合成也需要一定时间，因此本类药物起效缓慢，作用持久。在体外无抗凝作用。

【临床应用】　主要用于防治血栓栓塞性疾病，适应证同肝素钠。其优点是口服有效，作用时间较长；缺点是显效慢，难以应急，作用过于持久，剂量不易控制。一般于治疗初期常与肝素钠合用，待达到最大抗凝效果后停用肝素钠。

【不良反应】　主要是过量使用所致的自发性出血。一旦发现应立即停药，并用大量维生素K 对抗，必要时可输入新鲜全血、血浆或凝血酶原复合物。偶有胃肠道反应、皮炎、荨麻疹、脱发等。

【用药护理注意】

1）用药期间应定时测定凝血酶原时间，应保持在 25～30 秒，凝血酶原活性至少应为正常值的 25%～40%，不能用凝血时间或出血时间代替。无测定凝血酶原时间或凝血酶原活性的条件时，切勿随便使用本品，以防过量引起低凝血酶原血症，导致出血。

2）手术后 3 d 内、妊娠后期、哺乳期、有出血倾向患者（如血友病、血小板减少性紫癜）、严重肝肾疾病、活动性消化性溃疡，脑、脊髓及眼科手术患者禁用。

二、促凝血药

促凝血药是通过影响某些凝血因子，或通过抑制纤维蛋白溶解系统而止血的药物。

维 生 素 K

维生素 K(vitamin K)包括维生素 K_1、维生素 K_2、维生素 K_3 和维生素 K_4 4 种。其中维生素 K_1、维生素 K_2 是天然的，为脂溶性，需要胆汁协助吸收。维生素 K_1 来自绿叶植物或谷物，维生素 K_2 由肠道细菌合成，维生素 K_3、维生素 K_4 是人工合成品，为水溶性。

【药理作用】　维生素 K 是肝脏合成凝血因子的必需物质，参与凝血因子 Ⅱ、Ⅶ、Ⅸ、Ⅹ 的合成。维生素 K 缺乏时，上述凝血因子合成受阻，使血中凝血因子和凝血酶原含量减少，从而导致凝血障碍而出血。维生素 K_3 还具有缓解平滑肌痉挛作用。

【临床应用】

1. 用于维生素 K 缺乏所引起的出血　在生理情况下，食物中和肠道大肠杆菌合成的维生素 K 能满足身体需要，不易发生维生素 K 缺乏症。但在以下情况可能会出现维生素 K 缺乏症：①吸收不良：阻塞性黄疸、胆瘘、慢性腹泻等；②合成不足：早产儿、新生儿出血；③药物因素：过量应用香豆素类（包括香豆素类灭鼠药中毒）和水杨酸类药物所致的凝血酶原过低；或长期口服广谱抗生素类药物引起维生素 K 来源减少时，则可发生维生素 K 缺乏症。此时需要用外源性的维生素 K 补充之。

2. 镇痛　用于胆石症、胆道蛔虫症引起的胆绞痛。

【不良反应及用药护理注意】

1）维生素 K_1 静脉注射过快可产生面部潮红、出汗、呼吸困难、胸闷、血压下降甚至虚脱，故一般采用肌内注射。必须静脉注射时，速度要慢，一分钟不超过 5 mg。

2）维生素 K_3、维生素 K_4 口服可引起恶心、呕吐等胃肠道反应，宜饭后服用。

3）新生儿、早产儿对 K_3、维生素 K_4 敏感，大剂量应用时可致溶血性贫血、高胆红素血症等，故不宜使用维生素 K_3 和维生素 K_4。

4）可致肝损害，肝功能不良者可选用维生素 K_1。肝硬化或晚期肝癌患者出血，使用维生素 K 无效，因这时患者肝脏已缺乏利用维生素 K 的能力。

氨甲苯酸和氨甲环酸

氨甲苯酸(P-aminomethylbenzoic acid, PAMBA)又称止血芳酸，氨甲环酸(tranexamic acid, trans-AMCHA)又称止血环酸。

【药理作用及临床应用】　主要通过竞争性抑制纤溶酶原激活因子，使纤溶酶原不能转变成纤溶酶，大剂量时还能直接抑制纤溶酶的活性，从而使纤维蛋白和纤维蛋白原的降解减少，达到止血作用（图 28-2）。氨甲苯酸与氨甲环酸作用相似，但氨甲环酸强于氨甲苯酸。

临床上仅用于纤维蛋白溶解活性增高所致出血，如肺、肝、胰、前列腺、甲状腺、肾上腺等手术出血和产后出血等，对一般慢性渗血效果较显著，但对癌症出血以及创伤性出血无止血作用。此外，还可用于链激酶和尿激酶过量引起的出血。

【不良反应】　氨甲苯酸无明显不良反应。氨甲环酸因可透过血-脑屏障，偶有头痛、头晕、嗜睡及恶心、呕吐等反应。

【用药护理注意】

1）用量过大可促进血栓形成，诱发心肌梗死，因此有血栓形成倾向或有血栓栓塞性病史者禁用或慎用。

2) 应用注射剂时一定要用 5‰ 葡萄糖或生理盐水稀释后缓慢静脉注射或静脉滴注。

三、纤维蛋白溶解药(溶栓药)

纤维蛋白溶解系统主要生理功能是限制血液中的血凝块增大和从伤口愈合处移走纤维蛋白。纤维蛋白溶解的主要过程是无活性纤溶酶原,在因子ⅩⅡa、Ka 及损伤细胞释放的纤溶酶原激活因子的作用下,转变为可溶性的纤溶酶,然后纤溶酶再催化纤维蛋白和纤维蛋白原降解。本类药物通过直接或间接激活纤维蛋白溶解系统而溶解血栓,有效地治疗血栓栓塞性疾病。

知识链接

溶栓药治疗的用药原则

1. 力争尽早用药:血栓溶解程度与血栓形成时间有关,新鲜血栓易于溶解。而且,由于血栓堵塞血管,组织供血中断时间过长,将造成细胞不可逆的损伤,乃至死亡。

2. 首次负荷剂量:溶栓药首次应用一般采用大剂量。这是因为溶栓药进入血循环后必须先中和体内可能存在的抗体和抗纤溶物质,然后才能发挥其溶栓作用。

3. 溶栓药与抗栓药的联合应用:在临床,溶解血栓过程常与血栓形成过程平行进行。为加速溶栓和减少再闭塞,在应用溶栓药时常并用抗栓药,已成为溶栓治疗常规。抗栓药中最常用的是抗凝血药肝素和抗血小板药阿司匹林。

链 激 酶

链激酶(streptokinase,SK)是由 β 溶血性链球菌培养液中提取的一种蛋白质。为外源性纤溶系统激活药,可激活纤溶酶原激活因子,后者再使纤溶酶原转变为纤溶酶而溶解血栓。

临床主要用于治疗血栓栓塞性疾病,如深静脉栓塞、急性肺栓塞及急性心肌梗死早期等。

不良反应有出血、发热和过敏反应等。

【用药护理注意】

1) 治疗血栓栓塞性疾病须早期用药,血栓形成不超过 6 小时疗效最佳,对已形成过久的血栓无溶解作用。

2) 在使用本品过程中,应尽量避免肌内注射及动脉穿刺,否则会引起血肿。严重出血者可用氨甲苯酸对抗或补充纤维蛋白原和全血。

3) 滴注速度太快时,会引起过敏反应,为了避免过敏,于用药前半小时肌内注射异丙嗪 25 mg 和静脉注射地塞米松 2.5～5 mg 或氢化可的松 25～50 mg。

4) 有出血倾向、消化性溃疡、新近创伤、严重高血压、癌症等患者禁用。

5) 溶解链激酶时不得剧烈振荡,以免使活力降低。溶液在 5℃ 左右可保持 12 小时,室温下要及时使用,放置稍久即可减失活力。

尿 激 酶

尿激酶(urokinase,UK)是从尿或人工培养肾细胞中提取的一种蛋白水解酶。尿激酶可直接激活纤溶酶原转变为纤溶酶,发挥溶血栓作用。适应证、不良反应及禁忌证等与链激酶相似。尿激酶没有抗原性,也不引起链激酶样的过敏反应,对链激酶过敏者可用之。其他内容参阅链激酶。

四、抗血小板药

血小板在止血、血栓形成、动脉粥样硬化等过程中起着重要作用。本类药物主要通过抑制花生四烯酸代谢,增加血小板内 cAMP 浓度等机制,抑制血小板黏附、聚集及分泌功能,而起到防止血栓形成的作用。

阿司匹林

阿司匹林(aspirin,乙酰水杨酸,acetylsalicylic acid)请参阅第十七章相关内容介绍。

双嘧达莫

双嘧达莫(dipyridamole,潘生丁,persantin)能抑制血小板的黏附和聚集,防止血栓的形成,对出血时间无影响。其作用机制可能是抑制血小板中磷酸二酯酶的活性及抑制腺苷的摄取,使血小板内 cAMP 含量增加;也有可能是通过增强内源性 PGI_2 的活性而发挥作用。主要用于防治血栓栓塞性疾病及缺血性心脏病。单独应用作用较弱,常与其他抗血栓药合用。如与华法林合用,可防止心脏瓣膜置换术术后血栓形成;与阿司匹林合用,延长血栓栓塞性疾病的血小板生存时间。

噻氯匹定

噻氯匹定(ticlopidine)为一强效血小板抑制药,能抑制 ADP、AA、胶原、凝血酶和血小板活化因子等所引起的血小板聚集,还可抑制血小板的释放反应,使血小板生存时间和出血时间延长,防止血栓形成。口服吸收良好,服药后 24~48 小时开始呈现抗血小板作用,3~5 日作用达高峰,停药后仍可持续 72 小时。可用于预防急性心肌再梗死、一过性脑缺血及脑卒中(中风)和治疗间歇性跛行、不稳定型心绞痛等。常见的不良反应为消化道症状及皮疹,偶有粒细胞和血小板减少、肝功能损伤等。

第三节　促进白细胞增生药

粒细胞集落刺激因子

粒细胞集落刺激因子(granulocyte colony-stimulating factor,G-CSF,非格司亭)是由 DNA 重组技术产生的人粒细胞集落刺激因子。其主要作用是刺激骨髓产生粒细胞,并增加成熟中性粒细胞的吞噬和细胞毒功能。G-CSF 使循环血液中的中性粒细胞增加,可有效地降低粒细胞缺乏患者的感染率及死亡率。本品不良反应较少,偶有皮疹、低热、转氨酶升高、消化道不适、骨痛等,一般在停药后消失。

【用药护理注意】

1)首次静脉滴注可出现潮红、低血压、呼吸急促、呕吐等症,应及时进行处理。

2)用药期间每周检查血象 2 次,根据中性粒细胞数升高的情况增减剂量或停止用药。

3)本品不能与肿瘤化疗药同时使用,必须在化疗停止后 1~3 日使用,以免发生药物相互作用。

4)孕妇、哺乳期妇女、未成年人及恶性骨髓肿瘤患者慎用。骨髓和外周血中存在过多白血病的未成熟细胞(≥10%)者,对本品中任何成分过敏及自身免疫性血小板减少性紫癜者禁用。

粒细胞-巨噬细胞集落刺激因子

天然的粒细胞-巨噬细胞集落刺激因子(granulocyte-macrophage colony-stimulating factor,GM-CSF,生白能)主要是由 T 淋巴细胞在抗原或有丝分裂原的刺激下产生的,单核细胞、内皮细胞、成纤维细胞等也可产生。本品能刺激粒细胞、单核细胞、巨噬细胞和巨核细胞等多种细胞的集落形成和增殖,并增强粒细胞、嗜酸性粒细胞、单核细胞和巨噬细胞的功能,提高机体抗肿瘤及抗感染的免疫力。

189

临床主要用于各种原因引起的白细胞或粒细胞减少症,如肿瘤化疗、放疗引起的骨髓抑制,也用于自体骨髓移植。对再生障碍性贫血、骨髓再生不良和艾滋病药物治疗所致贫血也有效。

【用药护理注意】　对本品过敏或自身免疫性血小板减少性紫癜者忌用。孕妇、哺乳期妇女、未成年人及恶性骨髓肿瘤患者慎用。此外,还有发热、骨痛、肌痛、肾功能减退、腹泻、乏力等不良反应。

第四节　血容量扩充药

血容量扩充药是一类能在一定时间内维持血液胶体渗透压,使血容量得到扩充的药物。临床主要用于大量失血或失血浆(如烧伤),引起有效循环血量不足而致休克的患者。本类药物也称血浆代用品。对这类药物的基本要求是:①有一定胶体渗透压,可在血管内保持血容量;②排泄较慢,但在体内蓄积不持久;③无抗原性,不引起严重不良反应。现用制剂有不同相对分子质量的右旋糖酐、羟乙基淀粉(706代血浆)、聚维酮、氧化聚明胶等,以右旋糖酐最常用。

右旋糖酐

右旋糖酐(dextran)为高分子化合物,是葡萄糖的聚合物。临床常用的有中分子右旋糖酐70(相对分子质量为70 000)、低分子右旋糖酐40(相对分子质量为40 000)和小分子右旋糖酐10(相对分子质量为10 000)3种。

【药理作用及应用】

1. 扩充血容量　静脉滴注右旋糖酐后,通过其胶体渗透压作用吸收血管外水分而扩充血容量。中分子右旋糖酐在血液中存留时间较久,24小时排出50%～60%,作用维持12小时,小分子右旋糖酐则仅维持3小时。

2. 抗栓作用　右旋糖酐能阻止红细胞和血小板聚集及纤维蛋白聚合,降低血液黏滞性,从而改善微循环。可防止休克后期弥散性血管内凝血,也用于防治脑血栓、心绞痛、心肌梗死、血栓性静脉炎、肢体再植及血管外科手术后血栓的形成。

3. 渗透性利尿作用　低分子和小分子右旋糖酐相对分子质量较小,可快速经肾小球滤过,在肾小管不被再吸收,发挥渗透性利尿作用,可防止急性尿闭。

中分子右旋糖酐主要用于低血容量休克,如出血性休克、手术中失血性休克、烧伤性休克等,也可用于预防手术后血栓形成及血栓性静脉炎。而低分子右旋糖酐和小分子右旋糖酐改善微循环和组织灌流及抗血栓作用较前者强,可用于血栓栓塞性疾病。

【不良反应】　少数患者用药后出现过敏反应,如皮肤瘙痒、荨麻疹、发热等,极少数患者可出现过敏性休克,用量过大可出现凝血障碍和鼻血、齿龈出血等。

【用药护理注意】

1) 因少数患者在首次输入本品后数滴至数毫升时,可出现血压下降,甚至休克等过敏反应,故初次用药时应严密观察5～10分钟,发现症状,立即停药,及时抢救。每日用量不应超过1 000～1 500 ml。

2) 心功能不全、肺水肿及严重肾功能不良患者禁用。血小板减少症及出血性疾病患者禁用。

3) 凡需输血患者,在应用本品前,必须先查血型,因为应用本品后会影响血型的鉴定。

第五节　糖类、盐类和酸碱平衡调节药

糖类、盐类和酸碱平衡是维持人体正常生理代谢所必需的。许多病症如低血糖、休克、创伤、中毒等常影响上述平衡,适当补充治疗可予以预防和纠正。

一、糖类

葡萄糖(glucose)

【药理作用及应用】　葡萄糖又称右旋糖(dextrose),是一种能直接被吸收利用的糖类(碳水化合物),是人体所需能量的主要来源,具有补充体液、供给能量、强心利尿、解毒等作用。5%溶液为等渗液,10%～50%为高渗溶液。可用于:①补充能量和体液:用于各种原因引起的进食不足(25%)或大量体液丢失,如呕吐、腹泻等(5%),全静脉内营养(25%),饥饿性酮症(5%～25%);②低血糖症(50%);③高钾血症(10%～25%);④组织脱水(50%);⑤配制腹膜透析液(50%);⑥药物稀释(5%);⑦配制GIK液(极化液)(10%)。

【用药护理注意】
1)口服速度过快和浓度过高时可出现胃肠道不适。
2)长期单纯补给葡萄糖时易出现低钾、低钠、低磷血症。
3)高钾血症、脆性糖尿病患者应用高浓度葡萄糖时偶可出现低钾、低钠血症。
4)高浓度葡萄糖注射液外渗可致局部肿痛。
5)在碱性条件下加热易分解。应密闭保存。

二、盐类

氯化钠(sodium chloride)

【药理作用及应用】　钠离子是细胞外液的主要阳离子,是保持细胞外液渗透压和容量的重要成分,还以碳酸氢钠形式构成体液、缓冲系统中的主要缓冲碱。失钠过多,可发生低钠综合征,表现为全身虚弱、精神倦怠、表情淡漠、肌肉阵挛甚至死亡。氯化钠补充体内钠、氯和水不足,主要以不同浓度的溶液配成等渗液,用于脱水、低钠、低氯血症、胃肠灌洗、溶解或稀释药物;国外产科有用20%本品注射液作水囊引产。

【用药护理注意】　可引起高氯性酸中毒及高钠血症,出现皮肤发红、水肿、体温上升、心动过速等反应。禁用于肺水肿,慎用于高血压、心力衰竭、肾炎、肝硬化腹水及长期使用肾上腺皮质激素的患者。

氯化钾(potassium chloride)

【药理作用及应用】　钾离子是细胞内液的主要阳离子,是维持细胞内渗透压的重要成分。钾离子与细胞外氢离子交换,参与调节酸碱平衡;还参与包括神经传导、肌肉收缩和糖代谢等酶促反应及生理过程。用于防治强心苷中毒以及长期服用排钾性利尿药、糖皮质激素和补充高渗葡萄糖后,以及进食不足、呕吐、严重腹泻等引起的低钾血症。

【用药护理注意】　口服对胃肠刺激性强,引起上腹不适、腹痛、恶心、呕吐、胃及十二指肠溃疡穿孔。静脉滴注过快,可抑制心肌,甚至引起心脏骤停。静脉滴注浓度较高,速度较快或静脉较细时,易刺激静脉内膜引起疼痛。禁用于肾功能严重减退、挤压综合征、急性脱水、术后未排尿及高热惊厥者。慎用于酸中毒、大面积烧伤等。

191

氯化钙（calcium chloride）

【药理作用及应用】　钙为维持人体神经、肌肉、骨骼系统、细胞膜和毛细血管通透性正常功能的必需物质。其作为许多酶促反应的重要激活剂，对神经冲动传递、肌肉收缩、血液凝固等许多生理过程起着重要作用。可用于治疗因钙过低所致的手足抽搐症、肠绞痛、输尿管绞痛、荨麻疹、血管神经性水肿和软骨症，也可用于妊娠及哺乳期妇女钙盐的补充。

【用药护理注意】　对组织有强烈刺激性，若漏出血管外可引起局部剧痛或组织坏死；静脉滴注时全身有发热感，若静脉滴注速度过快或浓度过高可产生心跳加快、心律失常甚至心跳骤停。钙剂能增强强心苷对心脏的毒性，故服用强心苷期间禁用钙剂。

三、酸碱平衡调节药

碳酸氢钠（sodium bicarbonate）

【药理作用及应用】

1. 治疗代谢性酸中毒　本品为弱碱性药物，能直接增加机体的碱储备，使血浆中 HCO_3^- 浓度升高，中和 H^+，从而纠正酸中毒。

2. 治疗高血钾　碱化细胞外液，使血清钾离子转入细胞内而降低血清钾浓度。

3. 辅助用药　碱化尿液，可减少磺胺类等药物的肾毒性，加速巴比妥类等弱酸性药物自肾排出，增强庆大霉素等抗生素对尿路感染的疗效。

4. 其他　局部洗胃及用作口腔或阴道真菌感染的辅助治疗，也可用作全静脉内的营养成分及配制透析液。

【用药护理注意】　过量可产生碱血症，引起厌食、腹痛、恶心、呕吐、烦躁、抽搐、呼吸抑制，且可加重水、钠潴留和缺钾等。

禁用于呼吸性酸中毒、二氧化碳潴留及呼吸功能不良者。慎用于心力衰竭、肾功能衰竭、水肿及缺钾患者。

乳酸钠（sodium lactate）

本品在体内有氧条件下，经肝氧化、代谢可转化为碳酸氢钠，而发挥纠正酸中毒的作用。一般无不良反应，但应用过量可致碱血症。肝功能不全和休克时禁用。

氯化铵（ammonium chloride）

本品进入体内，铵离子迅速经肝代谢形成尿素，并很快由尿排出，而氯离子和氢离子则形成酸，可中和体内过量的碱储备。用于重度碱血症。

过量引起高氯性酸血症。禁用于溃疡病患者。

本章用药护理小结

铁制剂　对胃肠道黏膜有刺激性，宜于饭后服用。护理人员预先告诉患者，服后可排出黑便，避免患者产生紧张情绪，服后立即漱口，以免铁腐蚀牙齿。注射铁剂可有注射局部刺激症状。

叶酸　不宜采用静脉注射，使用剂量不宜过大。

维生素 B_{12}　对有过敏史者禁用，对于恶性肿瘤患者、传染性肝炎患者不能滥用。

右旋糖酐　初次用药时应严密观察血压下降、过敏反应，并注意每日用量。心功能不全、肺水肿及严重肾功能不良患者、血小板减少症及出血性疾病患者禁用。

肝素钠　用药过量可致自发性出血，用药过程应注意量不宜大和疗程不宜长。与其他抗凝血药物合用要减量。

香豆素类药物　主要注意过量使用的自发性出血。

氯化钾 静滴氯化钾时,应注意观察输液是否通畅,有否局部血管有痉挛发生。液体输入受阻时,应采用热敷使血流通畅。并指导患者及家属自行观察用药过量所致的不良反应,如有发现,应立即向护理人员反映,并及时停药,报告医生予以处理。

制剂与用法

硫酸亚铁 片剂:0.3 g/片。口服,成人,300~600 mg/次,3 次/d,饭后服用;小儿,100~300 mg/次,3 次/d。

富马酸亚铁 片剂:0.05 g/片,0.2 g/片。口服,0.2~0.4 g/次,3 次/d。

枸橼酸铁铵 糖浆剂:10%。口服,成人,10~20 ml/次,3 次/d;小儿,1~2 ml/(kg·d),分 3 次饭后服。

右旋糖酐铁 注射剂:元素铁 50 mg/2 ml。深部肌内注射,50 mg/d。如无不良反应,可增加至 100~150 mg/d。

叶酸 片剂:5 mg/片。口服,成人,5~10 mg/次,3 次/d;小儿,5 mg/次,3 次/d。注射剂:15 mg/ml。肌内注射,15~30 mg/次,1 次/d。

亚叶酸钙 注射用冻干粉:3 mg/支,5 mg/支。肌内注射,3~6 mg/次,1 次/d。

维生素 B_{12} 注射剂:0.05 mg/ml,0.1 mg/ml,0.25 mg/ml,0.5 mg/ml,1 mg/ml。肌内注射,0.05~0.5 mg/次,1~2 次/d。

红细胞生成素 注射剂:2 000 U/ml,4 000 U/ml,10 000 U/ml。皮下或静脉注射,开始50~150 U/kg,3 次/周,2 周后视血细胞比容或血红蛋白水平调整剂量。

粒细胞-巨噬细胞集落刺激因子 注射用冻干粉:50 μg/支,100 μg/支,150 μg/支,250 μg/支,300 μg/支,400 μg/支,700 μg/支。皮下注射,于化疗停止一天后使用,连用 7~10 d。

粒细胞集落刺激因子 注射用冻干粉:50 μg/支,75 μg/支,100 μg/支,150 μg/支,250 μg/支,300 μg/支。皮下或静脉滴注,开始 2~5 μg/(kg·d)或 50~200 μg/(m²·d),根据中性粒细胞数升高的情况增减剂量或停止用药。

右旋糖酐 注射液:6%及10%溶液,100 ml/瓶,250 ml/瓶,500 ml/瓶(内含 5%葡萄糖或0.9%氯化钠)。静脉滴注,用量视病情而定。

肝素钠 注射液:1 000 U/2 ml,5 000 U/2 ml,12 500 U/2 ml。静脉滴注,开始 5 000 U/次,加入 100 ml 5%~10%葡萄糖溶液或 0.9%氯化钠注射液中,在 30~60 分钟内滴完,需要时可每隔 4~6 小时重复滴注 1 次,总量可达 25 000 U/d。过敏体质者应先试用 1 000 U,如无反应,再用至足量。

华法林 片剂:2.5 mg/片,5 mg/片。口服,第 1 日 5~20 mg,次日起用维持量,2.5~7.5 mg/d。

双香豆素 片剂:50 mg/片。口服,第 1 日 100~200 mg/次,2~3 次/d,次日 100 mg/次,1~2 次/d,维持量 50~100 mg/d。

醋硝香豆素 片剂:1 mg/片,4 mg/片。口服,第 1 日 8~12 mg,第 2 日 2~8 mg,分次服用,维持量 1~6 mg/d。

维生素 K_1 注射剂:10 mg/ml。肌内或静脉注射,10 mg/次,1~2 次/d。

维生素 K_3 注射剂:4 mg/ml。肌内注射,4 mg/次,2~3 次/d。

维生素 K_4 片剂:2 mg/片,4 mg/片。口服,2~4 mg/次,2~3 次/d。

氨甲苯酸 片剂:0.125 g/片,0.25 g/片。口服,0.25~0.5 g/次,3 次/d。注射剂:0.05 g/5 ml,0.1 g/10 ml。静脉注射,0.1~0.3 g/次,用 5%葡萄糖注射液或 0.9%氯化钠注射液 10~20 ml 稀

第二军医大学出版社

释后缓慢注射,1日最大用量 0.6 g。

氨甲环酸　片剂:0.125 g/片,0.25 g/片。口服,0.25 g/次,3～4 次/d。注射剂:0.1 g/2 ml,0.25 g/5 ml。静脉注射或静脉滴注,0.25 g/次,1～2 次/d。静脉注射液以 25％葡萄糖液稀释,静脉滴注液以 5％～10％葡萄糖液稀释。

链激酶　注射用冻干粉:10 万 U/支,15 万 U/支,20 万 U/支,30 万 U/支。静脉滴注,初始量 50 万 U 溶于 0.9％氯化钠注射液或 5％葡萄糖注射液 100 ml 中,30 分钟左右滴完。维持量:60 万 U 溶于 250～500 ml 5％葡萄糖溶液中,加入氢化可的松 25～50 mg 或地塞米松 1.25～2.5 mg,静脉滴注 6 小时,保持每小时 10 万 U 水平,4 次/d。疗程长短视病情而定,一般 12 小时至 5 d。

尿激酶　粉针剂:1 万 U/瓶,5 万 U/瓶,10 万 U/瓶,20 万 U/瓶,25 万 U/瓶,50 万 U/瓶,150 万 U/瓶,250 万 U/瓶。静脉注射,用注射用水 3～5 ml 溶解后加于 10％葡萄糖液 20～40 ml 中,初始量 1.5 万～2 万 U/次,2 次/d;第 4 天起改为 1～2 万 U/次,1 次/d,一般 7～10 d。静脉滴注,先以负荷剂量 2 000～4 000 U/30 分,继以 2 000～4 000 U/h,维持 12 小时。

组织纤溶酶原激活因子　粉针剂:20 mg/支,50 mg/支。静脉注射,50 mg/次,溶于注射用水中,使溶液浓度为 1 mg/ml。静脉滴注,将本品 100 mg 溶于注射用生理盐水 500 ml 中,在 3 小时内按以下方式滴完,即前 2 分钟先静注 10 mg,以后 60 分钟内滴入 50 mg,最后 120 分钟内滴完所余 40 mg。

磺吡酮　片剂:0.2 g/片。口服,0.2 g/次,3～4 次/d。也可与阿司匹林合用。

双嘧达莫　片剂:25 mg/片。口服,单用,25～100 mg/次,3 次/d;与阿司匹林合用时,100～200 mg/d。

噻氯匹定　片剂:0.25 g/片。口服,0.25 g/次,2 次/d。

思 考 题

1. 试述叶酸和维生素 B_{12} 在药理作用和应用上的异同点。

2. 比较肝素和香豆素类药物的异同点。

3. 使用肝素期间应注意些什么?

4. 案例分析:患者,男性,58 岁。曾患有颈椎关节强硬、高血压。1 年前做过人工瓣膜置换术,并长期服用抗凝血药(华法林)治疗。近日因左手腕部和手指麻木、疼痛就诊,诊断为腱鞘炎。医生给予阿司匹林治疗,10 余日后,患者出现第七颈椎段平面以下不完全四肢瘫痪,腰椎穿刺为血性脑脊液,诊断为椎管内出血导致不完全四肢瘫痪。请问:患者出现血性脑脊液的可能原因有哪些? 阿司匹林在这里使用恰当吗? 为什么?

(孙　云)

第六篇　影响自体活性物质及内分泌系统的药物

第二十九章 组胺及抗组胺药

第一节 组 胺

组胺(histamine)是广泛存在于人体各组织中的自身活性物质(autacoids),其中以皮肤结缔组织、肠黏膜以及肺中的浓度较高。组织中的组胺主要存在于肥大细胞及嗜碱性粒细胞中。通常,它与蛋白质、肝素结合,以复合物的形式储存于所在部位。生物、化学或物理等因素能诱使组胺从结合部位释放,引起各种生物效应。迄今,有关内源性组胺的生理与病理作用尚未完全阐明。组胺是速发型变态反应及局部炎症反应的重要介质,对胃液分泌及心血管反应起着重要的调节作用。组胺也是中枢神经系统的神经递质之一,可能与调节醒觉、心血管、体温及神经内分泌功能有关。组胺本身无治疗作用,仅作为诊断用药,但它的特异性拮抗药具有重要的药理作用和临床用途。

【药理作用】 组胺的药理作用强大而广泛,主要表现在对心血管系统、平滑肌以及胃液的作用。组胺通过与靶细胞上特异受体结合而发挥作用。根据受体对特异性激动剂与拮抗剂的反应不同,组胺受体有 H_1、H_2、H_3 三种亚型,各亚型受体功能见表 29-1。

表 29-1 组胺受体分布及效应表

受体类型	所在组织	效应	激动剂	阻断剂
H_1	支气管、胃肠、子宫等平滑肌 收缩			
	皮肤血管		倍他司汀	苯海拉明、异丙嗪及氯苯那敏等
	心房、房室结	收缩增强,传导减慢		
H_2	胃壁腺	分泌增多	英普咪定	西咪替丁、雷尼替丁等
	血管	扩张		
	心室、窦房结	收缩增强,心率加快		
H_3	中枢与外周	负反馈性调节	R-α-甲基组胺	硫丙咪胺
	神经末梢 扩张	组胺合成与释放		

第二节 抗组胺药

抗组胺药(antihistamines)是能在组胺受体水平竞争性拮抗组胺作用的药物。根据其对组胺受体的选择性不同,可分为 H_1、H_2、H_3 受体阻断药。H_1 受体阻断药和 H_2 受体阻断药已在临床广泛应用,H_3 受体阻断药目前还仅作为工具药在实验研究中使用。

一、H₁ 受体阻断药

【药理作用】

1. 抗外周组胺 H₁ 受体效应　本类药物通过竞争性地阻断 H₁ 受体,能完全对抗组胺引起的胃肠道、支气管平滑肌收缩和毛细血管通透性增加,能部分地对抗组胺引起的血管舒张和降压作用,但不能对抗组胺引起的胃酸分泌。

2. 中枢抑制作用　大多数 H₁ 受体阻断药在治疗量时对中枢神经系统有抑制作用,可引起镇静、嗜睡以及防晕和止吐效应。其中枢抑制的程度,因个体的敏感性和药物品种而异。

3. 其他作用　多数 H₁ 受体阻断药尚有抗胆碱作用、局部麻醉作用和奎尼丁样作用。

常用 H₁ 受体阻断药的作用特点见表 29 - 2。

表 29 - 2　常用 H₁ 受体阻断药的作用特点比较

药　　物	镇静程度	防晕止吐	抗胆碱	作用时间(小时)
第一代药物				
苯海拉明(diphenhydramine)	+++	++	+++	4～6
异丙嗪(promethazine,非那根)	+++	++	+++	4～6
曲吡那敏(tripelennamine,去敏灵)	++	—	—	4～6
氯苯那敏(chlorphenamine,扑尔敏)	+	—	++	4～6
第二代药物				
布可利嗪(buclizine,安其敏)	+	+++	+	16～18
美克洛嗪(meclozine,敏克静)	+	+++	+	12～24
特非那定(terfenadine,敏迪)	—	—	—	12～24
阿司咪唑(astemizole,息斯敏)	—	—	—	＞24
氯雷他定(loratadine)	—	—	—	＞

注　+++:作用强;++:作用中等;+:作用弱;—:无作用。

【临床应用】

1. 变态反应性疾病　主要用于治疗由组胺释放所引起的皮肤黏膜Ⅰ型变态反应性疾病,如对荨麻疹、枯草热、血管神经性水肿和过敏性鼻炎等效果良好;对昆虫咬伤引起的皮肤瘙痒和水肿也有良效;对药疹和接触性皮炎有止痒效果;对慢性过敏性鼻炎和慢性荨麻疹用阿司咪唑或特非那定效果较好。本类药物对支气管哮喘及过敏性休克几乎无效。

2. 晕动病和呕吐　苯海拉明、异丙嗪、布可利嗪及美克洛嗪等对晕动病、妊娠呕吐以及放射病呕吐等均有止吐效果。防晕动病应在乘车、船前 15～30 分钟服用。

3. 失眠　对中枢有明显抑制作用的异丙嗪、苯海拉明可用于失眠,尤其是因变态反应性疾病所致的失眠。

【不良反应】　最常见的不良反应为镇静、嗜睡、头晕、乏力等中枢抑制现象,偶有失眠、烦躁。其次是消化道反应及口干、视物模糊等副作用。偶见粒细胞减少、溶血性贫血、皮疹、接触性皮炎等。当服用特非那定和阿司咪唑剂量过大时可引起心律失常,严重者可出现晕厥和心跳停止。

【用药护理注意】

1) 机器操作者、驾驶员、高空作业者、运动员等工作时不宜使用。

2）青光眼、尿潴留、幽门梗阻者避免使用抗胆碱作用较强的 H_1 受体阻断药。

3）异丙嗪与氨茶碱因 pH 值相差大，可引起理化反应形成白色混浊，故不宜在同一瓶输液中配伍。

4）肝、肾功能不良，孕妇，哺乳期妇女慎用。

5）除阿司咪唑应饭前 1～2 小时给药，以防止食物对药物吸收的影响外，其他药物应采用饭后服用，以减轻胃肠道反应。

知识链接

H_1 受体阻断药的发展

自 1933 年 Bovet 合成了具有缓解哮喘的哌罗克生（Piperoxan,2 -[N -哌啶甲基]- 1,4 - 苯并二氧六环）后，1942 年出现了第一个临床应用的抗组胺药——安替根。1943 年报道苯海拉明具有较好的抗组胺活性，多年来曾是临床最常用的抗组胺药物之一，是第一代 H_1 受体阻断药的代表药。但存在着"(困)倦、耐(药)、短(效)、(口鼻眼)干"的缺点。第二代药物大多克服了这些不足。20 世纪 90 年代合成出具有高效、长效、低毒等特点的第三代 H_1 受体阻断药，如非索非那丁、去甲基阿司咪唑、脱羧基氯雷他啶等。

二、H_2 受体阻断药

H_2 受体阻断药是一类对组胺 H_2 受体有高度选择性阻断作用的药物。通过阻断胃黏膜壁细胞 H_2 受体，竞争性拮抗组胺或其他病理性因素引起的胃酸分泌作用。临床主要用于治疗消化性溃疡。目前已上市的药物有西咪替丁、雷尼替丁、法莫替丁、尼扎替丁和罗沙替丁，这 5 种 H_2 受体阻断药的比较见表 29 - 3。

表 29 - 3　5 种 H_2 受体阻断药的比较

药名	生物利用度（%）	血药浓度峰值时间（小时）	半衰期（小时）	有效血药浓度维持时间（小时）	相对抑酸强度	对肝药酶的抑制
西咪替丁	60～70	0.75～1.5	2	5	1.0	＋
雷尼替丁	50～60	1～2	2～3	8～12	5.0	±
法莫替丁	43	1～3.5	2.5～4	12	40.0	－
尼扎替丁	90	1～3	2	8	5.0	－
罗沙替丁	85	1～3	4	8～12	6.0	－

本章用药护理小结

H_1 受体阻断药　使用时注意中枢抑制作用，故机器操作者、驾驶员、高空作业者、运动员等工作时不宜使用。肝、肾功能不良，孕妇，哺乳期妇女慎用。长期服药过程中注意血象变化。

H_2 受体阻断药　一般口服给药，静脉注射速度不宜过快，对于长期用药患者，不可突然停药，并要定期检查血象和肝功能。

制 剂 与 用 法

磷酸组胺　注射剂：0.5 mg/ml。皮下注射，0.25～0.5 mg/次。

盐酸苯海拉明　片剂：25 mg/片，50 mg/片。口服，25～50 mg/次，2～3 次/d。注射剂：

20 mg/ml。肌内注射,20 mg/次,1～2 次/d。本药有刺激性,不宜皮下注射。乳膏:20 g/支,外用。

盐酸异丙嗪 片剂:12.5 mg/片,25 mg/片。口服,12.5～25 mg/次,2～3 次/d。注射剂:25 mg/ml;50 mg/2 ml。肌内注射或静脉滴注,25～50 mg/次,有刺激性,不宜皮下注射。

盐酸曲吡那敏 片剂:25 mg/片,50 mg/片。口服,25～50 mg/次,3 次/d。

氯苯那敏 片剂:4 mg/片。口服,4 mg/次,3 次/d。注射剂:10 mg/ml,20 mg/2 ml。皮下注射或肌内注射,5～20 mg/次。

盐酸布可利嗪 片剂:25 mg/片,50 mg/片。口服,25～50 mg/次,2 次/d。

盐酸美克洛嗪 片剂:25 mg/片。口服,25 mg/次,2 次/d。

特非那定 片剂:60 mg/片。口服,60 mg/次,2 次/d。

阿司咪唑 片剂:10 mg/片。口服,10 mg/次,1 次/d。

氯雷他定 片剂:10 mg/片。空腹服,成人及 12 岁以上儿童 10 mg/次,1 次/d。

思 考 题

1. 试述 H_1 受体阻断药的药理作用、临床应用和主要不良反应。

2. 预防晕车可选用哪种 H_1 受体阻断药?

(盛树东)

第三十章 肾上腺皮质激素类药

【目的要求】

1. 了解 糖皮质激素主要制剂类型及使用方法。
2. 掌握 皮质激素的生理和药理作用。
3. 掌握 糖皮质激素的临床应用及主要不良反应。

【知识点】

"四抗"、氢化、"一进一退五诱发"、隔日顿服。

肾上腺皮质激素(adrenocortical hormones)是肾上腺皮质所分泌的激素总称,属类固醇(甾体类)化合物(图30-1)。可分为3类:①糖皮质激素(glucocorticoids):由束状带合成和分泌,有氢化可的松和可的松等,其分泌和生成受促皮质素(ACTH)调节;②盐皮质激素(mineralocorticoids):由球状带分泌,有醛固酮和去氧皮质酮等;③性激素(sex hormones):由网状带分泌,包括雄激素和雌激素。临床常用的是糖皮质激素。

> **知识链接**
>
> **肾上腺皮质激素类药的构效关系**
>
> 肾上腺皮质激素的基本结构为甾核,构效关系非常密切:①C_3的酮基、C_{20}的羰基及$C_{4\sim5}$的双键是保持生理功能所必需;②糖皮质激素的C_{17}上有α羟基,C_{11}上有氧或羟基,与其有较强的影响糖代谢及抗炎作用有关;③盐皮质激素的C_{17}上无羟基,C_{11}上无氧或虽有氧但与C_{18}相连,则水盐代谢作用加强;④$C_{1\sim2}$为双键以及C_6引入甲基,则抗炎作用增强,水盐代谢作用减弱;⑤C_9引入氟,C_{16}引入甲基或羟基,则抗炎作用更强、水盐代谢作用更弱。

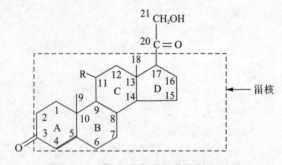

图30-1 肾上腺皮质激素的基本结构

第一节 糖皮质激素

本类药物口服、注射均易吸收,口服可的松或氢化可的松1～2小时血药浓度达峰值,作用持

Second Military Medical University Press

续8～12小时。主要在肝脏代谢,由肾排泄。

可的松和泼尼松 C_{11} 位酮基在肝内还原成羟基,分别转化为氢化可的松和泼尼松龙后才有活性,故严重肝功能不全的患者应直接选用氢化可的松和泼尼松龙。常用糖皮质激素类药的特点见表30-1。

表 30-1 常用糖皮质激素类药的分类及特点

类别	药 物	半衰期(h)	抗炎作用(比值)	糖代谢(比值)	水盐代谢(比值)	等效剂量(mg)
短效	氢化可的松(hydrocortisone)	8～12	1	1	1	20
	可的松(cortisone)	8～12	0.8	0.8	0.8	25
中效	泼尼松(prednisone)	12～36	3.5	3.5	0.6	5
	泼尼松龙(prednisolone)	12～36	4	4	0.6	5
长效	地塞米松(dexamethasone)	36～54	30	30	0	0.75
外用	氟轻松(fluocinolone acetonide)		40			

糖皮质激素类药作用广泛而复杂,且随剂量不同而异。生理剂量的糖皮质激素类药主要影响物质代谢过程,药理剂量的糖皮质激素类药则还有抗炎、免疫抑制、抗毒、抗休克等作用。

【药理作用】

1. 抗炎作用　糖皮质激素类药的抗炎作用与非类固醇药物相比具有强大、完全、非特异性以及对炎症早、晚期都有效的特点。能对抗各种原因如物理、化学、生理、免疫等所引起的炎症。在炎症早期可减轻渗出、水肿、毛细血管扩张、白细胞浸润及吞噬反应,从而改善红、肿、热、痛等症状;在炎症晚期可抑制毛细血管和成纤维细胞的增生,延缓肉芽组织生成,防止粘连及瘢痕形成,减轻后遗症。

炎症反应是机体的一种防御功能,炎症后期的反应更是组织修复的重要过程。因此,糖皮质激素在抑制炎症、减轻症状的同时,也降低机体的防御功能,可致感染扩散,影响创口愈合。

2. 抗免疫作用　对免疫过程的许多环节均有抑制作用。首先抑制巨噬细胞对抗原的吞噬和处理,其次可引起淋巴细胞移行至血液以外的组织,使血中淋巴细胞迅速减少。小剂量糖皮质激素类药主要抑制细胞免疫,大剂量则能抑制 B 细胞转化成浆细胞的过程,使抗体生成减少,抑制体液免疫。

3. 抗毒作用　糖皮质激素类药能提高机体对革兰阴性菌产生内毒素的耐受性,减轻其对机体的损害,减少内热原的释放,缓解毒血症状,但不能中和或破坏内毒素。对革兰阳性菌产生的外毒素无效。

4. 抗休克作用　糖皮质激素抗休克作用与下列因素有关:①抗炎、抗毒、抗免疫的综合作用;②稳定溶酶体膜,减少心肌抑制因子(MDF)的形成;③加强心脏收缩力,使心排血量增加;④降低血管对某些缩血管活性物质的敏感性,扩张痉挛收缩的血管,改善微循环。

5. 血液与造血系统　糖皮质激素类药能刺激骨髓造血功能,使红细胞和血红蛋白含量增加;大剂量可使血小板增多,并提高纤维蛋白原浓度,缩短凝血时间;促使中性白细胞数增多,但却降低其游走、吞噬、消化及糖酵解等功能,因而减弱对炎症区的浸润与吞噬活动,使血中淋巴细胞和嗜酸性粒细胞减少。

6. 中枢神经系统　能提高中枢神经系统的兴奋性,出现欣快、激动、失眠等;偶可诱发精神失常;大剂量对小儿可致惊厥。

7. 消化系统　糖皮质激素类药能使胃酸和胃蛋白酶分泌增多,提高食欲,促进消化,但大剂量应用可诱发或加重溃疡病。

8. 对代谢的影响

（1）糖、脂肪及蛋白质 ①糖皮质激素类药能增加肝糖原、肌糖原含量，并升高血糖，其机制为：促进糖原异生；减慢葡萄糖分解为 CO_2 的氧化过程；减少机体组织对葡萄糖的利用。②促进脂肪分解，抑制其合成。久用能增高血胆固醇含量，并激活四肢皮下的脂酶，使四肢脂肪减少，还使脂肪重新分布于面部、胸、背及臀部，形成满月脸和向心性肥胖。③促进淋巴和皮肤等的蛋白质分解，抑制蛋白质的合成，久用可致生长减慢、肌肉消瘦、皮肤变薄、骨质疏松、淋巴组织萎缩和伤口愈合延缓等。

（2）水和电解质 也有较弱的盐皮质激素的作用，能潴钠排钾；增加肾小球滤过率和拮抗抗利尿素，故可利尿；过多时还可引起低血钙，长期应用可致骨质脱钙。

【临床应用】

1. 严重感染或炎症

（1）严重急性感染 如中毒性菌痢、暴发型流行性脑膜炎、中毒性肺炎、重症伤寒、急性粟粒性肺结核、猩红热及败血症等，在应用有效足量的抗菌药物治疗感染的同时，可用皮质激素作辅助治疗，其目的在于降低或消除机体对有害刺激的反应性，提高耐受性，防止心、脑等重要脏器的损害，为治疗赢得时间。病毒性感染一般不用激素，因用后可减低机体的防御能力，反使感染扩散而加剧。但对严重传染性肝炎、流行性腮腺炎、麻疹和乙型脑炎等，也有缓解症状的作用。

（2）防止某些炎症后遗症 如结核性脑膜炎、脑炎、心包炎、风湿性心瓣膜炎、损伤性关节炎、睾丸炎以及烧伤后瘢痕挛缩等，早期应用皮质激素可防止后遗症发生。对虹膜炎、角膜炎、视网膜炎和视神经炎等非特异性眼炎，应用后也可迅速消炎止痛，防止角膜混浊和瘢痕粘连的发生。

2. 自身免疫性疾病及过敏性疾病

（1）自身免疫性疾病 如风湿热、风湿性心肌炎、风湿性及类风湿关节炎、全身性红斑狼疮、结节性动脉周围炎、皮肌炎、自身免疫性贫血和肾病综合征等，应用皮质激素后可缓解症状。一般采用综合疗法，不宜单用，以免引起不良反应。异体器官移植手术后所产生的排异反应也可应用皮质激素。

（2）过敏性疾病 如荨麻疹、枯草热、血清热、血管神经性水肿、过敏性鼻炎、支气管哮喘和过敏性休克等，应以肾上腺受体激动药和抗组胺药治疗，病情严重或无效时，也可应用皮质激素辅助治疗，使能抑制抗原-抗体反应所致的组织损害和炎症过程。

3. 抗休克治疗 感染中毒性休克时，在有效的抗菌药物治疗下，可及早、短时间突击使用大剂量皮质激素，见效后即停药；对过敏性休克，皮质激素为次选药，可与首选药肾上腺素合用；对心源性休克，须结合病因治疗；对低血容量性休克，在补液补电解质或输血后效果不佳者，可合用超大剂量的皮质激素。

4. 血液病 可用于急性淋巴细胞性白血病、再生障碍性贫血、粒细胞减少症、血小板减少症和过敏性紫癜等的治疗，但停药后易复发。

5. 局部应用 对接触性皮炎、湿疹、肛门瘙痒、牛皮癣等都有疗效。宜用氢化可的松、泼尼松龙或氟轻松。对天疱疮及剥脱性皮炎等严重病例仍需全身用药。

6. 替代疗法 用于急、慢性肾上腺皮质功能减退症（包括肾上腺危象），脑垂体前叶功能减退，以及肾上腺次全切除术后作替代疗法。

【不良反应】 1. 长期较大剂量应用所致不良反应

（1）医源性肾上腺皮质功能亢进综合征 由物质代谢和水盐代谢紊乱所致，可出现库欣（Cushing）综合征（图 30-2），表现为满月脸、水牛背、向心性肥胖、皮肤变薄、痤疮、多毛、水肿、低血钾等。可给予低盐、低糖、高蛋白饮食，多食含钾及维生素丰富的水果蔬菜。停药后可自行消退，必要时采取对症治疗。

（2）诱发或加重某些疾病　①诱发感染或使体内潜在病灶扩散，特别是在原有疾病已使患者抵抗力降低者，如肾病综合征等时更易发生。还可使原来静止的结核病灶扩散、恶化，必要时应用有效的抗菌药物、抗结核药。②诱发或加重消化性溃疡，甚至造成消化道出血、穿孔，少数患者可诱发胰腺炎或脂肪肝。必要时加服抗酸药及保护胃黏膜药。③诱发或加重高血压和动脉粥样硬化，必要时可加用抗高血压药。④诱发或加重糖尿病。⑤诱发或加重癫痫、精神失常。⑥诱发或加重青光眼。

（3）长期应用　还可导致肌肉萎缩、骨质疏松、伤口愈合迟缓，以及影响儿童的生长发育。骨质疏松多见于儿童、绝经妇女和老人，严重者可发生自发性骨折。

2. 停药反应

（1）医源性肾上腺皮质功能不全症　长期应用尤其是连日用药后，由于糖皮质激素的反馈性抑制脑垂体前叶对ACTH的分泌，可引起肾上腺皮质萎缩和功能不全。减量

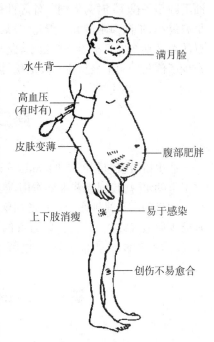

图 30‑2　库欣综合征

水牛背　满月脸
高血压（有时有）
皮肤变薄　腹部肥胖
上下肢消瘦　易于感染
创伤不易愈合

过快或突然停药时，外源性糖皮质激素骤减，萎缩的肾上腺皮质又不能立即分泌激素，部分患者可出现肾上腺皮质功能不全症状，表现为恶心、呕吐、发热、乏力、情绪消沉等，少数患者在遇到严重应激情况（感染、创伤、手术）时可发生肾上腺危象。除上述症状外，还有心率加快、低血压、低血糖，甚至昏迷和休克，需及时抢救，并用足量的糖皮质激素作为应激替代治疗。

（2）反跳现象　突然停药或减量过快可致原有疾病复发或恶化，因患者对激素产生了依赖性或病情尚未被完全控制所致，常需加大剂量继续治疗，待症状缓解后再逐渐减量，缓慢停药。

为防止长期用药的患者发生停药反应，可采取以下措施：①连续用药2周以上的患者应采取隔日疗法，停药时须经缓缓减量的过程，不可骤然停药；②停用皮质激素前7天左右连续应用ACTH；③在停药1年内如遇到应激情况，应立即给予足量的糖皮质激素。

【禁忌证】　孕妇、严重精神病、癫痫、活动性消化性溃疡病、角膜溃疡、肾上腺皮质功能亢进症、严重高血压、糖尿病等患者，新近胃肠吻合术、骨折、创伤修复期，抗菌药不能控制的感染如水痘、真菌感染等禁用糖皮质激素类药。

【用法及疗程】

1. 大剂量突击疗法　用于严重感染及各种休克。氢化可的松首次剂量可静脉滴注 $200\sim300$ mg，剂量可达 1 g/d 以上，疗程不超过 3 d。对于休克可用超大剂量，每次静脉注射 1 g，$4\sim6$ 次/d。

2. 一般剂量长期疗法　用于结缔组织病、肾病综合征、顽固性支气管哮喘、中心性视网膜炎、各种恶性淋巴瘤、淋巴细胞性白血病等。开始时用泼尼松 $10\sim20$ mg 口服（或相应剂量的其他激素制剂），3 次/d，产生临床疗效后逐渐减至最小维持量，持续数月。

3. 小剂量替代疗法　用于垂体前叶功能减退、艾迪生病及肾上腺皮质次全切除术后。用一般维持量，可的松 $12.5\sim25$ mg/d 或氢化可的松 $10\sim20$ mg/d。

4. 隔日疗法　糖皮质激素的分泌具有昼夜节律性，每日上午 $8\sim10$ 时为分泌高峰，随后逐

203

渐下降至午夜 12 时为低潮。外源性糖皮质激素类药对垂体-肾上腺皮质轴的抑制性影响为：在早晨最小,午夜抑制最大。因此,对某些需要长期使用糖皮质激素类药治疗的慢性疾病,可将两日的总药量在隔日早晨一次给予,此时正值激素正常分泌高峰,对肾上腺皮质功能的抑制较小,减少了停药后的不良反应。泼尼松、泼尼松龙等中效制剂宜用此疗法。

第二节 盐 皮 质 激 素

盐皮质激素包括醛固酮(aldosterone)和去氧皮质酮(desoxycorticosterone)。它们对维持机体正常的水、盐代谢起着重要作用,能促进肾远曲小管对 Na^+、Cl^- 的重吸收和 K^+、H^+ 的分泌,具有明显的潴钠排钾作用。在增加细胞外液容积及 Na^+ 浓度的同时,还降低细胞外液 K^+ 浓度,其糖皮质激素样作用较弱,仅为可的松的 1/2。主要用于慢性肾上腺皮质功能不全症,纠正失水、失钠和钾潴留等,以恢复水、电解质平衡。

第三节 促皮质素及皮质激素抑制药

一、促皮质素

促皮质素(adreno-cortico-tropic-hormone, ACTH)是维持肾上腺正常形态和功能的重要激素。它的合成和分泌是腺垂体(垂体前叶)在下丘脑促皮质素释放激素(corticotropin releasing hormone, CRH)的作用下,在腺垂体嗜碱细胞内进行的。糖皮质激素对下丘脑及腺垂体起着长负反馈作用,抑制 CRH 及 ACTH 的分泌。在生理情况下,下丘脑、垂体和肾上腺三者处于相对的动态平衡中,ACTH 缺乏,将引起肾上腺皮质萎缩、分泌功能减退。ACTH 还有控制本身释放的短负反馈调节。

ACTH 口服后在胃内被胃蛋白酶破坏而失效,只能注射应用。血浆半衰期为 15 分钟。它在正常人的血浆浓度,晨 8 时为 2.2×10^{-5} g/ml,晚 10 时为 9.6×10^{-6} g/ml。其主要作用是促进糖皮质激素分泌,但只有在皮质功能完好时方能发挥治疗作用。一般在给药后 2 小时,皮质才开始分泌氢化可的松。临床用于诊断脑垂体前叶-肾上腺皮质功能水平及长期使用皮质激素的停药前后,以防止发生皮质功能不全。由于 ACTH 易引起过敏反应(因临床应用制剂来自牛、羊、猪垂体),现已少用。

二、皮质激素抑制药

皮质激素抑制药可代替外科的肾上腺皮质切除术。临床常用的有米托坦和美替拉酮。

米托坦(mitotane,双氯苯二氯乙烷)为杀虫剂滴滴涕(DDT)同类化合物。它能选择性地使肾上腺皮质束状带及网状带细胞萎缩、坏死,但不影响球状带,故醛固酮分泌不受影响。用药后血、尿中氢化可的松及其代谢物迅速减少。主要用于不可切除的皮质癌、切除后复发癌以及皮质癌术后辅助治疗。可有厌食、恶心、腹泻、皮疹、嗜睡、头痛、眩晕、乏力、中枢抑制及运动失调等不良反应。

美替拉酮(metyrapone,甲吡酮)能抑制 11β-羟化反应,干扰 11-去氧皮质酮转化为皮质酮及 11-去氧氢化可的松转化为氢化可的松,降低它们的血浆水平,但通过反馈性地促进 ACTH 分泌,导致 11-去氧皮质酮和 11-去氧氢化可的松代偿性增加,故尿中 17-羟类固醇排泄也相应增加。临床用于治疗肾上腺皮质肿瘤和产生 ACTH 的肿瘤所引起的氢化可的松过多症和皮质癌。

还可用于垂体释放 ACTH 功能试验。不良反应较少,可有眩晕、消化道反应等。

本章用药护理小结

1) 使用糖皮质激素期间应定期监测心率、血压、尿糖、液体出入量、体重、血常规;做大便隐血试验;每 1～2 周查血清钾、钠、钙;定期眼科检查;老年患者应定期拍摄 X 线片。注意观察皮肤有无紫斑,有无情绪变化,有无低钙症状如肌痉挛等,有无其他副作用及并发症。

2) 告诉患者在用药期间,应食用低钠、低糖、高蛋白、高纤维素、含钾丰富的食物。

3) 用药期间不能进行免疫接种。

4) 长期用药不能突然停药,要逐渐减量,缓慢停药,以减少停药反应。

5) 注意药物的相互作用。与强心苷和利尿药合用时应注意补钾;与胰岛素或口服降糖药合用可使降血糖效应降低;与水杨酸合用可使消化性溃疡的危险性加大。

制 剂 及 用 法

醋酸可的松　片剂:5 mg,10 mg,25 mg。替代疗法,12.5～37.5 mg/d,分 2 次服;药理治疗,开始 75～300 mg/d,分 3～4 次服,维持量 25～50 mg/d。注射剂:50 mg/2 ml,125 mg/5 ml,250 mg/10 ml。一次 25～125 mg,肌内注射,用前摇匀。

氢化可的松　片剂:10 mg,20 mg。替代疗法:20～30 mg/d,分 2 次服;药理治疗,开始 60～120 mg/d,分 3～4 次服,维持量 20～40 mg/d。注射剂:10 mg/2 ml,25 mg/5 ml,50 mg/10 ml,100 mg/20 ml。一次 100～200 mg,用 0.9%氯化钠注射液或 5%葡萄糖注射液 500 ml 稀释,静脉滴注,1～2 次/d。软膏剂:0.5%～2.5%,外用。

泼尼松　片剂:1 mg,5 mg。一次 5～10 mg,3～4 次/d,维持量 5～10 mg/d。

泼尼松龙　片剂:1 mg,5 mg。开始 20～40 mg/d,分 3～4 次服,维持量 5 mg/d。注射剂:10 mg/2 ml。一次 10～20 mg 加入 5%葡萄糖注射液 500 ml 中,静脉滴注。

地塞米松　片剂:0.5 mg,0.75 mg。一次 0.75～1.5 mg,3～4 次/d,维持量 0.5～0.75 mg/d。注射剂:2 mg/ml,5 mg/ml。一次 5～10 mg,1～2 次/d,肌内注射或加入 5%葡萄糖注射液中静脉滴注。

氟轻松　软膏、洗剂、霜剂:0.01%～0.025%。3～4 次/d,外用。

促皮质素　注射剂:25 U/1 ml,50 U/1 ml。12.5～25 U,溶于生理盐水内静脉滴注,1～2 次/d。一次 25 U,肌内注射,2 次/d。

美替拉酮　胶囊剂:125 mg,250 mg。一次 750 mg,每 4 小时 1 次,6 次/d。

思 考 题

1. 简述糖皮质激素的作用特点。

2. 用糖皮质激素治疗严重感染时,为何要与足量有效的抗菌药物合用?

3. 为什么严重肝功能不全的患者不宜用可的松或泼尼松?

4. 试述糖皮质激素隔晨顿服疗法的意义。

5. 案例分析:患者,女性,28 岁,因患系统性红斑狼疮给予泼尼松治疗。用药 7 周后,自觉症状好转,遂自行停药。两天后原疾病症状又重新出现,病情加重。请分析患者病情加重的原因,应如何治疗?

(盛树东)

第三十一章 甲状腺激素及抗甲状腺药

【目的要求】

1. 了解 甲状腺激素的作用和临床应用。
2. 了解 抗甲状腺药物的不良反应及用药护理。
3. 掌握 常用抗甲状腺药物的作用和临床应用。

【知识点】

呆小病、甲亢、过氧化物酶、大小剂量碘、术前准备、"内科甲状腺手术"。

第一节 甲状腺激素

甲状腺激素(thyroid)包括甲状腺素(T_4)和三碘甲状腺原氨酸(T_3)。T_3有很高的生物活性,T_4需转变为T_3后才有活性。

T_3、T_4在体内的合成与储存部分是在甲状腺球蛋白上(TG)进行的,合成过程如下:①摄碘:血液循环中的碘化物被甲状腺细胞通过碘泵主动摄取;②活化:碘化物在过氧化物酶的作用下被氧化成活性碘或氧化碘中间产物(I^+);③碘化:活性碘与TG上的酪氨酸残基结合,生成一碘酪氨酸(MIT)和二碘酪氨酸(DIT);④偶联:在过氧化物酶作用下,一分子MIT和一分子DIT缩合生成T_3,两分子DIT偶联成T_4。合成的T_3、T_4储存于滤泡腔内的胶质中,在蛋白水解酶作用下,TG分解并释出T_3、T_4进入血液。

临床常用的甲状腺激素制剂来自动物的甲状腺组织。内含T_3和T_4,并以T_4为主。口服易吸收,T_3与血浆蛋白的亲和力低于T_4,其游离量为T_4的10倍。T_3作用快而强,维持时间短,主要在肝、肾线粒体内脱碘,并与葡萄糖醛酸或硫酸结合而经肾排泄,也可通过胎盘和进入乳汁,故孕妇和哺乳期妇女应慎用。T_4需转化为T_3才能发挥作用。

甲状腺素合成、分泌、调节与抗甲状腺药的作用环节,见图31-1。

【药理作用】

1. **维持正常生长发育** 甲状腺激素能够促进蛋白质的合成,促进骨骼和神经系统的生长发育,是人体正常生长发育所必需的物质,其分泌不足或过量都可引起疾病。婴幼儿甲状腺功能不全时,躯体与智力发育均受影响,如呆小病(cretinism,克汀病);成人可引起黏液性水肿。

2. **促进新陈代谢** 甲状腺激素能够促进蛋白质、糖、脂肪的正常代谢,促进物质氧化,提高基础代谢率,使产热增多。

3. **提高机体对交感神经递质的敏感性** 甲状腺激素能提高机体对儿茶酚胺的敏感性,并使肾上腺素受体上调。甲亢时可出现易激动、失眠、多虑、震颤、心率加快、心排血量增加等症状。

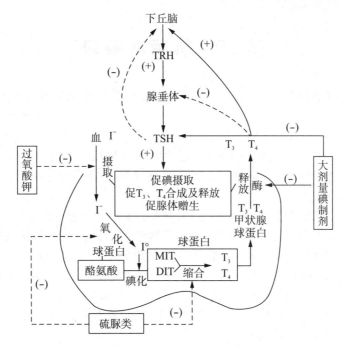

图 31‒1　甲状腺激素的合成、分泌、调节与抗甲状腺药的作用环节

【临床应用】

1. 呆小病　若尽早诊治,则发育仍可正常;若治疗过晚,则智力仍然低下,应终身治疗。

2. 黏液性水肿　一般服用甲状腺片,从小量开始,逐渐增大至足量。剂量不宜过大,以免增加心脏负担而加重心脏疾患。垂体功能低下的患者宜先用皮质激素,再给予甲状腺激素,因易发生急性肾上腺皮质功能不全。

3. 单纯性甲状腺肿(图 31‒2)　其治疗取决于病因。由于缺碘所致者应补碘。临床上无明显原因,发现症状可给予适量甲状腺激素,补充内源性激素的不足,并可抑制促甲状腺激素过多分泌,缓解甲状腺组织代偿性增生肥大。

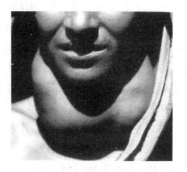

图 31‒2　单纯性甲状腺肿患者

知识链接

单纯性甲状腺肿

　　单纯性甲状腺肿(simple goiter)系由甲状腺非炎性或肿瘤性原因阻碍甲状腺激素(TH)合成而导致的代偿性甲状腺肿大。本病不伴有甲状腺功能亢进或减退的表现,甲状腺呈弥漫性或多结节性肿大。根据发病的流行情况,可分为地方性甲状腺肿和散发性甲状腺肿两种。前者流行于离海较远,海拔较高的山区,这些地区土壤、水源、食物中含碘甚少,是一种多见于世界各地的地方性多发病。后者散发于各地,如在青春期、妊娠期、哺乳期、寒冷、感染、创伤和精神刺激时,由于机体对 TH 的需要量增多,可诱发或加重甲状腺肿。

【不良反应】　过量可出现甲状腺功能亢进的临床症状。在老人和心脏病患者中,可发生心绞痛、心肌梗死,宜停用甲状腺激素,并用 β 受体阻断药对抗。

207

第二节　抗甲状腺药

可用于治疗甲状腺功能亢进(甲亢)的药物有硫脲类、碘化物、放射性碘及 β 受体阻断药。

一、硫脲类

硫脲类可分为两类：① 硫氧嘧啶类，包括甲硫氧嘧啶(methylthiouracil)、丙硫氧嘧啶(propylthiouracil)，前者因不良反应较多已少用；②咪唑类，包括甲巯咪唑(thiamazole，他巴唑)、卡比马唑(carbimazole，甲亢平)。

【药理作用及作用机制】　硫脲类的基本作用是抑制甲状腺过氧化物酶所中介的酪氨酸的碘化及偶联，从而抑制甲状腺激素的生物合成。硫脲类药物对已合成的甲状腺激素无效，须待已合成的激素被消耗后才能完全生效。一般用药 2～3 周甲亢症状开始减轻，1～3 个月基础代谢率才恢复正常。本类药物长期应用后，可使血清甲状腺激素水平显著下降，反馈性增加 TSH 分泌而引起腺体代偿性增生，腺体增大、充血，重者可产生压迫症状。

丙硫氧嘧啶还能抑制外周组织的 T_4 转化为 T_3，能迅速控制血清中生物活性较强的 T_3 水平，故在重症甲亢、甲亢危象时该药可列为首选。

【临床应用】　主要用于甲状腺功能亢进。

1. 内科药物治疗　适用于轻症和不宜手术或 ^{131}I 治疗者，如儿童、青少年及术后复发而不适于 ^{131}I 治疗者可用。开始治疗给大剂量以对甲状腺激素合成产生最大抑制作用。经 1～3 个月后症状明显减轻，当基础代谢率接近正常时，药量即可递减，直至维持量，疗程 1～2 年。

2. 手术前准备　为减少甲状腺次全切除手术患者在麻醉和手术后的合并症，防止术后发生甲状腺危象，在手术前应先服用硫脲类药物，使甲状腺功能恢复或接近正常。由于硫脲类致使 TSH 反馈性分泌增多，使腺体增生，组织脆而充血，不利于手术，故于术前 2 周左右还须加服大量碘剂。

3. 甲状腺危象的治疗　甲状腺危象的患者可因高热、虚脱、心力衰竭、肺水肿、电解质紊乱而死亡。此时除主要应用大剂量碘剂和采取其他综合措施外，大剂量硫脲类可作为辅助治疗，以阻断甲状腺激素的合成。

【体内过程】　硫氧嘧啶类药物口服后吸收迅速，生物利用度约为 80%。血浆蛋白结合率约为 75%，在体内分布较广，易进入乳汁和通过胎盘。主要在肝内代谢。半衰期为 2 小时。

甲巯咪唑的血浆半衰期约为 4.7 小时，但在甲状腺组织中药物浓度可维持 16～24 小时，其疗效与甲状腺内药物浓度有关，而后者的高低又与每日给药量呈正相关。每日给药一次(30 mg)与每日给药 3 次(每次 10 mg)一样，都可发挥较好的疗效。

卡比马唑为甲巯咪唑的衍化物，在体内转化成甲巯咪唑而发挥作用。

【不良反应】　常见的不良反应有瘙痒、药疹等过敏反应，多数情况下不需停药也可消失。最严重不良反应有粒细胞缺乏症，一般发生在治疗后的 2～3 个月内，发生率为 0.3%～0.6%，故应定期检查血象。若用药后出现咽痛或发热，立即停药则可恢复。特别要注意与甲亢本身所引起的白细胞总数偏低相区别。

【药物相互作用】　硫脲类药物之间存在交叉过敏反应。与抗凝药合用可增强抗凝作用。高碘食物或药物的摄取可使甲亢病情加重，使抗甲状腺药需要量增加或用药时间延长。锂、磺胺类、对氨基水杨酸、对氨基苯甲酸、保泰松、酚妥拉明、磺酰脲类和维生素 B_{12} 等药物与硫脲类同用，可增强抗甲状腺效应。

二、碘及碘化物

【药理作用及临床应用】　碘（iodine）和碘化物（iodide）是治疗甲状腺病最古老的药物，不同剂量的碘化物对甲状腺功能可产生不同的作用。

1. 小剂量　作为合成甲状腺激素的原料，小剂量的碘可用于治疗单纯性甲状腺肿，在食盐中按 $1/10^5 \sim 1/10^4$ 的比例加入碘化钾或碘化钠，可有效地防止发病。

2. 大剂量　大剂量碘产生抗甲状腺作用，作用环节有：①主要是抑制甲状腺素的释放，可能是抑制了蛋白水解酶，使 T_3、T_4 不能和甲状腺球蛋白解离所致；②拮抗 TSH；③大剂量碘还可抑制甲状腺激素的合成。大剂量碘的抗甲状腺作用快而强。用药 $1 \sim 2$ d 起效，$10 \sim 15$ d 达最大效应。此时若继续用药，反使碘的摄取受抑制、胞内碘离子浓度下降，因此失去抑制激素合成的效应，甲亢的症状又可复发。这就是碘化物不能单独用于甲亢内科治疗的原因。临床主要用于甲亢的手术前准备和甲状腺危象的治疗。

【不良反应】

1. 超敏反应　少数患者可于用药后立即或几小时后发生，主要表现为药热、皮疹、血管神经性水肿，严重者可因上呼吸道水肿或严重喉头水肿而窒息。一般停药后可消退，必要时给予抗过敏治疗。

2. 慢性碘中毒　表现为口腔及咽喉烧灼感、唾液分泌增多、鼻炎、眼刺激症状等，停药后可自行消退。

3. 甲状腺功能紊乱　长期服用碘化物可诱发甲亢。碘还可进入乳汁和通过胎盘，引起新生儿甲状腺肿，严重者可压迫气管而致命，故孕妇及哺乳期妇女应慎用。

三、放射性碘

临床应用的放射性碘是 ^{131}I，其半衰期为 8 天，用药 1 个月后 90% 以上的放射线能被消除，2 个月后几乎全部被消除。

【作用和应用】　甲状腺组织有较高摄碘能力，^{131}I 可被甲状腺摄取，在衰变为 ^{131}XE（氙）时，可放出 β（99%）和 γ（1%）两种射线，β 射线在组织内的射程仅为 $0.5 \sim 2$ mm，能选择性地破坏甲状腺腺泡上皮而不影响邻近组织，甲状腺组织能受到长时间的集中照射，其腺体被破坏后逐渐坏死，代之以无功能的结缔组织，从而降低甲状腺的分泌功能，使甲亢得以治愈，达到类似甲状腺次全切除手术的目的，所以有人称 ^{131}I 治疗甲亢为"内科甲状腺手术"。γ 射线可在体外测得，可用作甲状腺摄碘功能的测定。

^{131}I 临床主要用途：①用于不宜手术、手术后复发或硫脲类无效等甲状腺功能亢进的治疗；②用于甲状腺功能的检查。

【不良反应】

1）放射性碘易致甲状腺功能低下，故应严格掌握剂量和密切观察有关不良反应，一旦发生甲状腺功能低下，应立即停药，并可补充甲状腺激素。

2）^{131}I 对儿童有致癌作用，20 岁以下的患者和妊娠期、哺乳期妇女不宜使用。

3）活动性肺结核、肾功能不全、甲状腺危象、重症浸润性突眼症及甲状腺不能摄碘者禁用。治疗前后 1 个月避免用碘剂及其他含碘食物或药物。

四、β受体阻断药

甲亢时机体交感-肾上腺系统过度兴奋，心脏对儿茶酚胺的敏感性增强，产生心动过速，出现

209

血压升高、出汗、手震颤等症状。普萘洛尔等β受体阻断药通过阻断β受体，拮抗儿茶酚胺的作用，改善甲亢的症状；此外，还能抑制外周组织中 T_4 转变成 T_3，故这一作用有利于控制甲亢。

临床主要用于甲状腺功能亢进及甲状腺危象的辅助治疗，与硫脲类药物合用则疗效迅速而显著。不能使用其他疗法的甲亢患者，可单用本药控制症状。

本章用药护理小结

甲状腺激素　过量可引起甲状腺功能亢进的临床表现。

硫脲类药物　用药期间避免食用高碘食物或药物，应定期检查血象。若白细胞总数低于 $3.0×10^9/L$ 或中性粒细胞低于 $1.5×10^9/L$ 时，应立即停药，并给予升白细胞药物治疗。

碘和碘化物　长期服用可诱发甲亢，大量应用会发生中毒或急性水肿，危及生命。大剂量碘的应用只限于甲状腺功能亢进的手术前准备和甲状腺危象的治疗。

放射性碘　易致甲状腺功能低下，故应严格掌握剂量。

制剂及用法

甲状腺素　片剂：0.1 mg。0.1～0.2 mg/d。注射剂：1 mg/10 ml。0.3～0.5 mg/d，静脉注射。

三碘甲状腺原氨酸钠（甲碘安）　片剂：20 μg, 25 μg, 50 μg。开始 10～20 μg/d，以后渐增至 80～100 μg/d，分 2～3 次服。小儿体重在 7 kg 以下者开始 2.5 μg/d，7 kg 以上者 5 μg/d，以后每隔一周每日增加 5 μg，维持量 15～20 μg/d，分 2～3 次服。

丙硫氧嘧啶　片剂：50 mg, 100 mg。开始 300～600 mg/d，分 3～4 次服，维持量 25～100 mg/d，分 1～2 次服。

甲巯咪唑（他巴唑）　片剂：5 mg, 10 mg。开始 30～60 mg/d，分 3 次服，维持量 5～10 mg/d。服药时间最短不能少于 1 年。

卡比马唑　片剂：5 mg。一次 10～20 mg，3 次/d。维持量 5～10 mg/d。

复方碘溶液　溶液剂：含碘 5%、碘化钾 10%。单纯性甲状腺肿，一次 0.1～0.5 ml，1 次/d，2 周为一疗程，疗程间隔 30～40 d；甲亢术前准备，一次 0.3～0.5 ml，3 次/d，加水稀释后服用，连服 2 周；甲状腺危象，首次服 2～4 ml，以后每 4 小时服 1～2 ml。

碘化钾　溶液剂：10%。用于单纯性甲状腺肿，一次 0.1 ml，1 次/d，20 d 为一疗程，连用 2 个疗程，疗程间隔 30～40 d，1～2 个月后，剂量可逐渐增大至 0.2～0.25 ml/d，总疗程为 3～6 个月。

思　考　题

1. 抗甲状腺药有哪几类？各有何应用？
2. 简述硫脲类药物的作用特点及主要不良反应。
3. 不同剂量的碘和碘化物各有何作用？为什么？
4. 案例分析：患者，男性，40 岁，甲亢病史 5 年。一直使用硫脲类药物治疗，疗效时好时坏。近日症状加剧，拟采取手术治疗。请问患者应采用哪些药物进行术前准备？如何使用？

（盛树东）

第三十二章　胰岛素和口服降血糖药

【目的要求】

1. 了解　胰岛素的作用和临床应用。
2. 掌握　胰岛素的主要不良反应和用药护理。
3. 掌握　口服降糖药的类别、临床应用和用药护理。

【知识点】

1 型糖尿病、2 型糖尿病、合成代谢、胰岛素耐受性、低血糖、"促泌增敏"。

糖尿病是由体内胰岛素相对或绝对不足所引起全身性慢性代谢紊乱性疾病,主要表现为血糖升高、相关的代谢紊乱及酮症酸中毒等并发症。根据患者胰腺的功能状态,将糖尿病分为两型:1 型,胰岛素依赖型糖尿病(IDDM),占 5%~15%;2 型,非胰岛素依赖型糖尿病(NIDDM),占 85%~95%。目前认为前者与自身免疫反应造成的 β 细胞破坏有关,发病年龄轻,症状较重,易发生并发症;治疗上依赖胰岛素;后者与遗传、环境、肥胖等关系密切,随着年龄增加,发病率增高,轻症可通过饮食或口服降血糖药物控制。

第一节　胰　岛　素

胰岛素(insulin)是一个相对分子质量为 56 000 的酸性蛋白质,由两条多肽链组成(A、B 链),其间通过两个二硫链共价相连。药用胰岛素一般多从猪、牛胰腺提得。目前可通过重组 DNA 技术,利用大肠杆菌合成胰岛素,还可将猪胰岛素 β 链第 30 位的丙氨酸用苏氨酸代替而获得人胰岛素。

【体内过程】　口服无效,因易被消化酶破坏,因此所有胰岛素制剂都必须注射,皮下注射吸收快。代谢快,半衰期为 9~10 分钟,但作用可维持数小时。因其分布于组织后,与组织结合而在其中发挥作用。主要在肝、肾灭活,经谷胱甘肽转氨酶还原二硫键,再由蛋白水解酶水解成短肽或氨基酸,也可被肾胰岛素酶直接水解。严重肝、肾功能不良者能影响其灭活。为延长胰岛素的作用时间,可制成中效及长效制剂。用碱性蛋白质与之结合,使等电点提高到 7.3,接近体液 pH 值,再加入微量锌使之稳定。这类制剂经皮下及肌内注射后,在注射部位发生沉淀,再缓慢释放、吸收。所有中、长效制剂均为混悬剂,不可静脉注射,见表 32-1。

表 32-1　胰岛素制剂及其作用时间

分类	药物	注射途径	作用时间(h)			给药时间
			开始	高峰	维持	
短效	正规胰岛素 (regular insulin)	静脉	立即	0.5	2	酮症昏迷急救餐前 0.5 小时, 3~4 次/d。
		皮下	0.5~1	2~3	6~8	

第二军医大学出版社

（续表）

分类	药　物	注射途径	作用时间(h)			给药时间
			开始	高峰	维持	
中效	低精蛋白锌胰岛素 （isophane insulin）	皮下	2～4	8～12	18～24	早餐或晚餐前 1 小时，1～ 2 次/d
	珠蛋白锌胰岛素 （globin zinc insulin）	皮下	2～4	6～10	12～18	
长效	精蛋白锌胰岛素 （protamine zinc insulin）	皮下	3～6	16～18	24～36	早餐或晚餐前 1 小时， 1 次/d

【药理作用】

1. 糖代谢　增加葡萄糖的转运，加速葡萄糖的氧化和酵解，促进糖原的合成和储存，抑制糖原分解和异生而降低血糖。

2. 脂肪代谢　增加脂肪酸的转运，促进脂肪合成，并抑制其分解，减少游离脂肪酸和酮体的生成。

3. 蛋白质代谢　增加氨基酸的转运和蛋白质的合成，抑制蛋白质的分解。

4. 促进 K^+ 内流　激活 Na^+-K^+-ATP 酶，促进 K^+ 进入细胞内，纠正细胞内缺钾。

知识链接

胰 岛 素 泵

胰岛素泵是一个形状、大小如同 BP 机，内装有一个放短效胰岛素储药器的装置。它通过灵敏的驱动马达缓慢地推动胰岛素从储药器经输注导管进入皮下。它可模拟人体健康胰腺分泌胰岛素的生理模式，具有基础率（微量、持续）、使给入的胰岛素更生理化（全天有波峰波谷）、合理化等特点，改善了患者的生活质量，俗称"人工胰腺"。

【临床应用】

1. 糖尿病　①1 型糖尿病；②经控制饮食及用口服降血糖药未能控制，或因严重肝、肾功能损害不适合用口服降糖药的 2 型糖尿病。

2. 糖尿病发生严重并发症者　①糖尿病酮症酸中毒；②非酮症高血糖高渗性昏迷；③乳酸酸中毒伴高血糖。

3. 糖尿病伴有合并症　糖尿病合并重度感染、消耗性疾病、高热、妊娠、创伤以及手术等。

4. 纠正细胞内低钾　将葡萄糖、胰岛素、氯化钾组成极化液（GIK 溶液），促进 K^+ 内流，又可减少缺血心肌中的游离脂肪酸，用于防治心肌梗死时的心律失常。

【不良反应】

1. 低血糖反应　为胰岛素过量所致，胰岛素能迅速降低血糖，出现饥饿感、出汗、心率加快、焦虑、震颤等症状，严重者会引起昏迷、惊厥及休克，甚至导致脑损伤及死亡。长效胰岛素降血糖作用较慢，不出现上述症状，而以头痛、精神情绪障碍、运动障碍为主要表现。

为防止低血糖症的严重后果，应教会患者熟知反应，以便及早发现，及时摄食或饮用糖水；严重者应立即静脉注射 50% 葡萄糖，但必须与酮症酸中毒性昏迷、非酮症高血糖高渗性昏迷鉴别。

2. 超敏反应　一般反应轻微而短暂，如瘙痒、红斑、血管神经性水肿等，偶可引起过敏性休克。多数为使用牛胰岛素所致，可用人胰岛素或猪胰岛素代替。必要时可用 H_1 受体阻断药或糖皮质激素治疗。

3. 局部反应　可见注射部位皮肤发红、皮下硬结甚至脂肪萎缩，女性多于男性。应注意更换注射部位，应用高纯度胰岛素制剂后已较少见。

4. 胰岛素抵抗（insulin resistance，IR）　机体对胰岛素的敏感性下降称为胰岛素抵抗。分两型：①急性抵抗：常由并发感染、创伤、手术、情绪激动等应激状态所致。此时血中抗胰岛素物质增多，或因酮症酸中毒时，血中大量游离脂肪酸和酮体的存在妨碍了葡萄糖的摄取和利用。出现急性耐受时，需短时间内增加胰岛素剂量，使其达数千单位。②慢性抵抗：慢性抵抗原因较为复杂（系指每日需用 200 U 以上的胰岛素并且无并发症者）。可能是体内产生了抗胰岛素受体抗体（AIRA）。此时更换其他动物胰岛素制剂或改用高纯度胰岛素，并适当调整剂量，常有效。

第二节　口服降血糖药

一、胰岛素分泌促进药

磺 酰 脲 类

目前常用的磺酰脲类降糖药有三代，第一代有甲苯磺丁脲（tolbutamide，D_{860}，甲糖宁）、氯磺丙脲（chlorpropamide），第二代有格列本脲（glyburide，优降糖）、格列吡嗪（glipizide，吡磺环己脲），第三代主要有格列齐特（gliclazide，达美康）等。

磺酰脲类药物在胃肠道吸收迅速而完全，与血浆蛋白结合率很高。其中多数药物在肝内氧化成羟基化合物，并迅速从尿中排出。甲苯磺丁脲作用最弱，维持时间最短，而氯磺丙脲半衰期最长，且排泄慢，每日只需给药一次。新型磺酰脲类（第二、三代）作用较强，可维持 24 小时，每日只需给药 1～2 次。

【作用与应用】

1. 降血糖作用　该类药物可通过促进已合成的胰岛素释放入血而发挥降血糖作用，也称"促胰岛素分泌剂"。另外，能增强胰岛素的作用，这与提高靶细胞对胰岛素的敏感性有关。

用于胰岛功能尚存 30% 以上的 2 型糖尿病且单用饮食控制无效者；用于对胰岛素产生耐受的患者，可减少胰岛素的用量，但对 1 型糖尿病患者无效。

2. 抗利尿作用　格列本脲、氯磺丙脲有抗利尿作用，但不降低肾小球滤过率，与促进 ADH 分泌及增强其作用有关。可改善尿崩症患者症状。

3. 对凝血功能的影响　格列齐特能降低血小板黏附力，刺激纤溶酶原的合成，改善微循环。对预防和减轻糖尿病患者微血管并发症有一定作用。

【不良反应】

1）常见不良反应为胃肠不适、恶心、腹痛、腹泻。大剂量氯磺丙脲还可引起中枢神经系统症状，如精神错乱、嗜睡、眩晕、共济失调。

2）药物过量可致低血糖，严重者可出现持久性的低血糖，尤以氯磺丙脲为甚，老人及肝、肾功能不良者较易发生。可注射葡萄糖解救，新型磺酰脲类较少引起低血糖。

3）也可引起粒细胞减少和胆汁淤积性黄疸及肝损害，一般在服药后 1～2 个月内发生，因此需定期检查肝功能和血象。

二、双胍类

常用的有二甲双胍（metformin，甲福明）、苯乙双胍（phenformin，苯乙福明），两药作用相似，

第二军医大学出版社

但前者较弱。

【作用与应用】　可明显降低糖尿病患者血糖，对正常人的血糖无影响。当胰岛功能完全丧失时，仍有降血糖作用。主要通过：①促进脂肪组织摄取葡萄糖，使肌肉组织无氧酵解增加，增加葡萄糖的利用；②拮抗抗胰岛素因子；③抑制肝内糖原异生；④减少肠道对葡萄糖的吸收；⑤抑制胆固醇的生物合成和储存，降低三酰甘油和总胆固醇的水平；⑥还可抑制胰高血糖素的释放。用于轻症糖尿病患者，尤其适用于肥胖和单用饮食控制无效者。

【不良反应】

1. 乳酸性酸血症　因促进糖无氧酵解，产生乳酸。尤其是肝、肾功能不全者以及心力衰竭等缺氧情况下，更易诱发乳酸性酸血症，重者可危及生命。苯乙双胍发生率高，约为二甲双胍的10倍，故该药临床已经少用。

治疗过程中，尤其在开始调节剂量时，须密切观察，防止发生低血糖昏迷或乳酸性酸血症，要经常检查空腹血糖、尿糖及尿酮体。

2. 消化道反应　发生率较磺酰脲类高，主要有食欲下降、恶心、腹部不适、腹泻等；饭后服用可减轻，减量或停药后即消失。

3. 其他　慢性心功能不全、重症贫血、尿酮体阳性、急性感染及肝、肾功能不全者禁用。孕妇慎用。

三、葡萄糖苷酶抑制药

阿卡波糖（acarbose）又名拜糖平，为新型口服降血糖药。可在小肠竞争性抑制葡萄糖苷酶，从而减慢多糖及蔗糖分解成葡萄糖的速度，减少和延缓葡萄糖的吸收，故可降低饭后血糖高峰。用于1型或2型糖尿病。服药期间应增加糖类的比例，并限制单糖的摄入量，以提高药物的疗效。

主要不良反应有腹胀、腹痛、腹泻等消化道症状，偶有低血糖。孕妇、哺乳期妇女、肠炎、肠梗阻、肝和肾功能不全、有腹部手术史的患者禁用。

四、胰岛素增敏药

噻唑烷酮类化合物，包括罗格列酮（rosiglitazone）、吡格列酮（pioglitazone）、曲格列酮（troglitazone）、环格列酮（ciglitazone）、恩格列酮（englitazone）等。通过改善胰岛 β 细胞功能，显著改善胰岛素抵抗及相关代谢紊乱，可降低骨骼肌、脂肪组织和肝脏的胰岛素抵抗，对2型糖尿病及其心血管并发症有明显疗效。临床主要使用罗格列酮和吡格列酮治疗胰岛素抵抗和2型糖尿病。不良反应少，可见嗜睡、肌肉和骨骼痛、头痛、消化道症状等。曲格列酮对极少数高敏人群具有明显的肝脏毒性。

本章用药护理小结

1）使用胰岛素期间必须密切观察患者的血糖、尿糖的变化，教会患者做好家庭血糖、尿糖监护。并根据尿糖来控制与调整饮食和胰岛素用量。注意注射胰岛素与进餐时间的关系。

2）教会患者及家属观察高血糖和低血糖反应，以及低血糖发生时的应急处理措施。了解潜在的低血糖诱因（进食减少、呕吐、腹泻、过度饮酒、超常运动、终止妊娠等）。

3）应用胰岛素，注意过敏反应。注意有计划地轮流更换注射部位，减少组织损伤，避免吸收不良。不可误注入血管内，以防发生严重低血糖反应。

4）如需用短效和长效胰岛素混合注射时，则应先抽短效制剂，后抽长效制剂。

5）磺酰脲类可引起粒细胞减少和肝损害,因此需定期检查肝功能和血象。避免用药过大引起持久的低血糖反应。

6）双胍类有胃肠道反应和过敏反应,应用时注意,并向患者解释,长期大量使用可引起乳酸血症、酮血症。

制 剂 及 用 法

胰岛素（正规胰岛素） 注射剂：400 U/10 ml,800 U/10 ml。剂量和给药次数视病情而定,中度糖尿病患者5～10 U/d,重度患者40 U/d以上,饭前半小时皮下注射,3 次/d,必要时可作静脉注射或肌内注射。

甲苯磺丁脲 片剂：0.5 g。第1日一次1 g,3 次/d,第2日起一次0.5 g,3 次/d,餐前服,待尿糖少于5 g/d时改用维持量,一次0.5 g,2 次/d。

格列本脲 片剂：2.5 mg。开始每日早餐后服2.5 mg,以后逐渐增量,但不超过15 mg/d,增至10 mg/d时即应分早晚两次服,出现疗效后逐渐减量至2.5～5 mg/d维持。

格列吡嗪 片剂：5 mg。2.5～30 mg/d,先从小量开始,餐前30分钟服用。剂量超过15 mg/d时,应分2～3次服。

格列喹酮 片剂：15 mg。开始时15 mg/d,早餐前30分钟服用,随后可按情况每日递增15 mg,直至45～60 mg/d,分2～3次服。

格列齐特 片剂：80 mg。一次80 mg,开始时2 次/d,连服2～3周,然后根据血糖和尿糖调整用量,80～240 mg/d。

盐酸苯乙双胍 片剂：25 mg,50 mg。开始一次25 mg,2 次/d,餐前服。以后酌情逐渐加量至50～75 mg/d。用药1周后血糖下降,继续服3～4周。

阿卡波糖 片剂：50 mg,100 mg。剂量个体化,一般一次50～200 mg,3 次/d,餐前服。

罗格列酮 片剂：4 mg。一次2～4 mg,2 次/d。

思 考 题

1. 常用的胰岛素有哪些类型? 如何使用?

2. 临床使用胰岛素主要治疗哪些疾病? 糖尿病的适应证有哪些?

3. 口服降糖药有几类? 主要用于何种糖尿病治疗?

4. 案例分析：患者,男性,41岁,患1型糖尿病史20年,一直使用胰岛素治疗。近日来因上呼吸道感染,咳嗽伴发热,体温达39.4℃,血糖较平时明显升高。请分析患者血糖升高的原因,应如何处理?

（盛树东）

第三十三章　性激素类药与抗生育药

【学习目标】

1. 了解　性激素类药的基本生理及药理作用。
2. 熟悉　避孕药的分类、作用环节及用法。

【知识点】

同化作用、同化激素、生殖环节(排卵、受精、着床、精子生成)"双米药流"。

性激素(sex hormones)为性腺分泌的激素,包括雌激素、孕激素和雄激素。目前临床应用的是人工合成品及其衍生物。常用的避孕药(contraceptives)大多属于性激素制剂。

激素的分泌受下丘脑-腺垂体的调节。下丘脑分泌促性腺激素释放激素(GnRH),促进腺垂体分泌促卵泡素(FSH)和黄体生成素(LH)。FSH刺激卵巢滤泡的发育与成熟,使其分泌雌激素。LH促进卵巢黄体生成,使其分泌孕激素,对男性可促进睾丸间质细胞分泌雄激素。性激素可通过3种途径实现对下丘脑及垂体前叶的分泌反馈调节(图33-1)。

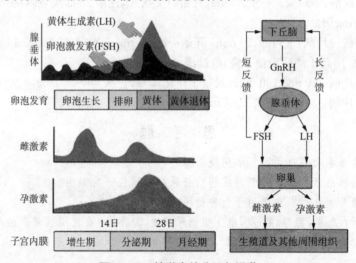

图 33-1　性激素的分泌与调节

第一节　性激素类药

一、雌激素类药及抗雌激素类药

(一)雌激素类药

【生理及药理作用】

1) 对未成年女性,雌激素能促使女性第二性征和性器官发育成熟,如子宫发育、乳腺腺管增生及脂肪分布变化等。

2) 对成年妇女,除保持女性性征外,并参与形成月经周期。它使子宫内膜增殖变厚(增殖期变化),并在黄体酮的协同作用下,使子宫内膜进而转变为分泌期状态,提高子宫平滑肌对缩宫素的敏感性。同时使阴道上皮增生,浅表层细胞发生角化。

3) 较大剂量时,可作用于下丘脑-垂体系统,抑制 GnRH 的分泌,发挥抗排卵作用,并能抑制乳汁分泌(在乳腺水平干扰催乳素的作用下所致)。此外,还有对抗雄激素的作用。

4) 在代谢方面,有轻度水、钠潴留作用。能增加骨骼钙盐沉积,加速骨骺闭合。大剂量可使三酰甘油和磷脂升高而胆固醇降低,也使糖耐量降低。尚有促进凝血作用。

【临床应用】　主要用于围绝经期综合征、卵巢功能不全和闭经、功能性子宫出血、停止授乳后的乳房胀痛及回乳、晚期乳腺癌、绝经 5 年以上的乳腺癌、前列腺癌、青春期痤疮,老年性阴道炎及女阴干枯症等局部用药也能奏效。与孕激素合用可避孕。

知识链接

围绝经期综合征

围绝经期综合征(peri-menopausal syndrome)指因雌激素水平波动或下降所致的以自主神经系统功能紊乱合并神经心理症状为主的综合征,多发生于 45～55 岁。世界卫生组织倡导,废除"更年期"而采用"围绝经期"的概念,即从绝经前,出现与绝经相关的内分泌、生物学和临床特征起,至绝经后 1 年内的时间。绝经提示卵巢功能衰退,生殖能力终止。城市妇女平均绝经年龄为 49.5 岁,农村妇女为 47.5 岁。约 1/3 的妇女可以平稳过渡,没有明显不适;约 2/3 的妇女出现程度不同的低雌激素血症引发的一系列症状。

【不良反应及应用注意】

1) 常见恶心、食欲不振,早晨较多见。如从小剂量开始,逐渐增加剂量,可减轻反应;反应发生后减少剂量,也可减轻反应;使用注射剂,此种反应较轻。

2) 长期大量应用,可引起子宫内膜过度增生及子宫出血,故有子宫出血倾向者及子宫内膜炎患者慎用。

3) 肿瘤患者(前列腺癌和绝经期后乳腺癌除外)不用。本药在肝灭活,并可能引起胆汁淤积性黄疸,故肝功能不良者慎用。

(二)抗雌激素类药

氯　米　芬

氯米芬(clomiphene,氯酞酚胺)为三苯乙烯衍生物,与己烯雌酚的化学结构相似。

本品有较弱的雌激素活性,能与雌激素受体结合,发挥竞争性拮抗雌激素的作用。它能促进人的腺垂体分泌促性腺激素,从而诱使排卵。这可能是由阻断了下丘脑的雌激素受体,从而消除雌二醇的负反馈性抑制所致。用于不孕症和闭经、乳房纤维囊性疾病和晚期乳癌等。连续服用大剂量可引起卵巢肥大,故卵巢囊肿患者禁用。

二、孕激素类药

【分类】　孕激素类按化学结构可分为两大类。

1. 17α-羟孕酮类　从黄体酮衍生而得,如醋酸甲羟孕酮(醋酸甲孕酮,安宫黄体酮,medroxyprogesterone acetate)、甲地孕酮(megestrol)、氯地孕酮(chlormadinone)和羟孕酮己酸酯

（17α-hydroxyprogesterone caproate）。

2. 19-去甲睾酮类　从炔孕酮衍生而得，如炔诺酮（norethisterone，norethindrone，norlutin）、双醋炔诺醇（etynodiol diacetate）、炔诺孕酮（18-甲基炔诺酮，甲基炔诺酮，norgestrel）等。

【生理及药理作用】

1. 生殖系统

1）月经后期，在雌激素作用的基础上，使子宫内膜继续增厚、充血、腺体增生并分支，由增殖期转为分泌期，有利于孕卵的着床和胚胎发育。

2）抑制子宫的收缩，并降低子宫对缩宫素的敏感性。

3）一定剂量可抑制腺垂体 LH 的分泌，从而抑制卵巢的排卵过程。

4）可促使乳腺腺泡发育，为哺乳做准备。

2. 代谢　竞争性地对抗醛固酮，从而促进 Na^+ 和 Cl^- 的排泄并利尿。

3. 升温作用　有轻度升高体温作用，使月经周期的黄体相基础体温较高。

【临床应用】　主要用于功能性子宫出血、痛经和子宫内膜异位症、先兆流产与习惯性流产、子宫内膜腺癌、前列腺肥大及前列腺癌。

【不良反应】　不良反应较少，偶见头晕、恶心及乳房胀痛等。长期应用可引起子宫内膜萎缩，月经量减少，并易发阴道真菌感染。大剂量使用 19-去甲睾酮类时可致肝功能障碍。

三、雄激素类药和同化激素类药

（一）雄激素类药

【来源】　天然雄激素（androgens）主要是睾丸间质细胞分泌的睾酮（睾丸素，testosterone；一些新衍生物），临床常用的为甲睾酮（android；甲基睾丸素，methyltestosterone）、丙酸睾酮（andronate；丙酸睾丸素，testosterone propionate）和苯乙酸睾酮（苯乙酸睾丸素，testosterone phenylacetate）。

【生理及药理作用】

1）促进男性性征和生殖器官发育，并保持其成熟状态。睾酮还可抑制腺垂体分泌促性腺激素（负反馈），对女性可减少雌激素分泌。尚有抗雌激素作用。

2）雄激素能明显地促进蛋白质合成（同化作用），减少氨基酸分解（异化作用），使肌肉增长，体重增加，降低氮质血症，同时出现水、钠、钙、磷潴留现象。

3）在骨髓功能低下时，大剂量雄激素可促进细胞生长，由促进肾脏分泌促红细胞生成素所致，也可能是由直接刺激骨髓造血功能所致。

【临床应用】　采用替代疗法，用于无睾症或类无睾症（睾丸功能不全）。利用其抗雌激素作用来治疗功能性子宫出血、晚期乳腺癌或乳腺癌转移。用丙酸睾酮或甲睾酮，可改善再生障碍性贫血及其他贫血患者的骨髓功能。

【不良反应】

1）如长期应用于女性患者，可能引起痤疮、多毛、声音变粗、闭经、乳腺退化、性欲改变等男性化现象。发现此现象应立即停药。

2）多数雄激素均能干扰肝内毛细胆管的排泄功能，引起胆汁淤积性黄疸。应用时若发现黄疸或肝功能障碍时，则应停药。

【禁忌证及应用注意】　对孕妇及前列腺癌患者禁用。因有水、钠潴留作用，对肾炎、肾病综合征、肝功能不良、高血压及心力衰竭患者也应慎用。

（二）同化激素类药

临床应用雄性激素虽有较强的同化作用，但用于女性或非性腺功能不全的男性，常可出现雄激素作用，从而限制了它的临床应用，因此，合成了同化作用较好，而雄激素样作用较弱的睾酮的衍生物，即同化激素（anabolic steroids），如苯丙酸诺龙（南诺龙，nandrolone phenylpropionate）、司坦唑醇（stanozolol，康力龙）及美雄酮（methandienone，去氢甲基睾丸素）等。

本类药物主要用于蛋白质同化或吸收不足，以及蛋白质分解亢进或损失过多等情况，如严重烧伤、手术后慢性消耗性疾病、老年骨质疏松和肿瘤恶液质等患者。服用时应同时增加食物中的蛋白质成分。本类药物是体育竞赛的一类违禁药。

长期应用可引起水、钠潴留及女性轻微男性化现象。有时引起肝内毛细胆管胆汁淤积而发生黄疸。肾炎、心力衰竭和肝功能不良者慎用，孕妇及前列腺癌患者禁用。

第二节　抗生育药

生殖是一个复杂的生理过程，包括精子和卵子的形成以及成熟、排卵、受精、着床、胚胎发育等多个环节。阻断生殖过程的任何一个环节都可避免怀孕和终止妊娠，达到抗生育的目的。

常用抗生育药（anti-fertility drug）一般分为避孕药和抗早孕药两类。

一、避孕药

（一）主要抑制排卵的避孕药

【药理作用】　现应用的女性避孕药以此类为主。它们由不同类型的雌激素和孕激素类组成，主要避孕作用是抑制排卵。一般认为雌激素通过负反馈机制抑制下丘脑 GnRH 的释放，从而减少 FSH 分泌，使卵泡的生长成熟过程受到抑制，同时孕激素又抑制 LH 释放，两者协同作用而抑制排卵。动物实验证明，类固醇避孕药的抗排卵作用可被外源性促性腺激素所阻止，此结果支持上述说法。如按规定用药，用药期间避孕效果可达 99% 以上。停药后，腺垂体产生和释放 FSH 与 LH，卵巢排卵功能可以很快恢复。

除以上作用外，此类药物还可干扰生殖过程的其他环节，例如，可能使子宫内膜的正常增殖受到抑制，腺体少且内膜萎缩，因此不适宜受精卵的着床；还可能影响子宫和输卵管的正常活动，改变受精卵在输卵管的运行速度，以致受精卵不能适时地到达子宫。此外，宫颈黏液变得更黏稠，使精子不易进入子宫腔等。

【分类及用途】　类固醇避孕制剂的成分，见表 33-1。

表 33-1　几种甾体避孕制剂的成分

制剂名称	孕激素（mg）	雌激素（mg）
短效口服避孕药		
复方炔诺酮片（口服避孕药片 1 号）	炔诺酮 0.6	炔雌醇 0.035

（续表）

制剂名称	孕激素（mg）	雌激素（mg）
复方甲地孕酮片（口服避孕药片 2 号）	甲地孕酮 1.0	炔雌醇 0.035
复方炔诺孕酮甲片	炔诺孕酮 0.3	炔雌醇 0.03
长效口服避孕药		
复方炔诺孕酮乙片（长效避孕片）	炔诺孕酮 12.0	炔雌醚 3.0
复方氯地孕酮片	氯地孕酮 12.0	炔雌醚 3.0
复方次甲氯地孕酮片	16 - 次甲氯地孕酮 12.0	炔雌醚 3.0
长效注射避孕药		
复方己酸孕酮注射液（避孕针 1 号）	己酸孕酮 250.0	戊酸雌二醇 5.0
复方甲地孕酮注射液	甲地孕酮 25.0	雌二醇 3.5
探亲避孕药		
甲地孕酮片（探亲避孕 1 号片）	甲地孕酮 2.0	
炔诺酮片（探亲避孕片）	炔诺酮 5.0	
双炔失碳酯片（53 号避孕片）	双炔失碳酯 7.5	

【不良反应】

1. 类早孕反应　少数妇女在用药初期可出现轻微的类早孕反应，如恶心、呕吐及择食等。一般坚持用药 2～3 个月后可减轻或消失。

2. 子宫不规则出血　较常见于用药后最初几个周期中，如出现不规则出血，可加服炔雌醇。

3. 闭经　有 1％～2％ 服药妇女发生闭经，有不正常月经史者较易发生。如连续 2 个月闭经，应予停药。

4. 乳汁减少　少数哺乳期妇女乳汁减少。长效口服避孕药可通过乳汁影响乳儿，使其乳房肿大。

【禁忌证及应用注意】　充血性心力衰竭或有其他水肿倾向者慎用。急慢性肝病及糖尿病需用胰岛素治疗者不宜用。长时间用药过程中出现乳房肿块，应立即停药。宫颈癌患者禁用。

【药物相互作用】

1. 药酶诱导剂　苯巴比妥钠、利福平、苯妥英钠、甲丙氨酯（眠尔通）、氯氮䓬（利眠宁）、保泰松等都具有较强的酶促作用，会加速避孕药的代谢，减少避孕药在血浆中的有效浓度，导致避孕失败。

2. 抗生素类药物　由于青霉素 V、新霉素、四环素等药物能抑制正常促使结合型类固醇水解的肠道细菌，致使类固醇避孕药的肝肠循环受阻，减少了肠道对避孕药的再吸收，结果使血中的药浓度下降，影响了避孕效果。

（二）抗着床避孕药

此类药物也称探亲避孕药，主要使子宫内膜发生各种功能和形态变化，使之不利于孕卵着床。我国多用大剂量炔诺酮（5 mg/次）或甲地孕酮（2 mg/片）。此外，还研制成一种新型抗着床药——双炔失碳酯（anorethindrane dipropionate，53 号抗孕片）。本类药物主要优点是应用不受月经周期的限制，无论在排卵前、排卵期或排卵后服用，都可影响孕卵着床。一般于同居当晚或事后服用。同居 14 日以内必须连服 14 片，如超过 14 日，应接服 1 号或 2 号口服避孕药。

（三）男性避孕药

棉酚（gossypol）是棉花根、茎和种子中所含的一种黄色酚类物质。其作用部位在睾丸细精管的生精上皮，可使精子数量减少，直至无精子。停药后可逐渐恢复。经健康男子试用，每天20 mg，连服 2 个月即可达节育标准，有效率达 90% 以上。

不良反应有乏力、食欲减退、恶心、呕吐、心悸及肝功能改变等。服药者如发生低血钾、肌无力症状，应加处理。

二、抗早孕药

本类药物常用的有米非司酮和米索前列醇。米非司酮作为孕酮拮抗剂，可阻断孕酮与孕酮受体结合，使蜕膜无法维持，致使胚胎停止发育。米索前列醇是前列腺素 E1 的衍生物，兴奋平滑肌，对妊娠各期子宫均有收缩作用，同时促进宫颈成熟并降低张力，促使胚胎及妊娠物排出。在早孕期间使用该类药物，其出血量相当于一次正常月经量。临床可用于终止 45 天之内的妊娠，用于抗早孕、紧急避孕，也称"药物流产"。不良反应可出现恶心、呕吐、腹痛、腹泻、腹部下坠感等症状，严重者有大量出血，应在医生指导下用药。

本章用药护理小结

雌激素类药　因在肝灭活，并可能引起胆汁淤积性黄疸，故肝功能不良者慎用。

孕激素类药　长期应用可引起子宫内膜萎缩，月经量减少，并易发阴道真菌感染。

雄激素类药　因有水、钠潴留作用，对肾炎、肾病综合征、肝功能不良、高血压及心力衰竭患者也应慎用。

避孕药　服用避孕药的妇女，应避免使用药酶诱导剂及某些抗生素类药物，非用药不可时，应改用其他避孕方法。

制 剂 及 用 法

睾酮小片　75 mg/片，每 6 周植入皮下 1 片。用于无睾症等作补充（代替）疗法。

苯丙酸诺龙　肌内注射，25 mg/次，1～2 次/周。

苯甲酸雌二醇　肌内注射，1～2 mg/次，2～3 次/周。

己烯雌酚　用于卵巢功能不全、垂体功能异常的闭经或绝经期综合征：量不超过 0.25 mg/d；用于人工周期，口服 0.25 mg/d，连服 20 d，待月经后再服，用法同前，共 3 周；或先用己烯雌酚 1 mg/次，每晚 1 次，连用 22 天，于服药后第 16 日开始肌内注射黄体酮 10 mg，共 5 d。阴道栓剂：0.1～0.5 mg/粒。

炔雌醇　作用比己烯雌酚强，用量为后者的 1/20。

黄体酮　肌内注射。先兆流产或习惯性流产：10～20 mg/d。检查闭经的原因：10 mg/d，共 3～5 d，停药后 2～3 d 若见子宫出血，说明闭经并非由妊娠引起。

枸橼酸氯米芬　促排卵，口服，50 mg/次，1 次/d，连服 5 d。

甲地孕酮醋酸酯　口服，2～4 mg/次，1 次/d。

炔诺酮　口服，1.25～5 mg/次，1 次/d。

米非司酮　50 mg/片，米索前列醇 200 μg/片。米非司酮第一天晚上 2 片，第二天早上 2 片，第二天晚上 2 片，第三天早上服米索前列醇 3 片（建议到医院服用）。两药都是凉开水送服，服药前后 2 小时都不可以进食，可少量饮水。

第二军医大学出版社

思 考 题

1. 雌激素、孕激素和雄激素都能用于功能性子宫出血,其机制有何不同?

2. 简述氯米芬的作用机制及临床应用。

3. 避孕药有哪几类? 避孕机制和代表药物分别是什么?

4. 案例分析:患者,女性,27岁。想两年后要孩子,坚持口服避孕片1号,服法正确,无漏服现象。7个月前,因工作繁忙,失眠厉害,服了半个多月的苯巴比妥,90 mg/d,服药期间仍坚持口服避孕片。后来,不知何种原因,突然停经4个月之久,以为是避孕药的不良反应所致。到医院进行检查,经检查后确认:官内孕,活胎,中期妊娠。请对此案例进行分析。

(盛树东)

第七篇　化学治疗药物

第三十四章 抗菌药物概论

【学习目标】

1. 掌握 本章中的常用术语,了解机体、病原体、抗菌药三者间的相互关系。
2. 掌握 抗菌药物的抗菌作用机制及细菌产生耐药性的机制。

【知识点】

化学治疗、抗生素、抗菌后效应、抗菌机制、耐药性。

抗菌药物对病原菌具有抑制或杀灭作用,是防治细菌感染性疾病的一类药物。细菌和其他微生物、寄生虫及癌细胞所致疾病的药物治疗统称为化学治疗(chemotherapy,简称化疗)。化学治疗学的目的是研究、应用对病原体有选择毒性(即强大杀灭作用)而对宿主无害或少害的药物,以防治病原体所引起的疾病。

在应用化疗药物治疗感染性疾病过程中,应注意机体、病原体与药物三者的相互关系(图34-1)。感染性疾病的罹患与康复是微生物与机体相互斗争的过程。病原微生物在疾病的发生上无疑起着重要作用。但病原体不能决定疾病的全过程,人体的反应性、免疫状态和防御功能对疾病的发生、发展与转归也有重要作用。当机体防御功能占主导地位时,就能战胜致病微生物,使它不能致病,或发病后迅速康复。抗菌药物的抑菌或杀菌作用是制止疾病发展与促进康复的外来因素,为机体彻底消灭病原体和导致疾病痊愈创造有利条件。事物总是有两面性的,矛盾是不断转化的。在某种条件下微生物可产生耐药性,而使药物失去抗菌效果。在治疗中药物的治疗作用是主要的,但使用不当时,药物可产生不良反应,影响患者健康,甚至使治疗失败。

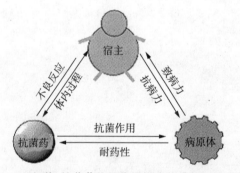

图 34-1 机体、抗菌药物及病原微生物的相互作用关系

第一节 常用术语

1. **抗菌谱**(antibacterial spectrum) 每种抗菌药物都有一定的抗菌范围,称为抗菌谱。某些抗菌药物仅作用于单一菌种或局限于某属细菌,其抗菌谱窄,如异烟肼只对抗酸分枝杆菌有效。另一些药物的抗菌范围广泛,称之为广谱抗菌药,如四环素和氯霉素。它们不仅对革兰阳性细菌

和革兰阴性细菌有抗菌作用,且对衣原体、肺炎支原体、立克次体及某些原虫等也有抑制作用。近年新发展的青霉素类和头孢菌素类抗生素也有广谱抗菌作用。

2. 抗菌活性(antibacterial activity)　抗菌活性是指药物抑制或杀灭微生物的能力。能够抑制培养基内细菌生长的最低浓度称之为最低抑菌浓度(MIC),能够杀灭培养基内细菌的最低浓度称之为最低杀菌浓度(MBC)。

(1) 抑菌药　是指仅有抑制微生物生长繁殖而无杀灭作用的药物,如四环素等。

(2) 杀菌药　这类药不仅能抑制微生物生长繁殖,而且能杀灭之,如青霉素类、氨基糖苷类等。

3. 抗生素(antibiotics)　由各种微生物(包括细菌、真菌、放线菌属等)产生的,能杀灭或抑制其他微生物的物质。可分为天然抗生素和人工半合成抗生素。

4. 化疗指数(CI)　理想的化疗药物一般必须为对宿主体内的病原微生物具有高度选择性的毒性,而对宿主无毒性或毒性很低,最好还能促进机体防御功能,并能与其他抗菌药物联合应用消灭病原体。化疗药物的价值一般以动物半数致死量(LD_{50})和治疗感染动物的半数有效量(ED_{50})之比,或 5% 致死量(LD_5)与 95% 有效量(ED_{95})的比来衡量。这一比例关系称为化疗指数。化疗指数愈大,表明药物的毒性愈小,疗效愈大,临床应用的价值也可能愈高。但化疗指数高者并不是绝对安全,如几乎无毒性的青霉素仍有引起过敏性休克的可能。

5. 抗菌后效应(post antibiotic effects,PAE)　指细菌与抗菌药物短暂接触,当药物浓度下降低于 MIC 或消失后,细菌生长仍受到持续抑制的效应。PAE 已作为评价抗菌药物药效学的重要参数。青霉素类和头孢菌素类的 PAE 十分明显,减少给药次数而不影响疗效。

6. 首次接触效应(first exposure effect,FEE)　细菌在首次接触某种抗菌药时可被迅速杀死,而未被杀死的细菌再次或多次接触同种抗生素时,其杀菌作用明显降低,需间隔相当时间(数小时)后效应才会增加。氨基糖苷类抗生素有明显的首次接触效应。

第二节　抗菌药物的作用机制

抗菌药物的作用机制,现多以干扰细菌的生化代谢过程来解释,见图 34-2。

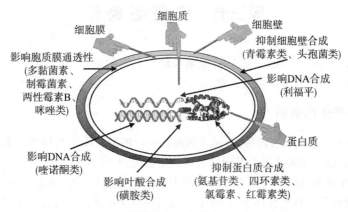

图 34-2　细菌结构与抗菌药作用部位示意图

一、抑制细菌细胞壁合成

细菌细胞膜外是一层坚韧的细胞壁,主要结构成分是黏肽。细胞壁能抵御菌体内强大的渗透压,具有保护和维持细菌正常形态的功能。青霉素与头孢菌素类等抗生素的作用靶位是胞质膜上的青霉素结合蛋白(PBPs),表现为抑制转肽酶的转肽作用,从而阻碍了交叉连接,导致细菌细胞壁缺损。由于菌体内的高渗透压,在等渗环境中水分不断渗入,致使细菌膨胀、变形,在自溶酶影响下,细菌破裂溶解而死亡。

二、影响胞质膜的通透性

细菌胞质膜主要是由类脂质和蛋白质分子构成的一种半透膜,具有渗透屏障和运输物质的功能。多黏菌素类抗生素具有表面活性物质,能选择性地与细菌胞质膜中的磷脂结合;而制霉菌素和两性霉素等多烯类抗生素则仅能与真菌胞质膜中固醇类物质结合。它们均能使胞质膜通透性增加,导致菌体内的蛋白质、核苷酸、氨基酸、糖和盐类等外漏,从而使细菌死亡。

三、抑制蛋白质合成

细菌为原核细胞,其核蛋白体为70S,由30S和50S亚基组成;哺乳动物是真核细胞,其核蛋白体为80S,由40S与60S亚基构成,因而它们的生理、生化与功能不同,抗菌药物对细菌的核蛋白体有高度的选择性毒性,而不影响哺乳动物的核蛋白体和蛋白质合成。多种抗生素能抑制细菌的蛋白质合成,但它们的作用点有所不同。①能与细菌核蛋白体50S亚基结合,使蛋白质合成,呈可逆性抑制的有氯霉素、林可霉素和大环内酯类抗生素(红霉素等)。②能与核蛋白体30S亚基结合而抑菌的抗生素,如四环素能阻止氨基酰tRNA向30S亚基的A位结合,从而抑制蛋白质合成。③能与30S亚基结合的杀菌药有氨基糖苷类抗生素(链霉素等),它们的作用是多环节的,可影响蛋白质合成的全过程,因而具有杀菌作用。

四、影响核酸和叶酸代谢

喹诺酮类药物通过抑制DNA的合成产生杀菌作用;利福平能抑制以DNA为模板的RNA多聚酶而产生杀菌作用;磺胺类与甲氧苄啶(TMP)可分别抑制二氢叶酸合成酶与二氢叶酸还原酶,妨碍叶酸代谢,最终影响核酸合成,从而抑制细菌的生长和繁殖,属于慢效抑菌药。

第三节　细菌耐药性

细菌的耐药性又称抗药性,一般是指细菌与药物多次接触后,对药物的敏感性下降甚至消失,致使药物对耐药菌的疗效降低或无效。

一、耐药性产生的机制

1. 产生灭活酶　灭活酶有两种,一是水解酶,如β-内酰胺酶可水解青霉素或头孢菌素。二是钝化酶,又称合成酶,可催化某些基团结合到抗生素的-OH或-NH$_2$上,使抗生素失活。多数对氨基糖苷类抗生素耐药的革兰阴性杆菌能产生质粒介导的钝化酶,如乙酰转移酶作用于-NH$_2$上,磷酸转移酶及核苷转移酶作用于-OH上。氨基糖苷类被上述酶钝化后不易与细菌体内的核蛋白体结合,从而引起耐药性。

2. 改变细菌胞质膜通透性　细菌可通过各种途径使抗菌药物不易进入菌体,如革兰阴性杆菌的细胞外膜对青霉素G等有天然屏障作用;铜绿假单胞菌和其他革兰阴性杆菌细胞壁水孔或外膜非特异性通道功能改变,引起细菌对一些广谱青霉素类、头孢菌素类(包括某些第三代头孢菌素)产生耐药性;细菌对四环素的耐药主要是由于所带的耐药质粒可诱导产生 3 种新的蛋白,阻塞了细胞壁水孔,使药物无法进入。革兰阴性杆菌对氨基糖苷类耐药除前述产生钝化酶外,也可由细胞壁水孔的改变,使得药物不易渗透至细菌体内所致。

3. 细菌体内靶位结构的改变　链霉素耐药是因链霉素耐药株的细菌核蛋白体 30S 亚基上链霉素作用靶位 P_{10} 蛋白质发生改变所致;利福平的耐药性是细菌 RNA 多聚酶的 β 亚基发生改变,使其与药物的结合力降低而耐药。由质粒介导的对林可霉素和红霉素的耐药性,系细菌核蛋白体 23S 亚基的腺嘌呤甲基化,使药物不能与细菌结合所致。某些肺炎球菌、淋球菌对青霉素 G 耐药,以及金黄色葡萄球菌对甲氧苯青霉素耐药,是由经突变引起青霉素结合蛋白(PBPs)改变,使药物不易与之结合导致。这种耐药株往往对其他青霉素(如苯唑西林或氯唑西林)和头孢菌素类也都耐药。

4. 其他　细菌对磺胺类的耐药,可由对药物具拮抗作用的底物 PABA 的产生增多所致;也可能是通过形成救护机制,即形成新的代谢途径代替原来被阻断的代谢途径来合成原来的代谢产物而产生耐药。

知识链接

多重耐药菌与泛耐药菌株

多重耐药菌是指对临床使用的 3 类(比如氨基糖苷类、红霉素、β-内酰胺类)或 3 类以上抗菌药物同时呈现耐药的细菌。主要机制是外排膜泵基因突变,其次是外膜渗透性的改变和产生超广谱酶。最多见的是多重耐药结核杆菌和耐甲氧西林金黄色葡萄球菌,泛耐药菌株对几乎所有类抗菌素耐药。比如泛耐不动杆菌,对氨基糖苷、青霉素、头孢菌素、碳氢酶系、四环素类、氟喹诺酮及磺胺类等都耐药。

二、避免细菌产生耐药性的措施

为了克服细菌对药物产生耐药性,临床医生要注意抗菌药物的合理应用,给予足够的剂量与疗程,必要时联合用药和有计划地轮换供药。此外,医药学专家还应努力开发新的抗菌药物,改造化学结构,使药物具有耐酶特性或易于透入菌体。

思　考　题

1. 试述抗菌药物的作用机制,并举例说明。
2. 何谓抗菌后效应? 有何意义?
3. 简述细菌产生耐药的机制。

(王爱和)

第三十五章　β-内酰胺类抗生素

【学习目标】

1. **掌握**　青霉素类的抗菌机制、抗菌谱、耐药性及其产生机制;掌握青霉素的用途及不良反应。
2. **熟悉**　头孢菌素类及其他β-内酰胺类抗生素的作用特点。

【知识点】

β-内酰胺环、首选适应证、过敏性休克、母核半合成(6-APA,7-ACA)、双硫仑样反应。

β-内酰胺类抗生素(β-lactams)系指化学结构中具有β-内酰胺环的一大类抗生素,包括临床最常用的青霉素与头孢菌素,以及新发展的头霉素类、硫霉素类、单环β-内酰胺类等其他非典型β-内酰胺类抗生素。此类抗生素具有杀菌活性强、毒性低、适应证广及临床疗效好的优点。本类药化学结构,特别是侧链的改变形成了许多不同抗菌谱和抗菌作用,以及各种临床药理学特性的抗生素。

青霉素类与头孢菌素类的基本结构,见图35-1。

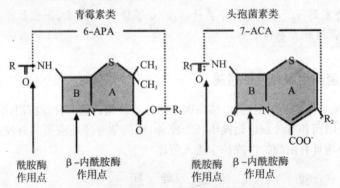

图35-1　青霉素类与头孢菌素类的基本结构

第一节　青　霉　素

青霉素是最早应用于临床的抗生素,由于它具有杀菌力强、毒性低、价格低廉、使用方便等优点,迄今仍是处理敏感菌所致各种感染的首选药物。但是青霉素有不耐酸、不耐青霉素酶、抗菌谱窄和容易引起过敏反应等缺点,在临床应用受到一定限制。1959年以来人们利用青霉素的母核6-氨基青霉烷酸(6-APA),进行化学改造,接上不同侧链,合成了几百种"半合成青霉素",有许多已用于临床。

一、天然青霉素

青霉素(penicillin G)又名苄青霉素(benzyl penicillin),是天然青霉素,侧链为苄基。常用其钠盐或钾盐,其晶粉在室温中稳定,易溶于水,水溶液在室温中不稳定,20℃放置24小时,抗菌活性迅速下降,且可生成有抗原性的降解产物,故青霉素应在临用前配成水溶液。

【体内过程】　青霉素遇酸易被分解,口服吸收差,肌内注射100万U后吸收快且吸收完全,0.5小时达血药浓度峰值,约为20 U/ml,消除半衰期为1/2小时。6小时内静脉滴注500万单位青霉素钠,2小时后能获得20~30 U/ml的血药浓度。青霉素的血清蛋白结合率为46%~58%。青霉素主要分布于细胞外液,并能广泛分布于各种关节腔、浆膜腔、间质液、淋巴液、胎盘、肝、肾、肺、横纹肌、中耳液等。青霉素的脂溶性低,进入细胞的量少;房水与脑脊液含量也较低,但炎症时青霉素透入脑脊液和眼的量可略提高,能达有效浓度。青霉素几乎全部以原形迅速经尿排泄,约10%经肾小球滤过,90%经肾小管分泌。无尿患者的青霉素半衰期可延长达10小时。丙磺舒可与青霉素竞争肾小管分泌,两药合用时能提高青霉素血药浓度,延长其半衰期。

为了延长青霉素的作用时间,还可采用难溶制剂普鲁卡因青霉素(procaine penicillin)和苄星青霉素(benzathine penicillin;长效西林,bicillin)。它们的水悬剂或油制剂肌内注射后,在注射部位缓慢溶解被吸收。普鲁卡因青霉素一次注射40万U,可维持24小时,苄星青霉素溶解度极小,一次注射120万单位,可维持15天,这两种制剂的血药浓度很低,只用于轻症患者或用于预防感染。

【抗菌谱】　①革兰阳性球菌,如对溶血性链球菌、不产酶金黄色葡萄球菌、非耐药肺炎链球菌和厌氧的阳性球菌作用强;②革兰阴性球菌,如脑膜炎球菌、淋球菌对青霉素敏感;③革兰阳性杆菌,如白喉棒状杆菌、炭疽芽孢杆菌、厌氧的破伤风杆菌、产气荚膜杆菌、肉毒杆菌、放线菌属、真杆菌属、丙酸杆菌对青霉素敏感;④螺旋体,如梅毒螺旋体、钩端螺旋体及回归热螺旋体对青霉素高度敏感,但对革兰阴性杆菌作用较弱,属于窄谱抗生素。金黄色葡萄球菌、脑膜炎球菌、淋球菌等对本药极易产生耐药性。

【临床应用】　①青霉素为治疗溶血性链球菌感染、敏感葡萄球菌感染、气性坏疽等的首选药。②肺炎球菌感染和脑膜炎时也可采用,当病原菌比较耐药时,可改用万古霉素或利福平。③青霉素也是治疗草绿色链球菌心内膜炎的首选药。④还可作为放线菌病、钩端螺旋体病、梅毒、回归热等及预防感染性心内膜炎发生的首选。破伤风、白喉患者采用青霉素时应与抗毒素合用。

【不良反应】

1. 过敏反应　青霉素的毒性很低,除其钾盐大量静脉注射易引起高钾血症、肌内注射疼痛外,最常见的为过敏反应,如药疹、血清病型反应、溶血性贫血及粒细胞减少等,严重者可出现过敏性休克,发生率为0.4~1.5/万,死亡率为0.1/万。青霉素制剂中的青霉噻唑蛋白、青霉烯酸等降解物,青霉素或6-APA高分子聚合物均可成为致敏原。青霉素类口服制剂在临床上使用也有引起过敏性休克的可能(青霉素V钾除外)。防治过敏反应的措施包括:①详细询问病史,包括用药史、药物过敏史、家属过敏史;②进行青霉素皮肤过敏试验,凡初次用药、停药24小时以上或更换批号均应该做过敏皮试;③药物应现用现配,避免饥饿用药和局部用药;④应用青霉素及皮试时应做好急救准备,不在没有急救条件的地点使用;⑤每次用药后需观察30分钟;⑥一旦发生过敏休克,用肾上腺素、氢化可的松等药物抢救。

2. 赫氏反应　在青霉素治疗梅毒或钩端螺旋体病时可有症状加剧现象,此反应一般发生于青霉素开始治疗后6~8小时,于12~24小时消失,表现为全身不适、寒战、发热、咽痛、胁痛、心跳加快等;同时可有病变加重现象,甚至危及生命。此反应可能为螺旋体抗原与相应抗体形成免疫复合物的结果,或与螺旋体释放内毒素致热原有关。

第二军医大学出版社

知识链接

青霉素皮试假阳性原因

1. 皮试液因素 ①低渗液可使皮试假阳性增大，不主张用注射用水配制皮试液；②皮试液存放时间越长，青霉稀酸含量越高；③室温越高皮试液分解越快，或寒冷状况下存放过久，可使皮试阳性率增加。

2. 操作因素 ①消毒液未干即予穿刺，使消毒液随针眼渗入皮内；②皮内注射刺入过深，注入药液过多。

3. 受试者因素 ①患者体质虚弱、睡眠不足、空腹、饥饿、心理紧张等；②患者对消毒液过敏；③青霉素与真菌有共同抗原，真菌感染的患者对青霉素有潜在性过敏，可引起交叉过敏反应。

【用药护理注意】 肌内注射局部可发生周围神经炎，鞘内注射和全身大剂量应用可引起青霉素脑病。严重感染宜静脉滴注给药，大剂量静脉注射应监测血清离子浓度，以防发生高钠血症、高钾血症。

二、半合成青霉素

为弥补青霉素抗菌谱窄、不耐酸(不能口服)、不耐酶，又易水解的不足，在其母核上引入不同侧链，得到具有耐酸、耐酶、广谱、抗铜绿假单胞菌、抗革兰阴性菌等不同特性的半合成青霉素。与青霉素之间存在交叉过敏性。

1. 耐酸青霉素 苯氧青霉素包括青霉素 V 和苯氧乙基青霉素。抗菌谱与青霉素相同，抗菌活性不及青霉素，耐酸、口服吸收好，但不耐酶，不宜用于严重感染。

2. 耐酶青霉素 化学结构特点是通过酰基侧链(R_1)的空间位障作用保护了 β-内酰胺环，使其不易被酶水解，主要用于耐青霉素的金黄色葡萄球菌感染。

异噁唑类青霉素侧链为苯基异噁唑，耐酸、耐酶，可口服。常用的有苯唑西林(oxacillin, 新青霉素Ⅱ)、氯唑西林(cloxacillin)、双氯西林(dicloxacillin)与氟氯西林(flucloxacillin)。

【抗菌作用】 本类药的抗菌谱及对耐药性金黄色葡萄球菌的作用均基本相似，对甲型链球菌和肺炎球菌效果最好，但不及青霉素；对耐药金黄色葡萄球菌的效力以双氯西林最强，随后依次为氟氯西林、氯唑西林与苯唑西林；对革兰阴性的肠道杆菌或肠球菌无明显作用。

【体内过程】 胃肠道吸收较好，食物残渣会影响其吸收，因此，应在饭前 1 小时，空腹一次服药，1～1.5 小时血药浓度达峰值，有效浓度可维持 2～3 小时。各药的吸收以苯唑西林最差，氯唑西林次之，双氯西林最好。血浆蛋白结合率均很高(95%以上)。主要以原形从尿排泄，速度较青霉素慢。

【不良反应】 在胃肠道反应，个别有皮疹或荨麻疹。

【临床应用】 用于耐药金黄色葡萄球菌的各种感染，或需长期用药的慢性感染等。对严重金黄色葡萄球菌感染，宜注射给药。

3. 广谱青霉素 对革兰阳性及阴性菌都有杀菌作用，还耐酸可口服，但不耐酶。

(1) 氨苄西林(ampicillin)

【抗菌作用】 对青霉素敏感的金黄色葡萄球菌的效力不及青霉素，但对肠球菌作用优于青霉素。对革兰阴性菌有较强的作用，作用与氯霉素、四环素等相似或略强，但不如庆大霉素与多黏菌素，对铜绿假单胞菌无效。

【体内过程】　对胃酸稳定,口服吸收、分布良好,胆汁及尿中药物浓度较高,在有炎症的脑脊液、胸腔积液、腹水、关节腔积液和支气管分泌液中均可达到有效治疗浓度。血浆蛋白结合率为 20％。口服后 24 小时尿中的排出量占给药量的 20％～60％,大部分以原形排出。

【临床应用】　主要用于伤寒、副伤寒、革兰阴性杆菌败血症,肺部、尿路及胆道感染等,严重者应与氨基糖苷类抗生素合用。

【不良反应】　过敏反应多见,皮疹发生率达 10％～15％。

(2) 阿莫西林(amoxycillin)　为对位羟基氨苄西林,抗菌谱与抗菌活性与氨苄西林相似,但对肺炎双球菌与变形杆菌的杀菌作用比氨苄西林强。经胃肠道吸收良好,血中浓度约为口服同量氨苄西林的 2.5 倍。对幽门螺杆菌作用较强。阿莫西林用于治疗下呼吸道感染(尤其是肺炎球菌所致)效果超过氨苄西林。

(3) 匹氨西林(pivampicillin)　为氨苄西林的双酯,口服吸收比氨苄西林好,能迅速水解为氨苄西林而发挥抗菌作用。正常人口服 250 mg,其血、尿浓度较相当剂量的氨苄西林分别高 3 与 2 倍。

4. 抗铜绿假单胞菌广谱青霉素

(1) 羧苄西林(carbenicillin)　其抗菌谱与氨苄西林相似。特点是对铜绿假单胞菌及变形杆菌作用较强。口服吸收差,需注射给药,肾功能损害时作用延长,主要用于铜绿假单胞菌及大肠杆菌所引起的各种感染。单用时细菌易产生耐药性,常与庆大霉素合用,但不能混合静脉注射。毒性低,偶也引起粒细胞缺乏及出血。

(2) 哌拉西林(piperacillin)　抗菌谱广,与羧苄西林相似,而抗菌作用较强,对各种厌氧菌均有一定作用。与氨基糖苷类合用,对铜绿假单胞菌和某些脆弱拟杆菌及肠杆菌科细菌有协同作用。除产青霉素酶的金黄色葡萄球菌外,对其他革兰阴性球菌和炭疽杆菌等均甚敏感。不良反应较少,可供肌内注射及静脉给药。目前在临床已广泛应用。

本类药供注射用的还有磺苄西林(sulbenicillin)、替卡西林(ticarcillin)、呋苄西林(furbenicillin)、阿洛西林(azlocillin)等。

第二节　头孢菌素类

【抗菌作用及作用机制】　抗菌谱广,多数革兰阳性菌对之敏感,但肠球菌常耐药;多数革兰阴性菌对其极敏感,除个别头孢菌素外,铜绿假单胞菌及厌氧菌常耐药。本类药与青霉素类、氨基糖苷类抗生素之间有协同抗菌作用。

头孢菌素类为杀菌药,抗菌作用机制与青霉素类相似,也能与细胞壁上不同的青霉素结合蛋白(PBPs)结合。细菌对头孢菌素类与青霉素类之间有部分交叉耐药现象。

第一代头孢菌素的特点:①对革兰阳性菌(包括对青霉素敏感或耐药的金黄色葡萄球菌)的抗菌作用较第二、三代强,对革兰阴性菌的作用较差;②对青霉素酶稳定,但仍可为革兰阴性菌的 β-内酰胺酶所破坏;③对肾脏有一定毒性。

第二代头孢菌素的特点有:①对革兰阳性菌的作用与第一代头孢菌素相仿或略差,对多数革兰阴性菌作用明显增强,对部分厌氧菌有高效,但对铜绿假单胞菌无效;②对多种 β-内酰胺酶比较稳定;③对肾脏的毒性较第一代有所降低。

第三代头孢菌素的特点有:①对革兰阳性菌有相当抗菌活性,但不及第一、二代头孢菌素,对革兰阴性菌包括肠杆菌属和铜绿假单胞菌及厌氧菌(如脆弱类杆菌)均有较强的作用;②其血

231

浆半衰期较长,体内分布广,组织穿透力强,有一定量渗入脑脊液中;③对β-内酰胺酶有较高稳定性;④对肾脏基本无毒性。

第四代头孢菌素是近年来开始应用于国外临床的新一代头孢菌素,与第三代头孢菌素相比,抗菌谱更广,抗菌活性更强,对细菌产生的β-内酰胺酶更稳定。目前尚未开始在国内应用,但估计很快就会应用于国内临床。主要药物有头孢派姆、头孢克列定、头孢匹罗等。

【体内过程】 多需注射给药。但头孢氨苄、头孢羟氨苄和头孢克洛能耐酸,胃肠吸收好,可口服。吸收后,分布良好,能透入各种组织中,且易透过胎盘,在滑囊液、心包积液中均可获得高浓度。头孢呋辛和第三代头孢菌素多分布于前列腺。第三代头孢菌素还可透入眼部眼房水,胆汁中浓度也较高。其中以头孢哌酮为最高,其次为头孢曲松。头孢呋辛、头孢曲松、头孢噻肟、头孢他啶、头孢哌酮等可透过血-脑屏障,并在脑脊液中达到有效浓度。多数头孢菌素的血浆半衰期均较短(0.5~2.0小时),但头孢曲松的半衰期最长,可达8小时。

【临床应用】

第一代头孢菌素 主要用于耐药金黄色葡萄球菌感染,常用头孢噻吩、头孢拉定及头孢唑林。后者肌内注射血浓度为头孢菌素类中最高,是第一代中最广用的品种。口服头孢菌素主要用于轻、中度呼吸道和尿路感染。

第二代头孢菌素 用以治疗大肠杆菌、克雷伯菌、肠杆菌、吲哚阳性变形杆菌等敏感菌所致的肺炎、胆道感染、菌血症、尿路感染和其他组织器官感染。应用较多的有头孢呋辛及头孢孟多等。

第三代头孢菌素 治疗尿路感染以及危及生命的败血症、脑膜炎、肺炎等严重感染可获满意效果。头孢他啶为目前临床应用的抗铜绿假单胞菌最强的抗生素,此外头孢哌酮也可选用。对肠杆菌科细菌头孢曲松和头孢噻肟相仿,头孢哌酮稍差。新生儿脑膜炎和肠杆菌科细菌所致的成人脑膜炎须选用第三代头孢菌素。

【不良反应】

(1) 过敏反应 偶可见过敏性休克、哮喘及速发型皮疹等,青霉素过敏者有5%~10%对头孢菌素有交叉过敏反应。

(2) 双硫仑(disulfiram)样反应 本类药物与双硫仑作用相似,可抑制肝脏中乙醛脱氢酶,使乙醇在体内氧化为乙醛后不能再继续氧化,导致体内乙醛蓄积,出现头痛、头晕,恶心、呕吐、出汗、血压下降、心率加速、呼吸困难甚至惊厥及死亡等一系列反应。其严重程度与用药剂量和饮酒量成正比。头孢曲松钠、头孢哌酮、头孢噻肟等多见。故本类药物在治疗期间或停药3天内应禁止饮酒。

(3) 肾脏毒性 第一代的头孢噻吩、头孢噻啶和头孢氨苄大剂量时可出现肾脏毒性,这与近曲小管细胞损害有关。

第三节 非典型 β-内酰胺类抗生素

(一)碳青霉烯类(硫霉素类)

硫霉素(thienamycin)化学结构的噻唑环有饱和链,1位硫为碳取代,抗菌谱广,抗菌作用强,毒性低,但稳定性极差,无实用意义;亚胺培南(imipenem,亚胺硫霉素)具有高效、抗菌谱广、耐酶等特点。在体内易被去氢肽酶水解失活。临床所用为本品与肽酶抑制剂西司他丁(cilastatin)的合剂,称为泰宁(tienam),稳定性好,供静脉滴注。

(二)头霉素类

头霉素(cephamycin)是自链霉菌获得的β-内酰胺抗生素。头霉素化学结构与头孢菌素相仿,但其头孢烯母核的 7 位碳上有甲氧基,使其对多种β-内酰胺酶稳定。有 A、B、C 3 型,C 型最强。抗菌谱广,对革兰阴性菌作用较强。目前广泛应用者为头孢西丁(cefoxitin),抗菌谱与抗菌活性与第二代头孢菌素相同,对厌氧菌包括脆弱拟杆菌有良好作用,适用于盆腔感染、妇科感染及腹腔等需氧与厌氧菌混合感染。

(三)拉氧头孢

拉氧头孢(latamoxef)又名羟羧氧酰胺菌素(moxalactam),化学结构属氧头孢烯,1 位硫为氧取代,7 位碳上也有甲氧基,抗菌谱广,抗菌活性与头孢噻肟相仿,对革兰阳性和阴性菌及厌氧菌,尤其是脆弱拟杆菌的作用强,对β-内酰胺酶极稳定,血药浓度维持较久。

(四)β-内酰胺酶抑制剂

1. 克拉维酸(clavulanic acid,棒酸) 为氧青霉烷类广谱β-内酰胺酶抑制剂,抗菌谱广,但抗菌活性低。与多种β-内酰胺类抗生素合用时,抗菌作用明显增强。临床使用奥格门汀(augmentin,氨菌灵)与泰门汀(timentin),为克拉维酸分别和阿莫西林与替卡西林配伍的制剂。

2. 舒巴坦(sulbactam,青霉烷砜) 为半合成β-内酰胺酶抑制剂,对金黄色葡萄球菌与革兰阴性杆菌产生的β-内酰胺酶有很强且不可逆抑制作用,抗菌作用略强于克拉维酸,但需要与其他β-内酰胺类抗生素合用,有明显抗菌协同作用。优立新(unasyn)为舒巴坦和氨苄西林(1:2)的混合物,可供肌内或静脉注射。舒巴哌酮(sulperazone)为舒巴坦和头孢哌酮(1:1)的混合物,可供静脉滴注。

(五)单环β-内酰胺类抗生素

氨曲南(aztreonam)是第一个成功用于临床的单环β-内酰胺类抗生素,对需氧革兰阴性菌具有强大杀菌作用,并具有耐酶、低毒、对青霉素无交叉过敏等优点,可用于青霉素过敏患者,并常作为氨基糖苷类的替代品使用。

本章用药护理小结

青霉素 应用时应详细询问病史,包括用药史、药物过敏史、家属过敏史,并进行青霉素皮肤过敏试验。应用青霉素及皮试时应做好急救准备,一旦发生过敏性休克,能及时治疗。肌内注射局部可发生周围神经炎,鞘内注射和全身大剂量应用可引起青霉素脑病。大剂量静脉注射应监测血清离子浓度,以防发生高钠血症、高钾血症。

头孢菌素 常见过敏反应,部分患者与青霉素有交叉过敏反应;静脉给药可发生静脉炎;大量静注时应注意高钠血症的发生。第一代头孢菌素大剂量使用时注意肾脏毒性。

制剂及用法

青霉素钾盐或钠盐 临用前配成溶液,一般 40～80 万单位/次,肌内注射,普通感染 2 次/d,严重感染 4 次/d,必要时每日总量可再增大。严重感染时可用作静脉滴注,但钾盐忌静脉推注,滴注时亦要计算含钾量(每 60 万 U 青霉素钾盐含钾离子 39 mg),并注意滴注速度,以防血钾过

第二军医大学出版社

高。用量较大或患者肾功能不全时,则应改用钠盐滴注。

普鲁卡因青霉素 40万单位/次,1次/d,肌内注射,可产生速效及长效作用。

苄星青霉素 成人每月1~2次,儿童每月1次,60~120万单位/次,肌内注射。

苯唑西林钠 成人0.5~1.0 g/次,4~6次/d;儿童50~100 mg/(kg·d),分4~6次用。宜在饭前1小时或饭后2小时服用,以免食物干扰吸收。肌内注射剂量同口服。静脉滴注,成人4~6 g/d,儿童50~100 mg/(kg·d)。

氯唑西林钠 成人250~500 mg/次,2~4次/d;儿童30~60 mg/(kg·d),分2~4次口服。肌内注射剂量同口服。

双氯西林 成人1~3 g/d,儿童30~50 mg/(kg·d),分4次服用。

氟氯西林 成人0.125~0.25 g/次,4次/d或0.5~1.0 g,3次/d口服。

氨苄西林 成人0.25~1 g/次,4次/d;儿童20~80 mg/(kg·d),分4次服。肌内注射剂量同口服。静脉注射或静脉滴注,成人2~6 g/d,儿童50~150 mg/(kg·d)。

阿莫西林 成人0.3~0.6 g/次,3~4次/d口服;儿童10岁以下,病情轻者0.15 g/次,3次/d,口服。

羧苄西林 肌内注射,成人4 g/d,儿童100 mg/(kg·d),分4次。静脉注射或静脉滴注用于铜绿假单胞菌感染,成人10~20 g/d,儿童100~400 mg/(kg·d)。

哌拉西林 静脉注射,成人8~16 g/d,儿童100~300 mg/(kg·d),皆分4次注射。

美西林 成人1.6~2.4 g/d,儿童30~50 mg/(kg·d),分4次静脉或肌内注射。

头孢噻吩钠 成人0.5 g/次,4次/d,肌内注射;严重感染时2~4 g/d,静脉推注或静脉滴注。

头孢噻啶 成人0.5~1.0 g/次,2~3次/d,肌内注射,每日量不超过4 g。

头孢氨苄 成人1~4 g/d,分3~4次服。

头孢唑林 成人500 mg/次,2~4次/d,肌内注射或静脉注射,病情严重或耐药菌株,剂量可增大为3~5 g/d。儿童剂量为20~100 mg/d。

头孢拉定 成人1~4 g/d,分4次服,对重症者可静脉注射,不超8 g/d,儿童50~100 mg/(kg·d),分4次服。

头孢羟氨苄 成人2 g/d,分2次服;儿童30~60 mg/(kg·d),分2~3次服。

头孢孟多 成人2~4 g/d,儿童50~100 mg/(kg·d),分3~4次肌内注射。静脉注射,成人8~12 g/d,儿童100~200 mg/(kg·d),分2~4次。

头孢呋辛 肌内注射,成人2~2.5 g/d,儿童30~60 mg/(kg·d),分3~4次。静脉注射,成人4.5~6 g/d,儿童50~100 mg/(kg·d),分2~4次。

头孢克洛 成人2~4 g/d,分4次口服。

头孢噻肟 肌内注射,成人2~6 g/d,儿童50~100 mg/(kg·d),分3~4次;静脉注射,成人2~8 g/d,儿童50~150 mg/(kg·d),分2~4次。

头孢曲松 肌内注射,1 g/d,溶于利多卡因注射液3.5 ml中,深部注入。静脉滴注,成人0.5~2 g/d,一次溶于生理盐水或5%葡萄糖液中,30分钟滴完。

头孢他啶 成人1.5~6 g/d,儿童50~100 mg/(kg·d),分3次静脉注射、快速静脉滴注或肌内注射,后者一般溶于1%利多卡因0.5 ml,深部注入。

头孢哌酮 成人2~4 g/d,儿童50~150 mg/(kg·d),分2~3次静脉滴注、推注或肌内注射。

头孢西丁 成人3~8 g/d,分3~4次,儿童45~120 mg/(kg·d),分4~6次静脉滴注,也可肌内注射。

拉氧头孢　成人 1～2 g/d,分 2 次静脉注射、静脉滴注或肌内注射,重症者 4 g/d 或更高剂量;儿童 40～80 mg/(kg·d),严重者可增至 150 mg/(kg·d),分 2～4 次注射。

亚胺培南　成人 1～2 g/d,分 4 次静脉注射,应与去氢肽酶抑制剂合用,如泰宁。

氨曲南　成人 1.5～6 g/d,分 3 次,肌内注射、静脉注射或静脉滴注(药物加入 100 ml 生理盐水中,于 30 分钟内滴完)。

思 考 题

1. 半合成青霉素与青霉素 G 相比,具有哪些特点? 分别叙述各类的代表药和主要用途。

2. 试比较第一、二、三代头孢菌素的抗菌作用及临床应用特点,并各举一例。

3. 案例分析:患者,男性,45 岁,主诉腰臀部多发性疖肿 2 年而来院就医。在患者回答"过去经常用青霉素,没有青霉素过敏史"后,医生邓某即为其开出直接肌内注射 40 万 U 青霉素的处方。护士李某注意到处方上没有皮试字样,便向邓某询问,邓某回答说不用做。李某向邓某提出应先做皮试,邓某不耐烦地说:"让你打你就打,出了事我负责。"李某遂为该患者肌内注射,针刚拔出,患者即发生过敏性休克,经抢救无效死亡。

请问:1) 李某作为具体实施注射青霉素的护士,对该医疗事故她是否应负有直接责任?

2) 你从此例中得到什么启示? 青霉素的过敏性休克的防治措施如何?

(王爱和)

第二军医大学出版社

第三十六章 大环内酯类及其他抗生素

【学习目标】

1. 掌握 大环内酯类的抗菌谱、临床应用和不良反应。
2. 熟悉 林可霉素、万古霉素的临床应用。

【知识点】

呼吸感染一线药、第二代、溶媒与红霉素、"林可不宜红与氯"。

第一节 大环内酯类抗生素

一、概述

大环内酯类抗生素是一类具有 14～16 元大环内酯共同化学结构的抗菌药。目前使用的有红霉素、克拉霉素、罗红霉素(14 元环)、阿奇霉素(15 元环)、麦迪霉素、麦白霉素、乙酰螺旋霉素、交沙霉素(16 元环)等。第一代大环内酯类抗生素有红霉素、麦迪霉素、麦白霉素、乙酰螺旋霉素、交沙霉素等。共同特点为：①抗菌谱窄，比青霉素略广，主要作用于需氧革兰阳性菌和阴性球菌、厌氧菌，以及军团菌、胎儿弯曲菌、衣原体和支原体等；②细菌对本类各药间有不完全交叉耐药性；③在碱性环境中抗菌活性较强，治疗尿路感染时常需碱化尿液；④口服后不耐酸，酯化衍生物可增加口服吸收；⑤血药浓度低，组织中浓度相对较高，痰、皮下组织及胆汁中明显超过血药浓度；⑥不易透过血-脑屏障；⑦主要经胆汁排泄，进行肝肠循环；⑧毒性低微。口服后的主要副作用为胃肠道反应，静脉注射易引起血栓性静脉炎。第二代大环内酯类抗生素如阿奇霉素、克拉霉素、罗红霉素在对胃酸稳定性、增强抗菌活性、延长半衰期、减少不良反应、良好的抗生素后效应(PAE)等方面有了极大的改进，现已作为治疗呼吸道感染的一线药物。

二、常用药物

红 霉 素

红霉素(erythromycin)从链丝菌(S. erythreus)分离而得，其化学结构见图 36-1。

【抗菌作用】 红霉素对革兰阳性细菌有强大抗菌作用，革兰阴性菌如脑膜炎球菌、淋球菌、流感杆菌、百日咳杆菌、布氏杆菌及军团菌(Legionella)等对红霉素也都高度敏感。红霉素对某些螺旋体、肺炎支原体及螺杆菌也有抑制作用。金黄色葡萄球菌对红霉素可产生耐药性，大环内酯类抗生素之间有部分交叉耐药性。

红霉素的抗菌机制是它能与细菌核蛋白体的 50S 亚基结合，抑制转肽作用及(或)信使核糖核酸(mRNA)的移位，而抑制蛋白质合成。

【体内过程】 红霉素不耐酸，口服用糖衣片。依托红霉素是其丙酸酯的十二烷酸盐，能耐

236

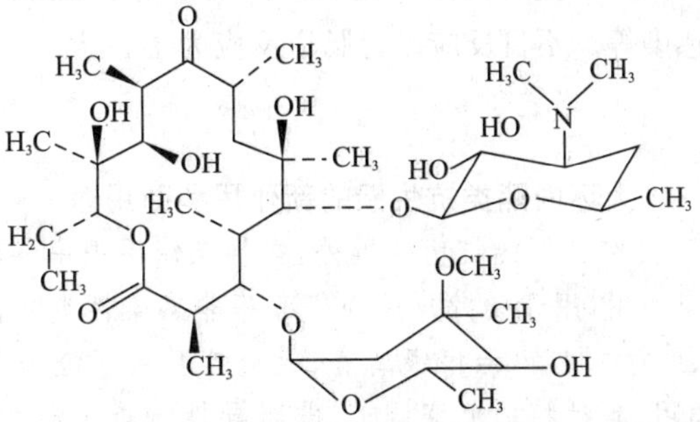

图 36 - 1 红霉素的化学结构

酸、无味,适于儿童患者服用。红霉素口服吸收快,2 小时血药浓度达到高峰,可维持 6～12 小时,半衰期约 2 小时。琥乙红霉素为酯化红霉素在体内释出的红霉素。红霉素吸收后可迅速分布于组织、各种腺体,并易透过胎盘和滑膜囊腔等,是少数能进入前列腺并集中在肝脏和巨噬细胞的药物之一。药物在体内大部分经肝破坏,胆汁中浓度高,约为血浆浓度的 10 倍,仅少量药物(12%)由尿排泄。

【临床应用】 红霉素主要用于治疗耐青霉素的金黄色葡萄球菌感染和青霉素过敏患者。它的效力不及青霉素,且易产生耐药性,但停药数月后,又可恢复其敏感性。红霉素是白喉带菌者、支原体肺炎、沙眼衣原体所致婴儿肺炎及结肠炎、弯曲杆菌所致败血症或肠炎及军团病的首选药。

【不良反应】 口服大剂量可出现胃肠道反应。依托红霉素或琥乙红霉素(后者低些)可引起肝损害,如转氨酶升高、肝肿大及胆汁淤积性黄疸等,一般于停药后数日可恢复。口服红霉素也可出现假膜性肠炎,静脉滴注其乳糖酸盐可引起血栓性静脉炎。红霉素注射剂不能用 0.9% 的氯化钠注射液作为溶媒,以免出现沉淀。

阿 奇 霉 素

阿奇霉素(azithromycin)是唯一的 15 元大环内酯类抗生素。特点:①口服吸收快,组织浓度高,半衰期长(>40 小时),每日仅给药一次;②抗菌谱较广,对革兰阴性细菌作用明显强于红霉素;③与其他大环内酯类不同,阿奇霉素对某些细菌有快速杀菌作用。主要用于敏感菌所致的急性支气管炎和中、轻度肺炎,急性扁桃体炎、咽炎、皮肤及软组织感染等。可有轻、中度胃肠道反应。对大环内酯类过敏者禁用,肝功能不全者慎用。

克 拉 霉 素

克拉霉素(clarithromycin,甲红霉素)是 14 元环半合成大环内酯类抗生素,对酸稳定,抗菌活性高。与红霉素比较具有以下特点:①抗菌活性高,对革兰阳性菌、军团菌、肺炎衣原体的作用是大环内酯类抗生素中最强的,对沙眼衣原体、肺炎支原体和流感杆菌、厌氧菌的作用也强于红霉素。②PAE 明显。③口服吸收较红霉素完全,不受食物影响。④不良反应发生率较低,主要是胃肠道反应,偶可发生皮疹、皮肤瘙痒及头痛等。主要用于呼吸道感染、泌尿生殖系统感染及皮肤软组织感染的治疗。

罗 红 霉 素

罗红霉素(roxithromycin)抗菌谱、抗菌作用与红霉素相近,但对胃酸较稳定,具有良好的药动学特性,血与组织内浓度明显高于其他大环内酯类药物。半衰期长(12～14 小时),从而可降

237

低用量,减少给药次数(每日 1～2 次),减少不良反应。主要用于敏感菌所致的呼吸道、泌尿道、耳鼻咽喉、皮肤及软组织感染等。不良反应以胃肠道反应为主。

> **知识链接**
> ### 大环内酯类抗生素的新作用和新用途
> 大环内酯类抗生素除具有良好的抗菌活性外,在临床使用中一些新的药理作用和用途不断被发现和研究:①抗炎作用,用于治疗皮肤血管瘤等非感染性炎症;②免疫抑制作用,红霉素等可抑制淋巴细胞的活性和增殖,治疗银屑病、大疱性类天疱疮等皮肤病;③抗肿瘤作用,治疗各种肿瘤;④祛痰作用,其独特的免疫调节、非特异性抗炎平喘和减少黏痰分泌量作用,可治疗许多呼吸道疾病;⑤平喘作用,罗红霉素可消除药源性哮喘的临床症状;⑥促胃肠动力作用,改善糖尿病性胃轻瘫;⑦抗纤维化作用,治疗肺组织纤维化。

第二节　林可霉素类抗生素

林可霉素(lincomycin)由链丝菌(S. lincolnensis)产生,克林霉素(clindamycin)是林可霉素 7 位 OH 为 Cl 取代而成,是林可霉素的半合成衍生物。两者具有相同的抗菌谱。由于克林霉素抗菌作用更强(4～8 倍)、口服吸收好且毒性较小,故临床较为常用。

【抗菌作用】　两药对金黄色葡萄球菌(包括耐青霉素者)、溶血性链球菌、草绿色链球菌、肺炎球菌及大多数厌氧菌都有良好抗菌作用,对革兰阴性菌大都无效。两药的抗菌机制相同,能与核蛋白体 50S 亚基结合,抑制肽酰基转移酶,使蛋白质肽链的延伸受阻。林可霉素与红霉素、氯霉素竞争同一结合部位而呈拮抗作用,故不宜合用。

【体内过程】　克林霉素较林可霉素的口服吸收为好,且不受食物影响。两药都能渗入骨及其他组织,前者的血药浓度约为后者的 2 倍,但不透过血-脑屏障,其半衰期为 2～2.5 小时,药物主要在肝代谢灭活,约 90% 经尿排出。

【临床应用】　主要用于急、慢性敏感菌引起的骨及关节感染,是急、慢性骨髓炎的首选药。用于治疗厌氧菌也有较好疗效。两药中林可霉素尤为常用。

【不良反应】　两药口服或注射均可引起胃肠道反应,一般反应轻微,表现为胃纳差、恶心、呕吐、胃部不适和腹泻,严重者可发生假膜性肠炎者,多见于林可霉素,口服万古霉素或甲硝唑可得到控制。

第三节　万古霉素类抗生素

万古霉素类有万古霉素(vancomycin)和去甲万古霉素(demethylvancomycin),属多肽类化合物,化学结构相近,作用相似,后者略强,仅对革兰阳性菌有强大杀菌作用。抗菌机制为阻碍细菌细胞壁合成。细菌对本品不产生耐药性,且与其他抗生素无交叉耐药性。

口服不吸收,粪便中浓度高。药物广泛分布于各组织,主要经肾排泄。静脉滴注正常人血浆半衰期为 5～11 小时,肾功能不全者半衰期可延长 2～9 天。

万古霉素主要用于治疗耐青霉素的金黄色葡萄球菌引起的严重感染,如败血症、肺炎、心内膜炎、结肠炎及其他抗生素,尤其是克林霉素引起的假膜性肠炎。静脉滴注时偶可发生恶心、寒战、药热、皮疹及皮肤瘙痒等。较大剂量,严重者可致耳聋、耳鸣及听力损害。

本章用药护理小结

红霉素　口服大剂量可出现胃肠道反应,甚至出现假膜性肠炎,可引起肝损害,如转氨酶升高、肝肿大及胆汁淤积性黄疸等,应用时注意肝功能,静脉滴注其乳糖酸盐可引起血栓性静脉炎。一般用5%葡萄糖液稀释后静脉滴注,不能用0.9%的氯化钠注射液溶解,以免出现沉淀。

林可霉素、克林霉素　引起胃肠道反应,也有出现严重的假膜性肠炎者。

万古霉素和去甲万古霉素　主要用于治疗耐青霉素的金黄色葡萄球菌引起的严重感染,较大剂量可致耳聋、耳鸣及听力损害。

制 剂 与 用 法

红霉素　口服0.2~0.5 g/次,4次/d。注射用其乳糖酸盐0.3~0.6 g/次,3~4次/d,一般用5%葡萄糖液稀释后静脉滴注。

乙酰螺旋霉素　成人2 g/d,分2~4次口服;儿童50~100 mg/(kg·d),分4次口服。

吉他霉素　口服0.8~1.2 g/d,分4~6次用。静脉注射0.4~0.8 g/d,分2次,注射速度宜慢,加入静脉滴注液中应用更好。

麦迪霉素　口服0.8~1.2 g/d,分3~4次口服。

交沙霉素　片剂,每片0.1 g,成人0.8~1.2 g,分3~4次口服。

阿奇霉素　口服:成人500 mg/d,每日一次连续3 d,或第1日500 mg,2~5 d,250 mg/d,儿童10 mg/kg,1次/d,连用3 d。

罗红霉素　成人口服300~600 mg/d,分两次服。

林可霉素　口服:成人1.5~2.0 g/d,分3~4次服;儿童30~60 mg/(kg·d),分3~4次服。肌内注射或静脉注射,成人300~600 mg/d,3次/d;儿童15~40 mg/(kg·d)。

克林霉素　口服:成人0.6~1.2 g/d,分3~4次服;儿童8~16 mg/(kg·d),分3~4次服。肌内注射或静脉注射,0.6~1.8 g/d,2~4次/d。

万古霉素　口服:2.0 g/d,分4次服。静脉滴注:成人1~2 g/d,儿童20~40 mg/(kg·d),分2~4次用,一般应稀释后缓慢滴注。

去甲万古霉素　为国产品,其效价比万古霉素高10%,成人每次剂量0.8~1.6 g,分2次静脉滴注。

思 考 题

1. 为何红霉素不宜与林可霉素或氯霉素合用,并不宜用0.9%的氯化钠注射液溶解?

2. 案例分析:患儿,男性,3岁。因发热、阵发性咳嗽5天,加重伴有喘息2天,体温38.5℃,胸片:双肺纹理增多,模糊,可见散在斑片状阴影。初步诊断:支原体肺炎。给予红霉素治疗30 mg/(kg·d)静脉滴注,加用特布他林混悬液和布地奈德(丁地去炎松)混悬液喷吸。症状控制后改口服阿奇霉素10 mg/kg,服3 d停4 d,总疗程1个月。请对上述治疗方案进行分析。

(王爱和)

第三十七章 氨基糖苷类抗生素及多黏菌素类

【学习目标】

1. **了解** 其他氨基糖苷类抗生素和多黏菌素的特点及应用。
2. **熟悉** 庆大霉素、阿米卡星、链霉素的特点及应用。
3. **掌握** 氨基糖苷类抗生素的共同特性,包括抗菌谱、抗菌作用机制、临床应用及不良反应。

【知识点】

共性、G^-杆菌、一线药(庆大阿米卡)、"三毒一敏"、链霉素"三 B 二动物"。

第一节 氨基糖苷类抗生素

氨基糖苷类抗生素(aminoglycosides)都由氨基糖分子和非糖部分的苷元结合而成,它包括链霉素、庆大霉素、卡那霉素、西索米星以及人工半合成的妥布霉素、阿米卡星、奈替米星等。

一、氨基糖苷类抗生素的共性

氨基糖苷类抗生素的化学结构基本相似,因此具有共同特点,如水溶性好、性质稳定;此外,在抗菌谱、抗菌机制、血清蛋白结合率、胃肠吸收、经肾排泄,及不良反应等方面也有共性。

【抗菌作用】 氨基糖苷类对各种需氧革兰阴性菌如大肠杆菌、克雷伯菌属、肠杆菌属、变形杆菌属等具有高度抗菌活性,对革兰阴性球菌如淋球菌、脑膜炎球菌的作用较差。铜绿假单胞菌只对庆大霉素、阿米卡星、妥布霉素敏感,其中以妥布霉素为最强。金黄色葡萄球菌包括耐青霉素菌株对之甚为敏感。结核杆菌对链霉素、卡那霉素、阿米卡星均敏感。

氨基糖苷类抗生素是快速杀菌药,属静止期杀菌药。具有如下杀菌特点:①杀菌作用呈浓度依赖性;②具有明显的抗生素后效应;③具有首次接触效应;④在碱性环境中抗菌活性增强。

【体内过程】 氨基糖苷类在胃肠道不吸收或极少吸收($<1\%$)。口服后血药浓度很低,可用于胃肠道消毒,但在肾功能损害时,多次口服或直肠内给药,血药浓度可蓄积至中毒水平。肌内注射后氨基糖苷类吸收迅速且完全。肾脏皮质内药物浓度可超过血药浓度$10\sim50$倍,对肾毒性越大。氨基糖苷类可进入内耳外淋巴液,浓度高低与剂量成正比,半衰期为$10\sim12$小时,内耳淋巴液药物的高浓度与蓄积性是引起耳毒性的主要原因。氨基糖苷类在体内不被代谢,约90%以原形经肾小球滤过排出,尿药浓度极高,为血浆峰浓度的$25\sim100$倍。

【不良反应】

1. **耳毒性** 临床反应可分为两类:一为前庭功能损害,有眩晕、恶心、呕吐、眼球震颤和平衡障碍,其发生率依次为:新霉素(已少用)>卡那霉素>链霉素>西索米星>庆大霉素>妥布霉素＞奈替米星。另一为耳蜗神经损害,表现为听力减退或耳聋,其发生率依次为:新霉素＞卡那霉素＞阿米卡星＞西索米星＞庆大霉素＞妥布霉素＞链霉素。必须指出,耳聋性的许多自觉症状并不明显,但经仪器监测显示有前庭功能或听力损害的"亚临床耳毒性"反应的发生率则可达10％～20％,最先影响为高频听力,随后逐渐波及低频部分。耳毒性发生机制可能是内耳淋巴液中药物浓度过高,损害内耳柯蒂器内、外毛细胞的糖代谢和能量利用,导致内耳毛细胞膜上 Na^+-K^+ 泵发生障碍,终使毛细胞的功能受损。

为防止和减少耳毒性反应,在治疗过程中应注意观察耳鸣、眩晕等早期症状的出现,进行听力监测,并根据患者的肾功能(肌酐清除率等)及血药浓度来调整用药剂量。除非必要,应避免与高效利尿药或其他耳毒性药物合用。

2. 肾毒性　氨基糖苷类主要经肾排泄并在肾(尤其是皮质部)蓄积,主要损害近曲小管上皮细胞,但不影响肾小球。临床实验室检查可见蛋白尿、管形尿、尿中红细胞、肾小球滤过减少,严重者可发生氮质血症及无尿等。年老、剂量过高以及与其他肾毒性药物如呋塞米、多黏菌素、两性霉素 B 等合用时容易发生肾功能损害,在常用剂量时各药对肾的毒性顺序为:新霉素＞卡那霉素＞妥布霉素＞链霉素,奈替米星肾毒性很低。

3. 神经肌肉阻断作用　各种氨基糖苷类抗生素均可引起神经肌肉麻痹作用,虽较少见,但有潜在性危险。神经肌肉阻断作用与剂量及给药途径有关,如静脉滴注速度过快或同时应用肌肉松弛剂与全身麻醉药。重症肌无力者尤易发生,可致呼吸停止。其机制是乙酰胆碱的释放需 Ca^{2+} 的参与,药物能与突触前膜上"钙结合部位"结合,从而阻止乙酰胆碱释放。当出现神经肌肉麻痹时,可用钙剂或新斯的明治疗。

知识链接

氨基糖苷类抗生素发展历史

人类历史上第一个氨基糖苷类抗生素是 1943 年发现的链霉素,是美国抗生素之父瓦克斯曼从链霉菌分泌物中分离获得,并因此荣获 1952 年诺贝尔医学和生理学奖。

1957 年,从卡那霉素链霉菌中提取出卡那霉素,用于治疗革兰阴性菌感染。为解决卡那霉素耐药菌株及毒性问题,通过对卡那霉素进行结构改造,开发了阿米卡星、妥布霉素等新药。

1963 年,从小单孢菌发酵液中分离了庆大霉素,抗革兰阴性菌较好且毒性相对较低,应用广泛。

1970 年代,从链霉菌中又提取出新霉素、核糖霉素等,抗菌活性虽没有此前的药物高,但是耳毒性和肾毒性却大大降低,比较安全。

---

4. 过敏反应　氨基糖苷类可以引起嗜酸粒细胞增多、各种皮疹、发热等过敏症状,也可引起严重过敏性休克,尤其是链霉素引起的过敏性休克发生率仅次于青霉素G,应引起警惕。

【药物相互作用及用药护理注意】

1) 两性霉素 B、杆菌肽、第一代头孢菌素、多黏菌素和万古霉素合用,会增加肾毒性。

2) 依他尼酸、呋塞米等合用可增加耳毒性;与苯海拉明等抗组胺药合用,后者可掩盖其耳毒性。

3) 与肌肉松弛药及全身麻醉药合用,可加重骨骼肌麻痹,甚至导致呼吸停止。

二、各种氨基糖苷类抗生素的药理特点及应用

链　霉　素

链霉素(streptomycin)是由链霉菌培养液提取而得,是第一个用于临床的氨基糖苷类抗生素

(1943年)。常用其硫酸盐,性质稳定,水溶液在室温可保持1周。口服不吸收,肌内注射吸收快,30～60分钟达峰浓度,半衰期为2～3小时,一次注射有效浓度可达6～8小时,年龄超过40岁半衰期可延长至9小时。主要分布于细胞外液,大部分经肾排泄,肾功能不全时,排泄减慢。

链霉素对多数革兰阴性菌有强大抗菌作用,但因毒性与耐药性问题,限制了它的临床应用。目前临床主要用于("三B二动物"):①鼠疫与兔热病,对此链霉素(与四环素合用)是首选药。②布氏杆菌病(brucellosis),链霉素与四环素合用也有满意的效果。③细菌性心内膜炎(SBE),对草绿色链球菌引起者,以青霉素合并链霉素为首选;对肠球菌引起者,也需青霉素、链霉素合用治疗,但部分菌株对链霉素耐药,可改用庆大霉素或妥布霉素等。④结核病(TB),链霉素为最早的抗结核病药,现仍有应用,但必须与其他抗结核药联合应用,以延缓耐药性的发生。

链霉素治疗时常可出现头痛、头晕、呕吐、耳鸣、平衡失调和眼球震颤,多是可逆的,严重者可致永久性耳聋。对肾脏的毒性为氨基糖苷类中最轻者,但肾功能不全者仍应慎用。

庆大霉素

庆大霉素(gentamicin)是目前临床最为常用的广谱氨基糖苷类。庆大霉素水溶液稳定,水针剂常作肌内或静脉滴注给药。体内过程与链霉素相仿。但其有效与安全的血药浓度较低(4～8 mg/L)。药物主要经肾排泄,部分经胆汁入肠,胆汁药物浓度可达血药浓度的60%～80%,半衰期约为3小时。

庆大霉素广泛用于治疗敏感菌的感染:①严重革兰阴性杆菌的感染如败血症、骨髓炎、肺炎、腹膜感染、脑膜炎等,庆大霉素是首选药;②铜绿假单胞菌感染,庆大霉素常与羧苄西林合用,可获协同作用,但两药不可同时混合滴注,因后者可使本药的活力降低;③病因未明的革兰阴性杆菌混合感染,庆大霉素与广谱半合成青霉素类(羧苄西林或哌拉西林等)或头孢菌素联合应用可以提高疗效;④与青霉素联合治疗肠球菌心内膜炎,与羧苄西林、氯霉素联合治疗革兰阴性杆菌心内膜炎;⑤庆大霉素口服可用于肠道感染或肠道术前准备;⑥庆大霉素局部用于皮肤、黏膜表面感染,眼、耳、鼻部感染,但因可致光敏感反应,大面积应用易致吸收毒性,故少作局部应用。

不良反应有前庭神经功能损害,但较链霉素少见,对肾脏毒性则较多见。

妥布霉素

妥布霉素(tobramycin)是由链丝菌培养液中提得的,也可由卡那霉素B脱氧而成,其水溶液非常稳定。

抗菌作用与庆大霉素相似,对绝大多数肠杆菌科细菌、铜绿假单胞菌及葡萄球菌具良好的抗菌作用。最突出的是对铜绿假单胞菌作用较庆大霉素强2～4倍,并且对庆大霉素耐药者仍有效,对肠球菌及除铜绿假单胞菌外的假单胞菌属及厌氧菌无效,对肺炎杆菌、肠杆菌属与变形杆菌属的作用较庆大霉素略强,但对沙雷菌和沙门菌的作用略差。

妥布霉素与庆大霉素相同,主要用于各种严重的革兰阴性杆菌感染,但一般不作为首选药。对铜绿假单胞菌感染或需较长时间用药者,如感染性心内膜炎,以选用妥布霉素为宜。

妥布霉素的耳毒性较庆大霉素略低,但仍应警惕。一般每日剂量不宜超过5 mg/kg,血药浓度不宜超过12 mg/L。在肾功能减退时还应根据血清肌酐清除率,调整剂量与给药间隔。

阿米卡星

阿米卡星(amikacin,丁胺卡那霉素)是卡那霉素的半合成衍生物,是氨基糖苷类抗生素第三代产品,具有广谱、耐酶、溶液中性质稳定、杀菌力强、耐药性低等特点。最突出的是对绝大多数钝化酶稳定。它对多数肠道革兰阴性杆菌和铜绿假单胞菌所产生的乙酰转移酶、磷酸转移酶和核苷转移酶等稳定,目前已被分离出的12种钝化酶中的11种均稳定。其抗菌谱为本类药物中最宽的。主要用于治疗对其他氨基糖苷类耐药菌株(包括铜绿假单胞菌)所致的感染,如对庆大霉素、卡那霉素耐药株引起的尿路、肺部感染,以及铜绿假单胞菌、变形杆菌所致的败血症。与羧苄西林或头孢噻吩合用,连续静脉滴注治疗中性粒细胞减少或其他免疫缺陷者感染,可获得满意效果。

奈 替 米 星

奈替米星(netilmicin)是新的氨基糖苷类抗生素。其药动学特性与庆大霉素、妥布霉素相似,它也像阿米卡星不被大多数钝化酶灭活。对一些革兰阴性杆菌,如大肠杆菌、克雷伯杆菌、沙雷杆菌、各型变形杆菌和铜绿假单胞菌都具有较强抗菌活性,对流感嗜血杆菌、沙门菌、志贺菌和奈瑟菌也有效。对某些耐其他氨基糖苷类的革兰阴性杆菌及耐青霉素类的金黄色葡萄球菌也有效。适用于尿路、肠道、呼吸道、皮肤软组织、骨和关节、腹腔及创口部分的感染。奈替米星的耳、肾毒性是氨基糖苷类抗生素中最低者,但仍宜注意。

第二节　多黏菌素类抗生素

多黏菌素类(polymyxins)是从多黏杆菌培养液中获得的一组抗生素,临床使用的为多黏菌素 B(polymyxin, B)和多黏菌素 E(polymyxin, E)。

多黏菌素类属窄谱抗生素,只对革兰阴性杆菌尤其是铜绿假单胞菌有强大的抗菌作用。此类抗生素具有表面活性物质,能选择性地与细菌胞质膜中的磷脂结合,使胞质膜通透性增加,导致菌体内的蛋白质、核苷酸、氨基酸、糖和盐类等外漏,从而使细菌死亡。对繁殖期和静止期的细菌均有杀菌作用。

临床上主要用于治疗各种革兰阴性杆菌特别是铜绿假单胞菌感染,但毒性较大,仅用于其他抗生素无效的患者。其水溶液可供创面局部使用。

毒性较大,主要表现为肾及神经系统反应。其中以多黏菌素 B 多见,后者已少用。

本章用药护理小结

1) 氨基糖苷类抗生素主要不良反应是耳毒性和肾毒性,为防止和减少耳毒性反应,在治疗过程中应注意观察耳鸣、眩晕等早期症状的出现,进行听力监测,并根据患者的肾功能(肌酐清除率等)及血药浓度来调整用药剂量。应避免与高效利尿药或其他耳毒性药物合用。

2) 氨基糖苷类抗生素不应与其他药物在同一个注射器混合,以免药效降低。应选择生理盐水作为溶媒,切勿用葡萄糖溶液,防止发生混浊、沉淀。

制 剂 及 用 法

硫酸链霉素　成人 0.75～1.0 g/d,儿童 15～30 mg/(kg·d),分 1～2 次肌内注射。成人 1～3 g/d,儿童 1 mg/(kg·d),分 4 次服。

硫酸庆大霉素　成人 16～24 万单位/d,儿童 3 000～5 000 U/(kg·d),分 3～4 次肌内注射。静脉滴注剂量同上,忌与青霉素等混合滴注。鞘内注射,成人每次 5 000～10 000 U。口服,成人 24 万～64 万 U/d,儿童 1 万～1.5 万 U/(kg·d),分四次服。

硫酸妥布霉素　成人或儿童每次 1.5 mg/(kg·d),每 8 小时一次,肌内或静脉注射,总量不超过 5 mg/(kg·d),疗程一般不超过 10～14 d。

硫酸阿米卡星　成人 1.0～1.5 g/d,分 2～3 次肌内注射。

硫酸西索米星　全身性感染使用剂量 3 mg/(kg·d),分 3 次肌内注射,尿道感染可按 2 mg/

(kg·d),分 2 次肌内注射。

硫酸奈替米星　成人用 4～6 mg/(kg·d),严重感染 7.5 mg/(kg·d),分 2～3 次肌内注射;儿童按 6～7.5 mg/(kg·d),分 3 次给予。

硫酸新霉素　成人 1～4 g/d,儿童 25～50 mg/(kg·d),分 4 次口服。

大观霉素　2 g 溶于 3.2 ml 特殊稀释液(0.9%苯甲醇溶液)深部肌内注射,每日 1～2 次。

硫酸多黏菌素 B　成人 50 万～100 万 U/d,儿童 1.0 万～2.0 万 U/d,分 2～3 次肌内注射或静脉滴注,疗程一般不超过 7～14 d,鞘内注射,成人 1 万单位/次,儿童 5 000 单位/次。

硫酸多黏菌素 E　肌内注射,成人 100 万～150 万 U/d,儿童 1.5 万～2.5 万 U/(kg·d),分 2～3 次。静脉滴注,成人 50 万～100 万 U/d,分 2 次;儿童 1.5 万～2.5 万 U/(kg·d),分 1～2 次。疗程一般不超 7 d。口服,100～200 万 U/d,分 3～4 次服。

思　考　题

1. 氨基糖苷类抗生素有哪些共同特点?

2. 庆大霉素和羧苄西林合用产生协同作用的意义和药理学基础是什么?

3. 案例分析:患者,男性,12 岁,1 个月前患呼吸道疾病。经庆大霉素注射治疗 1 周后,呼吸道疾病痊愈,但自觉听力明显减退,虽经服药治疗,听力却继续变弱,同时感头痛、耳胀不适。听力检查:双耳试验均为 0.5/100 cm,口语听力 4 m,平均听阈左 25 dB、右 30 dB。初步诊断:药源性听力减退。

请问:1) 氨基糖苷类有哪些主要不良反应? 其耳毒性怎样防治?

2) 治疗肠道炎症时,口服庆大霉素有无可能产生耳毒性导致听力下降?

(王爱和)

第三十八章　四环素类及氯霉素

【学习目标】

1. **熟悉**　氯霉素的抗菌谱、临床应用及不良反应。
2. **掌握**　四环素类的共性和分类特点,包括体内过程、抗菌谱、临床应用及不良反应,熟悉四环素、多西环素、米诺环素的特点。

【知识点】

四环素吸收　"四体"首选　二重感染　"广谱窄用"。

四环素类和氯霉素的抗菌谱极广,包括革兰阳性和阴性菌、立克次体、衣原体、支原体和螺旋体,故常称为广谱抗生素。

第一节　四 环 素 类

四环素类抗生素具有共同的基本母核(氢化骈四苯),仅取代基有所不同(图 38-1),属广谱抗生素。它们是两性物质,可与碱或酸结合成盐,在碱性水溶液中易降解,在酸性水溶液中则较稳定,故临床一般用其盐酸盐。

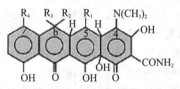

图 38-1　四环素类抗生素的基本化学结构

四环素类可分为天然品与半合成品两类。天然品有金霉素、土霉素、四环素和去甲金霉素等。金霉素已被淘汰,去甲金霉素我国不生产。四环素和土霉素较常用。半合成品有多西环素和米诺环素,前者在我国较为常用。抗菌活性的强弱依次为:米诺环素>多西环素>四环素>土霉素。

四环素与土霉素

四环素(tetracycline)和土霉素(terramycin;氧四环素,oxytetracycline)由于抗菌谱广,口服有效,应用方便,故曾长期广用于临床。近年来由于耐药菌株日益增多,疗效不够理想,且副作用较多,其临床应用已明显减少。

【**抗菌作用**】　四环素类属快速抑菌剂,在高浓度时也有杀菌作用。抗菌谱广,对革兰阳性的肺炎球菌、溶血性链球菌、草绿色链球菌及部分葡萄球菌、破伤风杆菌和炭疽杆菌等,对革兰阴性细菌中的脑膜炎球菌、痢疾杆菌、大肠杆菌、流感杆菌、巴氏杆菌属、布氏杆菌等及某些厌氧菌(如拟杆菌、梭形杆菌、放线菌)都有效。此外,对支原体、衣原体、立克次体、螺旋体、放线菌和阿米巴原虫都有较强的作用。对铜绿假单胞菌、病毒与真菌无效。

第二军医大学出版社

四环素类药物之间有交叉耐药性。大肠杆菌和其他肠杆菌科细菌的耐药性主要通过耐药质粒介导,并可传递、诱导其他敏感细菌转成耐药,带耐药质粒细菌的细胞膜对四环素类药物的摄入减少或泵出增加。

【体内过程】 口服易吸收,但不完全,四环素吸收较土霉素好,2~4 小时血药浓度可达高峰,半衰期约为 8.5 小时,土霉素血药浓度较低,半衰期为 9.6 小时。须注意两点:①络合性。由于四环素类能与多价阳离子如 Mg^{2+}、Ca^{2+}、Al^{3+} 及 Fe^{2+} 等起络合作用,因而含这些离子的药物和食物均可妨碍其吸收。饭后服盐酸四环素较空腹服用时血药浓度低 50% 左右;铁剂可使四环素的吸收率下降 40%~90%,如需要两药合用,服药时间应相隔 3 小时。胃液中酸度高时,药物溶解完全,吸收较好。②有限性。口服四环素与土霉素吸收量有一定限度。服药量超过 0.5 g 以上,血药浓度并不随剂量增加而提高,只增加粪便中的排泄量。

吸收后广泛分布于各组织中,并能沉积于骨及牙组织内,容易渗入胸腔、腹腔、胎儿循环及乳汁中,但不易透过血-脑屏障,脑脊液中的药物浓度一般仅为血药浓度的 1/10。四环素、土霉素主要以原形经肾小球滤过排出,故尿药浓度较高,有利于治疗尿路感染。土霉素口服排泄快,且较完全,排泄量可达 60%~70%。四环素排泄量较少,为 20%~30%。本类药物经肝浓缩排入胆汁,形成肝肠循环。胆汁中药物浓度为血药浓度的 10~20 倍。

【临床应用】 四环素类临床应用范围比较广泛。对立克次体感染(斑疹伤寒、恙虫病和 Q 热)、支原体感染(支原体肺炎和泌尿生殖系统感染)、某些螺旋体(回归热等)和衣原体感染有良效,为首选药物。对革兰阳性菌和阴性菌感染,百日咳、痢疾、肺炎杆菌所致的尿道、呼吸道与胆道感染,可用新四环素类作次选药。

【不良反应】

1. **胃肠道反应** 本药口服后直接刺激胃肠道而引起恶心、呕吐、上腹不适、腹胀、腹泻等症状,尤以土霉素多见,与食物同服可以减轻。

2. **二重感染** 多见于两种情况:①老幼和体质衰弱、抵抗力低的患者。②合并应用肾上腺皮质激素、抗代谢或抗肿瘤药物也更容易诱发二重感染。常见的二重感染有:①真菌病,致病菌以白色念珠菌最多见。表现为口腔鹅口疮、肠炎,可用抗真菌药治疗。②葡萄球菌引起的假膜性肠炎,此时葡萄球菌产生强烈的外毒素,引起肠壁坏死,体液渗出、剧烈腹泻,导致失水或休克等症状,有死亡危险。此种情况必须停药并口服万古霉素。

3. **影响骨、牙生长** 四环素类能与新形成的骨、牙中所沉积的钙相结合。极易引起乳牙的色素沉着和牙釉质发育不全,易于造成龋齿,牙染色由黄转为棕黄。剂量越大,黄染越深,牙釉质发育不全也更加显著。因此,年龄小于 7~8 岁儿童、怀孕 5 个月以上和哺乳期妇女等慎用或禁用。

4. **其他** 长期大量口服或静脉给予(每日超过 1~2 g)可造成严重肝脏损害。也能加剧原有的肾功能不全,影响氨基酸代谢而增加氮质血症。此外,四环素类抗生素还可引起药热和皮疹等过敏反应。

知识链接

二 重 感 染

正常人的口腔、鼻咽、肠道等都有微生物寄生,菌群间维持平衡的共生状态。二重感染是指长期使用广谱抗生素后,使敏感菌受到抑制,而不敏感菌(如真菌等)乘机在体内繁殖生长,产生新的感染的现象,又称菌群交替症。引起新感染的细菌可以是在正常情况下对身体无害的寄生菌,由于菌群改变,其他能抑制该菌生长的无害菌为药物所抑杀后转变为致病性菌,或者也可以是原发感染菌的耐药菌株。二重感染多见于老、幼、体弱、抵抗力低的患者。

多 西 环 素

多西环素（doxycycline，强力霉素）是土霉素的脱氧物。易溶，遇光不稳定。

【抗菌作用】　抗菌谱和四环素相似。但抗菌作用强 2～10 倍，且对土霉素、四环素的耐药金黄色葡萄球菌有效。

【体内过程】　脂溶性较大，因此口服吸收快而完全，分布于全身，脑脊液中浓度也较高。多西环素的吸收不受食物的影响。药物大部分经胆汁排入肠道又可再吸收，经肾小管时也可再吸收，因此半衰期长达 20 小时，可维持有效血药浓度 24 小时以上。一般细菌性感染每日服药一次即可。药物小部分从肾排泄，大部分以结合或络合的无活性代谢产物由粪便排泄，故对肠道菌群无影响，肾功能不全时仍可使用。

【临床应用】　同四环素，用于呼吸道感染如老年慢性气管炎、肺炎、麻疹肺炎，也用于泌尿道感染及胆道感染等；对肾功能不良患者的肾外感染也可使用；对产肠毒素大肠杆菌所致的腹泻也有效，但宜慎用。

【不良反应】　常见胃肠道刺激性反应，如恶心、呕吐、腹泻、舌炎、口腔炎及肛门炎等，宜饭后服药。皮疹及二重感染少见。在静脉注射过程中可出现舌头麻木及口内特殊气味，个别可有呕吐。

【药物相互作用】　多西环素与肝药酶诱导剂苯巴比妥、苯妥英钠等同服，可使其半衰期缩短为 7 小时左右，并使血药浓度降低而影响疗效。

第二节　氯　霉　素

氯霉素（chloramphenicol，chloromycetin）是由委内瑞拉链丝菌产生的抗生素。分子中含有氯。

【抗菌作用】　氯霉素对革兰阳性、阴性细菌均有抑制作用，且对后者的作用较强。其中对伤寒杆菌、流感杆菌、副流感杆菌和百日咳杆菌的作用比其他抗生素强，对立克次体感染如斑疹伤寒也有效，但对革兰阳性球菌的作用不及青霉素和四环素。抗菌作用机制是与核蛋白体 50S 亚基结合，抑制肽酰基转移酶，从而抑制蛋白质合成。

各种细菌都能对氯霉素发生耐药性，其中以大肠杆菌、痢疾杆菌、变形杆菌等较为多见，伤寒杆菌及葡萄球菌较少见。

【体内过程】　氯霉素自肠道上部吸收，一次口服 1.0 g 后 2 小时左右血中药物浓度可达到峰值（10～13 mg/L）。血浆半衰期平均为 2.5 小时，6～8 小时后仍然维持有效血药浓度。氯霉素广泛分布于各组织和体液中，脑脊液中的浓度较其他抗生素为高。氯霉素的溶解和吸收均与制剂的颗粒大小及晶型有关。肌内注射吸收较慢，血药浓度较低，仅为口服同剂量的 50%～70%，但维持时间较长。注射用氯霉素为琥珀酸钠盐，水中溶解度大，在组织内水解产生氯霉素。

氯霉素在体内代谢大部分是与葡萄糖醛酸相结合，其原形药及代谢物迅速经尿排出，口服量的 5%～15% 有效原形药经肾小球滤过而排入尿中，并能达到有效抗菌浓度，可用于治疗泌尿系统感染。肾功能不良者使用时应减量。

【临床应用】　氯霉素曾广泛用于治疗各种敏感菌感染，后因对造血系统有严重不良反应，故对其临床应用现已做出严格控制，俗称"广谱窄用"。可用于有特效作用的伤寒、副伤寒。首选药目前是快效、低毒、方便的喹诺酮类和第三代头孢菌素类药物,对立克次体病等感染疗效似四环素。氯霉素在脑脊液中浓度较高,也常用于治疗其他药物疗效较差的脑膜炎患者。必要时可用静脉滴注给药。

【不良反应】

1) 抑制骨髓造血功能:系氯霉素最严重的不良反应。可分两类:一为可逆的各类血细胞减少,其中粒细胞首先下降,这一反应与剂量和疗程有关。一旦发现,应及时停药,可以恢复;二是不可逆的再生障碍性贫血,虽然少见,但死亡率高。此反应属于变态反应,与剂量疗程无直接关系。可能与氯霉素抑制骨髓造血细胞内线粒体中的与细菌相同的 70S 核蛋白体有关。为了防止造血系统的毒性反应,应避免滥用,应用时应勤查血象。

2) 灰婴综合征。新生儿与早产儿剂量过大可发生循环衰竭,这是由于他们的肝发育不全,排泄能力差,使氯霉素的代谢、解毒过程受限制,导致药物在体内蓄积。因此,早产儿及出生 2 周以下新生儿应避免使用。

3) 氯霉素也可产生胃肠道反应和二重感染。少数患者可出现皮疹及血管神经性水肿等过敏反应,但都比较轻微。

【用药护理注意】

1) 开始治疗前应检查血象(白细胞、分类及网织细胞计数),随后每 48 小时再查一次,治疗结束还要定期检查血象,一旦出现异常,应立即停药。

2) 氯霉素治疗时,对用口服降血糖药的糖尿病患者或服抗凝血药者,尤其是老年人,应分别检测血糖及凝血酶原时间,以防药效及毒性增强。

3) 对肝、肾功能不良,G-6-PDH 缺陷者、婴儿、孕妇、哺乳期妇女应慎用。

4) 用药时间不宜过长,一般不超过 2 个月,能达到防止感染复发即可,避免重复疗程。

本章用药护理小结

四环素与土霉素　与食物同服减轻对胃肠道的刺激。对骨、牙生长有影响,幼年动物引起四环素牙,甚至引起畸形或生长抑制。长期大量应用可造成严重肝、肾损害,也容易诱发二重感染

氯霉素　为了防止造血系统的毒性反应,应避免滥用,应用时应勤查血象。用药时间不宜过长,一般不超过 2 个月,防止二重感染。早产儿及出生 2 周以下新生儿应避免使用,防止发生灰婴综合征。

制剂与用法

盐酸四环素　口服:0.25～0.5 g/次,3～4 次/d。

盐酸土霉素　口服一次 0.5 g,3～4 次/d。8 岁以下小儿 30～40 mg/(kg·d),分 3～4 次服用。

多西环素　成人首剂 0.2 g,以后 0.1～0.2 g/次,1 次/d。儿童首剂 4 mg/kg,以后 2～4 mg/(kg·d),1 次/d。

米诺环素　首剂 0.2 g,以后 0.1 g,每 12 小时 1 次。

氯霉素　口服 1.5 g/次,4 次/d。氯霉素肌内注射、静脉注射或静脉滴注 0.5 或 1 g,每 12 小时 1 次。

琥珀氯霉素　注射剂:0.69 g(相当于氯霉素 0.5 g),成人 1～2 g/d,分 2～4 次肌内注射或静脉滴注;儿童 25～50 mg/(kg·d),分两次静脉滴注。

思　考　题

1. 影响四环素吸收的因素有哪些？不良反应及其预防措施如何？

2. 案例分析：患者，女性，23 岁。持续高热 10 天伴食欲减退、全身乏力。体温 39.7℃，脉搏 100 次/分，肝肋下 2 cm，脾肋下 1 cm，白细胞 4.2×10^9/L，肥达反应呈阳性，血培养呈阳性。诊断：伤寒。

请问：1) 可以选择什么药物进行伤寒的治疗？如果疗效不好怎么办？

2) 在使用药物治疗的过程中可能会出现哪些不良反应？如何处理？

（王爱和）

第二军医大学出版社

第三十九章 人工合成抗菌药

【学习目标】

1. 掌握 喹诺酮类药物临床应用、主要不良反应、用药护理注意及各喹诺酮类药的特点。
2. 熟悉 磺胺类药物的抗菌谱、临床应用、主要不良反应及甲氧苄啶的增效机制。
3. 熟悉 硝基呋喃类和硝基咪唑类的特点。

【知识点】

DNA 螺旋酶、第三代喹诺酮类、骨关节发育、结晶尿、双重阻断。

第一节 喹诺酮类药物

喹诺酮类（quinolones）是人工合成的含 4-喹诺酮基本结构，对细菌 DNA 螺旋酶（DNA gyrase）具有选择性抑制作用的静止期杀菌剂。目前发展迅速，临床广为使用。

一、喹诺酮类药物概述

（一）简史

喹诺酮类按问世先后可分为 4 代：第一代是 1962 年合成的萘啶酸（nalidixic acid），因抗菌谱窄、吸收差、毒性大，已被淘汰；第二代是 1973 年合成的吡哌酸（pipemidic acid）等，抗菌活性强于萘啶酸，主要用于革兰阴性菌引起的尿路感染与肠道感染；随着 1979 年诺氟沙星（norfloxacin）的问世，产生了第三代喹诺酮类，即氟喹诺酮类（fluoroquinolones），以后又出现培氟沙星、环丙沙星、氧氟沙星、左氧氟沙星、洛美沙星、氟罗沙星、司帕沙星等；有文献将 20 世纪 90 年代后期至今生产的氟喹诺酮类称为第四代，如莫西沙星、吉米沙星（gemifloxacin）、加替沙星（gatifloxacin）、加雷沙星（garenoxacin）等。第三代和第四代是当前临床上治疗细菌感染性疾患非常重要的药物。

（二）构效关系

本类药物的构效关系研究表明，4-喹诺酮母核的 6 位引入氟原子，同时 7 位引进哌嗪环，则与 DNA 螺旋酶亲和力和抗菌活性显著增加，抗菌谱明显扩大；哌嗪环被甲基哌嗪环取代（如培氟沙星），则脂溶性增加，肠道吸收增强，细胞的穿透性提高，半衰期延长；8 位引进第二个氟原子，可进一步提高肠道吸收，延长半衰期（如洛美沙星等）；N_1 引入环丙基团（如环丙沙星、司帕沙星、莫西沙星、加替沙星、加雷沙星）或噁嗪基团（氧氟沙星）可扩大抗菌谱，增强对衣原体、支原体及分枝杆菌（结核杆菌与麻风杆菌等）的抗菌活性，噁嗪环还可提高水溶性，使药物在体内不被代谢，以原形经尿排泄。

Second Military Medical University Press

二、氟喹诺酮类药理学的共同特性

1）抗菌谱广，尤其对革兰阴性杆菌包括铜绿假单胞菌在内有强大的杀菌作用，对金黄色葡萄球菌及产酶金黄色葡萄球菌也有良好抗菌作用；氧氟沙星和环丙沙星对结核杆菌、支原体、衣原体及厌氧菌也有作用。

2）抗菌机制是通过抑制 DNA 螺旋酶作用，阻碍 DNA 合成而导致细菌死亡。

DNA 螺旋酶是细菌生长和发育所必需的酶。据研究，大肠杆菌的 DNA 螺旋酶包括两个 A 亚单位和两个 B 亚单位，细菌的 DNA 为环状（A），螺旋酶与其结合后产生正超螺旋的 DNA（B），酶的 A 亚单位使 DNA 链的后链断裂形成缺口（C），随后在 B 亚单位的介导下使 ATP 水解，前链移至缺口之后，再在 A 亚单位的参与下使 DNA 断链再连接，并形成负超螺旋（D）（图 39－1）。喹诺酮类通过抑制 DNA 螺旋酶的作用，DNA 负超螺旋形成受到阻断，染色体复制和基因转录中止，造成细菌死亡。

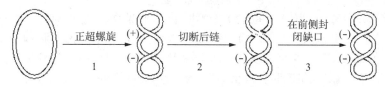

图 39－1　DNA 螺旋酶对 DNA 负超螺旋形成模式图

3）细菌对本类药与其他抗菌药物间无交叉耐药性。

4）口服吸收良好，部分品种可静脉给药；体内分布广，组织体液浓度高，可达有效抑菌或杀菌水平；血浆半衰期相对较长，大多为 3～7 小时及以上。血浆蛋白结合率低（14％～30％），多数经尿排泄，尿中浓度高。

5）适用于敏感病原菌所致的呼吸道感染、肠道感染、泌尿生殖系统感染、前列腺炎、淋病及革兰阴性杆菌所致各种感染，骨、关节、皮肤软组织感染。对沙门菌引起的伤寒或副伤寒可作为首选。

6）不良反应少（5％～10％），大多轻微，常见的有恶心、呕吐、食欲减退、皮疹、头痛、眩晕，偶有抽搐精神症状，停药可消退。

三、各种喹诺酮类药的特点

诺 氟 沙 星

诺氟沙星（norfloxacin）又名氟哌酸，是第一个氟喹诺酮类药，抗菌谱广，抗菌作用强，对革兰阳性和阴性菌包括铜绿假单胞菌均有良好抗菌活性，明显优于吡哌酸。口服吸收为 35％～45％；易受食物影响，空腹比饭后服药的血浓度高 2～3 倍。血浆蛋白结合率为 14％，体内分布广，组织浓度高，药物消除半衰期为 3～4 小时。主要用于尿路及肠道感染。

环 丙 沙 星

环丙沙星（ciprofloxacin）又名环丙氟哌酸，抗菌谱广，体外抗菌活性为目前在临床应用喹诺酮类中最强，对耐药铜绿假单胞菌、MRSA、产青霉素酶淋球菌、产酶流感杆菌等均有良效，对肺炎军团菌及弯曲菌亦有效，一些对氨基糖苷类、第三代头孢菌素等耐药的革兰阴性和阳性菌对本品仍然敏感。口服后本品生物利用度为 38％～60％，血药浓度较低，静脉滴注可弥补此缺点。半衰期为 3.3～5.8 小时，药物吸收后体内分布广泛。

氧 氟 沙 星

氧氟沙星（ofloxacin，氟嗪酸）的抗菌活性高于诺氟沙星、培氟沙星和依诺沙星，较环丙沙星略低。对革兰阳性菌、阴性菌包括铜绿假单胞菌作用较强；对肺炎支原体、奈瑟菌属和结核杆菌也有一定作用。口服吸收快而完全,血药浓度高而持久,半衰期为 5～7 小时,药物体内分布广,尤以痰中浓度较高,70％～90％药物经肾排泄,胆汁中药物浓度约为血药浓度的 7 倍。国内采用先静脉滴注,继以口服该药治疗重症感染,包括败血症、下呼吸道感染、上尿路感染等。近期氧氟沙星口服制剂还用作治疗结核病的二线药,但其最佳治疗剂量和疗程尚处于累积资料阶段。氧氟沙星的不良反应轻微而少见,主要表现为恶心、呕吐、腹部不适、腹痛、腹泻等消化道反应,其次是头疼、头晕、失眠等神经系统症状。

左氧氟沙星

左氧氟沙星(levofloxacin,可乐必妥)是氧氟沙星的左旋体,抗菌活性比氧氟沙星强 2 倍,临床用量为氧氟沙星的 1/2,其水溶性是氧氟沙星的 8 倍,更易制成注射剂。对葡萄球菌、链球菌和厌氧菌的抗菌活性是环丙沙星的 2～4 倍,除对临床常见的革兰阳性和革兰阴性致病菌抗菌活性极强外,对支原体、衣原体及军团菌也有较强的杀灭作用。

洛美沙星

洛美沙星(lomefloxacin,罗氟沙星)含 2 个氟原子,口服吸收好,生物利用度达 99％。口服同剂量(400 mg)的本品,其血药浓度比环丙沙星高 2～3 倍,半衰期为 9 小时,体内分布广。抗菌谱广,体内抗菌活性比诺氟沙星与氧氟沙星强,但不及氟罗沙星。主要用于治疗敏感菌引起的呼吸道、泌尿道、消化道、皮肤、软组织和骨组织感染。在所有氟喹诺酮类药物中,洛美沙星最易发生光敏反应,其发生率随用药时间延长而增高。

司帕沙星

司帕沙星(sparfloxacin,司氟沙星)是含 2 个氟原子、N_1 引入环丙基团的长效品种,半衰期为 17 小时,可每日给药 1 次。具有强大的穿透力,可迅速进入多种组织和体液,脑脊液中也可达到血药浓度的 24％,以原形经胆汁排泄。对葡萄球菌和链球菌等革兰阳性球菌、厌氧菌、结核杆菌、衣原体和支原体的作用明显优于环丙沙星,对革兰阴性菌和军团菌的作用与环丙沙星相似,对这些菌的抗菌活性高于诺氟沙星和氧氟沙星。

氟罗沙星

氟罗沙星(fleroxacin,多氟沙星)含 3 个氟原子,口服吸收完全,绝对生物利用度接近 100％。半衰期长达 10 小时以上,可每日给药 1 次,体内抗菌活性强于现有各喹诺酮类药,具有广谱、高效和长效的特点。主要治疗敏感菌所致的呼吸系统、泌尿生殖系统、胃肠道及皮肤软组织感染。不良反应主要是胃肠道反应和神经系统反应。

莫西沙星

莫西沙星(moxifloxacin)于 1999 年批准用于临床,为第四代喹诺酮类的代表药。N_1 引入环丙基。口服吸收率为 90％,体内分布较环丙沙星广,半衰期为 12～15 小时。对多数阳性和阴性菌、厌氧菌、结核杆菌、衣原体和支原体具有很强抗菌活性,作用明显强于环丙沙星、氧氟沙星、左氧氟沙星和司帕沙星。用于上述细菌所致的呼吸道、泌尿道及皮肤软组织感染。不良反应少。

四、用药护理注意

(1) 软骨毒性　对幼年动物可引起软骨组织损害,故不宜用于妊娠期妇女和 16 岁以下的儿童,特别是骨骼处于生长期的婴幼儿。药物可分泌于乳汁,哺乳期妇女应用时应停止哺乳。

(2) 皮肤及光毒性　我国皮疹报道较多,均属可逆性。光毒性国外报道多,发生率可达 28％,与药物剂量有关,可通过穿衣防晒预防。司帕沙、洛美沙星、氟罗沙星的光毒性最常见。

(3) 中枢神经系统反应　因能较好透过血-脑屏障,发生率为 1％～5％,轻者失眠、头晕、头痛,重者可诱发惊厥。故精神病及癫痫患者禁用。

(4) 防止络合物形 含铝或镁的抗酸药同时应用,可形成络合物而减少喹诺酮类药物自肠道吸收,建议避免同服,不能避免时宜在抗酸药服用前 2 小时,或服用后 6 小时服用。

(5) 可抑制茶碱类 咖啡因和口服抗凝血药在肝中代谢,使上述药物浓度升高引起不良反应。产生上述相互作用最显著者为依诺沙星,其次为环丙沙星与培氟沙星,因此应避免与有相互作用的药物合用,如合用时,应对有关药物进行必要的监测。

知识链接

光 毒 性 反 应

光毒性是指在无害的阳光照射剂量下产生的异常的皮肤反应。内服或局部接触光感药物后,吸收较多的中波及长波紫外线达到一定能量时造成细胞损伤,使暴露在光线下的皮肤在日晒后的几分钟或几小时内产生轻度的光毒性反应,其症状类似于日晒斑或日光性皮炎。而且引发皮肤癌的风险也比常人更大。这种由光激发的药物反应具有剂量依赖性。少儿、老人、女性以及免疫功能受损者更容易发生。可引起光毒性的药物有:喹诺酮类抗菌药物、四环素类、磺胺类、非类固醇抗炎药、胺碘酮、氢氯噻嗪、氯丙嗪等。

第二节 磺胺类药及甲氧苄啶

一、磺胺类药

磺胺类药是 20 世纪 30 年代发现的能有效防治全身性细菌性感染的第一类化疗药物。在临床上现已大部分被抗生素及喹诺酮类药取代,但由于磺胺类药有对某些感染性疾病(如流脑、鼠疫)具有疗效良好,使用方便、性质稳定、价格低廉等优点,故在抗感染的药物中仍占一定地位。磺胺类药与磺胺增效剂甲氧苄啶合用,使疗效明显增强,抗菌范围增大。

【**药理学特点**】

1) 抗菌谱广,对金黄色葡萄球菌、溶血性链球菌、脑膜炎球菌,志贺菌属、大肠杆菌、伤寒杆菌、产气杆菌及变形杆菌等有良好抗菌活性,此外对少数真菌、衣原体、原虫(疟原虫和弓形体也有效)。

2) 细菌对各种磺胺类药间有交叉耐药性。

3) 此类药中有可供局部应用(肠道不易吸收),口服易吸收者吸收完全血药浓度高,组织分布广。

4) 磺胺嘧啶(SD)、磺胺甲噁唑(SMZ)脑膜通透性好,脑脊液内药物浓度高。

5) 不良反应较多:①肾损害:肝代谢形成的乙酰化物溶解度低,易引起血尿、结晶尿及肾脏损害,以 SD 常见,治疗中应多饮水,服用等量碳酸氢钠(碱化尿液);②过敏反应:常见皮疹、药热、多形性红斑等,用药前应询问过敏史;③血液系统反应:可见粒细胞减少和血小板减少,6-磷酸葡萄糖脱氢酶缺乏的患者易引起溶血性贫血。

【**作用机制**】 磺胺类药是抑菌药,它通过干扰细菌的叶酸代谢而抑制细菌的生长繁殖。与人和哺乳动物细胞不同,对磺胺类药敏感的细菌不能直接利用周围环境中的叶酸,只能利用对氨苯甲酸(PABA)和二氢蝶啶在细菌体内经二氢叶酸合成酶的催化合成二氢叶酸,再经二氢叶酸还原酶的作用形成的四氢叶酸。四氢叶酸是一碳单位的传递体,在嘌呤和嘧啶核苷酸形成过程中起着重要的传递作用。磺胺类药的结构和 PABA 相似,因而可与 PABA 竞争二氢叶酸合成酶,障碍二氢叶酸的合成,从而影响核酸的生成,抑制细菌生长繁殖。

253

根据上述作用机制,临床应用时应注意:①PABA 对二氢叶酸合成酶的亲和力较磺胺类药大 5 000～15 000 倍,所以使用磺胺类药时,必须用足够的剂量和疗程,首剂加倍量,使血药浓度迅速达到有效抑菌浓度;②脓液及坏死组织中含有大量的 PABA,可减弱磺胺类药的抗菌作用,所以用于局部感染时应先清创排脓;③局麻药普鲁卡因体内分解产生 PABA,酵母片和中药神曲内含 PABA,减弱磺胺类药的疗效,不宜同用;④人体可直接从食物中摄取叶酸而无需自身合成,因此对人体叶酸代谢没有影响;⑤与 TMP 合用可双重阻断细菌叶酸代谢,使抗菌活性明显增加。

　　细菌的叶酸代谢和磺胺类药、TMP 作用的示意图,见图 39－2。

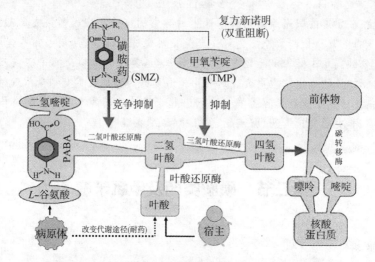

图 39－2　细菌叶酸代谢和磺胺类、TMP 作用示意图

【各种磺胺类药特点】

　　1. 用于全身性感染的磺胺类药　口服易吸收的磺胺类药,可用于治疗全身感染,根据血浆半衰期长短将药物分为 3 类:短效类(<10 小时)、中效类(10～24 小时)和长效类(>24 小时)。短效和中效磺胺类药抗菌力强,血中或其他体液中浓度高,临床最为常用;长效磺胺类药抗菌力弱,血药浓度低,且过敏反应多见,许多国家已淘汰不用。

　　磺胺异噁唑(sulfisoxazole, SIZ)又名菌得清,是短效磺胺类药,血浆半衰期为 5～7 小时,乙酰化率较低。尿中浓度最高,可达 1 000～2 000 mg/L,适用于治疗尿路感染。在尿中不易析出结晶。每日需服药 4 次,消化道反应多见。

　　磺胺嘧啶(sulfadiazine, SD)为中效磺胺类药,口服易吸收,给药后 3～4 小时,血药浓度达峰值,血浆半衰期为 10～13 小时。抗菌力强,血浆蛋白结合率最低约 25%,易透过血-脑屏障,脑脊液浓度可达血浆浓度的 40%～80%,是治疗流行性脑脊髓膜炎的首选药物,也适用于治疗尿路感染。但在尿中易析出结晶,需注意对肾的损害。

　　磺胺甲噁唑(sulfamethoxazole, SMZ)又名新诺明(sinomin),是中效磺胺类药,血浆半衰期为 10～12 小时。抗菌作用与 SIZ 相似。蛋白结合率较高(60%～80%),脑脊液浓度不及 SD,尿中浓度虽低于 SIZ,但与 SD 接近,故也适用于治疗尿路感染。在酸性尿液中可析出结晶而损害肾,需注意碱化尿液。

　　磺胺甲氧嘧啶(sulfamethoxydiazine, SMD)是长效磺胺类药,血浆半衰期为 30～40 小时。抗菌力较弱。在体内维持时间较长,可每日服药一次。乙酰化率低,尿中溶解度高,不易析出结晶。

　　磺胺多辛(sulfadoxine, SDM)又名周效磺胺,是长效磺胺类药,血浆半衰期为 150～200 小时。在体内维持时间最长,可每 3～7 日服药一次。抗菌力较弱,适用于轻症感染及预防链球菌感染,对疟疾等也有效。

2. 用于肠道感染的磺胺类药 柳氮磺吡啶(sulfasalazine,salicylazosulfapyridine)口服吸收较少,对结缔组织有特殊的亲和力,并从肠壁结缔组织中释放出磺胺吡啶而起抗菌、抗炎和免疫抑制作用。适于治疗非特异性结肠炎,长期服用可防止发作,也可用于治疗类风湿关节炎。由于疗程长,易发生恶心、呕吐、皮疹及药热等反应。

3. 外用磺胺类药 磺胺嘧啶银(sulfadiazine silver)能发挥 SD 及硝酸银两者的抗菌作用,抗菌谱广,对铜绿假单胞菌抑制作用强大,尚有收敛作用,能促进创面的愈合,适用于二度或三度烧伤。

磺胺米隆(sulfamylon,SML)又名甲磺灭脓,是对位氨甲基磺胺类药物,因此其抗菌作用不受脓液和坏死组织的影响。对铜绿假单胞菌、金黄色葡萄球菌及破伤风杆菌有效。能迅速渗入创面及焦痂中,并能促进创面上皮生长愈合及提高植皮成活率。适用于烧伤和大面积创伤后感染。

磺胺醋酰(sulfacetamide,SA)的钠盐水溶液(15％～30％)接近中性,局部应用几乎无刺激性,穿透力强。用于治疗沙眼、结膜炎和角膜炎等。

二、甲氧苄啶

甲氧苄啶(trimethoprim,TMP)又名磺胺增效剂,抗菌谱和磺胺类药相似,但抗菌作用较强,对多种革兰阳性和阴性细菌有效。最低抑菌浓度常低于 10 mg/L。单用易引起细菌耐药性。

TMP 是细菌二氢叶酸还原酶抑制药,可使二氢叶酸不能还原成四氢叶酸,阻止细菌核酸的合成。因此,它与磺胺类药合用,可使细菌的叶酸代谢遭到双重阻断,增强磺胺类药的抗菌作用达数倍至数十倍,甚至出现杀菌作用,而且可减少耐药菌株的产生,对磺胺类药已耐药的菌株也可被抑制。TMP 还可增强多种抗生素(如四环素、庆大霉素等)的抗菌作用。

口服吸收迅速而完全,血浆浓度高峰常在服药后 1～2 小时内到达。迅速分布全身组织及体液、肺、肾和痰液中。大部分以原形由肾排泄,尿中浓度约高出血浆浓度 100 倍,血浆半衰期约为 10 小时,和 SMZ 相近。

TMP 常与 SMZ 或 SD 合用,治疗呼吸道感染、尿路感染、肠道感染和脑膜炎、败血症等。对伤寒、副伤寒疗效不低于氨苄西林,也可与长效磺胺类药合用于耐药恶性疟的防治。

TMP 毒性较小,不引起叶酸缺乏症。大剂量(0.5 g/d 以上)长期用药可致轻度可逆性血象变化,如白细胞减少、巨幼红细胞性贫血,必要时可注射四氢叶酸治疗。

第三节 硝基呋喃类药和硝基咪唑类药

一、硝基呋喃类药

本类药物抗菌谱广,且不易产生耐药性,对多种细菌的抑菌浓度为 5～10 mg/L,主要用于治疗尿路感染。

呋喃妥因(nitrofurantoin)又名呋喃坦啶(furadantin),对大肠杆菌、金黄色葡萄球菌、表皮葡萄球菌、腐生葡萄球菌和肠球菌属均具抗菌作用。口服吸收迅速而完全。在体内约 50％很快被组织破坏,其余以原形迅速自肾排出。血浆半衰期约 20 分钟。血药浓度很低,不适用于全身感染的治疗。但尿中浓度高,一般剂量下可达 50～250 mg/L 以上。主要用于敏感菌所致急性肾炎、肾盂肾炎、膀胱炎、前列腺炎、尿道炎等尿路感染。酸化尿液可增强其抗菌活性。消化道反应

第二军医大学出版社

较常见,剂量过大或肾功能不全者可引起严重的周围神经炎,偶见过敏反应。

呋喃唑酮(furazolidone)又名痢特灵,体外对沙门菌属、志贺菌属、大肠杆菌、肠杆菌属、金黄色葡萄球菌、粪肠球菌、霍乱弧菌和弯曲菌属均有抗菌作用。口服吸收少(5%),肠内浓度高,用于肠炎和菌痢,也用于尿路感染、伤寒、副伤寒和霍乱,国内曾试治溃疡病。不良反应同呋喃妥因。

二、硝基咪唑类药

硝基咪唑类药是一组对原虫及厌氧菌具有良好作用的化学合成类药物,除国内临床广泛应用的甲硝唑和替硝唑外,还有以奥硝唑(ornidazole)为代表的第三代硝基咪唑类衍生物。本类药物临床应用以来,耐药株很少产生。

甲 硝 唑

甲硝唑(metronidazole,灭滴灵)为人工合成的 5-硝基咪唑类化合物。

【体内过程】 口服吸收迅速,血药浓度达峰时间为 1~3 小时,生物利用度约 95% 以上,血浆蛋白结合率为 20%,半衰期为 8~10 小时。分布广,渗入全身组织和体液,可通过胎盘和血-脑屏障,脑脊液中药物也可达有效浓度。主要在肝脏代谢,代谢产物与原形药主要经肾脏排泄,亦可经乳汁排泄。

【药理作用和临床应用】 甲硝唑易进入病原体细胞内,被还原为具有细胞毒作用的中间活性产物,作用于病原体的 DNA,使其螺旋形结构断裂或阻止其复制和转录,产生杀灭病原体的作用。

1. 抗阿米巴作用 甲硝唑对肠内、肠外阿米巴滋养体有强大杀灭作用,治疗急性阿米巴痢疾和肠道外阿米巴感染效果显著,但对肠腔内阿米巴原虫则无明显作用。因此,单用甲硝唑治疗阿米巴痢疾时,复发率高,对排包囊者无效。

2. 抗滴虫作用 甲硝唑对阴道毛滴虫有直接杀灭作用。口服后可分布于阴道分泌物、精液和尿液中,对男女泌尿生殖道感染均有良好的疗效。治疗剂量对阴道内的正常菌群无影响。

3. 抗厌氧菌作用 甲硝唑对革兰阳性或革兰阴性厌氧菌和球菌均有较强的抗菌作用,对脆弱类杆菌感染尤为敏感。常用于革兰阳性或革兰阴性厌氧球菌和杆菌引起的产后盆腔炎、败血症和骨髓炎等的治疗,也可与抗菌药合用防止妇科手术、胃肠外科手术时的厌氧菌感染,较少引起耐药性,也可用于幽门螺杆菌感染的消化性溃疡。

4. 抗贾第鞭毛虫作用 甲硝唑是治疗贾第鞭毛虫的有效药物,治愈率达 90%。

【不良反应与用药护理注意】 常见的不良反应有头痛、恶心、呕吐、口干、金属味感等,偶有腹痛、腹泻。少数患者出现荨麻疹、红斑、瘙痒、白细胞减少等,极少数患者出现头昏、眩晕、惊厥、共济失调和肢体感觉异常等神经系统症状,一旦出现,应立即停药。甲硝唑干扰乙醛代谢,服药期间饮酒易导致急性乙醛中毒,出现恶心、呕吐、腹痛、腹泻和头痛等症状。急性中枢神经系统疾病者禁用,肝、肾疾病者应酌情减量,长期使用有致畸和致突变作用,孕妇禁用。

替 硝 唑

替硝唑(tinidazole)为第二代硝基咪唑类衍生物,作用机制及临床应用与甲硝唑相同,药代动力学也与之相似,其优点是口服后血药浓度高,半衰期较长,对各种厌氧菌、滴虫、阿米巴原虫、鞭毛虫均有较强的杀灭作用。不良反应与甲硝唑相似,较轻。

本章用药护理小结

喹诺酮类 对幼年动物可引起软骨组织损害,还可引起中枢神经系统不良反应,故不宜用于妊娠期妇女和骨骼系统未发育完全的小儿和有中枢神经系统病史者,应避免与有相互作用的药物合用,避免和制酸药同时应用。

磺胺类药 用于全身性感染的磺胺类药需注意对肾的损害;用于肠道感染的磺胺类药由于疗程长,易发生胃肠道和过敏反应;外用磺胺类药防止其刺激性。

甲氧苄啶 长期用药可致可逆性血象变化。

甲硝唑 本类药物动物实验有致畸作用,故妊娠早期不宜应用。用药期间禁饮酒。肝、肾功能不全者需注意调整剂量。

制剂与用法

吡哌酸 成人 1.5～2 g/d,分 2～4 次服;儿童 30～40 mg/(kg·d),分 3 次服。

诺氟沙星(氟哌酸) 成人 0.4 g/次,2 次/d。静脉滴注每次 200 mg,2～3 次/d。

氧氟沙星(氟嗪酸) 成人 0.3 g/次,2 次/d。静脉滴注每次 200 mg,2～3 次/d。

培氟沙星(甲氟哌酸) 成人 0.4 g/次,2 次/d。

环丙沙星(环丙氟哌酸) 成人 0.5 g/次,1～2 次/d。静脉滴注每次 100～200 mg,2 次/d。

依诺沙星(氟啶酸) 成人 0.1～0.2 g/次,3 次/d。

洛美沙星 成人 0.2 g/次,每日 2 次。

氟罗沙星 成人 0.4 g/次,1 次/d。

磺胺嘧啶 成人 1 g/次,首剂加倍,2 次/d,同服等量碳酸氢钠。治疗流脑小儿 0.2～0.3 g/(kg·d),成人 2 g/次,4 次/d。钠盐可深部肌内注射,或用生理盐水稀释,使浓度低于 5%,缓慢静脉注射或静脉滴注。

磺胺甲噁唑(SMZ) 成人 1 g/次,首剂加倍,2 次/d;儿童每次 25 mg/kg,2 次/d。复方新诺明片,每片含 SMZ 0.1 g,TMP 0.02 g,成人 2 片/次,2 次/d。

磺胺多辛(SDM) 0.5～1.0 g/次,首剂 1 g,每 3～7 日服药 1 次。

柳氮磺吡啶(SASP) 1～1.5 g/次,3～4 次/d,症状好转后减为 0.5 g/次。

磺胺醋酰钠(SA)用 10%～30%水溶液,滴眼用。

磺胺米隆(SML) 5%～10%溶液湿敷或 5%～10%软膏涂敷,或用其散剂撒布。

磺胺嘧啶银(SD-Ag) 用 1%～2%软膏或乳膏涂敷创面,也可用乳膏油纱布包扎创面。

甲氧苄啶(TMP) 成人 0.1～0.2 g/次,2 次/d;小儿 5～10 mg/(kg·d),分 2 次服用。

呋喃妥因 成人 0.05～0.1 g/次,4 次/d;儿童 5～10 mg/(kg·d),4 次服,连服不宜超 2 周。

呋喃唑酮 成人 0.1 g/次,3～4 次/d;儿童 5～10 mg/(kg·d),分 4 次服,5～7 d 为一疗程。

思 考 题

1. 磺胺类药物是怎样造成肾脏损害的?防治措施有哪些?

2. 简述 SMZ 与 TMP 配伍的药理学依据。

3. 简述甲硝唑的临床应用及不良反应。

4. 案例分析:患者,男性,52 岁,发热、咳嗽、咳脓痰,体温 39.2℃,伴寒战。在门诊静脉滴注阿奇霉素、头孢呋辛酯及左氧氟沙星 5 天,症状无缓解。入院后使用头孢哌酮、阿奇霉素治疗 3 天,患者症状无明显改善,改用莫西沙星 400 mg,1 次/d,2 天后体温降至 37.8℃,第 4 天体温恢复正常,临床症状明显好转,9 天后复查胸片提示炎症吸收,痊愈出院。

请问:1) 新型喹诺酮类药物有哪些作用特点?它们的作用机制是什么?

2) 该患者为什么使用头孢哌酮、阿奇霉素等治疗无效?

(王爱和)

第四十章 抗真菌药及抗病毒药

【学习目标】

1. **熟悉** 抗真菌药分类,了解各药的特点。
2. **熟悉** 阿昔洛韦、利巴韦林、齐多夫定等药的作用及用途。

【知识点】

浅表感染与深部感染、宿主内增殖、复制、HIV 逆转录酶。

第一节 抗 真 菌 药

近年来人类真菌感染性疾病发病率增高,病情加重。其原因主要有长期大量使用广谱抗菌药,破坏了微生物平衡,免疫抑制剂、糖皮质激素、抗肿瘤药物降低了人对真菌的抵抗力等。真菌的种类繁多,致病机制复杂。一般将真菌感染分为浅部和深部感染,浅部致病真菌以各种癣菌为常见,多侵犯皮肤、毛发、指(趾)甲和黏膜等部位;深部致病真菌有白色念珠菌、新型隐球菌等,多侵犯深部组织和内脏器官。

抗真菌药(antifungal agents)是指具有抑制真菌生长繁殖或杀灭真菌的药物。根据用途可分为抗浅部真菌药和抗深部真菌药。前者包括灰黄霉素、制霉菌素、酮康唑、咪康唑、克霉唑、特比萘芬等;后者包括两性霉素 B、氟胞嘧啶、氟康唑、伊曲康唑等。根据化学结构可分为:①抗生素类,如灰黄霉素;②唑类,如酮康唑;③丙烯胺类,如特比萘芬;④嘧啶类,如氟胞嘧啶。

一、抗生素类

两 性 霉 素 B

【药理作用】 两性霉素 B(amphotericin B)又名庐山霉素(fungilin),从链丝菌培养液中提取获得,为多烯类抗生素。抗菌谱广,几乎对所有真菌如白色念珠菌、新型隐球菌、孢子丝菌属、球孢子菌属、荚膜组织胞质菌均有抗菌作用。本药能选择性地与真菌细胞膜上的重要成分麦角固醇结合,增加细胞膜的通透性,使细胞内重要物质(如核苷酸、氨基酸、钾离子等)外漏,造成真菌生命力下降甚至死亡。细菌细胞膜上无类固醇,故对细菌无效。人体内的肾小管细胞和红细胞的膜上有类固醇,因此本药易引起肾脏毒性和溶血反应。真菌很少对本药产生耐药性。

【体内过程】 口服和肌内注射难吸收,且局部刺激性大,多采用缓慢静脉滴注给药。血浆蛋白结合率达 90% 以上,不易透过血-脑屏障,脑脊液内药物浓度约为血药浓度的 2%～3%。主要在肝代谢,代谢物及约 5% 的原形药从尿中排出,体内消除缓慢,血浆半衰期约为 24 小时。

【临床应用】 本药是目前治疗深部真菌感染的首选药,静脉滴注给药用于真菌性心内膜炎、肺炎、尿路感染等;小剂量鞘内注射用于真菌性脑膜炎;口服可用于肠道真菌感染;局部可用于治疗指甲、皮肤黏膜等浅部真菌感染。两性霉素 B 的脂质体、胶样分散剂等新剂型可提高疗效，减少其毒副作用。

【不良反应】　本药不良反应较多且较严重，可分为急性和慢性反应两类。急性反应主要为静脉注射后可出现寒战、呕吐、体温升高、心动过速、心室颤动、电解质紊乱等；鞘内注射可引起惊厥、严重头痛、颈项强直等。慢性反应主要表现为不同程度的肝损伤、肾损伤和血液系统毒性反应，因此在应用时须注意监测心电图、肝肾功能和血象变化。

<h3 style="text-align:center">灰 黄 霉 素</h3>

【抗菌作用】　灰黄霉素（griseofulvin）为非多烯类抗生素，对各种浅部皮肤癣菌（小孢子癣菌、毛癣菌、表皮癣菌）均有抑制作用，对深部真菌和细菌无效。其机制是药物沉积于皮肤、毛发及指（趾）甲的新生角质层，影响入侵真菌的有丝分裂；也可作为鸟嘌呤类似物，竞争性抑制鸟嘌呤代谢，干扰敏感菌 DNA 合成。

【体内过程】　口服易吸收，脂溶性大，体内分布广泛，皮肤、脂肪、毛发、指甲等组织的药物含量较高。本药对病变组织的亲和力较大。主要在肝代谢为 6-甲基灰黄霉素而灭活，用药后 5 日约 50% 的药物（其中大部分为代谢物）从尿中排出，半衰期约为 24 小时。

【临床应用】　临床上对各种皮肤癣菌所致的头癣、体癣、股癣疗效较好，对指、趾甲角质癣的疗效不理想。治疗癣菌皮肤感染一般需用药数周至数月，待癣病病变组织完全脱落后，新组织生出后才不易复发。本药不易透过皮肤角质层，故外用无效。

【不良反应】　用药后约 10% 患者出现头痛、头晕反应，少数患者可出现消化系统症状（上腹不适、恶心或腹泻等）和过敏反应（皮疹、血管神经性水肿、荨麻疹、剥脱性皮炎等）。偶有白细胞减少、中性粒细胞减少等发生。动物实验表明本药有致畸作用，故孕妇禁用。

<h3 style="text-align:center">制 霉 菌 素</h3>

制霉菌素（nystatin）为多烯类抗生素，其抗真菌作用、机制和毒性均与两性霉素 B 相似。对念珠菌、隐球菌等真菌有抑制作用，且不易产生耐药性，对阴道滴虫也有作用。口服后胃肠道吸收很少，可用于治疗胃肠道真菌感染，而对全身感染无效。注射用药毒性较大，临床上主要局部外用于治疗皮肤、口腔等浅表部位的念珠菌感染和阴道滴虫病；口服后可发生恶心、呕吐、腹泻等；局部应用刺激性小。

二、唑类

唑类抗真菌药按其化学结构分为咪唑类和三唑类。咪唑类有酮康唑、咪康唑、克霉唑、益康唑、硫康唑、联苯苄唑等，目前均主要作为局部用药；三唑类有氟康唑、伊曲康唑、伏立康唑等。

本类药的共同特点：①抗真菌谱广，对浅部真菌和深部真菌均有效；②抗菌机制相同，能选择性抑制真菌细胞膜麦角固醇合成，使细胞膜屏障功能减弱；③在肝代谢，均可不同程度抑制人的细胞色素 P450 酶系统，三唑类对真菌细胞色素 P450 酶的选择性较咪唑类高，对人的毒性作用较小，疗效较好；④不良反应：有轻微胃肠道反应、肝损伤、影响其他药物和体内甾醇类激素的代谢。

<h3 style="text-align:center">酮 康 唑</h3>

酮康唑（ketoconazole）是第一个口服广谱抗真菌药，对多种浅部和深部真菌均有抗菌作用。临床用于皮肤真菌感染、指甲癣、阴道白色念珠菌病、胃肠真菌感染以及白色念珠菌、粪孢子菌、组织胞质菌等引起的全身感染。胃酸能提高其口服生物利用度，吸收后分布广泛，血浆蛋白结合率为 84%，脑脊液药物浓度低。主要在肝内代谢，大部分由胆汁排泄。血浆半衰期为 6.5～9 小时。本药对人细胞色素 P450 酶影响较大，因此不良反应较多，常见的有厌食、恶心、呕吐，有时可引起过敏性皮炎、月经紊乱，男性出现乳房增大、性欲减退和肝损伤等。动物实验表明本药有致

259

畸作用。

克 霉 唑

克霉唑(clotrimazole)抗真菌谱广,对浅表真菌及某些深部真菌均有抗菌作用。治疗深部真菌感染效果不如两性霉素 B;口服生物利用度大,全身给药不良反应多且严重,因此本药仅局部用于治疗浅部真菌病和皮肤黏膜念珠菌感染。

氟 康 唑

氟康唑(fluconazole)的抗真菌谱与酮康唑相似。其主要特点有:①抗菌活性强,比酮康唑强 5~20 倍。②口服吸收好,吸收率可达 80%。③血浆蛋白结合率低,仅为 11%,穿透力强,体内分布广泛;脑脊液中药物浓度较高,可达血药浓度的 50%~90%。④在肝代谢的量极少,在唑类药物中,本药对肝药酶的抑制作用最小,毒副作用较少较轻。⑤90%以上的药物以原形经尿排出体外,半衰期为 25~30 小时。临床主要用于:①全身性或局部念珠菌、隐球菌等真菌感染;②预防易感人群(如接受化疗或放疗患者或艾滋病患者)真菌感染。较常见的不良反应有轻度消化道反应、头晕、头痛、肝功能异常。

伊 曲 康 唑

伊曲康唑(itraconazole)抗真菌谱广,在目前唑类药物中抗真菌作用最强。对大部分浅部和深部真菌具有高度抗菌活性。可用于各种浅部真菌感染(手足癣、体癣、股癣、甲癣等)和深部真菌感染(曲霉菌病、隐球菌脑膜炎、组织胞质菌病等)。脂溶性高,口服吸收较好,血浆蛋白结合率大于 99%,不易进入脑脊液,血浆半衰期为 32 小时。对肝药酶的影响较小,不良反应少,常见的有恶心、呕吐、厌食等消化道症状;少数患者用药后可出现头痛、头晕、皮肤瘙痒、药疹等。

三、丙烯胺类

特 比 萘 芬

【抗菌作用】 特比萘芬(terbinafine)主要对浅部皮肤癣菌(包括小孢子癣菌、毛癣菌、表皮癣菌)有较强的杀菌作用。其抗菌机制为抑制真菌合成麦角固醇的关键酶——角鲨烯环氧化酶,致使麦角固醇合成受阻,真菌细胞膜通透性增加;此外,麦角固醇前体物质甾醇角鲨烯在真菌细胞内浓集,也对真菌产生一定毒性作用。

【体内过程】 口服吸收良好,血浆蛋白结合率高达 99%,广泛分布于全身各组织,在皮肤、甲板和毛囊等组织可长时间维持较高浓度,主要在肝代谢,代谢产物从肾随尿排出,血浆半衰期约为 16 小时。

【临床应用】 对皮肤癣菌引起的甲癣、体癣、手癣、足癣疗效较好,用本药治疗指甲真菌病 12 周,治愈率可达 90%。可外用也可口服。

【不良反应】 不良反应发生率低,且较轻微,主要有恶心、呕吐、腹痛、腹泻、皮疹、皮肤瘙痒,一般不引起肝损伤。

四、嘧啶类

氟 胞 嘧 啶

【抗菌作用】 氟胞嘧啶(flucytosine)又名 5 -氟胞嘧啶(5 - flucytosine)。抗菌谱较窄,且疗效不及两性霉素 B,对隐球菌属、念珠菌属、着色真菌、少数曲霉菌属有一定抗菌活性,对其他真菌的抗菌作用均较差。其作用机制为药物通过真菌细胞的胞嘧啶渗透酶被摄入真菌细胞内,在胞嘧啶脱氨酶作用下去氨基转化为活性产物 5 -氟尿嘧啶。5 -氟尿嘧啶结构与尿嘧啶相似,掺入真菌的基因组中,从而干扰 DNA 和 RNA 的合成。真菌对本药(尤其单用时)易产生耐药性。

【体内过程】 口服吸收迅速完全,血浆蛋白结合率低,穿透力强,体内分布广泛,易穿透血-脑屏障。大部分药物以原形从尿中排出,血浆半衰期为3~6小时。

【临床应用】 主要用于念珠菌、隐球菌和其他敏感真菌所引起的肺部感染、尿路感染、败血症、心内膜炎等深部真菌病的治疗。临床上常与两性霉素B合用。

【不良反应】 常见胃肠道刺激症状,如恶心、呕吐、腹泻、腹痛等;可引起骨髓抑制,出现白细胞减少、血小板较少、贫血等;还可引起肝损伤、血清转氨酶升高、肾脏损伤等。动物实验表明,本药有致畸作用,孕妇及哺乳期妇女不宜使用。

第二节 抗病毒药

根据核酸类型的不同可将病毒分为DNA病毒、RNA病毒、DNA或RNA逆转录病毒。病毒没有独立的代谢系统,只能寄生于其他细胞内,利用宿主细胞的酶、底物、能量及营养进行复制和代谢。病毒增殖周期包括病毒体吸附,继之穿入宿主细胞,在胞内脱壳,释放出感染性核酸,并进行生物合成(包括核酸的复制、转录与蛋白质合成),最后合成的核酸与蛋白质装配成子代病毒颗粒,并被细胞释放,再感染新的细胞。

根据标准不同,可将抗病毒药进行多种分类:①按抗病毒谱分类:抗疱疹病毒药、抗HIV药、抗流感病毒药、抗肝炎病毒药等。②按抗病毒种类分类:抗DNA病毒药、抗RNA病毒药和抗DNA及RNA病毒药。③按化学结构分类:核苷类抗病毒药和非核苷类抗病毒药。④按抗病毒作用机制分类:抑制吸附和穿透药、抑制脱壳药、抑制核酸和蛋白质生物合成药、抑制病毒颗粒装配药、抑制病毒释放药以及增强宿主抗病能力的药物等。

一、抗疱疹病毒药

阿 昔 洛 韦

【作用及应用】 阿昔洛韦(acyclovir)又名无环鸟苷,是人工合成的鸟苷类似物,抗病毒谱窄,主要抑制疱疹病毒,对单纯疱疹病毒作用最强,对带状疱疹病毒、巨细胞病毒和EB病毒VZV、CMV和EB病毒作用较弱。本药是单纯疱疹病毒感染的首选药物,主要用于单纯疱疹病毒引起的口唇疱疹、口腔性溃疡、疱疹性角膜炎、生殖器疱疹,对疱疹病毒脑炎和带状疱疹也有较好疗效。

【不良反应】 不良反应少而轻微。口服偶见恶心、呕吐、头痛、皮疹等。局部使用可引起黏膜刺激症状,静脉给药可引起静脉炎和可逆性肾功能损伤。

伐昔洛韦和更昔洛韦

伐昔洛韦(valacyclovir)为阿昔洛韦的前体药物,口服吸收后在体内水解成阿昔洛韦而发挥作用,因此两者的作用及应用均相同,类似的药物还有泛昔洛韦(famciclovir)和喷昔洛韦(penciclovir)。更昔洛韦(ganciclovir)化学结构与阿昔洛韦相似,主要用于治疗CMV感染。

阿 糖 腺 苷

阿糖腺苷(vidarabine,ara-A)为嘌呤核苷类似物,对各型疱疹病毒都有抑制作用,临床上局部外用于疱疹病毒性角膜炎,也可静脉给药治疗单纯疱疹病毒性脑炎。其抗病毒机制是在细胞内转变为具有活性的阿糖腺苷三磷酸盐,抑制病毒的DNA多聚酶或掺入病毒DNA链中而干扰病毒复制。主要的不良反应有胃肠道反应、头痛、眩晕、局部刺激症状,偶有骨髓抑制反应。

261

碘　苷

碘苷（idoxuridine）又名疱疹净，是一种脱氧尿嘧啶核苷类似物，在机体经磷酸化活化后，可抑制 DNA 聚合酶，从而干扰病毒 DNA 复制。本药选择抑制 DNA 病毒，而对 RNA 病毒无效。因全身应用毒性大，临床仅限于短期局部用于治疗急性疱疹性角膜炎，尤其对浅层上皮角膜炎效果好。局部用药有痛痒、眼睑过敏、睫毛脱落、水肿等反应，长期用药还可影响角膜正常代谢，致使角膜混浊等。

二、抗流感病毒药

利 巴 韦 林

利巴韦林（ribavirin，病毒唑，virazole）是人工合成的鸟嘌呤核苷类似物，抗病毒谱广，对甲型和乙型流感病毒、呼吸道合胞病毒、甲型肝炎病毒、丙型肝炎病毒、麻疹病毒、乙型脑炎病毒、流行性出血热病毒、腺病毒等多种 RNA 和 DNA 病毒均有抑制作用。本药可采用多种给药途径，口服用于甲型肝炎、麻疹、单纯疱疹感染；气雾吸入可用于儿童严重呼吸道合胞病毒感染性肺炎和支气管炎；静脉滴注可用于大多数病毒性疾病治疗；此外，也可制成滴剂和膏剂局部使用。主要不良反应有腹泻、头痛、乏力、白细胞减少、可逆性贫血等。动物实验表明本药有致畸作用，孕妇禁用。

金刚烷胺和金刚乙胺

金刚烷胺（amantadine）和金刚乙胺（rimantadine）是饱和三环癸烷的氨基衍生物，抗病毒谱窄，主要用于亚洲甲型流感病毒感染的预防和治疗，其中金刚乙胺的作用比金刚烷胺约强 8 倍。两者可作用于病毒复制的早期，干扰病毒脱壳和穿入，也可通过影响血凝素而干扰病毒组装。两药口服均易吸收，体内分布广泛，大部分以原形从尿中排出，血浆半衰期为 16～36 小时。不良反应一般有轻微胃肠症状（恶心、呕吐、腹泻等）和中枢神经毒性症状（失眠、注意力不集中、头昏、惊厥等）。动物实验有致畸作用，孕妇禁用。因缺乏新生儿和 1 岁以下婴儿安全性和有效性的数据，新生儿和 1 岁以下婴儿禁用本品。

三、抗 HIV 药

人免疫缺陷病毒（human immunodeficiency virus，HIV）是一种逆转录 RNA 病毒，可引起人类的获得性免疫缺陷综合征（acquired immunodeficiency syndrome，AIDS，简称艾滋病）。HIV 分 1 型和 2 型两种。逆转录是 HIV 复制的形式，而催化逆转录反应的关键酶是 HIV 逆转录酶，可催化合成 RNA - DNA 杂化链、降解杂交链中的 RNA 模板和以单链 DNA 为模板合成双链 DNA（病毒前 DNA）三步反应。病毒前 DNA 在 HIV 整合酶催化下整合入宿主细胞基因组中，并随宿主基因一起复制和表达，合成 HIV 的前体蛋白，后者继而在 HIV 蛋白酶的作用下裂解为成熟蛋白质，最后组装成感染性的 HIV 颗粒。目前已批准临床用于抗 HIV 的药物有 3 类：核苷类逆转录酶抑制药、非核苷类逆转录酶抑制药和 HIV 蛋白酶抑制药。

知识链接

鸡 尾 酒 疗 法

鸡尾酒疗法又称"高效抗逆转录病毒治疗"（HAART），由美籍华裔科学家何大一于 1996 年提出，是通过 3 种或 3 种以上的抗病毒药物联合使用来治疗艾滋病。该疗法的应用可以减少单一用药产生的抗药性，最大限度地抑制病毒的复制，使被破坏的机体免疫功能部分甚至全部恢复，从而延缓病程进展，延长患者生命，提高生活质量。该疗法把蛋白酶抑制剂与多种抗病毒的药物混合使用，从而使艾滋病得到有效的控制。

（一）核苷类逆转录酶抑制药

核苷类逆转录酶抑制药（nucleoside reverse transcriptase inhibitors，NRTIs）是一类嘧啶或嘌呤核苷类似物，包括齐多夫定（zidovudine，ZDV）、拉米夫定（lamivudine）、去羟肌苷（dideoxyinosine，ddI）等。共同作用机制是在宿主细胞质内的某些激酶的作用下磷酸化，形成有活性的三磷酸核苷类似物，竞争性抑制 HIV 逆转录酶，或掺入病毒 DNA 链中，从而干扰了病毒的逆转录过程。

齐 多 夫 定

【药理作用】 齐多夫定（zidovudine，ZDV）为本类第一个被美国 FDA 批准上市的药物，又称叠氮胸苷（azidothymidine，AZT），为胸苷类似物。ZDV 在宿主细胞胸苷激酶和核苷二磷酸激酶的作用下生成有活性的齐多夫定 5-三磷酸盐，干扰病毒的复制；齐多夫定 5-三磷酸盐还有一定的抑制宿主细胞基因组 DNA 聚合酶 α 和线粒体 DNA 聚合酶 γ 的作用，这可能与其不良反应有关。

【临床应用】 ZDV 是治疗 HIV 感染的首选药物，可单用，也可与拉米夫定等其他抗 HIV 药合用，可减轻症状，减缓疾病进展，延长 AIDS 患者生存期。给感染了 HIV 的孕妇和新生儿使用 ZDV，能显著降低围生期传染率。

【不良反应】 常见不良反应除头痛、倦怠、恶心、呕吐、肌痛、焦虑、失眠外，还可诱发骨髓抑制，发生率在 26% 左右，表现为贫血、中性粒细胞减少，多发生在用药 4 周内，故用药期间应定期检查血常规。

拉 米 夫 定

拉米夫定（lamivudine，3TC）为胞苷类似物，具有抗 HIV 和 HBV 感染的作用。临床上可用于艾滋病治疗，因单用易产生耐药性，常与 ZDV 合用；对乙型肝炎病毒也有较好疗效，是目前治疗慢性乙型肝炎最有效的药物之一。本药口服容易吸收，半衰期为 10～19 小时，每日服药 1 次即可。不良反应较其他同类药少，大剂量可引起头痛、恶心、倦怠，偶有胰腺炎发生。

（二）非核苷类逆转录酶抑制药

非核苷类逆转录酶抑制药（non-nucleoside reverse transcriptase inhibitors，NNRTIs）有奈韦拉平（nevirapine）、地拉韦啶（delavirdine）和依法韦仑（efavirenz）等，是一类用化学方法合成的化合物，其共同机制是在宿主细胞中直接与逆转录酶活性中心区域结合，改变酶的空间构象而抑制酶的活性，干扰病毒复制。这类药物仅对 HIV-1 有效，对 HIV-2 无效。因单用易产生耐药性，一般与 NRTIs 或蛋白酶抑制药联用，能有效预防 HIV 的母婴传播。因本类药经细胞色素 P450 酶代谢，对肝药酶有抑制作用，易引起药物相互作用。最常见的不良反应有药疹、头痛、发热、注意力不集中、失眠、恶心、转氨酶增高等。

（三）HIV 蛋白酶抑制药

HIV 蛋白酶抑制药（protease inhibitors，PIs）包括茚地那韦（indinavir）、沙奎那韦（saquinavir）、利托那韦（ritonavir）、奈非那韦（nelfinavir）和氨普那韦（amprenavir）。这类药物主要作用于 HIV 复制的晚期即 HIV 前体蛋白裂解阶段。研究发现，HIV 的 Gag 基因编码 P55 前体蛋白，经 HIV 蛋白酶裂解为成熟的结构蛋白，而使病毒具有感染性。PIs 是人工化学合成的 P55 结构类似物，可抑制 HIV 蛋白酶活性，使未成熟的非感染性病毒颗粒堆积，从而产生抗 HIV 作用。单用易产生耐药性，可与 NRTIs 和（或）NNRTIs 联用，可明显减少艾滋病患者的病毒量，延缓病程进展。主要不良反应有向心性肥胖、胰岛素抵抗、恶心、呕吐、腹泻和感觉异常等。因主要经肝细胞色素 P450 代谢，可产生复杂的药物相互作用。

四、其他抗病毒药

干　扰　素

干扰素(interferon,INF)是一类真核细胞感染病毒或受到其他刺激后分泌产生的糖蛋白，具有抗病毒、免疫调节和抗增殖作用。目前发现具有抗病毒能力的 IFNs 有 3 种：α(白细胞)型、β(成纤维细胞)型和 γ(淋巴细胞)型。临床上常用的是通过基因重组技术生产的 IFN-α。IFN-α抗病毒谱广，可用于多种急慢性病毒感染，如病毒性心肌炎、慢性乙型和丙型肝炎、疱疹性角膜炎、尖锐湿疣、生殖器疱疹病毒感染、CMV 病毒感染和艾滋病。其机制主要是干扰病毒蛋白质的合成，具体包括两方面：①激活宿主特异性蛋白激酶，导致延长因子磷酸化失活，抑制病毒肽链合成；②活化宿主某些特殊的酶，降解病毒 mRNA。常见不良反应是类似急性流感的综合征，表现为寒战、发热、恶心、呕吐、头痛、肌肉痛；偶有粒细胞和白细胞减少症、神经系统毒性和肝毒性，多为一过性，停药后可自行消失。

聚　肌　胞

聚肌胞(polyinosinic polycytidylic acid)为多聚肌苷酸和多聚胞苷酸的共聚物，可诱导机体产生干扰素，发挥广谱抗病毒和免疫调节作用。临床上主要局部用于治疗皮肤 VZV 感染、疱疹性角膜炎，对慢性乙型肝炎、流行性乙型脑炎、流行性出血热以及一些肿瘤也有一定疗效。常见的不良反应为局部疼痛、过敏等。

本章用药护理小结

两性霉素 B　本类药物需缓慢避光静脉滴注，给药前可给予解热镇痛药或抗组胺药或小剂量地塞米松静脉推注，以减少发热、寒战、头痛等全身反应。

酮康唑　可致肝毒性。在治疗过程中应严密观察临床征象及监测肝功能。

阿昔洛韦　注射给药，只能缓慢滴注，不可快速推注，不可用于肌内注射和皮下注射。输液时必须输入适量的水，以免在肾小管内积存结晶。稀释后药液应立即使用，不得保存后再用。

制 剂 及 用 法

灰黄霉素　成人 500～600 mg/d，儿童 10～15 mg/(kg·d)，分 2～4 次口服。滴丸(固体分散物)，剂量减半。疗程 10～14 d。

两性霉素 B　静脉滴注时溶于 5% 葡萄糖液中，稀释为 0.1 mg/ml，必要时可在滴注液中加入地塞米松。成人与儿童剂量均按体重计算，从 0.1 mg/(kg·d)开始，逐渐增至 1 mg/(kg·d)为止，可每日或隔日给药 1 次，药液宜避光缓慢滴入。鞘内注射：首次 0.1～0.2 mg，渐增至 0.5～1.0 mg/次，浓度不超过 0.3 mg/ml，应与地塞米松合用。

制霉菌素　成人 50 万～100 万单位/次，4 次/d，儿童酌减。此外，尚有软膏、阴道栓剂、混悬剂供局部用。

克霉唑　成人 0.5～1.0 g/次，3 次/d；儿童 20～60 mg/(kg·d)，分 3 次服。软膏、栓剂、霜剂可供外用。

咪康唑　成人静脉滴注 200～400 mg，每 8 小时 1 次，最大剂量不宜超过 30 mg/(kg·d)或 2 g。药物稀释于生理盐水或 5% 葡萄糖液 200 ml 中，于 30～60 分钟内静脉滴注。鞘内注射，成人最大量为 20 mg/次。

酮康唑　成人200 mg/次,1次/d,必要时剂量可加大至600 mg/次。疗程根据真菌感染的性质而定,可达5月以上。儿童15 kg以下20 mg/次,3次/d;15～30 kg为100 mg/次,1次/d。

氟康唑　胶囊剂(或片剂):50 mg/粒,100 mg/粒,150 mg/粒,每日1次,每次50或100 mg,必要时150或300 mg/d。注射剂:100 mg/50 ml静脉滴注,100～200 mg/d。

氟胞嘧啶　片剂,每片250 mg、500 mg,100～150 mg/(kg·d),分3～4次服,疗程数周至数月。

盐酸金刚烷胺　成人早、晚各服1次,0.1 g/次。儿童酌减,可连用3～5日,至多不超过10 d。

碘苷　治疗疱疹性角膜炎:白天每小时滴眼1次,夜间2小时1次,症状显著改善后,改为白天每2小时1次,夜间4小时一次。

阿昔洛韦　成人口服,每次200 mg,每4小时1次;静脉滴注,每次5 mg/kg,加入输液中,1小时内滴完,每8小时1次,疗程7 d。另有眼膏、霜剂供外用。

利巴韦林　口服,0.8～1.0 g/d,分3～4次服用,肌内注射或静脉滴注,每支100 mg/(kg·d),分3次给予,静脉滴注宜缓慢。滴眼液为0.1%,滴鼻液为0.5%。

齐多夫定　胶囊,100 mg/粒。成人口服,每次200 mg,每4小时1次,有贫血的患者:1次100 mg。

思 考 题

1. 简述两性霉素B的抗真菌作用和临床应用。
2. 深部真菌感染和浅部真菌感染可各用哪些药物进行治疗?
3. 简述抗病毒药的作用机制。
4. 案例分析:患者,男性,34岁。有外伤史。近来眼部发红、疼痛、视物不清。眼科检查:眼睛有明显混合充血,角膜溃疡,前房少量浅黄色积脓,无眼睑痉挛,且能自然睁开,溃疡中央有黄白色菌丝苔。组织刮片发现真菌菌丝。诊断:真菌性角膜炎。治疗:酮康唑口服0.2 g/次,2次/d,酮康唑0.2 g加入生理盐水5 ml滴眼,0.5小时一次。半个月后症状明显改善。请对上述病例进行分析。

(许　逸)

第二军医大学出版社

第四十一章 抗结核病药及抗麻风病药

第一节 抗结核病药

抗结核病药(antituberculous drugs)中疗效高、不良反应少、患者较易接受的如异烟肼、利福平、乙胺丁醇、吡嗪酰胺、链霉素等，列为"一线药"。其余为"二线药"，如对氨基水杨酸、丙硫异烟胺、卡那霉素等，抗菌作用弱，毒性较大，仅用于细菌对"一线药"耐药时。

一、各类抗结核病药

异 烟 肼

异烟肼(isoniazid, INH)又名雷米封(rimifon)，是治疗结核病的主要药物，它的发明使结核病的治疗起了根本性的变化。该药 1952 年开始用于临床，性质稳定，易溶于水。具有疗效高、毒性小、口服方便、价廉等优点，目前仍然是最有效的抗结核病药物之一。

【抗菌作用】 异烟肼能选择性作用于结核分枝杆菌，对生长旺盛的活动期结核杆菌有强大的杀灭作用，对静止期结核杆菌有抑制作用。分枝菌酸是结核分枝杆菌所特有的重要成分，异烟肼抗菌作用机制可能是抑制结核杆菌细胞壁分枝菌酸(mycolic acid)的合成，从而使细胞丧失多种能力而死亡。单用时容易产生抗药性，与其他抗结核药合用无交叉耐药性，所以临床常联合用药。

【体内过程】 口服吸收快而完全，1～2 小时后血药浓度达高峰。吸收后分布范围大，可在全身体液和组织中，当脑膜发炎时，脑脊液中的浓度可与血浆浓度相近。穿透力强，可渗入关节腔积液、胸腔积液、腹水以及纤维化或干酪化的结核病灶中，也易透入吞噬细胞内，作用于已被吞噬的结核杆菌，所以称为全效杀菌药。异烟肼大部分在肝中被代谢为乙酰异烟肼、异烟酸等，最后与少量原形药一起由肾排出。异烟肼乙酰化的速度有明显的人种和个体差异，分为快代谢型和慢代谢型，在中国人中慢代谢型约占 25.6%，快代谢型约占 49.3%。慢代谢型者肝中缺少乙酰化酶，服药后异烟肼血药浓度较高，半衰期延长，显效较快。快、慢代谢型的半衰期分别为 0.5～1.5 小时与 2～3 小时。

Second Military Medical University Press

【临床应用】　作为高效抗结核病药,适用于各种类型的结核病,是抗结核病的首选药,除早期轻症肺结核或预防应用外,均宜与其他第一线药联合应用。对急性粟粒性结核和结核性脑膜炎应增大剂量,必要时采用静脉滴注。

【不良反应】　发生率与剂量有关,治疗量时不良反应少而轻。

1. 神经系统毒性　周围神经炎继发于维生素 B_6 缺乏,多见于营养不良及慢乙酰化型患者,表现为手、脚震颤、麻木,同服维生素 B_6 可治疗及预防此反应。中枢神经系统毒性反应常因用药过量所致,出现昏迷、惊厥、神经错乱,偶见有中毒性脑病或中毒性精神病,因而有癫痫、嗜酒、精神病史者慎用。其发生可能与维生素 B_6 的利用降低有关,因此时抑制性递质GABA生成减少。

2. 肝毒性　以35岁以上及快代谢型患者较多见,可有暂时性转氨酶值升高。用药时应定期检查肝功能,肝病患者慎用。

【药物相互作用及用药护理注意】

1）含铝制酸药可延缓并减少异烟肼口服后的吸收,使血药浓度降低,故应避免两者同时服用,或在口服制酸剂前至少1小时服用异烟肼。

2）异烟肼可加强香豆素类抗凝血药、降压药、抗胆碱药、三环类抗抑郁药以及某些抗癫痫药的作用。

3）利福平与异烟肼合用时可增加肝毒性的危险性,尤其是已有肝功能损害者或为异烟肼快乙酰化者,因此在疗程的头3个月应密切随访有无肝毒性征象出现。

利　福　平

利福平(rifampicin)又名甲哌力复霉素(rifampin),简称RFP,是人工半合成的利福霉素类衍生物,为砖红色结晶性粉末。具有高效低毒、口服方便等优点。

【抗菌作用】　利福平具有广谱抗菌作用,对繁殖期和静止期的细菌均有作用。对结核杆菌、麻风杆菌和革兰阳性球菌,特别是耐药金黄色葡萄球菌有强大抗菌作用,对革兰阴性菌如大肠杆菌、变形杆菌、流感杆菌等,以及沙眼衣原体和某些病毒也有抑制作用。低浓度抑菌,高浓度杀菌,且由于穿透力强,对细胞内、外的结核杆菌均有作用。抗结核效力与异烟肼相近,而较链霉素强。结核杆菌对利福平易产生耐药性,所以不宜单用。与异烟肼、乙胺丁醇等合用有协同作用,并能延缓耐药性的产生。利福平的抗菌作用机制是特异性抑制细菌依赖于DNA的RNA多聚酶,阻碍mRNA合成,而对动物细胞的RNA多聚酶则无影响。

【体内过程】　口服吸收迅速而完全,1～2小时血药浓度达峰值,但个体差异很大。食物可减少其吸收,故应空腹服用。半衰期约为4小时,有效血药浓度可维持8～12小时。吸收后分布于全身各组织,穿透力强,能进入细胞、结核空洞、痰液及胎儿体内。脑膜炎时,脑脊液中浓度可达血浓度的20%。主要在肝内代谢成去乙酰基利福平,其抑菌作用为利福平的 $1/10～1/8$ 。重复口服利福平可诱导肝药酶,加快自身及其他药物的代谢。本品主要从胆汁排泄,形成肝肠循环,约60%经粪与尿排泄,患者的尿、粪、泪液、痰等均可染成橘红色。

【临床应用】　主要与其他结核病药合用,治疗各种结核病及重症患者。对耐药性金黄色葡萄球菌及其他细菌所致的感染也有效。还用于治疗麻风病。

【不良反应】　较常见的为胃肠道刺激症状;少数患者可见肝脏损害而出现黄疸,有肝病或与异烟肼合用时较易发生。过敏反应如皮疹、药热、血小板和白细胞减少等多见于间歇疗法,出现过敏反应时应停药。利福平可激活肝微粒体酶,加速皮质激素和雌激素等的代谢,因而它能降低肾上腺皮质激素、口服避孕药、双香豆素和甲苯磺丁脲等的作用。对动物有致畸胎作用,妊娠早期的妇女和肝功能不良者慎用。

267

【药物相互作用】

1）利福平可诱导肝微粒体酶，与肾上腺皮质激素（糖皮质激素、盐皮质激素）、口服避孕药、抗凝药、香豆素类、口服降血糖药、洋地黄类、奎尼丁等经肝微粒体酶代谢的药物合用时，可使其药效减低。

2）对氨基水杨酸盐可影响利福平的吸收，导致利福平血药浓度降低。患者服用对氨基水杨酸盐和利福平时，两药之间至少应相隔6小时。

利福喷汀与利福定

利福喷汀（rifapentine）和利福定（rifandin）均为利福霉素衍生物。它们的抗菌谱和利福平相同，抗菌效力分别比利福平强8倍与3倍以上，与其他抗结核药，如异烟肼、乙胺丁醇等有协同抗菌作用。此外，它们对革兰阳性与阴性菌也有强大的抗菌活性。利福喷汀（微晶）与利福定的半衰期分别为30小时与5小时。利福定的治疗剂量为利福平的1/3～1/2，利福喷汀剂量与利福平相同，每周用药1～2次。

乙 胺 丁 醇

乙胺丁醇（ethambutol）现作为一线药应用。

【抗菌作用】 乙胺丁醇右旋体对结核杆菌和其他分枝杆菌有较强的抑菌作用，对其他细菌及病毒则无抑制作用。本品仅对各种生长繁殖状态的结核菌有作用，对静止期几无影响。单用也可产生耐药性，但较缓慢。对链霉素或异烟肼等有耐药性的结核杆菌仍有效。主要与利福平或异烟肼等合用。抗菌机制可能是与二价金属离子如 Mg^{2+} 结合，干扰菌体 RNA 的合成。

【不良反应】 视神经炎是最重要的毒性反应，多发生在服药后2～6个月内，表现为视力下降、视野缩小，出现中央及周围盲点。反应发生率与剂量、疗程有关，早日发现及时停药，数周至数月可自行消失。此外，有胃肠道反应、末梢神经炎及肝功能损害等。

吡 嗪 酰 胺

吡嗪酰胺（pyrazinamide）口服迅速吸收，分布于各组织与体液，2小时血药浓度达峰值，半衰期为6小时，经肝代谢为吡嗪酸，约70%经尿排泄。酸性环境中抗菌作用增强，故能在细胞内有效杀灭结核杆菌。结核菌对吡嗪酰胺易产生耐药性，但与其他抗结核药无交叉耐药。它已列为抗结核病基本药，在短程化疗中应用。过去高剂量、长疗程应用，常见肝毒性与关节痛等不良反应，现用低剂量、短程疗法，不良反应已明显减少。

对氨基水杨酸

对氨基水杨酸（para-aminosalicylic acid，PAS）仅对结核杆菌有抑制作用，引起耐药性缓慢，与其他抗结核病药合用，可以延缓耐药性的发生。其抗菌作用机制为可能因其结构式与 PABA 相似，可被 PABA 所拮抗，故认为其抗菌机制可能与磺胺类药相似。

本药毒性较小，但不良反应的发生率高达10%～30%。常见恶心、上腹部不适、疼痛、腹泻等胃肠道刺激，饭后服或与抗酸药同服可减轻之。剂量加大能抑制肝凝血酶原的形成，导致出血倾向，宜用维生素 K 防治。对氨基苯甲酸与本品有拮抗作用，两者不宜合用。由于可能影响利福平的吸收，必须告知患者在服用上述两药时，至少相隔6小时。

二、抗结核病药的应用原则

1. 早期用药 早期病灶内结核菌生长旺盛，对药物敏感，同时病灶部位血液供应丰富，药物易于渗入病灶内，达到高浓度，可获良好疗效。

2. 联合用药 联合用药可提高疗效、降低毒性、延缓耐药性，并可交叉消灭对其他药物耐药的菌株，使不致成为优势菌造成治疗失败或复发。联合用药二联、三联或四联则取决于疾病的严重程度,以往用药情况以及结核杆菌对药物的敏感性。

3. 坚持全程规律用药 目前已广泛采用短期强化疗法,6～9个月,疗效好。主要是利福平和异烟肼联合,大多用于单纯性结核的初治。如病灶广泛,病情严重则应采用三联甚至四联。目前常用的有:最初两个月每日给予异烟肼、利福平与吡嗪酰胺,以后4个月每日给予异烟肼和利福平(即2HRZ/4Hr方案)。对异烟肼耐药者在上述三联与二联的基础上分别增加链霉素与乙胺丁醇(即2SHRZ/4HRe方案)。对营养不良、恶性病而免疫功能低下者,宜用12个月疗程;对选药不当,不规则治疗或细菌产生耐药,可选用或增加二线药联合;复发而有合并症者,宜用18～24个月治疗方案。

知识链接

直接面视下短程督导化疗(DOTS)

直接面视下短程督导化疗(directly observed treatment short-course,DOTS)是一种治疗和管理结核患者的现代有效方法。具体做法是在全程短程化疗期内(一般为6个月),患者每一剂抗结核化疗均在医务人员面视下服用。DOTS对于患者来说,可以保证在不住院条件下得到规律治疗,提高了治愈率,防止细菌产生耐药性,减少复发机会;对于家人和社会来说,可以减少传染,从而阻断结核病的传播,所以说接受DOTS治疗管理是结核患者的一种最佳选择。

第二节 抗麻风病药

防治麻风病的药物主要为氨苯砜(dapsone,DDS)、利福平和氯法齐明等。目前多采用联合疗法。

氨 苯 砜

本类药最常用的是氨苯砜,对麻风杆菌有较强的直接抑制作用,是治疗麻风的首选药。麻风杆菌对砜类可产生耐药性,因而须采用联合疗法以减少或延缓耐药性的发生,减少复发和较快消除其传染性。对多菌型患者的联合疗法采用WHO推荐的方案:氨苯砜100 mg/d自服,利福平及氯法齐明每月1次(分别为600 mg与300 mg)监测监督服药,疗程2年或查菌阴转后,再继续治疗1年并随访观察。

较常见的不良反应为贫血,偶可引起急性溶血性贫血,G-6-PDH缺乏者尤易发生。有时出现胃肠刺激症状、头痛、失眠、中毒性精神病及过敏反应。剂量过大还可引起肝损害及剥脱性皮炎。治疗早期或增量过快,患者可发生麻风症状加剧的反应(麻风反应),一般认为是机体对菌体裂解产生的磷脂类颗粒的过敏反应,多认为是预后良好的现象。

本章用药护理小结

异烟肼 是治疗结核病的首选药物。可发生周围神经炎,如四肢感觉异常,有蚂蚁爬的感觉,或腱反射迟钝。营养差、酗酒及孕妇易发生神经炎。有癫痫或精神病史者不宜用本药。

利福平 一定要早晨空腹服用,不宜与米汤、牛奶、豆浆等同时服用,以免药物的吸收受到影响。要定期检查肝功能。禁止饮酒或饮用含有酒精的饮料。

乙胺丁醇 应用时主要应注意视力有无变化。

吡嗪酰胺 饭后服用减轻胃肠道不适、肝功能损害,可引起高尿酸血症、关节痛。

制 剂 及 用 法

异烟肼 300~400 mg/d,分 1~3 次服。粟粒性结核、结核性脑膜炎、干酪性肺炎等重症应增加剂量至 200 mg/次,3 次/d。儿童一般 10~20 mg/(kg·d)。注射剂量视病情而定,一般与口服量相同。可作肌内注射、腔内注射或用 50% 葡萄糖或等渗盐水稀释至 0.1% 静脉滴注。

利福平 450~600 mg/d,清晨空腹顿服。儿童 20 mg/(kg·d)。用于其他急性细菌感染,600 mg/d,分 2 次早晚空腹服用。

利福喷汀 胶囊剂,每粒 300 mg,成人每次 600 mg,每周 1~2 次空腹服用。

利福定 成人 150~200 mg/d,晨一次空腹口服,儿童 3~4 mg/(kg·d)。

乙胺丁醇 初治 15 mg/(kg·d),1 次或分 2~3 次服。复治 25 mg/(kg·d),2 个月后减为 15 mg/d。

对氨基水杨酸钠 2~3 g/次,4 次/d。重症或口服不能耐受者,用静脉滴注。注射液应新鲜配制,避光条件下 2 小时内滴完。

链霉素 结核重症:0.75~1.0 g/d,分 2 次肌内注射;轻症:1.0 g/次,每周 2~3 次。小儿 20~40 mg/(kg·d),不应超过 1.0 g/d。疗程 3~6 个月。

吡嗪酰胺 0.5 g/次,3 次/d。

氨苯砜 12.5~100 mg/d,1 次服用,从小量开始,每周服药 6 天,连服 3 个月,停药 2 周。

苯丙砜 开始 0.5 g/d,以后渐增至 2~3 g/d,分次服用,也可每周服药 6 天,服药 2~3 个月,停药半个月。肌内注射,每周 2 次,第 1 周每次 1 ml,第 2 周每次 2 ml,第 3 周起每周 3 ml,10 周为一疗程。

醋氨苯砜 每支 300 mg(2 ml),肌内注射,一次 1.5~2 ml,每 60~70 天一次,疗程数年。

氯法齐明 胶丸,每粒 50 mg,剂量与服法随联合疗法而异。对麻风反应开始每日 3 次,每次 100 mg,随后根据反应逐渐减量至每日 100 mg。

思 考 题

1. 一线抗结核病药中哪些药物有肝脏损害作用?如何避免其肝毒性?

2. 案例分析:患者,男性,45 岁。间断咳嗽、咳痰、低热 4 个月,伴乏力、消瘦,偶有盗汗。曾接受头孢曲松和喹诺酮类等药物抗感染治疗 2 周,症状未见改善。近 1 周症状加重,痰中带血,体温 37.6℃,痰涂片抗酸杆菌阳性(+++)。X 线胸片示:左上肺野可见小斑片状模糊阴影,密度不均,边缘不清。诊断:浸润型肺结核。

请问:1)该患者宜采用何种化疗方案治疗?为什么?

2)抗结核药的应用原则有哪些?

(许 逸)

第四十二章 消毒防腐药

【学习目标】

1. 了解 消毒防腐药的作用及机制。
2. 掌握 用消毒防腐药的药理作用、临床应用、用药护理要点。
3. 掌握 消毒防腐药的影响因素。

【知识点】

消毒与防腐、作用原理、消毒种类。

第一节 概 述

一般来说,消毒药就指能杀灭病原微生物的药物,防腐药则是指能抑制病原微生物生长繁殖的药物。实际上,它们之间并没有严格的界限,消毒药在低浓度时仅能抑菌,而防腐药在高浓度时也可能有杀菌作用。当然,作用时间、微生物数量、温度及环境条件也是决定其杀菌或抑菌作用的因素。本类药物与抗生素不同,其特点是对各种病原微生物无特殊的抗菌谱,对机体组织与病原微生物间亦无明显的选择性,吸收后多能引起机体较严重的毒性反应,因此通常不作全身用药,主要用于体表(皮肤、黏膜、创面等)、排泄物、器械及周围环境,以杀灭病原微生物或抑制其生长繁殖。

【作用及机制】 防腐消毒药的种类很多,作用机制各异,归纳起来主要有以下3种。

1. 使菌体蛋白质变性、凝固 大部分的消毒药都是通过这一机制而起作用的。此作用无选择性,可损害一切活的物质,不仅能杀菌,也能破坏宿主组织,因此只适合用于环境消毒。例如酚类、醇类、醛类等。

2. 改变菌体浆膜通透性 有些药能降低病原微生物的表面张力,增加菌体浆膜的通透性,引起重要的酶和营养物质漏失,水向内渗入,使菌体溶解或崩裂,从而发挥抗菌作用。例如表面活性剂。

3. 干扰病原微生物体内重要酶系统 其杀菌途径包括:通过氧化还原反应损害酶蛋白的活性基团,抑制酶的活性;或因化学与代谢物相似,竞争或非竞争地同酶结合而抑制酶的活性等。例如重金属盐类、氧化剂和卤素类。

【影响防腐消毒作用的因素】 药物作用的强弱,不仅取决于本身的化学结构和理化性质,也受其他许多因素的影响。为了正确使用和充分发挥防腐消毒药的作用,应该很好了解各种能增强或减弱其作用的因素。

1. 药物的浓度与作用时间 一般说来,药物浓度越高,作用时间越长,效果越好,但对组织的刺激性也越大;而药物浓度太低,接触时间太短,又不能达到抗菌目的。因此,必须根据各种防腐消毒药的特性,选用适当的药物浓度和足够的作用时间。

2. 温度 温度与防腐消毒药的抗菌效果成正比,温度越高,杀菌力越强。一般规律是温度每增加10℃,消毒效果可增强1倍。例如表面活性剂在37℃时所需的杀菌浓度,仅是20℃时的一半,即可达到同样的效果。

271

3. **有机物的存在** 病原微生物常与排泄物或分泌物一起存在,他们妨碍消毒药与病原微生物的接触,影响消毒效果,季铵盐类、乙醇、次氯酸盐等受有机物影响较大;过氧乙酸、环氧乙烷、甲烷、煤酚皂等受有机物影响较小。通常在应用防腐消毒药前,应将消毒场所打扫干净,把感染创中的脓血、坏死组织洗干净。

4. **微生物的特点** 不同菌种和处于不同状态的微生物,对于药物的感染性是不同的。病毒对碱类敏感,而细菌的芽孢耐受力极强,较难杀灭。处于生长繁殖期的细菌、螺旋体、支原体、衣原体、立克次体对消毒药耐受力差,一般常用消毒药都能收到较好效果。

5. **相互拮抗** 两种防腐消毒药合用时,由于物理性或化学性配伍禁忌而产生相互拮抗,如阳离子表面活性剂与阴离子表面活性剂共用,可使消毒作用减弱甚至消失。

6. **其他** 消毒药液表面张力的大小、酸碱度的变化、消毒药液的解离度和剂型、空气的相对湿度等都能影响消毒作用。

第二节 常用消毒防腐药

防腐消毒药的种类很多,按其化学性质不同,可分为酚类、醇类、酸类、碱类、卤素类、氧化剂、染料剂、重金属盐、表面活性剂和挥发性烷化剂等。各类防腐消毒药的特点以及常用药物简介如下。

(一)酚类

酚类能使蛋白质变性、凝固,也能损害细胞膜,使胞质物质漏失和菌体溶解而呈现抗菌作用。酚类在适当浓度下能杀灭繁殖型细菌,但对病毒、结核杆菌和芽孢的作用不强。其抗菌活性不易受环境中有机物的影响,具有较强的穿透力,可用于器械、排泄物的消毒。对皮肤与黏膜有刺激及局麻作用。常用的有苯酚(phenol,石炭酸)、煤酚(cresol,甲酚)、克辽林(creolin,臭药水)、松馏油(picis pini,松焦油)、鱼石脂(ichthyol,一克度)等。

(二)醇类

醇类由于能使菌体蛋白质凝固和脱水而呈现抗菌作用,加之溶脂的特性,使它易渗入菌体,有助于抗菌作用的发挥。能杀死繁殖型病原菌,对芽孢、真菌无效,对多数病毒效果较差。常用的有乙醇(ethanol,酒精)、苯氧乙醇(phenoxyethanol)等。

(三)酸类

酸通过解离后的 H^+ 或整个分子使菌体蛋白变性、凝固而呈现杀菌作用。酸溶液的杀菌力随温度升高而增强。

酸包括:①无机酸,常用的有盐酸(hydrochloric acid)、硼酸(boric acid)等;②有机酸,常用的有乳酸(lactic acid)、水杨酸(salicylic acid)、十一烯酸(undecylenic acid)等。

(四)碱类

碱类的杀菌作用决定于其解离的 OH^-,解离度大,杀菌力强,但对组织的损伤性也大。因 OH^- 能水解蛋白质和核酸,使细菌酶系统和细胞结构受损害而死亡,对病毒和细菌有较强的杀灭作用。常用的有氢氧化钠(sodium hydroxide,苛性钠)、氢氧化钾(potassium hydroxide,苛性钾)及石灰(lime,生石灰)等。

（五）卤素类

卤素是通过卤化或氧化菌体原浆蛋白而起作用的，它们对菌体细胞原浆或其他某些物质有高度亲和力，易渗入细胞与原浆蛋白的氨基或其他活性基团相结合（卤化）或氧化其活性基团，而使有机物分解或丧失功能，呈现杀菌作用。其抗菌谱广，作用强大，对细菌、芽孢和病毒等均有效。常用的含氯化合物有漂白粉、氯胺-T以及碘与碘化物——碘仿。

（六）氧化剂

氧化剂是一类含不稳定的结合态氧的化合物，遇有机物或酶即放出初生氧，氧化菌体内活性基团而呈杀菌作用，同时对细胞或组织也有损伤和腐蚀作用。细菌对氧化剂的敏感性有很大差异，革兰阳性菌、某些螺旋体对氧化剂较敏感，厌氧菌对其更敏感。常用的氧化剂有过氧化氢溶液、高锰酸钾等，常用于环境消毒的氧化剂过氧乙酸。

（七）染料类

染料类主要是发挥抑菌作用，其分子中的阳离子或阴离子能分别与细菌蛋白质的羟基或氨基结合，破坏正常离子交换功能及抑制酶的活性，影响细菌代谢。

染料可分为碱性和酸性两类。碱性染料对革兰阳性细菌有选择作用，在碱性环境中作用增强。常用的有依沙吖啶、龙胆紫等。酸性染料抗菌作用较弱，应用少。

（八）金属盐

重金属离子如汞、银、锌、铜等能与蛋白质的巯基结合，干扰巯基酶的活性，影响细菌代谢；较高浓度时则使蛋白质沉淀而杀死细菌。对机体组织有收敛、刺激以至腐蚀作用。有机物的存在会影响抗菌效力。杀菌力随温度升高而增加。常用的有升汞、硫柳汞、硝酸银等。

（九）表面活性剂

表面活性剂又称清洗剂或洗涤剂。因其表面活性部分不同，可分为阴离子表面活性剂（如肥皂、合成洗涤剂）和阳离子表面活性剂。阳离子表面活性剂的抗菌作用最强，它能吸附在细菌表面，使其张力变小，从而改变细胞膜的通透性，使菌体内的物质外渗而杀菌。其作用快，抗菌谱广，能杀灭多种革兰阳性和阴性细菌、霉菌，但对病毒效果差，不能杀死芽孢、结核杆菌和铜绿假单胞菌。对皮肤刺激性很弱，毒性小，无腐蚀性。常用的阳离子表面活性剂有苯扎溴铵、消毒净、度米芬、洗必泰等。

知识链接

洗 必 泰

洗必泰又名氯苯双胍己烷，为双胍类消毒剂，是一种毒性、腐蚀性和刺激性都很低的安全消毒剂。为外用广谱抑菌、杀菌药，对革兰染色阴性及革兰染色阳性细菌均有很强的抑菌、杀菌能力。国内生产有双醋酸洗必泰和双盐酸洗必泰，国外用双葡萄糖酸洗必泰。后一种优于前两种。洗必泰为无色或白色粉末，无气味，不吸湿，消毒作用好，成本低廉，性质稳定，使用方便，合成简单。可广泛用于皮肤黏膜、创面、污染表面、妇产科及泌尿器官的消毒。

（十）挥发性烷化剂

挥发性烷化剂在室温下易挥发成气体，化学性质很活泼，可与菌体蛋白、核酸等的氨基结合

第二军医大学出版社

发生烷基化反应,使蛋白质变性、沉淀而杀菌。杀菌力强,对细菌、芽孢、病毒、霉菌,甚至昆虫及虫卵等都有杀灭作用。主要作为环境的气体消毒,用于不能受热、受潮的物品。常用的有甲醛、戊二醛、环氧乙烷及乌洛托品等。

第三节 用 药 与 护 理

(一)正确选择适应证

1. 用于皮肤的消毒药 要求作用快,对皮肤刺激性小。

2. 用于创面及黏膜的消毒药 要求对组织刺激性小,不妨碍伤口愈合,不易受创面分泌物的影响而失效;还要求不易被吸收或吸收后在体内毒性低。

3. 用于环境的消毒药 要求作用强,对环境污染小。用于住房和环境的消毒药物,应便于喷洒或熏蒸。用于消毒排泄物的消毒药应不受脓液、分泌物等有机物的影响,且价格低廉。

4. 用于器械的消毒药 要求无损伤,且消毒作用强。

(二)用药方法

1. 药物配伍

1)新洁尔灭和阴离子肥皂及洗涤剂合用,将使前者活性减弱。

2)洗必泰忌与普通肥皂、碱性液、碘酊、升汞等配伍。

3)过氧化氢和紫外线、超声波、酸性化学物质、金属离子、表面活性剂、醇类消毒剂等配伍有协同作用。

2. 药物的配制与储存

1)醇应配成75%的浓度,杀菌作用最强。

2)甲醛应在室温保存。

3)戊二醛在pH值>9时迅速聚合,储存2周以上效力下降。

4)聚维酮碘(碘伏)需避光与密封保存。

5)过氧乙酸性质不稳定,应低温保存。

6)洗必泰在高温环境时易分解。

7)环氧乙烷贮罐应远离火源,放在阴凉通风处,但严禁放入冰箱内。

3. 给药方法 各类药物的选择使用与使用药物制剂接触的部位及时程有关。防腐药主要用于处理较小伤口,较洁净的伤口和手术切开、注射部位消毒,在污染伤口处理上不能替代固有的机械清洗、灌洗和清创术等。

(三)加强用药护理注意

1)避免某些药物吸收中毒,如苯酚、硼酸等。

2)注意用药不当易引起的不良反应,如聚维酮碘、过氧化氢、高锰酸钾、洗必泰、环氧乙烷等。

思 考 题

1. 防腐消毒药的作用环节有哪些类型?

2. 在消毒防腐药的护理用药中应注意哪些问题?

(许 逸)

第四十三章　抗寄生虫药

【学习目标】

1. 了解　吡喹酮的药理作用、临床应用、主要不良反应及用药护理注意。
2. 熟悉　咪唑类药物、抗肠蠕虫药的临床应用。
3. 掌握　抗疟药氯喹、伯氨喹和乙胺嘧啶的药理作用、临床应用及不良反应。

【知识点】

生活"三子"与临床"四期"(疟疾)、分类、金鸡纳反应、跨纲性驱虫药。

第一节　抗　疟　药

抗疟药(antimalarial drugs)是防治疟疾的重要手段。现有抗疟药中尚无一种能对疟原虫生活史的各个环节都有杀灭作用。因此,必须了解各种抗疟药对疟原虫生活史不同环节的作用,以便根据不同目的正确选择药物。

一、疟原虫的生活史和抗疟药的作用环节

使人致病的疟原虫主要有3种:恶性疟、间日疟和三日疟。后两者又称良性疟。
疟原虫的生活史可分为雌按蚊体内的有性生殖阶段和人体内的无性生殖阶段(图43－1)。

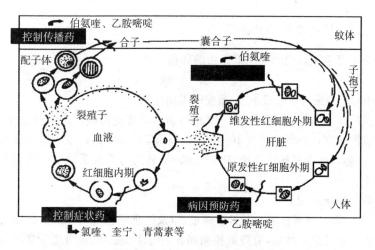

图 43－1　疟原虫生活史和各类抗疟药的作用部位

1. 人体内的无性生殖阶段　可分为以下各期。
(1) 红细胞外期　当感染疟原虫的雌按蚊叮咬人时,其唾液内的子孢子进入人体血液中,随即侵入肝细胞发育、繁殖,形成大量裂殖体。间日疟原虫的子孢子在遗传学上有两种类型,即速

第二军医大学出版社

发型和迟发型。速发型潜伏期较短,为12~20 d,很快发育完成红细胞外期的裂殖体增殖,称为原发性红细胞外期。此期不发生症状,为疟疾的潜伏期。对此期有杀灭作用的药物,如乙胺嘧啶,可起病因预防作用。

迟发型子孢子潜伏期可能超过6个月,经过一段休眠期后(休眠子),才完成红细胞外期的裂殖体增殖,称为继发性红细胞外期,是疟疾复发的根源。恶性疟原虫和三日疟原虫无休眠子,故都不引起复发。能杀灭继发性红细胞外期的药物,如伯氨喹,对间日疟有根治(阻止复发)作用。

(2) 红细胞内期 原发性红细胞外期在肝细胞内生成的大量裂殖子破坏肝细胞而进入血液,侵入红细胞,经滋养体发育成裂殖体,并破坏红细胞,释放出大量裂殖子及其代谢产物,再加上红细胞破坏产生的大量变性蛋白,至一定程度,刺激机体,引起寒战、高热等症状。从红细胞内逸出的裂殖子复又进入红细胞进行发育。如此周而复始,每完成一个无性生殖周期,引起一次症状发作。对此期疟原虫有杀灭作用的药物,如氯喹、奎宁、青蒿素等,有控制症状发作和症状抑制性预防作用。总之,所有抗疟药都围绕子孢子、裂殖子和配子母体的"三子循环"进行的。

2. 雌按蚊体内的有性生殖阶段 红细胞内期疟原虫一方面不断进行裂体增殖,同时也产生雌、雄配子体。按蚊在吸入血时,雌、雄配子体随血液进入蚊体。两者结合成合子,进一步发育产生子孢子,移行至唾液腺内,成为感染人的直接传染源。能抑制雌、雄配子体在蚊体内发育的药物,如乙胺嘧啶,有控制疟疾传播和流行的作用。总之,所有抗疟药都围绕子孢子、裂殖子和配子母体的"三子循环"进行的。

二、疟原虫的耐药性

当前防治疟疾所遇到的最大困难是恶性疟原虫对抗疟药,特别是对氯喹,其次是对奎宁、乙胺嘧啶等产生耐药性。而且耐氯喹的虫株常对乙胺嘧啶和磺胺多辛等有交叉耐药性。恶性疟是流行最广、对人类危害性最大的一种疾病,因此亟须寻找新型抗疟药。近日国外报道钙拮抗药(包括粉防己碱)与氯喹合用,能部分恢复疟原虫对氯喹的敏感性。

三、常用抗疟药

(一)主要用于控制症状的抗疟药

此类药物是主要杀灭红细胞内期疟原虫的药物。

氯 喹

氯喹(chloroquine)是人工合成的4-氨喹啉类衍生物。

【体内过程】 口服吸收快而完全,3~5小时血药浓度达高峰。广泛分布于肝、脾、肾、肺等组织。在红细胞内浓度比血浆浓度高10~20倍,而感染疟原虫的红细胞内浓度又比正常红细胞内高出约25倍。体内代谢和排泄缓慢,作用持久,半衰期为数天至数周。用氯化铵酸化尿液可加速药物从尿中排出。

【药理作用和临床应用】

1. 抗疟作用 氯喹对间日疟和三日疟原虫,以及敏感的恶性疟原虫的红细胞内期的裂殖体有杀灭作用。能迅速治愈恶性疟,有效地控制间日疟的症状发作,也可用于症状抑制性预防。其特点是疗效高、生效快、作用持久。是用于控制各型疟疾症状的首选药,通常用药后24~48小时内临床症状消退,48~72小时后血中疟原虫消失;也用于预防性抑制症状发作,在进入疫区前1周和离开疫区后4周期间,每周服药1次即可。其本身毒性小,与伯氨喹合用时不增加后者的毒性。对红细胞外期无效,既不能作病因性预防,也不能根治间日疟。

2. 抗肠道外阿米巴病作用 氯喹对阿米巴痢疾无效。但由于它在肝组织内分布的浓度比血药浓度高数百倍,对阿米巴肝脓肿有效(详见本章第二节相关内容)。

3. 其他作用 氯喹偶尔用于类风湿关节炎,也常用于蝶形红斑狼疮。但对后者的疗效尚无定论,而且用量大,易引起毒性反应。

【不良反应】 氯喹用于治疗疟疾时,一般能良好耐受,仅有轻度头晕、头痛、胃肠不适和皮疹等不良反应,停药后迅速消失。大剂量、长疗程用药可引起视力障碍,以及对肝脏和肾脏的损害。

奎 宁

奎宁(quinine)是从金鸡纳树皮中提取的一种生物碱。金鸡纳树原产南美洲,自古当地居民即用其树皮治疗疟疾。1820年分离出奎宁后,迅即用于临床,曾是治疗疟疾的主要药物。自合成氯喹等药后,奎宁已不作首选抗疟药用。但当今氯喹的耐药性问题日趋严重,因而奎宁又被重视。

【抗疟作用和临床应用】 奎宁对各种疟原虫的红细胞内期滋养体有杀灭作用,能控制临床症状。但疗效不及氯喹且毒性较大。主要用于耐氯喹或耐多药的恶性疟,尤其是严重的脑型疟。奎宁在肝内迅速氧化失活并由肾排出,加之毒性较大,因此不用于症状抑制性预防。对红细胞外期无效,对配子体亦无明显作用。

【不良反应及用药护理注意】

(1) 金鸡纳反应 表现为恶心、呕吐、耳鸣、头痛、听力和视力减弱,甚至发生暂时性耳聋。因为奎宁得自金鸡纳树皮,来自金鸡纳树的其他生物碱也有此反应,故称金鸡纳反应。

(2) 心肌抑制作用 奎宁有降低心肌收缩力、减慢传导和延长心肌不应期等作用,但不及其 D-异构体奎尼丁的作用明显。静脉注射时可致血压下降和致死性心律失常。用于危急病例时,仅可静脉滴注。

(3) 特异质反应 少数恶性疟患者即使应用很小剂量也能引起急性溶血,发生寒战、高热、背痛、血红蛋白尿(黑尿)和急性肾功能衰竭,甚至死亡。

(4) 子宫兴奋作用 奎宁对妊娠子宫有兴奋作用,故孕妇忌用。

知识链接

青蒿素的发现

青蒿素的发现始于中国“文革”和援越抗美战争时期。由于疟疾的流行,严重地影响了部队战斗力。抗氯喹恶性疟原虫的出现更成为当时疟疾防治的主要难题,这也促使了作战双方政府在新抗疟药物研发上的大量投入。美方的努力促成了甲氟喹的发现。1967年5月23日,一项具有国家机密性质、代号为“523项目”的计划就此启动了。中国中医科学院北京中药研究所屠呦呦教授被任命为523课题组组长,她是发现青蒿素治疗疟疾这一成果的首要贡献者。这一医学发展史上的重大发现,每年在全世界,尤其在发展中国家,挽救了数以百万计疟疾患者的生命。2011年9月,屠呦呦获得了被誉为诺贝尔奖“风向标”的拉斯克奖。这是中国生物医学界迄今为止获得的世界级最高级大奖。

甲 氟 喹

甲氟喹(mefloquine)和奎宁都属喹啉-甲醇衍生物。鉴于奎宁对耐多药虫株至少还保留部分抗疟作用,通过改变奎宁的结构而获得甲氟喹。

甲氟喹也是一种杀疟原虫红细胞内期滋养体的药物。用于控制症状,生效较慢。在某些地区已发现恶性疟对此药产生耐药性,但与奎宁和氯喹之间并无必然的交叉耐药关系。单独或与长效磺胺和乙胺嘧啶合用,对耐多药恶性疟虫株感染有一定疗效。

甲氟喹的另一特点是血浆半衰期较长(约30天),可能是其在体内有肝肠循环的缘故。用于症状抑制性预防,每2周给药一次。

青　蒿　素

青蒿素(artemisinin,qinghaosu)是从黄花蒿(Artemisia annua L.)及其变种大头黄花蒿中提取的一种倍半萜内酯过氧化物。由于对耐氯喹虫株感染有效,青蒿素受到国内、外广泛重视。为高效、速效、低毒的抗疟药。

【抗疟作用和临床应用】　青蒿素对红细胞内期滋养体有杀灭作用,对红细胞外期无效。用于治疗间日疟和恶性疟,发作期症状控制率可达100%。与氯喹只有低度交叉耐药性,用于耐氯喹虫株感染仍有良好疗效。青蒿素可透过血-脑屏障,对凶险的脑型疟疾有良好抢救效果。

青蒿素也可诱发耐药性,但比氯喹慢。与磺胺多辛或乙胺嘧啶合用,可延缓耐药性的发生。

青蒿素治疗疟疾最大的缺点是复发率高,口服给药时近期复发率可达30%以上。这可能与其在体内消除快,代谢产物无抗疟活性有关。与伯氨喹合用,可使复发率降至10%左右。

蒿甲醚(artemether)为青蒿素的 $12-\beta-$甲基二氢衍生物。其溶解度较大,可制成澄明的油针剂注射给药。抗疟活性比青蒿素强,近期复发率比青蒿素低(8%),与伯氨喹合用,可进一步降低复发率。

【不良反应】　不良反应少见,偶见四肢麻木感和心动过速。未见对重要内脏有损害作用。动物试验中应用大剂量时,曾见骨髓抑制和肝损害,并有胚胎毒性作用。与青蒿素相比,蒿甲醚的不良反应较轻。

(二) 主要用于控制复发和传播的药物

伯　氨　喹

伯氨喹(primaquine)是人工合成的8-氨喹啉类衍生物。

【药理作用和临床应用】　伯氨喹主要对间日疟红细胞外期(或休眠子)和各种疟原虫的配子体有较强的杀灭作用,是根治间日疟和控制疟疾传播最有效的药物。对红细胞内期无效,不能控制疟疾症状的发作。通常均需与氯喹等合用。疟原虫对此药很少产生耐药性。

【不良反应】　毒性较大是此药的一大缺点,但目前尚无适当药物可以取代之。治疗量即可引起头晕、恶心、呕吐、发绀、腹痛等。停药后可消失。严重的不良反应是少数特异质者发生的急性溶血性贫血和高铁血红蛋白血症。现已查明,此特异质的本质是红细胞内缺乏6-磷酸葡萄糖脱氢酶(G-6-PD),这是一种性联染色体遗传缺陷。

(三) 主要用于病因性预防的抗疟药

乙　胺　嘧　啶

乙胺嘧啶(pyrimethamine)是目前用于病因性预防的首选药。

【药理作用和临床应用】　乙胺嘧啶对恶性疟和间日疟某些虫株的原发性红细胞外期有抑制作用,用作病因预防药,作用持久,服药1次,预防作用可维持1周以上。对红细胞内期的未成熟裂殖体也有抑制作用,对已成熟的裂殖体则无效。用于控制耐氯喹株恶性疟的症状发作,生效较慢,常需在用药后第二个无性增殖期才能显效。此药并不能直接杀灭配子体,但含药血液随配子体被按蚊吸入后,能阻止疟原虫在蚊体内的孢子增殖,起控制传播的作用。

【作用机制和联合用药】　疟原虫不能利用环境中的叶酸和四氢叶酸,必须自身合成叶酸并转变为四氢叶酸后,才能在合成核酸的过程中被利用。乙胺嘧啶对疟原虫的二氢叶酸还原酶有较大的亲和力,并能抑制其活性,从而阻止四氢叶酸的生成,阻碍核酸的合成。与二氢叶酸合成酶抑制剂磺胺类或砜类合用,在叶酸代谢的两个环节上起双重抑制作用,可收协同作用之效,且可延缓耐药性的发生。因此,此药常与半衰期相近的磺胺多辛或氨苯砜合用。但近年已发现耐氯喹的恶性疟原虫对乙胺嘧啶－磺胺多辛合剂有交叉耐药性。

【不良反应】　治疗量时基本上不发生不良反应。此药略带甜味,易被儿童误服而中毒,表现为恶心、呕吐、发热、发绀、惊厥,甚至死亡。成人长期大量服用时,可因二氢叶酸还原酶受抑制而引起巨细胞性贫血,偶可引起皮疹。

四、抗疟药的合理应用

1. 抗疟药的选择　①控制症状:对氯喹敏感的疟原虫选用氯喹;②脑型疟:可用青蒿素类、二盐酸奎宁注射给药以提高脑内药物浓度;③耐氯喹的恶性疟:选用青蒿素类、奎宁、甲氟喹;④休止期:乙胺嘧啶和伯氨喹合用;⑤预防用药:乙胺嘧啶预防发作和阻止传播,氯喹能预防性抑制症状发作。

2. 联合用药　现有抗疟药尚无一种能对疟原虫生活史的各个环节都有杀灭作用,因此应联合用药。氯喹与伯氨喹合用于发作期的治疗,既控制症状,又防止复发和传播。乙胺嘧啶与伯氨喹合用于休止期的治疗,可防止复发。不同作用机制的药物联合应用,可增强疗效,减少耐药性发生,如乙胺嘧啶与磺胺可协同阻止叶酸合成,对耐氯喹的恶性疟可使用青蒿素与甲氟喹联合治疗。

第二节　抗阿米巴病药

阿米巴病是由溶组织内阿米巴原虫感染所引起。溶组织内阿米巴有2个发育时期:包囊和滋养体,包囊为感染阶段。阿米巴病经口传播,阿米巴包囊经消化道进入小肠下段,包囊壁被肠液破坏,虫体脱囊而出并迅速分裂成小滋养体,寄居在回盲部,在肠液中与细菌共生。一部分移向结肠,形成新的包囊,此时被感染者无症状,称为排包囊者,是阿米巴病的传染源。当人体免疫力低下或肠壁受损时,小滋养体侵入肠壁组织,发育成滋养体,不断破坏肠壁黏膜和黏膜下组织,引起肠阿米巴病。滋养体也可随肠壁血液或淋巴迁移至肠外组织(肝、肺、脑等),引起肠道外阿米巴病,如阿米巴肝、肺、脑脓肿等。

抗阿米巴病药多数对滋养体有杀灭作用,可用于治疗阿米巴痢疾和肠外阿米巴病,以甲硝唑为首选药;少数药物对包囊有杀灭作用,如二氯尼特为治疗排包囊者的首选药。

一、抗肠内、肠外阿米巴病药

甲　硝　唑

甲硝唑(metronidazole,灭滴灵)为人工合成的5-硝基咪唑类化合物。对肠内、肠外阿米巴滋养体有强大杀灭作用,治疗急性阿米巴痢疾和肠道外阿米巴感染效果显著(详见第三十九章相关内容)。

依米丁和去氢依米丁

依米丁(emetine,吐根碱)为从茜草科吐根属植物提取的异喹啉生物碱。去氢依米丁(dehydroemetine)为其衍生物,药理作用相似,毒性略低。两种药物对溶组织内阿米巴滋养体均有直接杀灭作用,治疗急性阿米巴痢疾与阿米巴肝脓肿,能迅速控制临床症状。杀虫机制是阻碍

279

原虫肽链延长,抑制原虫蛋白质合成。因其刺激性很强,口服可引起强烈的恶心、呕吐,只能深部肌内注射。本品毒性大,对心肌有严重的毒性,仅限于甲硝唑治疗无效或禁用者。对肠腔内阿米巴滋养体无效,不适用于症状轻微的慢性阿米巴痢疾及无症状的阿米巴包囊携带者。

二、抗肠内阿米巴病药

卤 化 喹 啉 类

本类药物包括喹碘方(chiniofon)、氯碘羟喹(clioquinol,氯碘喹啉)和双碘喹啉(diiodohydroxy quinoline)等。本类药口服吸收少,肠腔内药物浓度高,能杀灭肠腔内滋养体。曾广泛用于治疗轻型、慢性阿米巴痢疾,或与甲硝唑合用治疗急性阿米巴痢疾以提高根治率。治疗量时毒性较低,可致腹泻。量大、疗程较长时,可引起严重的视觉障碍,甚至失明。许多国家已禁用。

二 氯 尼 特

二氯尼特(diloxanide)为二氯乙酰胺类衍生物,通常用其糠酸酯(diloxanide furoate)。口服吸收快,1小时血药浓度达高峰,分布全身。本药是目前最有效的杀包囊药,对阿米巴原虫囊前期有直接杀灭作用。单用对无症状的排包囊者有效,也可用于治疗慢性阿米巴痢疾。单用对急性阿米巴痢疾疗效差,用甲硝唑控制症状后再用本品可肃清肠腔内包囊,有效防止复发。对肠外阿米巴病无效。不良反应轻,偶有恶心、呕吐和皮疹等。大剂量时可导致流产,未见致畸作用。

三、抗肠外阿米巴病药

氯 喹

氯喹(chloroquine)为抗疟药,也有杀灭阿米巴滋养体作用。口服吸收迅速完全,肝中血药浓度比血浆药物浓度高数百倍,而肠壁的分布量很少。对肠内阿米巴病无效,仅用于甲硝唑无效和禁忌的阿米巴肝炎或肝脓肿,应与肠内阿米巴病药合用,以防止复发。

第三节 抗 滴 虫 病 药

滴虫病主要指阴道滴虫病,但阴道毛滴虫也可寄生于男性尿道内。甲硝唑是治疗滴虫病最有效的药物(详见第三十九章相关内容)。偶遇抗甲硝唑株滴虫感染时,可考虑改用乙酰胂胺局部给药。

乙 酰 胂 胺

乙酰胂胺(acetarsol)为五价胂剂,其复方制剂称滴维净。以其片剂置于阴道穹隆部有直接杀滴虫作用。此药有轻度局部刺激作用,使阴道分泌物增多。

第四节 抗 血 吸 虫 病 药

日本血吸虫病在我国长江流域和长江以南十三个省、直辖市、自治区严重流行,解放初期估计有患者千余万人,是我国危害最严重的寄生虫病。新中国成立后,政府开展了大规模的防治工作,流行情况得到基本控制。但"文革"期间,由于预防工作中断,使血吸虫病又复流行和蔓延。积极开展防治工作仍很有必要。

长期以来,酒石酸锑钾是主要的特效药。但它有毒性大、疗程长、必须静脉注射等缺点。20

世纪 70 年代发现吡喹酮剂量小(约为现用一般药物剂量的 1/10)、毒性低、疗程短(从现用药物的 20 d 或 10 d 缩短为 1～2 d)、口服有效、有较高的近期疗效,是血吸虫病防治史上的一个突破,现已完全取代酒石酸锑钾。

吡 喹 酮

吡喹酮(praziquantel)为吡嗪异喹啉衍生物,为广谱抗吸虫药和驱绦虫药,尤以对血吸虫有杀灭作用而受重视。对线虫和原虫感染无效。

【抗虫作用】　吡喹酮除对血吸虫有杀灭作用外,对其他吸虫,如肝吸虫(华支睾吸虫)、肺吸虫、姜片吸虫,以及各种绦虫感染和其幼虫引起的囊虫症、包虫病都有不同程度的疗效;另外,还具有抗肠蠕虫作用。本章着重讨论其抗血吸虫作用。

在体外实验中,吡喹酮能为血吸虫迅速摄取。在最低有效浓度(0.2～1.0 $\mu g/ml$)时,可使虫体兴奋、收缩和痉挛。略高浓度时,则可使血吸虫体被形成空泡和破溃,粒细胞和吞噬细胞浸润,终至虫体死亡。整体实验结果表明,用药后数分钟内,肠系膜静脉内 95％的血吸虫向肝转移,并在肝内死亡。

吡喹酮的上述作用可能与其增加体被对 Ca^{2+} 的通透性,干扰虫体内 Ca^{2+} 平衡有密切关系。除去培养液中的 Ca^{2+} 或加入 Mg^{2+},则可取消上述作用。由于虫体发生痉挛性麻痹,使其不能附着于血管壁,被血流冲入肝,即出现肝移。在肝内由于失去完整体被的保护,更易被吞噬细胞所消灭。吡喹酮对哺乳动物细胞膜则无上述作用,由此表现出其作用的高度选择性。

【体内过程】　吡喹酮口服吸收迅速而完全,于服药后 1～2 小时达血药峰浓度。由于首关消除多,限制了其生物利用度。主要在肝内羟化而失活,经肾排出。24 小时内排出用药量的 90％。消除半衰期健康人为 1～1.5 小时,晚期血吸虫病患者则明显延长。

【临床应用】

(1)治疗各型血吸虫病　对血吸虫的成虫有迅速而强大的杀灭作用,对幼虫作用弱。对多种血吸虫如日本血吸虫、埃及血吸虫、曼氏血吸虫的单一感染或混合感染均有良好疗效,为治疗各型血吸虫病的首选药,适用于慢性、急性、晚期及有心、肝等并发症的血吸虫病患者。

(2)治疗其他吸虫病　对其他吸虫如华支睾吸虫、姜片虫及肺吸虫有显著杀灭作用,可用于治疗肝脏华支睾吸虫病、肠吸虫病及肺吸虫病。

(3)治疗绦虫病　对人和家畜体内牛肉绦虫、猪肉绦虫、裂头绦虫及微小膜壳绦虫均有驱杀作用,是治疗各种绦虫病的首选药。

【不良反应】　副作用轻微、短暂。可在服药后短期内发生腹部不适、腹痛、恶心,以及头昏、头痛、肌束颤动等。少数出现心电图改变。

第五节　抗丝虫病药

乙 胺 嗪

乙胺嗪(diethylcarbamazine)的枸橼酸盐称海群生(hetrazan)。

【抗虫作用和临床应用】　服用乙胺嗪后,班氏丝虫和马来丝虫的微丝蚴迅速从患者血液中减少或消失。对淋巴系统中的成虫也有毒杀作用,但需较大剂量或较长疗程。

在体外,乙胺嗪本身或服过乙胺嗪的动物血清,对微丝蚴和成虫并无毒杀作用。其抗虫作用机制可能有两方面:一是其分子中的哌嗪部分使微丝蚴的肌组织发生超极化,失去活动能力,以致不能停留于宿主周围血液中;再一是破坏微丝蚴体被的完整性,使其易于遭受宿主防卫机制的

第二军医大学出版社

破坏。

【不良反应】　乙胺嗪本身毒性较低而短暂,可引起厌食、恶心、呕吐、头痛、无力等。但因丝虫成虫和蚴虫死亡释出大量异体蛋白,引起过敏反应较明显,表现为皮疹、淋巴结肿大、血管神经性水肿、畏寒、发热、哮喘,以及心率加快、胃肠功能紊乱等。一般于给药之日开始,持续3~7天。

第六节　抗肠蠕虫病药

肠道蠕虫包括绦虫、钩虫、蛔虫、蛲虫、鞭虫和姜片虫等。不同蠕虫对不同药物的敏感性不同,因此,必须针对不同的蠕虫感染正确选药。近年来不断有广谱、高效的驱肠蠕虫药问世,使选药更为方便易行,而且有些药物对由肠蠕虫病引起的组织型感染也有效。

甲 苯 达 唑

【驱虫作用】　甲苯达唑(mebendazole)为一高效、广谱驱肠蠕虫药。它选择性地使线虫的体被和肠细胞中的微管消失,抑制虫体对葡萄糖的摄取,减少糖原量,减少 ATP 生成,妨碍虫体生长发育。对多种线虫的成虫和幼虫有杀灭作用。对蛔虫、蛲虫、鞭虫、钩虫、绦虫感染治疗的有效率常在 90% 以上,尤其适用于上述蠕虫的混合感染。

甲苯达唑显效缓慢,给药后数日才能将虫排尽。

本品对钩虫卵、蛔虫卵和鞭虫卵有杀灭作用,有控制传播的重要意义。

【不良反应】　本品口服吸收少,首过效应明显,无明显不良反应。少数病例可见短暂腹痛、腹泻。大剂量时偶见过敏反应、脱发、粒细胞减少等。大鼠试验发现有致畸胎作用和胚胎毒作用,故孕妇忌用。对 2 岁以下儿童和对本品过敏者不宜使用。

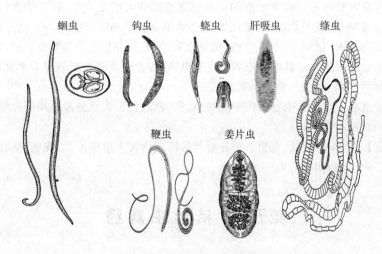

图 43 - 2　肠道蠕虫种类及形态

阿 苯 达 唑

阿苯达唑(albendazole)是继甲苯达唑之后研制成功的苯并咪唑类驱虫药,别名肠虫清,具有广谱、高效、跨纲、低毒的特点。

【临床应用】

1) 蛔虫、钩虫、鞭虫感染,400 mg 顿服。

2) 牛肉绦虫感染,800 mg/d,连用 3 d;猪肉绦虫或短膜壳绦虫感染,可参考上述疗法进行。

3）囊虫症，200～300 mg，每日 3 次，10 天为一疗程，一般给予 2～3 个疗程，疗程间隔 15～21 天。脑型病例应住院治疗。如治疗过程中出现癫痫大发作，应停药 2～3 周。如有颅内压增高（常在给药后 1～3 周逐渐明显），应先行降低颅内压。尤其须警惕发生脑疝。

4）包虫病（棘球蚴病），5～7 mg/kg，每日 2 次，30 日一疗程，重复数疗程，疗程间隔 2 周。

5）华支睾吸虫病，8 mg/(kg·d)，顿服，共 7 d。

6）旋毛虫病，对肠内期和肠外期旋毛虫均有驱杀作用。24 mg/(kg·d) 或 32 mg/(kg·d)，5 d 一疗程，给予 1～2 个疗程。

【不良反应】 本品副作用轻，一般耐受良好。每日 400 mg 时，20%～30% 的病例可出现消化道反应和头晕、嗜睡、头痛等，多在数小时内自行缓解。每日 800 mg 时，初期有 30% 出现白细胞减少，5～6 个月后可恢复。少数可见肝功能障碍，1～2 周内恢复。

治疗囊虫症和包虫病时，所用剂量较大，疗程很长，但也多能耐受。主要不良反应系由猪囊尾蚴解体后释出异体蛋白所致。可见头痛、发热、皮疹、肌肉酸痛。脑型囊虫症时则可引起癫痫发作、视力障碍、颅内压升高，甚至脑水肿和脑疝。治疗旋毛虫病时也可发生发热、肌痛和水肿加重等反应。

哌 嗪

哌嗪（piperazine），其枸橼酸盐称驱蛔灵，对蛔虫和蛲虫有较强的驱除作用。主要改变虫体肌肉细胞膜对离子的通透性。使虫体肌肉超极化，抑制神经-肌肉传递，致虫体发生弛缓性麻痹而随肠蠕动排出。治蛔虫，1～2 天疗法的治愈率可达 70%～80%。对蛲虫，需用药 7～10 天，远不如使用阿苯达唑等方便。

本品不易吸收，副作用少见。

噻 嘧 啶

噻嘧啶（pyrantel），其枸橼酸盐称驱虫灵。为一广谱驱线虫药，对蛔虫、钩虫、蛲虫和毛圆线虫感染均有较好疗效，但对鞭虫无效。它使虫体神经-肌肉去极化，引起痉挛和麻痹。

口服不易吸收。不良反应轻而短暂，主要为胃肠不适，其次为头昏、发热。

氯 硝 柳 胺

氯硝柳胺（niclosamide）原为杀钉螺药，对血吸虫尾蚴和毛蚴也有杀灭作用，用于血吸虫病的预防。后发现对牛肉绦虫、猪肉绦虫、阔节裂头绦虫和短膜壳绦虫感染都有良好疗效，尤以对牛肉绦虫的疗效为佳。

本品主要抑制绦虫线粒体内 ADP 的无氧磷酸化，阻碍产能过程，也抑制葡萄糖摄取，从而杀死其头节和近端节片，但不能杀死节片中的虫卵。已死头节可被部分消化而在粪中难以辨认。如欲急于考核疗效，应在服药 1～3 小时内，即在头节未被消化前服泻药一剂。猪肉绦虫死亡节片被消化后，释出的虫卵逆流入胃，有引起囊虫症的危险。因此，有人主张宁可用吡喹酮治疗猪肉绦虫症。

本品口服不易吸收，也无直接刺激作用，仅偶见消化道反应。

本章用药护理小结

氯喹 主要是长期大量应用时引起的视力损伤和肝脏、肾脏伤害。

奎宁 兴奋子宫、抑制中枢、抑制心肌，所以孕妇、精神疾病及心脏疾病患者应用时要注意。

伯氨喹 6-磷酸葡萄糖脱氢酶缺乏患者发生的急性溶血性贫血和高铁血红蛋白血症。

制 剂 及 用 法

磷酸氯喹 口服，治疗疟疾（3 d 疗法）：第 1 日先服 1.0 g，8 小时后再服 0.5 g；第 2、3 日各

0.5 g。预防：0.5 g/次，1次/周。

硫酸奎宁 口服0.3～0.6 g/次，3次/d，连续服5～7 d。

二盐酸奎宁 静脉滴注：0.25～0.5 g/次，用葡萄糖液稀释成每毫升含本品0.5～1.0 mg后，静脉缓慢滴注。切忌静脉推注。

青蒿素油混悬剂 肌内注射，间日疟及恶性疟总量为500～800 mg，疗程2～3 d。

磷酸伯氨喹 口服，4 d疗法：52.8 mg(4片)/d，连服4 d。8 d疗法：39.6 mg(3片)/d，连服8 d。14 d疗法：26.4 mg(2片)/d，连服14 d。以上剂量均以其盐基计算。

乙胺嘧啶 病因性预防：口服，25 mg/次，1次/周或50 mg/次，1次/2周。

甲硝唑 250 mg和500 mg片剂，口服给药。阿米巴痢疾：0.4～0.8 g/次，3次/d，共5 d。肠外阿米巴病：0.75 g/次，3次/d，共10 d。阴道滴虫病和男性尿道滴虫感染：250 mg/次，3次/d，共7 d，或2 g顿服。贾第鞭毛虫病：0.25 g，3次/d，共5～7 d；或2 g/d，连用3 d。厌氧菌感染：7.5 mg/kg，每6小时一次，首剂加倍，共7～10 d，静脉注射。

喹碘方 0.25～0.5 g/次，3次/d，共10 d；口服给药。

磷酸氯喹 肠外阿米巴病：0.25 g/次，3～4次/d，3～4周一疗程。必要时可适当延长疗程。

吡喹酮 片剂，每片0.2 mg；口服，血吸虫病：每次10 mg/kg，3次/d，连服2 d，或每次20 mg/kg，3次/d，服1 d。治疗其他蠕虫病的用法和用量见"抗肠蠕虫病药"章节内容介绍。

枸橼酸乙胺嗪 口服，一天疗法：1.5 g，7次或分两次服。7 d疗法：0.2 g/次，3次/d，连服7 d。

甲苯达唑片 成人和2岁以上儿童服用同样剂量。蛲虫：100 mg，顿服，2周后再服一剂；蛔虫、钩虫、鞭虫：100 mg，早晚各一剂，连服3 d；绦虫：300 mg，3次/d，连用3 d。

阿苯达唑片 剂量和用法详见前面介绍。

枸橼酸哌嗪 蛔虫：75 mg/(kg·d)，极量4 g/d，顿服；儿童75～150 mg/(kg·d)，极量3 g/d，空腹顿服，连用2 d。蛲虫：成人1.0～1.2 g/次，2次/d；儿童60 mg/(kg·d)，分两次，连服7 d。

双羟萘酸噻嘧啶 钩虫：5～10 mg/kg，顿服，连服2～3 d。蛔虫：剂量同上，用药一次；蛲虫：剂量同上，连服1周。

氯硝柳胺 猪肉、牛肉绦虫：晨空服1 g，顿服，1小时后再服一剂，1～2小时后服硫酸镁导泻；短膜壳绦虫：清晨空腹嚼服2 g，1小时后再服一剂，连服7～8 d。

思 考 题

1. 简述抗疟药的分类及代表药物。

2. 治疗阿米巴痢疾及阿米巴肝脓肿首选何药？为什么？若根治应加用何药？为什么？

3. 案例分析：患者，男性，35岁。患者6月随团赴尼日利亚根布镇考察。回国后不久，出现乏力、纳差、持续不规则发热，高时达39℃，低时退尽，无明显寒战、大汗。全腹肌紧张，有压痛及反跳痛，肝肋下2 cm，有压痛，脾肋下1 cm。诊断：恶性疟疾。

请问：1) 对恶性疟疾的治疗应选用什么药物？治疗上应注意哪些问题？

2) 有哪些药物可以防治疟疾的复发和传播？

(王冬艳)

第四十四章 抗恶性肿瘤药

第一节 概　述

恶性肿瘤是严重威胁人类健康的常见病、多发病,是世界各国医学科学领域中的重大科研课题,目前尚无满意的防治措施。治疗恶性肿瘤的方法为手术切除、放射治疗和化学治疗,后者仍为临床治疗的重要方法。抗恶性肿瘤药对癌细胞和人体正常细胞的选择性差别不大,因而应用过程中的不良反应广泛而严重。另外,易产生耐药性也是治疗过程中的问题之一。

一、细胞增殖动力学

细胞增殖动力学是研究细胞群体的生长、繁殖和死亡的运动规律。肿瘤细胞是由正常细胞恶变转化而来。在肿瘤细胞群体中,根据其生长繁殖特点的不同,可将肿瘤细胞分为增殖细胞群、非增殖细胞群和无增殖能力细胞群。

（一）增殖细胞群

细胞从这一次分裂结束到下一次分裂结束,这一期间称为细胞增殖周期。增殖细胞群的细胞处于增殖周期中,不断按指数分裂增殖,这部分细胞和肿瘤细胞总数之比称为生长比率(growth fraction, GF)。一般来说恶性肿瘤的早期 GF 值较大,故药物对早期肿瘤的疗效较好。

根据细胞内 DNA 含量的变化,可将增殖周期分为 G_1 期、S 期、G_2 期及 M 期 4 个时期。

1. G_1 期　即 DNA 合成前期,为细胞分裂终了到开始合成 DNA 之前的这段时间,为合成 DNA 做准备,占细胞增殖周期的 1/2。

2. S 期　即 DNA 合成期,主要合成新的 DNA,亦合成 RNA 和蛋白质,占细胞增殖周期的 1/4～1/3。

3. G_2 期　即 DNA 合成后期,此期内细胞 DNA 合成已经完成,正进行细胞分裂前的准备,约占细胞增殖周期的 1/5。

4. M 期　即有丝分裂期,此期内蛋白质合成减少,RNA 的合成停止。每个增殖期癌细胞的细胞核和细胞质都一分为二,分裂为两个含有全部遗传信息的子细胞,此期需 1～2 小时。

第二军医大学出版社

（二）非增殖细胞群

这类细胞有增殖能力，但暂时不进行分裂，为静止期（G_0 期）细胞，它们是后备细胞，对药物敏感性低。当增殖期的细胞被药物杀灭后，G_0 期细胞即可进入增殖周期补充，是肿瘤复发的根源。

（三）无增殖能力细胞群

这类细胞没有增殖能力，它们通过分化、老化，最后死亡。在肿瘤中，这部分细胞很少，与肿瘤生长和药物治疗关系不大（图 44-1）。

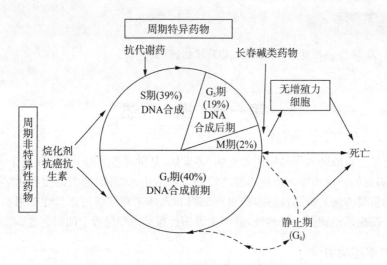

图 44-1　细胞增殖周期及药物作用示意图

二、抗肿瘤药物的分类

抗恶性肿瘤药的主要作用是杀伤癌细胞，阻止其分裂繁殖。

（一）根据药物作用的周期特异性分类

1. **周期非特异性药物**　主要杀灭增殖细胞群中各期细胞，如烷化剂（氮芥、环磷酰胺、塞替派、氮甲等）、抗癌抗生素（丝裂霉素、放射菌素 D、博来霉素）、铂类（顺铂、卡铂）等。

2. **周期特异性药物**　仅对增殖周期的某一期有较强作用。

（1）作用于 S 期的药物　阿糖胞苷、氨甲蝶呤、巯嘌呤、5-FU 等。

（2）作用于 M 期的药物　长春新碱、长春碱、秋水仙碱等。

（二）根据抗肿瘤作用的生化机制分类

1. **影响核酸（DNA、RNA）生物合成的药物**　核酸是一切生物的重要生命物质，它控制着蛋白质的合成。核酸的基本结构单位是核苷酸，而核苷酸的合成需要嘧啶类前体和嘌呤前体及其合成物，所以这一类型作用的药物又可分为：①阻止嘧啶类核苷酸形成的抗代谢药，如氟尿嘧啶等；②阻止嘌呤类核苷酸形成的抗代谢药，如巯嘌呤等；③抑制二氢叶酸还原酶的药，如氨甲蝶呤等；④抑制 DNA 多聚酶的药，如阿糖胞苷；⑤抑制核苷酸还原酶的药，如羟基脲。

2. 直接破坏 DNA 并阻止其复制的药物 烷化剂、丝裂霉素 C、博来霉素等。

3. 干扰转录过程阻止 RNA 合成的药物 多种抗癌抗生素,如放线菌素 D 及蒽环类的柔红霉素、多柔比星(阿霉素)等。

4. 影响蛋白质合成的药物 可分为:①影响纺锤丝的形成。纺锤丝是一种微管结构,由微管蛋白的亚单位聚合而成。长春碱类和鬼臼毒素类属本类药物。②干扰核蛋白体功能的药物,如三尖杉碱。③干扰氨基酸供应的药物,如 L-门冬酰胺酶。

5. 影响激素平衡发挥抗癌作用的药物 肾上腺皮质激素、雄激素、雌激素等。

三、抗肿瘤药物的常见不良反应

抗肿瘤药物的种类很多,它们的不良反应也是多种多样的。了解和掌握抗肿瘤药物常见的尤其是严重的不良反应,在联合化疗时选用毒性不重复和互不交叉耐药的药物联合应用,既可以增加疗效,也可以减少药物的不良反应。

1. 骨髓抑制 绝大多数抗肿瘤药物对造血系统都有不同程度的毒性作用,甚至发生再生障碍性贫血。一般损伤 DNA 的药物对骨髓的抑制作用较强,抑制 RNA 合成的药物次之,影响蛋白质合成的药物对骨髓的抑制作用较小。

2. 消化道反应 表现为恶心、呕吐、厌食、腹泻、便秘等,严重时出现胃肠道出血、肠坏死、肝损伤。致吐作用也有分级:明显致吐(致吐率为 90%～100%),如顺铂、氮芥等;较强致吐(致吐率 60%～90%),如环磷酰胺、卡铂等;中度致吐(致吐率为 30%～60%),如氟尿嘧啶、氨甲蝶呤等;弱致吐(致吐率为 6%～30%),如博来霉素、长春新碱等。

3. 抑制免疫功能 机体免疫力下降,易造成继发感染。

4. 神经系统反应 外周神经反应包括肢体麻木和感觉异常、深腱反射消失、下肢无力;中枢神经反应包括短暂语言障碍、意识混乱;自主神经反应包括小肠麻痹引起的便秘、腹胀;听神经包括耳鸣、耳聋。

5. 内脏毒性 某些药物可引起心、肺、肝、肾、膀胱等器官的损害。

6. 脱发 常于给药后 1～2 周出现,通常为可逆性。

7. 其他 低钠(镁、钾)血症、高钙血症、刺激性结膜炎、视神经病、视网膜色素沉着。

第二节 常用抗恶性肿瘤药

一、烷化剂

烷化剂(alkylating agents)具有活泼的烷化基团(氯乙胺基、乙撑亚胺基、磺酸酯基),一般具有一个或两个烷基,能与细胞的 DNA、RNA 或蛋白质中的亲核基团如氨基、疏基、羟基及磷酸基等起烷化作用,以烷基取代这些基团的氢原子,常可形成交叉联结,引起脱嘌呤或 DNA 链断裂,造成 DNA 结构和功能的损害,影响细胞分裂,甚至可致细胞死亡。

烷化剂的缺点是对肿瘤细胞和正常细胞的选择性不高,人体生长较快的组织如骨髓、淋巴组织、胃肠黏膜及毛囊等均可受其抑制,故可引起相应的毒副反应。现将较常用的烷化剂介绍如下。

氮 芥

氮芥(nitrogen mustard)是最早用于恶性肿瘤治疗的药物,为双氯乙胺基化合物。进入机体

第二军医大学出版社

后,迅速变成具有高度活性的乙撑亚胺离子而起烃化作用,使 DNA 破坏变性,产生抗癌作用。其在体内迅速起效,作用时间短。对增殖期、休止期细胞均有杀灭作用。用于恶性淋巴瘤类,尤其是纵隔压迫症状明显者;对霍奇金病有显著疗效;晚期肺癌尤其是小细胞型或上腔静脉压迫明显者较常用。本品毒性较大,胃肠道反应较重,骨髓抑制明显。

环 磷 酰 胺

【药理作用】 环磷酰胺(cyclophosphamide)在体外无药理活性。进入体内后主要通过肝药酶的作用,生成具有烷化作用的醛磷酰胺,与 DNA 发生交叉联结,影响 DNA 功能,可杀灭各期瘤细胞。环磷酰胺具有免疫抑制作用。

【体内过程】 本品口服易吸收,约 1 小时血药浓度达高峰,半衰期为 4～6 小时,在肝中及肝癌组织中分布较多,用药量的 30% 以活性型从肾脏排出,故对膀胱有一定的刺激性。

【临床应用】 环磷酰胺对恶性淋巴瘤疗效显著。对急性淋巴细胞性白血病、肺癌、乳腺癌、卵巢癌、宫颈癌、鼻咽癌及多发性骨髓瘤等都有效。

【不良反应及应用注意】

1) 大剂量口服时可致食欲减退、恶心、呕吐等胃肠道反应,进餐时服用可减轻,止吐剂可使其缓解。

2) 常见骨髓造血功能抑制,表现为白细胞、红细胞、血小板及血红蛋白减少,但较易恢复,应定期检查血象,维持白细胞计数不少于 3 000～4 000/mm^3。

3) 药物的活性产物从尿中排出时可刺激泌尿道而引起尿频、尿痛症状,可致出血性膀胱炎,出现血尿及蛋白尿。多饮水或碱化尿液可减轻。用药期间应注意观察小便困难及血尿情况。

4) 部分患者服用后可损害毛囊,发生不同程度的脱发,一般停药后可再生新发,可告知秃发患者,以消除顾虑。个别可致肝损害,久用可抑制性腺,引起闭经或精子减少。

【药物配伍相互作用】

1) 环磷酰胺须经肝药酶催化后才能产生抗癌活性,故影响肝药酶活性的药物均可影响其活化程度。例如氯霉素等肝药酶抑制剂可抑制该药活化,而苯巴比妥等肝药酶诱导剂则可促进该药活化,提高环磷酰胺的肝脏代谢率。

2) 环磷酰胺可增强胰岛素的降血糖作用。

3) 环磷酰胺能抑制伪胆碱酯酶的活性,使琥珀胆碱不易灭活,从而加强其骨骼肌松弛作用。两者合用可导致呼吸麻痹。

塞 替 派

【药理作用】 塞替派(thiotepa,thiophosphoramide,TSPA)化学结构中的三个乙撑亚胺基性质非常活泼,能与细胞内 DNA 的碱基结合,影响瘤细胞的分裂,抗癌谱广。

【临床应用】 对乳腺癌、卵巢癌疗效较好。对消化道癌、肝癌、宫颈癌、肺癌、黑色素瘤都有一定疗效,膀胱内灌注用药还可控制膀胱癌。

【不良反应及应用注意】 本品主要不良反应是骨髓抑制,多在用药后 1～6 周发生,故用药期间应定期检查患者的血象。

【药物配伍相互作用】 塞替派可减少琥珀胆碱在肝内破坏,从而加强其药理作用和毒性反应。

白 消 安

白消安(busulfan,BUS)又称马利兰(myleran),属磺酸酯类,在体内解离后起烷化作用,主要影响骨髓粒细胞的生成,是治疗慢性粒细胞性白血病的首选药,缓解率可达 80%～90%。本品主要不良反应为骨髓抑制,长期大量用药可致肺间质性纤维化、男子乳房增大、睾丸萎缩,女子可致闭经等。

二、抗代谢药

抗代谢药与机体正常代谢物质如叶酸、嘌呤碱、嘧啶碱等化学结构相似,可通过特异性对抗作用而干扰核酸的代谢,尤其是影响 DNA 的合成,阻止细胞的分裂、繁殖,主要作用在 S 期,是细胞周期特异性药物。

氨甲蝶呤

【药理作用】 氨甲蝶呤(methotrexate,MTX)的化学结构和叶酸相似,与二氢叶酸还原酶的结合力强大而持久,呈竞争性抑制作用,使二氢叶酸不能变成四氢叶酸,影响 DNA 的合成,抑制肿瘤细胞增殖。

【体内过程】 口服吸收好。服用后 1 小时血药浓度达高峰。半衰期约为 2 小时。血浆蛋白结合率为 $60\%\sim80\%$。药物在体内主要分布于肝、肾和骨髓,不易透过血-脑屏障,但若鞘内注射,脑脊液内有效浓度可维持 6 天左右。大部分以原形从肾脏排泄,少量从胆道排出。

【临床应用】 对儿童急性白血病疗效好,对成人白血病疗效差,对慢性白血病无效。鞘内注射可用于脑膜白血病的预防和缓解症状。治疗绒毛膜上皮癌、恶性葡萄胎和骨肉瘤疗效显著。对头部恶性肿瘤、消化道癌、肺癌及卵巢癌亦有效。也可用于治疗牛皮癣。

【不良反应及应用注意】

1) 可致口腔、食道及胃肠道黏膜损害。如发生疼痛性口腔炎、溃疡等,应停药至少 1 周,加强口腔护理。有严重肠道溃疡、腹泻者必须立即停药,补充叶酸制剂。

2) 对骨髓抑制最为突出,可致白细胞、血小板减少,甚至全血细胞下降,应注意观察出血和继发感染情况,必要时暂停用药,加强辅助治疗。

3) 长期大量用药可致肝、肾损害,用药期间应注意监测患者的肝、肾功能变化。妊娠早期应用可致畸胎、死胎,故禁用于孕妇。

【药物配伍相互作用】

1) 乙醇可增强该药的肝脏毒性反应。

2) 与口服抗凝药合用,会增强低凝血酶原血症。

3) 对氨基苯甲酸、苯妥英钠、磺胺类药及水杨酸盐等,会使氨甲蝶呤的血浆蛋白结合减少,游离浓度增高,作用增强。水杨酸盐还阻碍氨甲蝶呤从肾脏排泄,使半衰期延长。

巯 嘌 呤

【药理作用】 巯嘌呤(mercaptopurine,6-MP)又名 6-巯基嘌呤,为抗嘌呤药。

巯嘌呤在体内先经有关酶的催化转变成硫代肌苷酸,后者阻止肌苷酸转变为腺苷酸和鸟苷酸,干扰嘌呤代谢,阻碍 DNA 合成,对 S 期细胞作用最显著。

【体内过程】 6-MP 口服吸收良好,静脉注射后迅速分布到全身各组织中,但不易透过血-脑屏障。部分在肝内转变为无药理活性的硫尿酸,与原形物一起从尿中排出,半衰期为 50~90 分钟。

【临床应用】 对儿童急性淋巴细胞白血病疗效较好,但起效慢,多作维持治疗。大剂量对绒毛膜上皮癌和恶性葡萄胎有一定疗效。

【不良反应及应用注意】 6-MP 的不良反应主要表现在消化道黏膜损害和骨髓抑制,其严重的毒性反应常常是缓慢地出现,故白细胞计数一旦出现明显下降,应立即停药。

【药物配伍相互作用】 黄嘌呤氧化酶抑制剂别嘌醇可使本品代谢减慢而增强其疗效,二者合用时,6-MP 的用量可减少 25%。

氟 尿 嘧 啶

【药理作用】 氟尿嘧啶(fluorouracil,5-FU)又名 5-氟尿嘧啶,为抗嘧啶药。

5-FU 在细胞内转变成 5-氟尿嘧啶脱氧核苷酸(5F-dUMP),竞争性地抑制脱氧胸苷酸合成酶,阻止脱氧尿苷酸(dUMP)甲基化为脱氧胸苷酸(dTMP),从而干扰 DNA 合成,为 S 期特异性药物。5-FU 在体内也可转化为 5-氟尿嘧啶核苷,以伪代谢物形式掺入 RNA 中,影响 RNA 和蛋白质的合成,故对其他各期细胞也有作用。

【体内过程】 本品口服吸收不规则,生物利用度低,多采用注射给药。吸收后分布于全身体液,肝脏及肿瘤组织中浓度较高,易进入脑脊液内。主要在肝中代谢灭活,半衰期较短,为 10~20 分钟。

【临床应用】 对食管癌、胃癌、结肠癌、直肠癌等消化道肿瘤和乳腺癌疗效较好,对肝癌、卵巢癌、绒毛膜上皮癌等也有效。

【不良反应及应用注意】 本品对骨髓和消化道毒性较大,一旦出现严重口腔炎、血性腹泻应立即停药。因药物有刺激性,故注射局部可致静脉炎或动脉内膜炎。还可引起脱发、皮肤色素沉着等不良反应。偶见肝、肾损害,孕妇可致畸胎和死胎,应予注意。

羟 基 脲

【药理作用】 羟基脲(hydroxyurea,Hu)为核苷酸还原酶抑制剂。本品能抑制核苷酸还原酶,选择性阻断胞苷酸转变为脱氧胞苷酸,从而抑制 DNA 的合成,对 S 期细胞有选择性杀伤作用。

【体内过程】 口服易吸收,1 小时内血药浓度达高峰,能透过细胞膜和血-脑屏障。

【临床应用】 Hu 对慢性粒细胞白血病疗效确切,对转移性黑色素瘤有暂时缓解作用,用药后使瘤细胞自 G_1 期向 S 期的过渡发生停滞,使细胞集中于 G_1 期,趋于同步化,能增加对放射治疗和化疗的敏感性。也适用于头颈部癌、乳腺癌、胃癌、肠癌及膀胱癌等。

【不良反应及应用注意】 本品主要毒性为骨髓抑制,可出现白细胞减少、巨幼红细胞性贫血,偶见血小板减少,停药后可恢复。胃肠道反应较轻,久用对肝脏有损害,还可致畸胎,故孕妇忌用。

阿 糖 胞 苷

【药理作用】 阿糖胞苷(cytarabine,Ara-C)为 DNA 多聚酶抑制剂。在体内经脱氧胞苷激酶催化成二磷酸胞苷或三磷酸胞苷,竞争性地抑制 DNA 多聚酶的活性,从而影响 DNA 合成。同时也掺入 DNA 中干扰 DNA 复制,使肿瘤细胞死亡。主要作用于 S 期细胞,属周期特异性药物,具有抗肿瘤、免疫抑制及抗病毒作用。

【体内过程】 Ara-C 口服易被破坏而失效。静脉注射后该药主要在肝脏代谢失活,3~9 分钟在血液中消失一半。

【临床应用】 主要用于治疗急性粒细胞性白血病,与其他有关抗癌药合用可提高疗效。

【不良反应及应用注意】 本品除会引起严重的骨髓抑制及胃肠道反应外,还对肝功能有影响,使 GPT(谷丙转氨酶)增高,应定期检查肝功能。亦有人发生脱发、发热及各种中枢神经系统表现。

三、抗肿瘤抗生素类

抗肿瘤抗生素可抑制 RNA、DNA 和蛋白质的合成,阻止肿瘤细胞的生长繁殖,属于细胞周期非特异性药物。

博 来 霉 素

博来霉素(bleomycin,BLM)又名争光霉素,是从链霉菌培养液中提取得到的抗癌抗生素,为多种糖肽混合物。国产品平阳霉素为博来霉素的主要成分,作用与博来霉素相似而较强,毒性较小。

【药理作用】　能与 DNA 结合,引起 DNA 单链断裂,阻止 DNA 复制,可作用于各期细胞,G_2 期和 M 期细胞最敏感,属细胞周期非特异性药物。

【体内过程】　本品口服不易吸收,可作肌内注射、皮下注射、动脉及静脉内给药。静脉注射后 30 分钟血药浓度达高峰。药物吸收后可分布于各组织,以皮肤、肺和鳞状上皮组织中浓度较高。半衰期为 1.5~2 小时,主要由肾脏排泄。

【临床应用】　可用于头颈部鳞癌、食管癌、阴茎癌、子宫颈癌、外阴癌、肛门癌及淋巴瘤等。

【不良反应及应用注意】　有恶心、呕吐、发热等不良反应,最严重的是肺毒性,可引起间质性肺炎或肺纤维化,死亡率较高,其发生率与剂量有关。老年患者、肺功能不全者慎用。但对骨髓和免疫功能的抑制都较轻。

丝 裂 霉 素 C

【药理作用】　丝裂霉素 C(mitomycin C, MMC)又名自力霉素,结构中含有烷化基团,能与 DNA 双链交叉联结,阻碍 DNA 复制,也能使部分 DNA 断裂。属周期非特异性药物。

【体内过程】　本品静脉注射后可迅速分布到全身各组织,不易进入脑脊液。半衰期约为 1 小时,主要在肝脏代谢,经肾和胆汁排泄。

【临床应用】　MMC 对胃癌、肠癌、肝癌、胰腺癌及乳腺癌疗效较好,对肺癌、慢粒细胞白血病、恶性淋巴瘤也有较好疗效。对宫颈癌、卵巢癌等也有效。

【不良反应及应用注意】

1) 局部刺激性较大,可致静脉炎,注射时应注意避免药液外漏。

2) 本品有明显而持久的骨髓抑制,常在用药后 4~6 周发生,故应注意用药时间不宜超过 6 周。

3) 有恶心、呕吐等胃肠道反应,必要时可用甲氧氯普胺。

4) 偶见心脏、肝、肾毒性及间质性肺炎,心脏病患者慎用或不用。避免与有肝损害的药物合用。

柔 红 霉 素

柔红霉素(daunomycin)又称正定霉素(daunorubicin, DNR)。能嵌入 DNA 碱基对之间,阻止转录过程,抑制 DNA 合成和复制。属周期非特异性药物。对细菌和病毒也有抑制作用,还有免疫抑制作用。可用于各型白血病,其中对急性淋巴细胞白血病和粒细胞白血病疗效最好。对恶性淋巴瘤、神经母细胞瘤、横纹肌肉瘤及绒毛膜上皮癌等也有效。其不良反应除了骨髓抑制和胃肠道反应外,还可引起心脏损害,可致心律失常,严重者可引起心力衰竭。

放 线 菌 素 D

放线菌素 D(dactinomycin, DTM)又名更生霉素,能抑制 RNA 的合成,作用于 mRNA,干扰细胞的转录过程,阻止蛋白质的合成。临床上主要用于肾母细胞瘤、睾丸肿瘤及横纹肌瘤。对霍奇金病、绒毛膜上皮癌、恶性葡萄胎及恶性淋巴瘤亦有一定疗效。其不良反应除了骨髓抑制和胃肠道反应外,可有脱发、皮炎、发热或肝功能损伤等。

四、激素类

激素失调能诱发某些肿瘤,用激素类药物改变体内激素的平衡,则可以抑制有关肿瘤的生长。该类药物无骨髓抑制的毒性,但其他不良反应也较多。

雌 激 素

前列腺癌和前列腺肥大与雄激素分泌过多有关。雌激素可抑制下丘脑和腺垂体,减少促间质细胞激素的分泌,从而减少睾丸间质细胞分泌睾酮,也减少肾上腺皮质分泌雄激素,还能直接对抗雄激素对前列腺癌组织的促进作用。雌激素还用于晚期乳腺癌患者,适用于绝经后 5～7 年以上的妇女,忌用于中、青年妇女乳腺癌患者,一般常用己烯雌酚。

雄 激 素

乳腺癌的发生与雌激素关系密切,雄激素有对抗雌激素的作用,可抑制垂体促卵泡激素的分泌,从而减少卵巢或其他来源的雌激素产生,在乳腺肿瘤细胞上对抗催乳素的促进作用,不利于肿瘤细胞的生长。适用于绝经前和绝经 5 年以内的晚期乳腺癌患者。雄激素能促进蛋白质合成,可使晚期癌症患者的一般症状改善。常用制剂为丙酸睾酮或氟甲睾酮。

肾上腺皮质激素

本品能抑制淋巴组织,使淋巴细胞溶解。对急性淋巴细胞白血病和恶性淋巴瘤的疗效较好。起效快,但作用不持久,易产生耐药性。本品对慢性淋巴细胞白血病除能减少淋巴细胞数目外,还可降低血液系统并发症的发生率。对其他肿瘤无效。常用的制剂有泼尼松、泼尼松龙和地塞米松等。

甲 状 腺 素

本品可用于转移的甲状腺癌或在手术切除后加放射治疗时。需长期服用,主要通过抑制垂体分泌促甲状腺素,延迟或防止复发。

五、抗癌植物药

植物药已成为寻找抗恶性肿瘤药物的主要途径之一,我国已有数千种中草药被进行过抗肿瘤作用的筛选研究。现介绍以下较常用的几种。

长春碱和长春新碱

长春碱(vinblastine,VLB)、长春新碱(vincristine,VCR)系由夹竹桃科植物长春花的根茎、叶提取的生物碱。两者可阻止 M 期细胞内纺锤丝的形成,使有丝分裂停止于中期,为该期有效的特异性药物。长春碱对恶性淋巴瘤和绒毛膜上皮癌疗效较好,但对骨髓抑制较明显,使白细胞和血小板减少。长春新碱对儿童急性淋巴细胞白血病的疗效较好,对恶性淋巴瘤也有一定疗效,对骨髓抑制作用不明显,但对外周神经损害较严重。

喜树碱和羟喜树碱

喜树碱(camptothecin)、羟喜树碱(hydroxycamptothecin)系从我国特有的珙桐科植物喜树的根皮、果实中提取的生物碱。现已能人工合成。两者能直接破坏 DNA 并抑制其合成,为周期特异性药物。主要作用于 S 期,延缓 G_2/M 边界期的转变。可用于胃癌、结肠癌、直肠癌、绒毛膜上皮癌和急、慢性粒细胞性白血病等,疗效较好,但缓解期较短。主要不良反应为泌尿道刺激症状,亦可引起骨髓抑制、胃肠道反应及脱发等。羟喜树碱在泌尿系统方面的不良反应显著低于喜树碱。

六、其他药物

门 冬 酰 胺 酶

某些肿瘤细胞不能自行合成门冬酰胺(asparagine),需从细胞外摄取。门冬酰胺酶(L-asparaginase,APS)可将血清中门冬酰胺分解,使肿瘤细胞因缺乏门冬酰胺而不能合成蛋白质,从而使细胞繁殖受到抑制。主要用于治疗急性淋巴细胞白血病。

顺 铂

顺铂(cisplatin,DDP)为二价铂同两个氯原子和两个氨基结合的重金属复合物。进入体内以后先将所含的氯解离,然后与 DNA 上的碱基形成交叉联结,从而破坏 DNA 的结构和功能,属周期非特异性药物。主要用于治疗非精原细胞性睾丸瘤,对头颈部鳞癌、卵巢癌、膀胱癌、前列腺癌、淋巴肉瘤及肺癌等也有较好疗效。常见不良反应为食欲不振、恶心、呕吐等,注意多饮水或先服甲氧氯普胺再服用本品。大剂量连续用药可致肾毒性及耳毒性,不宜与呋塞米及氨基糖苷类抗生素合用,偶有骨髓抑制和周围神经炎。

> **知识链接**
>
> 基因药物治疗
>
> 　　基因药物(gene medicine)实质上是导入一个具有治疗作用的给药系统,是自1990年后人类医学上的一次革命。现在对恶性肿瘤常用的基因治疗策略主要包括免疫性基因治疗、病因性基因治疗、溶瘤腺病毒基因治疗、自杀基因治疗和辅助性基因治疗,而且在临床实验和试验中均取得可喜进步,这给广大恶性肿瘤患者带来福音,其前景十分美好。

第三节　联合应用抗肿瘤药物的原则

　　根据抗肿瘤药物的作用机制和细胞增殖动力学,设计出联合用药方案,可以提高疗效、延缓耐药性的产生,而毒性增加不多。联合用药有先后使用的序贯疗法,也有同时应用的联合疗法。一般原则如下。

　　1. 根据细胞增殖动力学规律　增长缓慢的实体瘤,其 G_0 期细胞较多,一般先用周期非特异性药,杀灭增殖期及部分 G_0 期细胞,使瘤体缩小而驱动 G_0 期细胞进入增殖周期,再用周期特异性药杀灭之。相反,对于增长快速的肿瘤如急性白血病,则先用周期特异性药来杀灭 S 期和 M 期细胞,再用周期非特异性药杀灭其他各期细胞。此种按一定顺序给药的方法称序贯疗法。

　　2. 从抗肿瘤药物的作用机制考虑　不同作用机制的抗肿瘤药合用可能增强疗效,如氨甲蝶呤和巯嘌呤的合用。

　　3. 从药物的毒性考虑　多数抗肿瘤药均可抑制骨髓,而泼尼松、长春新碱、博来霉素的骨髓抑制作用较少,可合用以降低毒性,并提高疗效。

　　4. 从抗瘤谱考虑　胃肠道腺癌宜用氟尿嘧啶、塞替派、环磷酰胺、丝裂霉素等。鳞癌可用博来霉素、消卡芥、氨甲蝶呤等。肉瘤可用环磷酰胺、顺铂、多柔比星等。

　　5. 给药方法　一般均采用机体能耐受的最大剂量,特别是对病期较早、健康状况较好的肿瘤患者应用环磷酰胺、多柔比星、卡莫司汀、氨甲蝶呤等时。大剂量间歇用药法往往较小剂量连续法的效果好,因为前者杀灭肿瘤细胞数更多,而且间歇用药也有利于造血系统等正常组织的修复与补充,有利于提高机体的抗肿瘤能力及减少耐药性。

本章用药护理小结

　1) 定期查胸片和肺功能,当 X 线显示弥漫性浸润性改变时,应进行肺活检并停止治疗。

　2) 绝大多数抗肿瘤药物对造血系统都有不同程度的毒性作用,要定期做血检。

　3) 控制药物总量,单次给药量亦不宜过大。

制 剂 及 用 法

　　氟尿嘧啶　静脉注射,10～12 mg/(kg·d),连用3～5 d后改为隔日5～6 mg/kg,总量5～10 g为一疗程。必要时间隔1～2个月开始第2个疗程。

巯嘌呤　白血病：1.5～2.5 mg/(kg·d)，分 2～3 次口服，疾病缓解后用原量的 1/3～1/2 维持。绒癌：6.0～6.5 mg/(kg·d)，10 d 为一疗程。

硫鸟嘌呤　口服，2～2.5 mg/(kg·d)，一次或分次服用，5～10 d 为一疗程。

氨甲蝶呤　治疗白血病：口服，成人 5～10 mg/次，4 岁以上 5 mg/次，4 岁以下 2.5 mg/次，每周 2 次，总量为 50～150 mg。绒毛膜上皮癌：静脉滴注，每日 10～20 mg，5～10 次为一疗程。头颈部癌：动脉连续滴注，5～10 mg/d，连用 5～10 d。鞘内注射：5～15 mg/次，每周 1～2 次。

盐酸阿糖胞苷　静脉注射或静脉滴注，1～3 mg/(kg·d)，10～14 d 为一疗程。鞘内注射，25 mg/次，2～3 次/周，连用 3 次，6 周后重复应用。

羟基脲　20～40 mg/(kg·d)，分次口服，或每 3 d 服用 60～80 mg/kg，4～6 周为一疗程。

盐酸氮芥　静脉注射或动脉插管灌注，每次 0.1 mg/kg，每 1～3 d 一次，4～6 次为一疗程，必要时间隔 4 周进行第 2 疗程。

环磷酰胺　静脉注射，4 mg/(kg·d)，每日或隔日一次，总量 8～10 g 为一疗程。大剂量冲击疗法为每次 10～20 mg/kg，每周一次，8 g 为一疗程，以口服维持，2～4 mg/(kg·d)，分次服用。

塞替派　静脉注射、动脉注射或肌内注射，1 次/d，每次 0.2 mg/kg，连用 5～7 d，以后改为每周 2～3 次，总量 200～400 mg。体腔注射，20～40 mg/次，1～2 次/周。

白消安　口服，2～8 mg/d，分 3 次空腹服用，有效后用维持量，0.5～2 mg/d，1 次/d。

氮甲　口服，3～4 mg/(kg·d)，分 3～4 次服用或睡前一次服，6～8 g 为一疗程。

博来霉素　静脉或肌内注射，15～30 mg/次，每日或隔日一次，总量 450 mg。

丝裂霉素　静脉注射，2 mg/次，每日一次或 10 mg/次，每周 1 次。总量 60 mg 为一疗程。

顺铂　静脉注射或静脉滴注，30 mg/d，连用 5 d 为一疗程，疗程间隔 2～4 周，可用药 4～5 个疗程。或以 50～100 mg/m²，静脉注射或滴注 1 次，间隔 3～4 周再用。

放线菌素 D　静脉注射，200 µg/d，10～14 d 为一疗程。

长春碱　静脉注射，每次 0.2 mg/kg，每周 1 次，总量 60～80 mg 为一疗程。

长春新碱　静脉注射，每次 0.02 mg/kg，每周一次，总量 20～30 mg 为 1 疗程。

三尖杉碱　静脉滴注 0.1～0.2 mg/(kg·d)，7 d 为 1 疗程，停 2 周后再用。

L-门冬酰胺酶　肌内或静脉注射，每次 20～200 U/kg，每日或隔日 1 次，10～20 次为 1 疗程。用药前皮内注射 10～50 U 做作过敏试验，观察 3 小时。

思　考　题

1. 常用的抗恶性肿瘤药物有哪几类？列举各类的代表药物。

2. 抗恶性肿瘤药的主要不良反应有哪些？

3. 作用于 S 期的周期特异性抗癌药有哪些？它们的作用机制分别是什么？

4. 案例分析：患者，女性，35 岁。近期出现贫血、消瘦，伴有发热。阴道持续不规则出血。检查时可发现子宫增大且柔软，形状不规则。阴道有酱色而特臭的血性分泌物。尿妊娠试验阳性。胸片见肺部有结节状阴影。诊断：绒毛膜上皮癌。治疗：氟尿嘧啶 26 mg/(kg·d)，加入 5% 葡萄糖 500 ml 慢慢静脉滴注(8 小时)，继之，放线菌素 D 6 U 加入 5% 葡萄糖 500 ml 中静脉滴注(4 小时)，每日 1 次，8 次一个疗程。间隔 3 周后再进行一个疗程，患者病情好转。请对上述病例进行分析。

（王冬艳）

第八篇 调节免疫系统功能药及解毒药

第四十五章　调节免疫系统功能药

【学习目标】

1. **熟悉**　免疫抑制药的作用特点；了解常用药物；注意其不良反应。
2. **熟悉**　免疫增强药的作用及用途，了解其不良反应。

【知识点】

免疫应答、自身免疫、器官移植排异、免疫佐剂。

机体的免疫功能是指机体识别和排除异物的功能，属于保护性反应，包括免疫防护（防止病原体侵袭）、免疫稳定（消除损伤、衰老细胞）和免疫监视（清除突变细胞）三大功能。利用药物可调节免疫功能。免疫抑制药（immunosuppressive drugs）和免疫增强药（immunopotentiating drugs）能有效地防治某些免疫性疾病，并作为肿瘤等疾病的辅助治疗，达到防治疾病的目的。

第一节　免疫抑制药

免疫抑制药能抑制有关免疫细胞的增殖和功能，降低细胞的免疫功能。主要用于自身免疫性疾病和器官移植的排异反应。

免疫抑制药都缺乏选择性和特异性，对正常和异常的免疫反应均呈抑制作用。故长期应用后，除了各药的特有毒性外，尚易出现降低机体抵抗力而诱发感染、肿瘤发生率增加及影响生殖系统功能等不良反应。临床常用的有环孢素、肾上腺皮质激素类、烷化剂和抗代谢药等。

环　孢　素

环孢素（ciclosporin，cyclosporin A）是霉菌生成的一种脂溶性环状十一肽化合物。它可选择地作用于 T 淋巴细胞活化初期。辅助性 T 细胞被活化后可生成增殖因子白介素-2，环孢素可抑制其生成，但它对抑制性 T 细胞无影响。它的另一个重要作用是抑制淋巴细胞生成干扰素。它对网状内皮系统吞噬细胞无影响。因而环孢素不同于细胞毒类药物的作用，它仅抑制 T 细胞介导的细胞免疫，而不致显著影响机体的一般防御能力。

口服环孢素可被吸收，但不完全，其生物利用度仅 20%～50%。口服后 2～4 小时血浆浓度达峰值。有 40% 的药物存在于血浆，50% 在红细胞，10% 在白细胞。在血浆中与蛋白的结合率为 95%。半衰期约为 16 小时。它在体内几乎全部被代谢。

环孢素在临床上主要用于防止异体器官或骨髓移植时排异等不利的免疫反应，常和糖皮质激素合用。其毒性反应主要在肝与肾，在应用过程中宜监测肝、肾功能。

肾上腺皮质激素类

常用的有泼尼松、泼尼松龙、地塞米松等。它们对免疫反应的许多环节均有影响。主要是抑制巨噬细胞对抗原的吞噬和处理，也阻碍淋巴细胞 DNA 合成和有丝分裂，破坏淋巴细胞，使外周淋巴细胞数明显减少，并损伤浆细胞，从而抑制细胞免疫反应和体液免疫反应，缓解变态反应对人体的损害。

296

知识链接

钙调磷酸酶抑制剂

钙调磷酸酶抑制剂(CNI)是一类能专一性地结合并抑制钙调蛋白依赖性磷酸酯酶(Calcinurin),从而对体液免疫和细胞免疫进行抑制的药物,包括环孢素 A、他克莫司等,是器官移植后的基础免疫抑制剂。90%以上的肾移植受者在出院时采用以 CNI 为基础的免疫抑制方案预防排斥反应。然而,近年来发现,长期应用 CNI 可出现肝、肾毒性,神经毒性和移植肾的血管病变。因此,如何在维持良好免疫抑制效果的同时减轻或避免 CNI 的毒性,是移植医生关注的一大焦点。

烷 化 剂

常用的有环磷酰胺、白消安、塞替派等。它们能选择性地抑制 B 淋巴细胞,大剂量也能抑制 T 淋巴细胞。还可抑制免疫母细胞,从而阻断体液免疫和细胞免疫反应。环磷酰胺作用明显,副作用较小,且可口服,故常用。

抗 代 谢 药 类

常用巯嘌呤与硫唑嘌呤。它们主要抑制 DNA、RNA 和蛋白质合成。硫唑嘌呤的毒性较小,故较常用。本类药物对 T 细胞的抑制较明显,并可抑制两类母细胞,故兼能抑制细胞免疫和体液免疫反应,但不抑制巨噬细胞的吞噬功能。用于肾移植的排异反应和自体免疫性疾病如类风湿关节炎和全身性红斑狼疮等。

抗淋巴细胞球蛋白

抗淋巴细胞球蛋白是直接抗淋巴细胞的抗体,现已能用单克隆抗体技术生产,特异性高,安全性好。它可与淋巴细胞结合,在补体的共同作用下,使淋巴细胞裂解。可用于器官移植的排斥反应,多在其他免疫抑制药无效时应用。

第二节 免 疫 增 强 药

免疫增强药是指激活一种或多种免疫活性细胞,增强机体免疫功能的药物。

因大多数免疫增强药可能使过高的或过低的免疫功能调节到正常水平,临床主要用其免疫增强作用,治疗免疫缺陷疾病、慢性感染和作为肿瘤的辅助治疗。近年来也发现人参、黄芪、五味子、枸杞子、党参、冬虫夏草、灵芝和银耳多糖等具有提高免疫功能的作用。

左 旋 咪 唑

左旋咪唑(levamisole,LMS)为四咪唑的左旋体。它有免疫增强作用,能使受抑制的巨噬细胞和 T 细胞功能恢复正常。这可能与激活环核苷酸磷酸二酯酶,从而降低淋巴细胞和巨噬细胞内 cAMP 含量有关。主要用于免疫功能低下者,恢复免疫功能后,可增强机体的抗病能力。肺癌手术合用左旋咪唑可延长无瘤期,降低复发率及肿瘤死亡率。对鳞癌较好,可减少远处转移。多种自身免疫性疾病,如类风湿关节炎、红斑性狼疮等用药后均可得到改善,可能与提高 T 细胞功能,恢复其调节 B 细胞的功能有关。其不良反应不严重,可有胃肠道症状、头痛、出汗、全身不适等。少数患者有白细胞及血小板减少,停药后可恢复。

白 介 素

白介素-2由 T_H 细胞产生,为 T_S 和 T_C(杀伤)细胞分化增殖所需的调控因子,它可促进 B 细胞、自然杀伤(NK)细胞、抗体依赖性杀伤细胞和淋巴因子激活的杀伤(LAK)细胞等的分化增殖。

第二军医大学出版社

它在抗恶性肿瘤、免疫缺陷病和自身免疫性疾病的治疗和诊断方面有潜在的重要意义。

白介素-3由激活的T细胞产生,可刺激某些细胞分化为成熟的T细胞,还能刺激骨髓多能造血干细胞和各系统细胞分化、增殖,可促进自然细胞毒细胞的杀瘤活性。

干 扰 素

干扰素(interferon, IFN)是一类糖蛋白,它具有高度的种属特异性,故动物的IFN对人无效。干扰素具有抗病毒、抑制细胞增殖、调节免疫及抗肿瘤作用。

在抗病毒方面,它是一个广谱抗病毒药,其机制可能是作用于蛋白质合成阶段,临床可用于病毒感染性疾病,如疱疹性角膜炎、病毒性眼病、带状疱疹等皮肤疾患、慢性乙型肝炎等。

其免疫调节作用在小剂量时对细胞免疫和体液免疫都有增强作用,大剂量则产生抑制作用。

IFN的抗肿瘤作用在于它既可直接抑制肿瘤细胞的生长,又可通过免疫调节发挥作用。临床试验表明,它对肾细胞癌、卡波济肉瘤、多毛细胞白血病,某些类型的淋巴瘤、黑色素瘤、乳癌等有效,而对肺癌、胃肠道癌及某些淋巴瘤无效。

在临床应用时常见的不良反应有发热和白细胞减少等,少数患者快速静脉注射时可出现血压下降。约5%的患者用后可产生IGN抗体。

转 移 因 子

转移因子(transfer factor,TF)是从正常人的淋巴细胞或淋巴组织、脾、扁桃体等制备的一种核酸肽。它可将供体细胞免疫"信息"转移给受者的淋巴细胞,使之转化、增殖、分化为致敏淋巴细胞,从而获得供体样的免疫力。由此获得的免疫力较持久。其作用机制可能是TF的RNA通过逆转录酶(reverse transcriptase)的作用掺入到受者的淋巴细胞中,形成含这种TF密码的特异DNA所致。主要用于原发性或继发性细胞免疫缺陷的补充治疗。还试用于慢性感染、麻风及恶性肿瘤等。

胸 腺 素

胸腺素(thymosin)又称胸腺多肽,为小分子多肽。可促进T细胞分化成熟,即诱导前T细胞(淋巴干细胞)转变为T细胞,并进一步分化成熟为具有特殊功能的各亚型群T细胞。临床主要用于细胞免疫缺陷的疾病、某些自身免疫和晚期肿瘤。除少数过敏反应外,一般无严重不良反应。

本章用药护理小结

1) 环孢素在应用过程中宜定期监测肝、肾功能。

2) 少数患者应用左旋咪唑可有白细胞及血小板减少,停药后可恢复。

制 剂 及 用 法

环孢素　口服,10~15 mg/(kg·d)。于器官移植前3小时开始应用,并持续1~2周,然后逐渐减至维持量5~10 mg/kg。静脉滴注时可将50 mg以生理盐水或5%葡萄糖注射液200 ml稀释后,于2~6小时内缓慢点滴,剂量为口服剂量的1/3。

盐酸左旋咪唑　治疗肿瘤,每2周用药3天或每周2天,3次/d,50 mg/次。治疗自身免疫性疾病,2~3次/d,50 mg/次,连续用药。

转移因子　肌内注射,每次2 ml,相当于10^8个淋巴细胞(或1 g扁桃体),1~2次/周。

思 考 题

1. 环孢素对肾脏有哪些毒性?

2. 干扰素的主要作用有哪些?

(盛树东)

第四十六章 解 毒 药

【学习目标】

1. 了解 其他毒物的解救和用药护理要点。
2. 熟悉 金属、类金属、氰化物的毒理与解毒药的作用机制和应用。

【知识点】

巯基、络合常数、氧化剂与供硫剂、硫氰酸盐。

解毒药(antidote medicines)指一类能够特异性解除毒物对人体毒害的药物。急性中毒的抢救原则包括：清除未吸收的毒物，防止继续吸收；强行利尿利胆，加速体内毒物的排泄；应用特异性解毒药和对症处理，以减轻毒物对人体的损害。

第一节 金属、类金属中毒的解毒药

许多金属(铁、铜、铅、锌、汞、镉、锰、铬、银、钴等)和类金属(磷、砷等)可与细胞内巯基等活性基团结合，干扰和破坏酶等生物大分子的功能，导致机体中毒。凡能应用于人体，与金属或类金属离子形成无毒或低毒的可溶性络合物而排出体外的药物称为金属、类金属中毒的解毒药。

二 巯 丙 醇

二巯丙醇(dimercaprol)又名巴尔(BAL)，解毒作用同二巯丁二钠(Na - DMS)，是解救急、慢性砷、汞中毒的首选药物，但对镉、铁、硒中毒无效。BAL 的络合物不稳定，络合物解离后可再出现毒性，所以应重复给药。静脉注射过快时可致血压升高、心率加快、头晕、恶心、口唇发麻等，偶见过敏性休克和剥脱性皮炎。

二 巯 丁 二 钠

二巯丁二钠(sodium dimercaptosuccinate，Na - DMS)化学结构中有两个与金属离子亲和力高的活性巯基，既能夺取与酶结合的金属离子，使酶复活，又可与血浆中游离的金属离子结合成无毒的络合物经肾排泄，对锑的络合作用最强。主要用于锑、汞、砷、铅及铜中毒的解救。本药毒性低，注射给药常见口臭、头痛、恶心、乏力、四肢酸痛、胸闷等，减慢注射速度可减轻。少数患者多次使用后可见过敏反应，应及时停药并给予抗过敏治疗。本药水溶液不稳定，久置后具有较大毒性，应新鲜配制。

依 地 酸 钠 钙

依地酸钠钙(calcium disodium edetate)又名解铅乐，可与许多二价、三价金属离子形成不易解离的络合物，可促进铅、锑、镉等重金属的排泄，对铅中毒有特效，但对有机铅中毒无效。不良反应较少，可有短暂头晕、恶心、乏力、关节痛等；但剂量每日超过 3 g，静脉注射速度超过 15 mg/min，可致低钙性抽搐。血药浓度过高，大剂量络合物经肾排泄，可出现严重肾损害，有效排毒剂

第二军医大学出版社

量与肾损害是解毒治疗时必须处理好的主要矛盾。

青　霉　胺

青霉胺(penicillamine)为青霉素的降解产物,为含巯基的氨基酸。能与金属离子形成可溶性络合物,尤其对铜、汞、铅、砷等有较强的络合作用。其络合物性质稳定,溶解度高,能使这些金属离子从尿中排泄。主要用于治疗遗传性铜代谢障碍性疾病(肝豆状核变性),也可治疗铅、汞中毒。不良反应发生率高达 $20\%\sim30\%$,且多样化。可见消化系统、神经系统、血液系统、肝和肾毒性及过敏反应。用药前应做青霉素皮肤过敏试验,用药期间应定期检查血常规及肝、肾功能,长期用药时须同服维生素 B_6 。

去　铁　胺

去铁胺(deferoxamine)是一种络合剂,可与体内三价铁离子和三价铝离子形成难以解离的可溶性络合物由尿、便排出。主要用于治疗急性铁中毒以及慢性铁负荷或铝负荷过量所致的有关疾病的治疗和诊断。维生素 C 可促进去铁胺对铁的络合,使铁排出加速。本药不能用氯化钠注射液直接溶解,应先用指定溶媒溶解后,方可用氯化钠注射液稀释。静脉注射要缓慢,过快可致惊厥。用药期间尿液可呈红色,系铁的复合物由肾排泄所致。

第二节　氰化物中毒解毒药

常见氰化物有氰化钠、氰化钾、氰氢酸,此外,桃、杏的核仁以及木薯中所含的氰苷,食后可在肠道内水解释出 CN^- 。 CN^- 与细胞色素氧化酶形成氰化细胞色素氧化酶,使该酶失去传递电子的功能,导致细胞窒息,严重者迅速死亡。

氰化物中毒解救必须迅速联合使用高铁血红蛋白形成剂和供硫剂。首先给氧化剂亚硝酸钠或大剂量亚甲蓝(美蓝),使血红蛋白迅速氧化成与 CN^- 有较强亲和力的高铁血红蛋白,后者不仅与游离 CN^- 结合,还可夺取氰化细胞色素氧化酶中的 CN^- ,生成氰化高铁血红蛋白,使细胞色素氧化酶复活。供硫剂硫代硫酸钠的作用是继续夺取氰化高铁血红蛋白中的 CN^- 及结合游离的 CN^- 生成无毒的硫氰酸盐由尿排出,同时还原高铁血红蛋白,达到彻底解毒目的。

一、高铁血红蛋白形成剂

亚硝酸类化合物或亚甲蓝可将血红蛋白氧化成高铁血红蛋白,如短期内达到 $20\%\sim30\%$,即可有效夺取氰化细胞色素氧化酶中的 CN^- 而使酶复活,或直接与游离的 CN^- 结合而解毒。

$$血红蛋白 \xrightarrow[\text{亚硝酸类或亚甲蓝(大量)}]{\text{氧化}} 高铁血红蛋白$$

高铁血红蛋白＋氰化细胞色素氧化酶(失活)＋CN^- ——→氰化高铁血红蛋白
＋细胞色素氧化酶(复活)

亚　硝　酸　钠

亚硝酸钠(sodium nitrite)在体内能迅速使亚铁血红蛋白氧化为高铁血红蛋白,且量较多。后者与 CN^- 结合力较强且牢固,能消除血液中游离的 CN^- ,并夺取氰化细胞色素氧化酶中 CN^- ,恢复细胞色素氧化酶活性,解除氰化物的急性中毒。但氰化高铁血红蛋白不够稳定,可逐渐解离出 CN^- 而使症状重新出现,故应合用硫代硫酸钠。

本药剂量过大可致高铁血红蛋白症,表现为眩晕、呕吐、头痛、发绀、呼吸困难;静脉注射过快,可引起血压骤降、晕厥和循环衰竭。

亚硝酸异戊酯

亚硝酸异戊酯(amyl nitrite)抗氰化物中毒的机制及不良反应同亚硝酸钠。生成高铁血红蛋白作用迅速而短暂,且生成高铁血红蛋白量少,仅供应急使用。

亚 甲 蓝

亚甲蓝(methylene blue)又名美蓝,为氧化还原剂,小剂量时($1\sim2$ mg/kg)具有还原性,在还原型辅酶Ⅱ作用下,转变为还原型亚甲蓝;还原型亚甲蓝可将 Fe^{3+} 血红蛋白还原成血红蛋白,自身又氧化成氧化型亚甲蓝。可用于解救肠原性青紫症、亚硝酸盐及苯胺、硝酸甘油等中毒引起的高铁血红蛋白症。而大剂量($5\sim10$ mg/kg)亚甲蓝进入体内时,体内的还原型辅酶Ⅱ不能迅速将其还原,过量的氧化型亚甲蓝可将 Fe^{2+} 血红蛋白氧化为 Fe^{3+} 血红蛋白。用于解救急性氰化物中毒,但疗效较差,不良反应与亚硝酸钠相似。

二、供硫剂

硫 代 硫 酸 钠

硫代硫酸钠(sodium thiosulfate)又名大苏打、海波,具有活泼的硫原子,在转硫酶(硫氰酸酶)作用下,与体内游离 CN^- 结合,并夺取与高铁血红蛋白结合的 CN^-,形成无毒而稳定的硫氰酸盐,经肾排泄,用于氰化物中毒的治疗。

第三节　解救有机磷酸酯类中毒的药物

有机磷酸酯类毒物包括环境杀虫剂敌百虫、敌敌畏、乐果、对硫磷(1605)、内吸磷(1059)、甲拌磷、马拉硫磷和军用神经毒剂塔夫、沙林和梭曼等。本类毒物可经呼吸道、消化道、皮肤黏膜等多种途径吸收进入人体,与胆碱酯酶结合成难以解离的磷酰化胆碱酯酶,使其失去水解乙酰胆碱的能力,导致体内乙酰胆碱过度蓄积而中毒。常用解毒药物有胆碱酯酶复活药和 M 受体阻断药(详见第六章第二节)。

知识链接

经消化道吸收中毒的一般处理

1. 清除未吸收的毒物。①催吐。清醒患者饮水 $500\sim600$ ml,刺激咽弓和咽后壁使之呕吐。②洗胃。每次用液体 300 ml,并且应多次反复冲洗,直到洗出液与注入的液体一样清澈为止。

2. 加速药物排泄,减少药物吸收。①导泻:一般用硫酸钠或硫酸镁。②洗肠:洗肠一般用 1%微温盐水、1%肥皂水或清水。③利尿:静脉补液后,给予静脉注射呋塞米 $20\sim40$ mg。④血液净化:方法包括:血液透析、腹膜透析、血液灌注、血液滤过和血浆置换等。

3. 中毒后的药物拮抗。①物理性拮抗。活性炭等可吸附中毒物质,蛋白、牛乳可沉淀重金属。②化学性拮抗。如弱酸中和强碱,二巯基丙醇夺取已与组织中酶系统结合的金属物等。③生理性拮抗。生理拮抗剂能拮抗中毒毒物对功体生理机能的扰乱作用,例如,阿托品拮抗有机磷剂所引起的中毒,毛果芸香碱拮抗颠茄碱类中毒。

第二军医大学出版社

第四节　其他解毒药

乙酰胺

乙酰胺(acetamide)又名解氟灵,为剧毒杀虫、灭鼠药氟乙酰胺中毒的解毒剂。氟乙酰胺进入机体后,经酰胺酶脱氨生成氟乙酸,进而与辅酶A作用生成氟乙酰辅酶A,后者再与草酰乙酸作用生成有毒的氟柠檬酸,竞争性抑制乌头酸酶,阻断三羧酸循环,致柠檬酸堆积,破坏细胞功能而致死亡。乙酰胺化学结构与氟乙酰胺相似,可与氟乙酰胺竞争酰胺酶,阻止上述"致死性合成"作用对机体三羧酸循环的毒性,解除中毒症状而挽救患者生命。本药不良反应少而轻,有中度刺激性,肌内注射时有局部疼痛。

巯乙胺

巯乙胺(mercaptamine)又名半胱胺,进入机体后受放射线的激活,产生大量游离巯基,对机体内某些酶起保护作用,使酶对放射能稳定。用于预防和治疗X线或其他放射能引起的放射病综合征。还能解除金属对细胞中酶活动的抑制,用于急性四乙基铅中毒,效果较好,能解除其症状(尤其是神经系统症状),但尿铅排泄则未见增加。本药注射时可能出现呼吸抑制,故应缓慢注射,患者应取卧位,肝、肾功能不良者禁用。

硫酸钠

硫酸钠(sodium sulfate)能与钡离子形成不溶性硫酸钡,主要用于钡盐中毒的解救。钡离子对各类肌组织有极强的去极化松弛效应,导致肌力减退、腱反射消失、呼吸麻痹、心律失常、心跳骤停。在静脉给予硫酸钠解除钡中毒的同时须大量输液和补钾利尿,以防止生成的硫酸钡沉淀堵塞肾小管而造成肾功能衰竭,同时可解除钡中毒所致的低钾血症。

精制抗蛇毒血清

精制抗蛇毒血清包括精制抗蝮蛇毒血清、精制抗眼镜蛇毒血清、精制抗银环蛇毒血清和精制抗五步蛇毒血清等,是相应的毒蛇咬伤中毒的特异性解毒药。主要不良反应为血清过敏反应,出现发热、荨麻疹、胸闷、气短、皮肤苍白、恶心、呕吐、腹痛和抽搐等。给药前须做皮试,皮试阳性者应先进行脱敏处理;可疑阳性者应预先给予抗过敏药物。

本章用药护理小结

1)二巯丙醇静脉注射不宜过快,否则可致血压升高、心率加快、头晕、恶心、口唇发麻等。

2)二巯丁二钠水溶液不稳定,久置后具有较大毒性,应新鲜配制。

3)青霉胺用药前应做青霉素皮肤过敏试验,用药期间应定期检查血常规及肝、肾功能,长期用药时须同服维生素 B_6。

4)巯乙胺注射时可能出现呼吸抑制,故应缓慢注射,肝、肾功能不良者禁用。

常用制剂与用法

二巯丁二钠　注射剂:0.5g、1.0g。急性中毒:首剂2g,以0.9%氯化钠注射液或5%葡萄糖注射液稀释至5%～10%溶液,在10～15分钟内缓慢静脉注射(因溶液性质不稳定,不可静脉滴注);以后一次1g,2～3次/d。慢性中毒:一次1g,1次/d,静脉注射,5～7d为一疗程。

二巯丙醇　注射剂:0.3g。一次2.5～4mg/kg,肌内注射,第1日每4～6小时注射1次,第2日每6～12小时注射1次,以后注射1～2次/d,7～14d为一疗程。

依地酸钠钙　片剂:0.5g。注射剂:0.2g。治疗铅中毒:采用短程间歇疗法,成人一次

0.5～1.0 g,2 次/d,用 5％～10％葡萄糖注射液或 0.9％氯化钠注射液稀释成 0.25％～0.5％浓度静脉滴注,总量 30～50 mg/(kg·d)。一般连用 3 d,休息 4 d 为一疗程,共 3～5 个疗程。

青霉胺 片剂:0.1 g,0.125 g,0.25 g。胶囊剂:0.125 g,0.25 g。治疗肝豆状核变性:1～1.5 g/d,分 3 次空腹口服,6～8 周为一疗程,症状改善后间歇给药,一般须服 6～12 个月。治疗慢性铅、汞中毒:1 g/d,分 3 次空腹口服,6～7 d 为一疗程,停药 2 d 后开始下一疗程,一般 1～3 个疗程。

去铁胺 注射剂:50 mg。急性铁中毒无休克时:开始 1 g,肌内注射,以后每 0.5 小时 1 次,共 2 次(小儿按 20 mg/kg 计算)。有休克时:开始用 1 g 溶于 0.9％氯化钠注射液中缓慢静脉滴注,速度小于 15 mg/(kg·h)(小儿按 40 mg/kg 计算,在 4 小时内滴完),以后一次 0.5 g,静脉注射,每 4 小时 1 次,共 2 次。视病情治疗 3 d,总量不超过 6 g/d。

亚硝酸钠 注射剂:0.3 g。解救氰化物中毒,3％水溶液 10～15 ml 或 6～12 mg/kg 缓慢静脉注射,速度 2.5～5 ml/min,注射至患者稍呈发绀,继用亚甲蓝或硫代硫酸钠缓慢静脉注射至发绀退去。

亚硝酸异戊酯 吸入剂:0.2 ml。解救氰化物中毒:1～2 支用面巾纸或布包裹压碎后吸入,一次 15 秒,每 2～3 分钟吸 1 次,直至开始使用亚硝酸钠时为止。

亚甲蓝 注射剂:0.5 mg。解救氰化物中毒:无亚硝酸钠溶液时,可用亚甲蓝 1％水溶液 50～100 ml 或 5～10 mg/kg 缓慢静脉注射,总量 2～3 g。治疗高铁血红蛋白症,1％溶液 5～10 ml 加入 25％葡萄糖溶液 20～40 ml 中缓慢静脉注射至发绀退去,必要时重复。

硫代硫酸钠 注射剂:0.5 g,1.0 g。解救氰化物中毒,在亚硝酸钠注射至患者稍呈发绀后,用 25％溶液 50 ml 加入葡萄糖溶液中缓慢静脉注射,必要时重复 1/2 剂量。

乙酰胺 注射剂:2.5 g。静脉注射或肌内注射,一次 50～100 mg/kg,2～4 次/d。

盐酸巯乙胺 片剂:0.2 g,0.3 g。注射剂:0.2 g/2 ml。防治放射病,预防时,首次照射 10～30 分钟后,静脉注射 10％溶液 1～2 ml,每隔 5～7 d 重复注射,共注射 4～7 次。或照射前 30～60 分钟口服 0.2～0.3 g。治疗时:一次 0.2～0.3 g,3 次/d,5～7 d 为 1 疗程,必要时重复,但应用 2～3 日无效者停用。急性金属中毒:一次 0.2 g,1～2 次/d,静脉注射,症状改善后逐渐减量;亦可加入 5％～10％葡萄糖溶液中静脉滴注。慢性中毒:一次 0.2 g,1 次/d,肌内注射,10～20 d 为一疗程。

精制抗蛇毒血清 注射剂:10 ml。静脉注射、肌内注射或皮下注射。抗蝮蛇血清一次用 6 000 U,抗五步蛇血清用 8 000 U,抗银环蛇血清用 1 U,抗眼镜蛇血清用 2 000 U。上述用量可中和一条蛇毒,视病情可酌情增减。

思 考 题

1. 铁、铜、铅、汞、钡、砷等中毒分别选用哪些解救药物?
2. 简述抢救有机磷酸酯类中毒的方法和用药护理注意。
3. 亚硝酸盐中毒有哪些临床症状? 如何解救?
4. 案例分析:某乡几个村的村民陆续出现相似病症:口及咽喉部有干痛烧灼感,头晕、胸闷、呼吸不畅、四肢无力、恶心、呕吐、腹痛和腹泻等,2 人出现休克。后经环保部门验证水被污染。诊断:砷中毒。治疗:给予新鲜配制的砷化物沉淀剂氢氧化铁溶液口服,随后立即催吐、洗胃。用二巯丙醇 4 mg/kg,每 6 小时 1 次肌内注射,48 小时后改为 2 次/d,共用 8 天。10 天后患者陆续出院。请对上述中毒处置进行分析。

(盛树东)

第二军医大学出版社

附 录 实 验

概　述

药理学实验是培养医学生掌握动物实验基本方法和操作技术、树立严谨科学作风的重要环节。通过药理学实验,不仅使学生学会动物实验的基本方法,更重要的是使学生学会如何观察、记录和分析实验结果,同时也可加深学生对理论教学有关内容的理解。

本实验共收入药理实验 20 个,基本上是药效学实验,其中一部分实验纯粹是验证性实验,如药物剂量对药物作用的影响等;还有一部分实验比较接近临床,如有机磷农药中毒及解救等。针对护理专业学生就业后实际工作的特点,本实验还收入了药物配伍禁忌、不同溶媒对药物溶解性的影响及静脉注射速度对药物作用的影响等实验,使学生从不同角度感受药物作用的复杂性,从而更直观、更深刻认识科学用药的重要性,加强学生学习药理学的自觉性和主动性。由于大多数实验属动物实验,所以第一个实验安排了与动物实验有关的基本知识。

药理学实验课须知

一、药理学实验课的目的

实验是检验真理的唯一标准。药理学实验是药理学的基本实践,它推动着药理学发展。药理学实验课是药理学教学的一个重要组成部分。它的目的是:

1) 验证已学过的理论知识,巩固、加深对理论知识的理解。

2) 学习并掌握研究药物作用的基本操作方法和技能。

3) 培养理论联系实践的思想方法;培养根据客观实际分析问题和解决问题的能力,以便为今后进行临床工作和科学研究打下初步基础。

二、药理学实验课的要求

药理学实验包括实验操作、实验结果的记录与整理和书写实验报告等几个环节。为了提高实验课的效果,达到实验课的教学目的,要求如下:

1) 实验前,应做好实验预习。明确本次实验的目的、方法、步骤和原理,结合实验内容,复习有关的理论内容,做到心中有数。实验小组内要做好分工,使得人人都能做到、看到,保证实验有条不紊地进行。预测实验中可能发生的误差,并制定防止误差的方法。

2) 实验时,保持实验室内安静整洁,不做与实验无关的事情。实验器材放置整齐、有条不紊。在教师的指导下,严格按照操作步骤进行,不随意更改顺序及操作。在实验过程中,严密观察实验出现的现象,真实地记录实验结果,联系理论内容对实验现象进行分析思考。若出现非预期结果,要分析其原因。要注意节约药品,爱护器材和实验动物,并注意安全。

3) 实验后,整理并关闭实验仪器,清点药品,将器材擦洗干净后放回原处。如有损坏或丢失,立即向教师报告。实验用过的动物送到指定地点处理。整理实验结果,包括记录曲线、照片、数据资料等。注明实验的题目、实验动物(标明性别、体重、来源等)、给药剂量和时间等。

Second Military Medical University Press

三、实验报告的规范书写

1. 实验报告 课程实验的全过程应包括:明确实验目的(质疑提问),进行实验操作(设计实践),观察和分析实验现象及数据,得出实验结论。把实验的目的、方法、过程、结果等记录下来,对整个实验过程进行全面总结,提炼出一个客观的、概括的、能反映全过程及其结果的书面材料。这就是实验报告,是学生经过动手操作、观察现象、分析思考之后作出的书面报告,完整地记录了实验的全过程,包括对实验结果的分析和总结,这是对实验的再认识过程,促进了学生从理论到实验,再从实验到理论的充分结合,是实验教学的重要环节。

2. 书写实验报告的目的 实验报告是实验课内容的一部分。书写实验报告是实验课的必须要求,也是对实验课教学的一种书面考查。它对于同学们将来总结研究资料、撰写毕业论文或学术论文都是一种非常必要的和有益的训练。

实验报告的书写是对整个实验的思考和总结。通过实验步骤的编写,使实验操作过程在学生的头脑中得以预演和重视,从而提高学生的动手操作能力;通过对实验设计的改进,培养学生的分析、解决问题的能力和独立思考、勇于创新的精神;通过对实验结果的如实记录,培养学生实事求是的科学态度;通过对实验结果的分析和处理,以及对实验的总结,提高学生分析和综合的能力;最后通过书写实验报告,还可以提高学生的文字、图形和专业用语等多种表达能力。书写实验报告,还可以最终使学生的学习方式由被动学习转变为主动学习。此外,教师也可以通过学生书写的实验报告得到实验教学的信息反馈:从目的、原理、操作和结果的书写了解学生对实验的掌握情况;从书写是否工整和项目是否齐全了解学生的学习态度等。教师依据这些反馈信息,可以及时调整教学策略,解决出现的问题。因此,实验报告的书写对于实验教与学的双方都有着重要的作用,应进行严格的要求和长期的训练。

3. 书写实验报告的要求 一份标准且规范的实验报告应包括:实验日期和实验者、实验题目、实验目的与要求、实验条件、方法与步骤、实验结果(数据记录和处理)、讨论及结论。实验报告要注意科学性和逻辑性,要字迹工整、文字精练、层次清楚、观察细致、记录准确、结论正确、分析有据。

(1) 实验题目 实验题目一般应包括实验药物、实验动物、实验主要内容等。如"阿托品和毛果芸香碱对小白鼠腺体分泌的影响","普鲁卡因肌注对小鼠局麻作用及中毒抢救"等。

(2) 实验目的 说明本次实验的目的。

(3) 实验方法与步骤 当完全按照实验指导上的步骤进行时,也可不再重述;如果实验方法临时有所变动,或者发生操作技术方面的问题,影响实验数据和结果的可靠性,应作简要说明。

(4) 实验结果 实验结果是实验报告中最重要的部分,需绝对保证其真实性。药理学实验结果有计量资料如血压、心率、心收缩力、自主活动次数等数据;计数资料如动物存活数、阳性或阴性反应数等数据;生物信息处理软件记录的曲线等。应随时将实验中观察到的现象进行记录和整理。实验报告上一般只列经过归纳、整理的结果,但原始记录应予保存备查。表格要求使用三线表。

(5) 讨论 讨论应针对实验中所观察到的现象与结果;是对实验结果产生的原理或对实验结果异常的原因加以分析,不可离开实验结果去抄书。要联系课堂讲授的理论知识,进行分析和讨论,不能离开实验结果去空谈理论。要判断实验结果是否为预期的,如果属于非预期的,则应该分析其可能原因。讨论的描述一般是:首先描述在实验中所观察到的现象,然后对此现象提出自己的看法或推论,最后参照教科书和文献资料,对出现这些现象的机制进行分析。

(6) 结论 实验结论是从实验结果归纳出来的概括性判断,也就是对本实验所能说明的问

第二军医大学出版社

题、验证的概念或理论的简要总结。结论不能单纯重复实验结果,不应该超过本次实验所验证的范围而任意外展、扩大结论。未获证据的理论分析不能写入结论。

实验一　实验动物捉拿和给药方法

【目的】　掌握药理学实验常用动物的捉拿方法和常用的给药方法。

【方法】

一、小白鼠

1. 编号法　用苦味酸溶液在小鼠背部不同部位染色编号,常用方法如实验图 1-1。

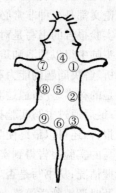

1号　右前腿

2号　右腰部

3号　右后腿

4号　头部

5号　背部正中

6号　尾根部

7号　左前腿

8号　左腰部

9号　左后腿

实验图 1-1　小白鼠编号示意图

2. 捉拿及固定法(实验图 1-2)　用右手提起鼠尾,放于粗糙物(如鼠笼)的板面上,将小鼠尾轻轻后拉,当小鼠向前爬行时,用左手的中指和拇指捏住其两耳后皮肤,同时用示指(食指)捏住小鼠头顶部皮肤,将小鼠头部固定,翻转鼠体,使其腹部向上平卧于掌心中,再用左手环指(无名指)和(或)小指压住鼠尾,使小鼠完全固定。

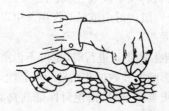
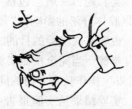

实验图 1-2　小白鼠捉拿(左图)与固定(右图)

3. 给药法

(1) 灌胃法　按前述方法将小鼠固定后,使口部向上,使小鼠头、躯干伸直,右手持 1 ml 注射器和小鼠灌胃器或金属钝头针,将针头由口角侧面入口腔,沿上腭后壁轻轻插入食管,遇有阻力或动物挣扎时,应立即停止进针或将针拔出,以免损伤或穿破食管误入气管。如动物安静,无呼吸异常、口唇发绀等情况即可注射药液。灌胃量:0.1~0.2 ml/10 g,每只小鼠不超过 0.5 ml(实验图 1-3)。

(2) 腹腔注射法　按前述方法将小鼠固定后,右手持 1 ml 注射器,自左下腹一侧向头部方向刺入腹腔,针头与腹壁约成 45°角(角度太小容易刺入皮下,针头不宜刺入太深或刺入上腹部,以

附录 实 验

免刺伤内脏器官),刺入后即可注射药液。注液量一般为:0.1~0.2 ml/10 g,每只不超过 0.5 ml(实验图 1-4)。

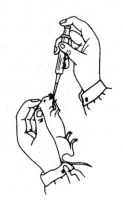

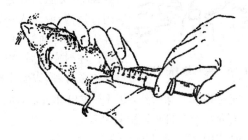

实验图 1-3　小白鼠灌胃法　　　　实验图 1-4　小白鼠腹腔注射法

(3) 小鼠皮下注射　通常在小鼠背部皮下注射,注射时以左手拇指和中指将小鼠颈背部皮肤轻轻提起,示指轻按其皮肤,使其形成一个三角形小窝,右手持注射器从三角窝下部刺入皮下,轻轻摆动针头,如易摆动时则表明针尖在皮下,此刻可将药液注入。针头拔出后,左手在针刺部位轻轻捏住皮肤片刻,以防药液流出。

(4) 尾静脉注射法　将小鼠置于小鼠固定器内,使鼠尾外露,并用乙醇(酒精)或二甲苯棉球涂擦鼠尾,或将鼠尾插入 40~50℃温水中浸泡片刻,使尾部血管扩张。左手拉尾,选择扩张最明显的血管;右手持注射器(4~5 号针头),将针头刺入血管,缓慢给药。如推注有阻力而且局部变白,说明针头不在血管内,应重新静脉穿刺。穿刺时宜从近尾尖部 1/3 处静脉开始,以便重复向上移位穿刺。一般用药量为 0.1~0.2 ml/10 g,不宜超过 0.5 ml/10 g(实验图 1-5)。

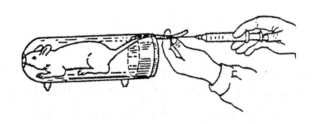

实验图 1-5　小白鼠尾静脉注射法

4. 小鼠处死法　用右手提起鼠尾,放于桌面上,让小鼠向前爬行,左手向下按住小鼠头部枕骨处,右手将鼠尾提起,使小鼠颈椎部脱臼致死。

二、家兔

1. 捉拿法　用左手抓住兔颈、背部皮肤轻轻将兔提起,右手托住其臀部,切忌抓耳提兔,以免损伤家兔耳部血管。根据需要可将兔体固定为各种姿势。

2. 耳静脉注射给药法(实验图 1-6)　将兔置于固定箱内(或由另一人用手固定)。耳缘静脉沿耳背外缘走行,穿刺前,先用水湿润耳外缘,并除去局部的毛,血管即可显现出来,可先轻弹或揉擦耳静脉处,也可用 70% 酒精棉球涂擦耳外缘皮肤,促使血管扩张;并用手指捏住耳根部,以阻止血液回流,使静脉充盈。然后以左手示指放在耳下为垫,用拇指和中指固定兔耳,右手持

第二军医大学出版社

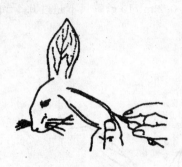

实验图1-6 兔耳缘静脉注射

注射器由耳静脉末梢部位向根部方向刺入血管内(不一定有回血)。注意:第一次进针点要尽可能靠远心端,以为穿刺失败后向近心端移位进针留有余地。当针头刺入血管后,顺着血管方向平行进针1.5～2.5 cm,以左手拇指和中指将针头和兔耳固定,以防针头滑脱,并解除耳根部静脉压迫,缓缓推动针栓,如无阻力并见全条血管立即发白,表明针头已进入血管内,可将药液注入;若有阻力或见局部皮肤发白隆起,则表明针头未刺入血管内,应将针头拔出后,移向血管近心端重新穿刺。注射完毕后,用干棉球压住穿刺部位,拔出针头,并继续压迫数分钟,以防出血。注液量一般不超过2 ml/kg。若实验过程中需补充药物或静脉给药,也可不拔出针头,用动脉夹将针头与兔耳固定,只拔下注射器筒,用一根与针头内径吻合且长短适宜的针芯(可用针灸针代替)插入针头小管内,防止血液流失,以备下次注射时使用,或直接与输液瓶连接。

3. 兔的取血法

(1) 耳缘静脉取血法 以小血管夹夹住耳根部,沿耳缘静脉局部涂抹二甲苯,使血管扩张,随后即用酒精拭净。以粗针头插入耳缘静脉,拔出针头血即流出。此法简单、取血量大,每次可取血2～3 ml,且该兔可反复取血。

(2) 颈动脉取血 先做颈动脉暴露手术,分离出2～3 cm长动脉成游离状态,并在其下穿两条线,用一条结扎远心端,使血管充盈。近心端以小动脉夹夹闭,用眼科剪刀向近心端剪一"V"型小切口,插入制备好的硬塑料动脉插管,用线结扎紧,并将远心端结扎线与近心端结扎线相互系紧,防止动脉插管滑脱。动物体内可注射肝素抗凝。手术完毕后,取血时打开动脉夹放出所需之血量,而后夹闭动脉夹。这样可以按照所需时间反复取血,方便而准确,但该动物只能利用一次。

三、蟾蜍或蛙

1. 捉拿法 通常用左手握蛙,示指和中指夹住蛙的两上肢,环指和小指夹住蛙的两下肢,将蛙固定于手中。

2. 给药方法(淋巴囊注射) 蛙皮下淋巴囊分布见实验图1-7。多采用腹囊给药。由于蛙的皮肤弹性差,被针头刺破后,针眼不易闭合,会使药液外溢,故注射针头必须通过一层隔膜,再进入皮下淋巴囊。如腹囊给药时,针头应自大腿上端刺入,经过大腿肌层入腹壁肌层,再浅出进入腹壁皮下入腹囊。注射量每只可达0.25～1.0 ml。

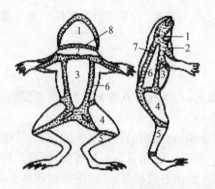

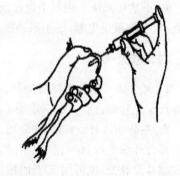

1. 颌下囊
2. 胸囊
3. 腹囊
4. 股囊
5. 胫囊
6. 侧囊
7. 头背囊
8. 淋巴囊间隔

实验图1-7 蛙皮下淋巴囊分布及淋巴囊给药

实验二 药物剂量对药物作用的影响

【目的】

1）观察不同药物剂量对药物作用的影响。

2）练习小鼠捉拿法和腹腔注射法。

【材料】

（1）动 物 小白鼠。

（2）器 材 托盘天平，1 ml注射器，6# 针头，钟罩或大烧杯。

（3）药 物 0.5％尼可刹米溶液，2％尼可刹米溶液，5％尼可刹米溶液。

【方法】 取小白鼠3只，称重并标记，观察其正常活动后，分别腹腔注射0.5％、2％和5％尼可刹米溶液0.1 ml/10 g，给药后的小鼠分别置于钟罩或大烧杯内，观察各鼠的反应。观察内容主要是肌紧张度，注意小鼠活动情况，有无洗脸、竖尾、惊厥等表现。

【结果】

鼠 号	体 重(g)	药 物	用 药 后 反 应
甲		0.5％尼可刹米溶液	
乙		2％尼可刹米溶液	
丙		5％尼可刹米溶液	

本实验也可以用苯巴比妥钠做，其浓度分别为：0.1％、0.2％、0.5％。

【讨论】

1）不同药物剂量对药物作用有何影响？

2）阐述本实验对临床用药护理的意义。

实验三 给药途径对药物作用的影响

【目的】

1）观察不同给药途径对药物作用的影响。

2）练习小鼠灌胃法和腹腔注射法。

【材料】

（1）动 物 小白鼠。

（2）器 材 托盘天平，1 ml注射器，6# 针头，灌胃针头，大烧杯，剪刀，镊子。

（3）药 物 10％硫酸镁溶液。

【方法】 取小白鼠2只，称重并标记，观察其正常活动后，以10％硫酸镁溶液0.1 ml/10 g的剂量，分别腹腔注射和灌胃后置于大烧杯内，观察两只小鼠的活动情况和翻正反射情况，并记录。给药后60分钟时将两只小鼠颈椎脱臼处死，立即剖腹，观察肠管粗细状况。

311

【结果】

鼠 号	体 重(g)	药物和用量	给药途径	给药前翻正反射	给药后	
					翻正反射	肠管粗细
甲		10%硫酸镁溶液 0.1 ml/10 g	腹腔注射			
乙		10%硫酸镁溶液 0.1 ml/10 g	灌胃			

【讨论】

1) 不同给药途径对药物作用会产生哪些影响？

2) 临床选择给药途径的依据是什么？

实验四　药物的协同作用和拮抗作用

【目的】

1) 观察药物的协同作用和拮抗作用，了解联合用药时药物之间的相互影响。

2) 练习小鼠捉拿法和腹腔注射法。

一、协同作用

【材料】

(1) 动物　小白鼠。

(2) 器材　托盘天平，1 ml 注射器，6# 针头，大烧杯，干棉球。

(3) 药物　0.1%氯丙嗪溶液，麻醉乙醚，生理盐水。

【方法】　取小白鼠 2 只，称重并标记，观察其正常活动后，甲鼠腹腔注射 0.1%氯丙嗪溶液 0.1 ml/10 g，乙鼠腹腔注射生理盐水 0.1 ml/10 g（做对照），两只鼠置于同一大烧杯内。30 分钟后，将浸有麻醉乙醚的棉球放入烧杯内（注意密封），观察两只鼠出现麻醉状态（翻正反射消失）的时间，待小鼠麻醉后立即将其从大烧杯内取出，分别观察两只鼠的恢复情况，并记录结果。

【结果】

鼠 号	体 重(g)	药 物	给乙醚前活动情况	给乙醚后		
				活动情况	麻醉诱导时间（分钟）	苏醒时间（分钟）
甲		0.1%氯丙嗪 0.1 ml/10 g				
乙		生理盐水 0.1 ml/10 g				

【讨论】　药物的协同作用有何临床意义？

二、拮抗作用

【材料】

(1) 动物　小白鼠。

(2) 器材　托盘天平，1 ml 注射器，6# 针头，大烧杯，干棉球。

(3) 药物　10%硫酸镁溶液，2%氯化钙溶液，生理盐水。

【方法】 取小白鼠2只,称重并标记,观察其正常活动后,两只小鼠分别腹腔注射10%硫酸镁溶液0.1 ml/10 g,注射后观察其活动及翻正反射情况。在小鼠爬行减慢、翻正反射减弱时,甲鼠立即腹腔注射2%氯化钙溶液0.1 ml/10 g,乙鼠则腹腔注射生理盐水0.1 ml/10 g,再分别观察其活动及翻正反射情况有何区别,并注意记录时间。

【结果】

鼠 号	体 重(g)	药物一	药物二	翻正反射恢复时间(min)	结 果
甲		10%硫酸镁溶液	2%氯化钙溶液		
乙		10%硫酸镁溶液	生理盐水		

【讨论】
1) 两鼠第二次给药后的结果有何不同? 为什么?
2) 药物的拮抗作用在临床用药中有何意义?

实验五 不同溶媒对药物溶解性的影响

【目的】
1) 观察红霉素在不同溶媒中的溶解情况。
2) 充分认识正确选择溶媒的重要性。

【材料】
(1) 器材 5 ml注射器。
(2) 药物 乳糖酸红霉素粉针剂,生理盐水,5%葡萄糖溶液,注射用水。

【方法】 将乳糖酸红霉素粉针剂3瓶分别编号为甲、乙、丙,然后将生理盐水、5%葡萄糖溶液、注射用水各5 ml,分别加入甲、乙、丙三瓶内。充分摇动,观察其溶解情况有何区别。

【结果】

瓶 号	溶 媒	溶 解 情 况
甲	生理盐水	
乙	5%葡萄糖溶液	
丙	注射用水	

【讨论】 选择不同溶媒有何临床意义?

实验六 静脉注射速度对药物作用的影响

【目的】 观察并分析相同浓度、相同剂量的氯化钙注射液以不同速度静脉注射后对家兔产生的影响。

【材料】
(1) 动物 家兔。

（2）器材　兔固定器,10 ml注射器,酒精棉球,磅秤。

（3）药物　5％氯化钙注射液。

【方法】　取家兔2只,称重并编号为甲、乙,观察其正常呼吸、心跳和活动情况后,甲兔由耳静脉快速注射(5～10秒钟完成)5％氯化钙注射液5 ml/kg,观察家兔呼吸、心跳有何变化(注意是否停搏)。乙兔由耳静脉缓慢注射(4～5分钟完成)5％氯化钙注射液5 ml/kg,观察家兔呼吸、心跳与前一只家兔有何不同。

【结果】

兔 号	药 物	给 药 速 度	用 药 后 反 应
甲	5％氯化钙注射液5 ml/kg	5～10秒钟内	
乙	5％氯化钙注射液5 ml/kg	4～5分钟内	

【讨论】　静脉给药速度不同对用药结果会产生什么影响?对指导临床用药护理有何意义?

实验七　药物配伍禁忌

【目的】　观察药物配伍禁忌,理解配伍禁忌的含义。

【材料】

（1）器材　试管架、试管。

（2）药物　4万U/ml青霉素钾盐,2.5％氯丙嗪,2.5％氨茶碱,2.5％异丙嗪。

【方法】

1）4万U/ml青霉素钾盐1～2 ml与2.5％氯丙嗪1～2 ml混合。

2）2.5％氨茶碱1～2 ml与2.5％异丙嗪1～2 ml混合。

【结果】

试 管 号	药 物	反 应
1	4万U青霉素钾盐1～2 ml	
	2.5％氯丙嗪1～2 ml	
2	2.5％氨茶碱1～2 ml	
	2.5％异丙嗪1～2 ml	

【讨论】　不合理配伍用药会产生什么后果?(本实验用青霉素钠盐也可以)

实验八　去甲肾上腺素的缩血管作用

【目的】

1）观察去甲肾上腺素的缩血管作用。

2）练习蛙的捉拿及破坏其脑、脊髓的方法。

【材料】

（1）动物　青蛙或蟾蜍。

（2）器材　探针、蛙板、蛙腿夹、大头针、手术剪、镊子、滴管、放大镜。

（3）药物　0.01％重酒石酸去甲肾上腺素溶液。

【方法】　取青蛙或蟾蜍1只，用探针破坏其脑与脊髓后，固定于蛙板上。剖开腹腔，找出肠系膜并用大头针固定于蛙板上。用放大镜观察肠系膜血管的粗细及颜色后，滴0.01％重酒石酸去甲肾上腺素溶液1滴于肠系膜上，约3分钟后，再观察肠系膜血管的粗细及颜色与滴药前有何不同。

【结果】

	肠管粗细	颜　色
滴去甲肾上腺素前		
滴去甲肾上腺素后		

【讨论】　去甲肾上腺素的缩血管作用有何临床用途？能产生哪些不良反应？

实验九　有机磷农药中毒及解救

【目的】　观察敌百虫中毒症状，比较阿托品与解磷定的解毒效果。

【材料】

（1）动物　家兔。

（2）器材　磅秤一台，5 ml注射器1支，10 ml注射器2支，量瞳尺1把，头皮针、动脉夹若干。

（3）药物　75％酒精棉球，5％敌百虫溶液，2.5％碘解磷定注射液，0.1％硫酸阿托品注射液。

【方法】　取健康家兔2只，分别称重并编号为甲、乙，观察并记录各兔的活动情况、唾液分泌情况、肌紧张度、有无排便（包括粪便形态）、瞳孔大小、呼吸频率等各项指标。然后由耳缘静脉分别给各兔注射5％敌百虫溶液2 ml/kg，观察上述指标变化情况（若给药后20分钟仍无任何症状出现，可再追加0.5 ml/kg），待家兔瞳孔明显缩小、呼吸浅而快、唾液大量分泌（流出口外或不断吞咽）、骨骼肌震颤和大小便失禁等中毒症状明显时，由耳缘静脉给甲兔注射0.1％硫酸阿托品注射液1 ml/kg，由耳缘静脉给乙兔注射2.5％碘解磷定注射液2 ml/kg，随即观察并记录上述各项指标的变化情况，比较不同药物对各兔中毒症状解救效果的差异。30分钟后，甲、乙两兔再分别由耳缘静脉注射2.5％碘解磷定注射液2 ml/kg和0.1％硫酸阿托品注射液1 ml/kg，随即再观察并记录上述各项指标的变化情况，比较两兔与第一次给药后上述指标有何变化。分析两药各自的解毒特点及合用的意义。

【结果】

兔　号	瞳孔直径(mm)	呼吸频率(次/分钟)	唾液分泌	有无排大小便	活动情况	有无肌震颤
甲	给阿托品前					
	0.1％硫酸阿托品注射液					
	1 ml/kg，V					
	30分钟后					

第二军医大学出版社

（续表）

兔 号	瞳孔直径(mm)	呼吸频率(次/分钟)	唾液分泌	有无排大小便	活动情况	有无肌震颤
	2.5％碘解磷定注射液					
	2 ml/kg,V					
	给解磷定前					
乙	2.5％碘解磷定注射液					
	2 ml/kg,V					
		30分钟后				
	0.1％硫酸阿托品注射液					
	1 ml/kg,V					

【讨论】 如何抢救有机磷中毒患者？

实验十 阿托品和毛果芸香碱对小白鼠腺体分泌的影响

【目的】 观察阿托品对腺体的抑制作用和毛果芸香碱对腺体的兴奋作用。

【材料】

(1) 动 物 小白鼠。

(2) 器 材 粗天平,1 ml注射器,鼠笼,大烧杯或钟罩,滤纸。

(3) 药 物 0.1％硝酸毛果芸香碱溶液,0.05％硫酸阿托品溶液,生理盐水。

【方法】 取大小相近的小白鼠2只,称重并标记,观察其正常眼、口分泌物及大小便情况等(注意大便软硬度)。甲鼠腹腔注射0.05％硫酸阿托品溶液0.1 ml/10 g,乙鼠腹腔注射等量生理盐水。15分钟后,两鼠分别腹腔注射0.1％硝酸毛果芸香碱溶液0.2 ml/10 g。将两鼠分别放入不同烧杯内(下垫滤纸一张),观察并记录结果。

【结果】

鼠 号	体 重(g)	用药前(分泌物)	药物及剂量	用药后(分泌物)
甲			0.05％硫酸阿托品	
			1 ml/10 g,ip	
			15分钟后	
			0.1％硝酸毛果芸香碱	
			0.2 ml/10 g,ip	
乙			生理盐水	
			0.2 ml/10 g,ip	
			15分钟后	
			0.1％硝酸毛果芸香碱溶液	
			0.2 ml/10 g,ip	

【讨论】 两鼠给予不同药物后其结果有何区别？为什么？

实验十一 阿托品和毛果芸香碱对兔瞳孔的影响

【目的】 观察毛果芸香碱和阿托品对兔瞳孔的影响。

【材料】

(1) 动物 家兔。

(2) 器材 兔固定箱、量瞳尺。

(3) 药物 硝酸毛果芸香碱滴眼液、硫酸阿托品滴眼液。

【方法】 取家兔1只,将其放入兔固定箱内,用量瞳尺测量两侧瞳孔大小并记录,然后将其左下眼睑拉成袋状,滴入两滴硝酸毛果芸香碱滴眼液,右眼以同样方法滴入两滴硫酸阿托品滴眼液。5分钟后,观察家兔两眼瞳孔大小有何变化,并记录。

【结果】

兔 眼	给药前瞳孔(mm)	药 物	给药后瞳孔(mm)
左		硝酸毛果芸香碱滴眼液	
右		硫酸阿托品滴眼液	

【讨论】 毛果芸香碱和阿托品对瞳孔有何影响?临床眼科用药时应注意哪些问题?

实验十二 局麻药的毒性比较

【目的】 比较普鲁卡因与丁卡因的毒性大小,并联系其临床应用。

【材料】

(1) 动物 小白鼠。

(2) 器材 托盘天平,1 ml注射器,6#针头,大烧杯或钟罩。

(3) 药物 1%盐酸普鲁卡因溶液,1%盐酸丁卡因溶液。

【方法】 取大小相似的小白鼠2只,称重并标记,观察其正常活动后,甲鼠腹腔注射1%盐酸普鲁卡因溶液0.1 ml/20 g,乙鼠腹腔注射1%盐酸丁卡因溶液0.1 ml/20 g。观察两鼠活动变化、发生惊厥的时间、惊厥性质和程度,比较两药的毒性。

【结果】

鼠 号	药 物	用药后反应		毒性大小
		发生惊厥时间(分钟)	惊厥程度	
甲	1%盐酸普鲁卡因 0.1 ml/20 g,ip			
乙	1%盐酸丁卡因 0.1 ml/20 g,ip			

【讨论】 两药毒性有何差异?与临床用药有何关系?

第二军医大学出版社

实验十三 普鲁卡因的传导麻醉作用

【目的】 观察普鲁卡因的传导麻醉作用。

【材料】

(1) 动物 青蛙或蟾蜍。

(2) 器材 蛙板 1 块,蛙腿夹 4 个,脊髓探针 1 根,剪刀 1 把,镊子 1 把,铁架 1 台,铁夹 1 个,小烧杯 1 个,计时器 1 个,脱脂棉若干。

(3) 药物 0.5%盐酸溶液,2%盐酸普鲁卡因,生理盐水。

【方法】 取蛙或蟾蜍 1 只,用脊髓探针破坏大脑。腹部朝上,用蛙腿夹固定四肢,于上腹部做一横切口,除去腹腔内脏(勿伤及神经),使腹腔成袋状。用铁夹轻轻夹住下颌部,将蛙或蟾蜍悬挂在铁架上。将 0.5 ml 生理盐水置于蛙腹腔中,当蛙腿不动时,将蛙足趾浸入 0.5%盐酸溶液中,观察其举足反射,并记录举足反射出现时间。反射一出现,立即用清水洗去蛙足趾上的盐酸并拭干,如此测 3 次,求平均值。然后用棉球拭干蛙腹腔内的生理盐水。将 2%盐酸普鲁卡因溶液 0.5 ml 放入其腹腔内,麻醉其坐骨神经丛。3~5 分钟后,如前测试举足反射 3 次,求平均值。以 10 秒不出现举足反射为阴性,比较用药前后有何变化。

【结果】

动 物	药 物	举足反射时间(秒)				
		用药前			用药后	
蟾蜍	2%盐酸普鲁卡因	①②③	平均		①②③	平均

【讨论】 普鲁卡因属于哪类药物?其主要临床用途是什么?

实验十四 艾司洛尔的抗缺氧作用

【目的】

1) 观察艾司洛尔对动物缺氧耐受力的影响。

2) 学会用小鼠进行耐缺氧的实验方法。

【材料】

(1) 动物 小白鼠。

(2) 器材 托盘天平,1 ml 注射器,6#针头,大烧杯,250 ml 广口瓶,计时器。

(3) 药物 生理盐水,0.1%艾司洛尔溶液,0.05%异丙肾上腺素注射液,钠石灰。

【方法】 取 250 ml 广口瓶 1 个,放入钠石灰 15 g,以吸收二氧化碳和水。再取小白鼠(体重为 20±2 g 为宜)3 只,称重并标记。甲鼠腹腔注射 0.1%艾司洛尔溶液 0.2 ml/10 g,乙鼠腹腔注射 0.05%异丙肾上腺素注射液 0.2 ml/10 g,丙鼠腹腔注射生理盐水 0.2 ml/10 g。给药 15 分钟后,将 3 只鼠同时放入广口瓶中,盖严瓶口(瓶盖可涂凡士林以便盖严),立即记录时间。观察 3

只鼠直至其死亡,记录各鼠死亡时间。

【结果】

鼠　号	药物及剂量	存活时间
甲	0.1％艾司洛尔 0.2 ml/10 g,ip	
乙	0.05％异丙肾上腺素 0.2 ml/10 g,ip	
丙 （对照）	生理盐水 0.2 ml/10 g,ip	

综合各实验组实验结果,分别计算出给药组小鼠和对照组小鼠的平均存活时间,再用下式求得存活时间延长的百分率:

$$存活时间延长百分率＝(实验组平均存活时间/对照组平均存活时间-1)×100％$$

【讨论】

1）甲、乙两鼠对缺氧的耐受力有何区别? 分析其原因。

2）艾司洛尔抗缺氧作用在临床有哪些用途?

实验十五　药物的抗惊厥作用

【目的】　观察药物的抗惊厥作用。

一、苯巴比妥钠的抗惊厥作用

【材料】

（1）动 物　小白鼠。

（2）器 材　托盘天平,1 ml 注射器 3 支,大烧杯 2 个。

（3）药 物　0.5％苯巴比妥钠溶液,2.5％尼可刹米溶液,生理盐水。

【方法】　取大小相近的小白鼠 2 只,称重并标记,观察其正常活动情况并记录。给甲鼠腹腔注射0.5％苯巴比妥钠0.1 ml/10 g,给乙鼠腹腔注射生理盐水0.1 ml/10 g 作对照。20 分钟后两鼠分别腹腔注射 2.5％尼可刹米 0.2 ml/10 g,随即将它们放入大烧杯内,观察两鼠有无惊厥发生(以后肢强直为惊厥指标),并记录惊厥出现的时间和程度有何不同。

【结果】

鼠 号	体 重(g)	用药前反应	药物及剂量	刺激药物	用药后反应
甲			0.5％苯巴比妥钠 0.1 ml/10 g	2.5％尼可刹米 0.2～0.3 ml/10 g	
乙			生理盐水 0.1 ml/10 g	2.5％尼可刹米 0.2～0.3 ml/10 g	

第二军医大学出版社

二、地西泮的抗惊厥作用

【材料】

(1) 动物 家兔。

(2) 器材 磅秤1台,5 ml注射器3支。

(3) 药物 0.5%地西泮溶液,2.5%尼可刹米溶液,生理盐水。

【方法】 取家兔2只,称重并编号。两兔均由耳缘静脉注射2.5%尼可刹米溶液0.5 ml/kg,待家兔出现惊厥(躁动、角弓反张等)后,分别立即由耳静脉给甲兔注射0.5%地西泮溶液5 mg/kg,给乙兔注射等量生理盐水,观察两兔惊厥表现有何不同。

【结果】

兔号	体重(kg)	2.5%尼可刹米	药物及剂量	结 果
甲		0.5 ml/kg,iv.	0.5%地西泮溶液1 ml/kg	
乙		0.5 ml/kg,iv.	生理盐水1 ml/kg	

【讨论】 说出苯巴比妥钠或地西泮的作用,并联系其临床用途。

实验十六 氯丙嗪的镇静和降温作用

【目的】 观察氯丙嗪的镇静和降温作用,掌握氯丙嗪降温作用特点。

【材料】

(1) 动物 小白鼠。

(2) 器材 托盘天平、1 ml注射器、大烧杯或钟罩、培养皿。

(3) 药物 0.1%氯丙嗪溶液、生理盐水、液体石蜡。

【方法】 取小白鼠3只,称重并标记,观察其正常活动后,分别测量3只小鼠体温:左手固定小鼠,右手将涂有液体石蜡的体温表插入小鼠肛门1~1.5cm,3分钟后取出读数,每隔2分钟1次,共3次,取平均数为正常体温。测体温后,分别给甲、乙两鼠腹腔注射0.1%氯丙嗪0.1 ml/10 g,丙鼠腹腔注射等量生理盐水。甲、丙两鼠给药后置于放有冰块(冰块放在培养皿中,再将大烧杯反扣住培养皿)的大烧杯内,乙鼠给药后置于没有冰块的大烧杯内。然后每隔20分钟分别给3只小鼠测体温一次,共3次,同时观察小鼠活动情况有何变化?

【结果】

鼠 号	体 重(g)	药物及剂量	条件	活动情况		正常体温	给药后体温		
				给药前	给药后		20	40	60(分钟)
甲		0.1%氯丙嗪	低温						
乙		0.1%氯丙嗪	室温						
丙		生理盐水	低温						

【讨论】

1) 氯丙嗪在降温时应该注意什么问题?

2) 氯丙嗪对体温作用的特点在临床有何应用价值?

实验十七　呋塞米的利尿作用

【目的】 观察呋塞米的利尿效果,联系其临床应用。

【材料】

(1) 动物　家兔。

(2) 器材　磅秤,兔解剖台,导尿管,100 ml 量筒,胶布,液体石蜡。

(3) 药物　1%呋塞米溶液。

【方法】 取临用前喂过青菜的雄性家兔 1 只,称体重后背位固定于解剖台上。将灌满水并涂过液体石蜡的导尿管插入膀胱内(深入 7～9 cm),用胶布固定于家兔体上,以防滑脱。压迫兔下腹部,排空膀胱后,导尿管下接量筒。先观察正常每分钟尿液滴数及半小时尿量,并做记录。然后由耳缘静脉缓慢注射呋塞米溶液 0.5 ml/kg。待尿液开始增多时,记录每分钟尿液滴数及半小时尿量,与给药前比较。

【结果】

	给呋塞米前	给呋塞米后
每分钟尿液滴数		
半小时尿量(ml)		

【注意事项】

1) 为避免导尿不畅,可在导尿管的前端两侧各剪一个小孔。

2) 家兔在实验前 24 小时应供给充足的饮水或青饲料。

【讨论】

1) 呋塞米有哪些临床用途及不良反应?

2) 导尿过程中应该注意什么问题?

实验十八　药物对肠蠕动的影响

【目的】 观察不同药物对动物肠蠕动的影响。

【材料】

1) 动物　小白鼠。

2) 器材　托盘天平,1 ml 注射器,小鼠灌胃器,手术剪,眼科镊,直尺。

3) 药物　20%硫酸镁溶液,0.1%盐酸吗啡溶液,0.003%甲基硫酸新斯的明溶液,0.02%硫酸阿托品溶液,生理盐水。(以上药物每 100 ml 药液中加墨汁 2 ml)

【方法】 取空腹 12 小时的小白鼠 5 只,称重并标记。分别按下列方法灌胃给药:1 号鼠 20%硫酸镁溶液 0.2 ml/10 g,2 号鼠 0.003%甲基硫酸新斯的明 0.2 ml/10 g,3 号鼠 0.02%硫酸阿托品 0.2 ml/10 g,4 号鼠 0.1%盐酸吗啡 0.2 ml/10 g,5 号鼠等容量(0.2 ml/10 g)生理盐水。给药后 40 分钟将小鼠颈椎脱臼处死,立即剖腹,将小肠自幽门部至回盲部全段剪下,剔除肠系膜,将肠管拉成直线,放于实验台上,测量墨汁推进距离和小肠总长度。按下列公式计算墨汁推进百分率。

$$墨汁推进百分率＝墨汁推进距离(cm)/小肠总长度(cm)×100％$$

【结果】

鼠 号	药 物	墨汁推进距离(cm)	小肠总长度(cm)	墨汁推进百分率(％)
1	20％硫酸镁			
2	0.003％新斯的明			
3	0.02％阿托品			
4	0.1％吗啡			
5	生理盐水			

【注意事项】

1) 给药量必须准确。

2) 每只鼠灌药和处死时间必须一致。

3) 剪取肠管时要避免牵拉,否则会影响墨汁长度的准确性。

4) 肠管内墨汁推进可能有中断现象,应以推进最远处为测量终点。

【讨论】 不同药物对肠管平滑肌有什么作用?临床有何用途?

实验十九 药物对血凝时间的影响

【目的】 观察几种药物对凝血时间的影响,学习测定小鼠凝血时间的方法。

【材料】

(1) 动物 小白鼠。

(2) 器材 1 ml 注射器,5 号针头,毛细玻管(内径 1 mm),载玻片,秒表,棉球。

(3) 药物 2.5％酚磺乙胺溶液,50 U/ml 肝素溶液,生理盐水。

【方法】

一、毛细玻管法

取小鼠 3 只,称重并标记。1 号鼠腹腔注射 2.5％酚磺乙胺 5 mg/10 g,2 号鼠尾静脉注射 50 U/ml 肝素 10 U/10 g,3 号鼠腹腔注射等容量(0.2 ml/10 g)的生理盐水。30 分钟后,以毛细玻管作眼眶内眦穿刺,获取长约 5 cm 的血柱。然后每隔 30 秒折断毛细玻管一小截,观察有无黏丝状物(凝血丝)出现。记录从毛细玻管采血至出现凝血丝的时间,即为凝血时间。

二、玻片法

作眼眶内眦穿刺取血,分别滴两滴于清洁载玻片的两端(血滴直径约 5 mm)。每隔 30 秒用干燥针头挑动血液一次,有细丝出现为凝血,记录凝血时间(以两滴血的凝血时间均数计算)。

【结果】 综合全班实验结果,分别计算 3 组小鼠的平均凝血时间。

药　物	动物数（只）	凝血时间（分钟）		对凝血时间的影响
		毛细玻管法	玻片法	
酚磺乙胺				
肝素				
生理盐水				

【注意事项】

1）室温宜保持在 15～22℃，温度过低，凝血时间延长。

2）肝素亦可腹腔注射，但剂量须增加 4 倍。

【讨论】 酚磺乙胺与肝素对凝血时间有何影响？两药分别有哪些临床用途？

实验二十　链霉素的毒性反应及氯化钙的对抗作用

【目的】 观察链霉素的急性中毒症状，了解其解救方法。

【材料】

（1）动物　小白鼠。

（2）器材　托盘天平，1 ml 注射器 3 支，6# 针头，大烧杯 2 个。

（3）药物　4％硫酸链霉素溶液，1％氯化钙溶液，生理盐水。

【方法】 取体重相近的小白鼠 2 只，称重并标记，观察其正常活动、呼吸运动、肌张力及翻正反射情况并记录。甲、乙两鼠分别腹腔注射 4％硫酸链霉素 0.1 ml/10 g，观察并记录两鼠给药后的反应，待小鼠爬行缓慢、翻正反射困难时，甲鼠立即腹腔注射 1％氯化钙 0.1 ml/10 g，乙鼠则腹腔注射生理盐水 0.1 ml/10 g，再观察两鼠反应有何不同，并记录。

【结果】

鼠　号	体　重(g)	活　动	翻正反射	链霉素	活　动	翻正反射	药　物	活　动	翻正反射
甲				0.1 ml/10 g			1％氯化钙		
乙				0.1 ml/10 g			生理盐水		

【讨论】 氯化钙为什么能够解救链霉素急性中毒？

（钱小妹）

第二军医大学出版社